T0211418

Psychiatrie

PSYCHIATRIE

J.S. Reedijk

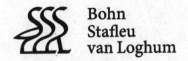

Bohn
Stafleu
van Loghum

Eerste druk 1977
Zesde druk 1989
Zevende druk 1992
Achtste druk, eerste oplage, De Tijdstroom, Utrecht 1996
Achtste druk, tweede en derde oplage, Elsevier/De Tijdstroom, Utrecht 1997 en 1998
Achtste druk, vierde oplage, Elsevier/De Tijdstroom, Maarssen 1999
Achtste druk, vijfde t/m negende oplage, Elsevier gezondheidszorg, Maarssen 2001-2007
Achtste druk, tiende oplage, Elsevier gezondheidszorg, Amsterdam 2010
Negende (ongewijzigde) druk, Bohn Stafleu van Loghum, Houten 2016

ISBN 978-90-368-1563-5   ISBN 978-90-368-1564-2 (eBook)
DOI 10.1007/978-90-368-1564-2

NUR 875
Omslagontwerp en typografie: Twin Design bv, Culemborg
Omslagillustratie: Jan Wiegers, Landschap met rode bomen © Stedelijk Museum, Amsterdam

Bohn Stafleu van Loghum
Het Spoor 2
Postbus 246
3990 GA Houten
www.bsl.nl

Voorwoord bij de achtste druk

In dit boek gaat het vooral om de *problemen van wanhopige mensen*. Als hulpverlener kun je mensen alleen helpen als je hun gevoelens herkent en weet wat er in
hen omgaat. Bange mensen hebben vaak een masker op en bewandelen vaak
dwaalwegen omdat ze bang zijn dat men hun kwetsbaarheid ontmaskert. Ze zijn
vooral bang dat ze 'gepakt' zullen worden.

In de achtste druk heb ik nog meer de nadruk op deze aspecten willen leggen. Het
boek is ingrijpend herzien en waar nodig heb ik de tekst ook uitgebreid. Behalve de
hoofdstukken 3, 6, 12, 13, 24 en 25 is elk hoofdstuk aan nieuwe inzichten aangepast en ten dele ook herschreven. De inhoud van hoofdstuk 17 heb ik bij die van
hoofdstuk 18 gevoegd omdat het probleem dementie beter tot zijn recht kan
komen. Hoofdstuk 19 gaat nu over verslavingsproblemen en hoofdstuk 20 is een
nieuw hoofdstuk dat over stoornissen in de impulscontrole gaat.

De opvolging van de DSM-III door de DSM-IV heeft tot gevolg gehad dat overal in het
boek, termen en definities gewijzigd moesten worden. Verder moest hoofdstuk 27
herschreven worden omdat de veranderingen die de wetten BOPZ en de WGBO hebben veroorzaakt, dit noodzakelijk maakten. Ook de hoofdstukken 22 en 23 die over
de ambulante en klinische behandeling gaan, zijn sterk gewijzigd. De serie voorbeelden van psychiatrische problemen is wederom met een aantal verhalen uitgebreid. De verhalen zijn verzonnen en zijn geen 'gevalsbeschrijvingen'.

Ik heb voor het gebruik van de mannelijke vorm gekozen omdat de tekst bij het
voortdurend gebruik van: 'hem of haar' en 'hij en zij' onleesbaar zou worden.

Achterin het boek is een lijst opgenomen met adressen van verenigingen en instanties die informatie geven, die zelfhulp organiseren en/of de belangen van cliënten
en hun familieleden behartigen.

Voorin dit boek staat een lijst van literaire werken die ons inzicht kunnen verschaffen in wat mensen doormaken als ze in de knoei zijn geraakt. Jan Hanlo en Bert
Weijde geven een verslag van hun ervaringen tijdens een psychose. Bernlef
beschrijft een man die merkt dat hij geleidelijk aan dement wordt.

Tot slot wil ik mijn vrouw danken voor haar morele steun en voor het het feit dat ze de tekst kritisch heeft gelezen en waar nodig correcties heeft aangebracht.

Dit boek is in de jaren zeventig van de vorige eeuw door mij geschreven als cursusboek voor de GGZ. In 1977 is het voor het eerst in druk verschenen. In de loop der jaren is het gegroeid tot de huidige omvang.
De essentie ervan blijft, ondanks alle veranderingen in de GGZ: aandacht voor gevoelens.

Zeist, 2010
J.S.Reedijk.

Aanbevolen literaire werken

Arends, J., *Keefman*. De Bezige Bij, Amsterdam, 1983.

Bernlef, J., *Hersenschimmen*. Querido, Amsterdam, 1984.

Hanlo, J., *Zonder geluk valt niemand van het dak*. G.A. van Oorschot, Amsterdam, 1972.

Heeresma, H., *Zwaarmoedige verhalen voor bij de centrale verwarming*. Erven Thomas Rap, Amsterdam, 1973.

Hermans, W.F., *Paranoia*. G.A. van Oorschot, Amsterdam, 1953.

Keuls, Y., *De moeder van David S*. Ambo, Baarn, 1980.

Tsjechow, A., *Zaal nr. 6*. Verzamelde Werken nr. 4. G.A. van Oorschot, Amsterdam, 1957.

Tyler, A., *Het Heimweerestaurant*, Bert Bakker, 1988, 2e druk.

Velde, J. van, *De grote zaal*. Querido, De Salamander, Amsterdam, 1959.

Weijde, B., *Onder het ijs*. G.A. van Oorschot, Amsterdam 1994.

Wolkers, J., *Terug naar Oegstgeest*. J.M. Meulenhof, Amsterdam, 1965.

Yalom, I.D., *Nietsches tranen*. Balans, Amsterdam, 1995.

Inhoud

Voorwoord bij de achtste druk   5

1 Wat is psychiatrie?   13
Inleiding   13
De geschiedenis van de psychiatrische zorgverlening   16
Angst voor de psychiatrie   25
Beoordeling van gestoord gedrag   27
De psychiatrie ingedeeld naar het specifieke werkveld   30

2 Denkmodellen   33
Inleiding   33
Het ontstaan van psychische problemen   33
Het biopsychosociale model   36
Het ziektemodel   37
Het maatschappijkritische model   40
Het gedragsmodel   41
Het sociale model   44
Het psychodynamische model   50
Het humanistische model   57
Welk denkmodel heeft de voorkeur?   59

3 Algemene psychopathologie   61
Inleiding   61
Wat verstaan we onder psychopathologie?   61
Psychopathologische verschijnselen en hun functie   64
Veranderd bewustzijn   67
Veranderd beleven van zichzelf en problemen in het contact met de omringende
    werkelijkheid   69
Van illusionaire vervalsingen tot hallucinaties en waanbeleven   71
Onvermogen om het eigen handelen en denken te sturen   78
Problemen bij het communiceren door middel van de taal   84
De stemming en het uiten van gevoelens   87
Verminderde verstandelijke vermogens   93
Lichamelijke klachten als psychopathologisch verschijnsel   94

Somatoforme stoornissen en klachten 95
Zelfdoding als wanhoopsdaad 97

4 Diagnostiek volgens de DSM-IV en de ICD-10
Inleiding 103
De ICD-10 en de DSM-IV worden beide gebruikt 105
Enkele belangrijke diagnosegroepen uit de DSM-IV 106

5 Stoornissen in de vroege jeugd en de adolescentie 109
Inleiding 109
Problemen bij de verstandelijke ontwikkeling van kinderen 109
Problemen bij de emotionele ontwikkeling van kinderen 116
Diepgaande ontwikkelingsstoornissen 123
Aandachtstekortstoornis 126
Syndroom van Gilles de la Tourette 127
Eetproblemen: te weinig of te veel eten 128
Depressieve perioden in de tienerleeftijd 130
Schizofrenie bij jongeren 131
Gevolgen van kindermishandeling en incest 131
Seksuele problemen en de identiteitscrisis 132
Gezinsproblemen 132
De levensstijl 134

6 Neurotische problemen 137
Inleiding 137
Geschiedenis van het begrip 'neurose' 137
Kenmerken van 'neurotisch' gedrag 138
Definitie 139
Het ontstaan van een 'neurotische' levensstijl 139
'Neurotische' kwetsbaarheid en creatieve inspiratie 140

7 Angststoornissen 143
Inleiding 143
Paniekstoornis 143
Fobieën 144
Obsessief-compulsieve stoornis 147
Posttraumatische stress-stoornis 150
Gegeneraliseerde angststoornis 153
Aandachtvragend gedrag en regressie bij angstige mensen 154

8 Somatoforme stoornissen 157
Inleiding 157
Oorzaken en gevolgen van somatoforme stoornissen 157
Somatisatiestoornis 161

Conversiestoornis 162
Hypochondrie 164
Stoornis in de lichaamsbeleving 165
Pijnstoornis 165
Nagebootst ziek-zijn en automutilatief gedrag 166

9 Dissociatieve stoornissen 169
Inleiding 169
Dissociatieve fugue 170
Dissociatieve amnesie 171
Depersonalisatiestoornis 174
Dissociatieve identiteitsstoornis 174
Pseudodement gedrag 175

10 Aanpassingsstoornissen 177
Inleiding 177
Oorzaken van aanpassingsstoornissen 177
Voorbeelden van aanpassingsstoornissen 178

11 Psychische factoren die een somatische aandoening beïnvloeden 181
Inleiding 181
Stress 182
Ziekten en aandoeningen met een psychosomatisch aspect 183
Het begrip 'psychosomatisch' in de somatische geneeskunde 185

12 Persoonlijkheidsstoornissen 191
Inleiding 191
Algemene kenmerken 191
Ontwijkende persoonlijkheid 192
Afhankelijke persoonlijkheid 193
Dwangmatige persoonlijkheid 194
Paranoïde persoonlijkheid 195
Schizoïde persoonlijkheid 196
Schizotypische persoonlijkheid 196
Theatrale persoonlijkheid 197
Narcistische persoonlijkheid 199
'Antisociale' persoonlijkheid, de emotioneel verwaarloosden 199
Borderline-persoonlijkheid 204

13 Psychose 207
Inleiding 207
Acute psychose 207
Mogelijke voortekenen van een psychose 209
Verschijnselen van een psychotische toestand 211

Kenmerken van een acute psychose 211
Kortdurende psychose 212
Oorzaken van een psychose 213

14 Schizofrenie 217
Inleiding 217
Ontstaan en verloop van schizofrenie 218
De voornaamste kenmerken van schizofrenie 224
Opvattingen over schizofrenie 227
Behandeling van schizofrenie 230
Schizofreniforme stoornis 233
Schizoaffectieve stoornis 233

15 Waanstoornis 235
Inleiding 235
De achtergrond van waanbeleven 235
Paranoïdie 236
Vormen van waanbeleven 236
Behandeling van waanstoornissen 240

16 Stemmingsstoornissen 241
Inleiding 241
Depressieve episode 241
Manische episode 249
Oorzaken van stemmingsstoornissen 254
Behandeling van stemmingsstoornissen 255
Dysthyme stoornis 256
Depressieve stemming of lichte depressie 259
Samenvatting 262

17 Organische stoornissen 265
Inleiding 265
Delier 265
Dementie 269
Amnestische stoornis 280
Persoonlijkheidsveranderingen 282
Epilepsie 283

18 Ouderenpsychiatrie 287
Inleiding 287
Psychische problemen in de derde levensfase 287
Angststoornissen bij ouderen 291
Depressieve stoornissen bij ouderen 295
Psychotische stoornissen bij ouderen 296

19 Verslavingsproblematiek 299
Inleiding 299
Wat is verslavingsgedrag? 300
Alcoholisme 304
Cannabis 309
Slaapmiddelen 310
Opiumpreparaten 311
Stimulerende middelen 312
Hallucinogene drugs 313
Hulpverlening aan drugsverslaafden 315

20 Stoornissen in de impulscontrole 319
Inleiding 319
Oorzaken van een pathologische stoornis in de impulscontrole 319
Gokverslaving 321
Eetverslaving 321
Kleptomanie 322
Pyromanie 322
Trichotillomanie 323

21 Psychoseksuele problemen 325
Inleiding 325
Problemen met de geslachtelijke identiteit 326
Parafilieën 327
Problemen vóór of tijdens het geslachtsverkeer 331
Verkrachting en ander geweld jegens vrouwen 331
Seksueel misbruik van kinderen in een gezin 332

22 Ambulante geestelijke gezondheidszorg 335
Inleiding 335
Ontwikkeling in de geestelijke gezondheidszorg 336
Sociale psychiatrie en het werk van de RIAGG's 337
Verwijzing naar de GGZ door de huisarts 338
Het werk van de RIAGG's 338
Poliklinische hulpverlening en dagbehandeling 342
Acute psychiatrie 342
Chronische psychiatrie 343
Omgaan met mensen uit andere culturen 345
Verslaafdenzorg 346

23 Klinisch-psychiatrische behandeling 349
Inleiding 349
Klinische psychiatrie in het APZ 349
Gespecialiseerde functies 351

Algemene principes voor een goede klinische behandeling 353
Het multidisciplinaire team 357
PAAZ-psychiatrie en ziekenhuispsychiatrie 358
Kleinschalige psychiatrische voorzieningen 360

24 Biologisch-psychiatrische behandelmethoden 363
Inleiding 363
Antipsychotica 364
Antidepressiva 367
Lithiummedicatie 369
Benzodiazepinen 369
Slaaponthoudingstherapie 370
Lichttherapie 371
Elektroconvulsietherapie 371

25 Therapieën gericht op activering en non-verbale expressie 373
Inleiding 373
Activiteitenbegeleiding 373
Activiteitentherapie 374
Bewegingstherapie 376
Relaxatietherapie 378

26 Psychotherapie 379
Inleiding 379
Algemene principes 379
Vormen van psychotherapie 382
Tot besluit 397

27 Rechten van de psychiatrische cliënt 399
Inleiding 399
Het principiële recht op vrijheid 399
Opgenomen met een IBS of een RM 401
De patiëntenvertrouwenspersoon 404
Het begrip dwangbehandeling 405

Adressen 409

Register 413

1
Wat is psychiatrie?

Inleiding

Het gaat bij psychiatrie om hulpverlening bij psychische nood. Van oorsprong is het een medisch specialisme, waarvan de naam is afgeleid van 'psyche' en 'iater' (iater is het Griekse woord voor arts). Tegenwoordig gaat het niet meer om een zuiver medisch vak, maar om een breed georiënteerde hulpverlening waarin ook andere disciplines werkzaam zijn. Dat betekent echter niet dat alle vormen van hulpverlening voor mensen met psychische problemen tot de psychiatrie gerekend worden. De zwakzinnigenzorg en de verslaafdenzorg hebben een eigen circuit en zijn niet met de psychiatrie verbonden. Om alle vormen van zorg voor mensen met psychische problemen onder één noemer te brengen, heeft men gekozen voor het begrip: *Geestelijke Gezondheidszorg* (GGZ). De GGZ wordt vanwege haar brede taakgebied en haar aandacht voor preventie en bestrijding van psychische en sociale problemen, vaak vereenzelvigd met de ambulante, sociale psychiatrie. Dat is feitelijk niet juist. De officiële GGZ omvat het hele zorggebied dat zowel de ambulante als de klinische zorg omvat. Deelgebieden van de GGZ zijn: de kinder- en jeugdpsychiatrie, de volwassenenpsychiatrie, de ouderen- of gerontopsychiatrie, de verslaafdenzorg, de zwakzinnigenzorg en de instituten voor beschermd wonen. Wat dit allemaal te betekenen heeft, komt in de hoofdstukken 5 tot en met 20 aan de orde.

In de GGZ werken: (sociaal-)psychiatrisch verpleegkundigen, artsen, psychiaters, klinisch psychologen, maatschappelijk werkenden en een groot aantal therapeuten zoals: individuele, groeps-, gezins-, relatie-, systeem- en sociotherapeuten; creatieve en activiteitentherapeuten; bewegings- en psychomotore therapeuten, ergotherapeuten en muziektherapeuten. Vaak werken er ook agogen, sociologen en pastores. In de hoofdstukken 25 en 26 zullen we nader kennismaken met het werk van al die mensen. Om vast een voorbeeld te geven van psychiatrische problemen die in het boek aan de orde zullen komen, noem ik: angststoornissen, somatoforme stoornissen, fobische stoornissen, dwangstoornissen, aanpassingsstoornissen, depressieve stoornissen en psychotische stoornissen zoals schizofrenie.

In de psychiatrie gaat het niet zozeer om behandeling van zieken, maar om opvang van *angstige mensen* die een probleem hebben. Het gaat niet om één persoon die 'niet goed' is, maar om een stel mensen (het 'sociale systeem') die op elkaar reageren en *van elkaar te lijden hebben*.

Psychisch lijden maakt eenzaam

In de psychiatrie besteden hulpverleners veel aandacht aan de relaties tussen cliënten en de mensen in hun naaste omgeving. Die mensen zuchten soms langdurig onder de beklemming van een uitzichtloze situatie. Als het om een lichamelijke ziekte gaat, is het meestal wel duidelijk wat er aan de hand is. Bij een psychisch probleem is het anders, niets is zeker en niemand weet hoe het zal aflopen. Huisgenoten die nog maar weinig contact hebben met de 'overspannen' persoon, durven niets te vragen om de spanning in huis niet nog groter te maken. De persoon om wie het gaat is bijzonder bang en veinst dat er niets aan de hand is, terwijl het toch voor iedereen duidelijk is dat het slecht met hem gaat. Die huisgenoten worden wanhopig als ze merken dat de betrokkene hulpverleners om de tuin leidt en zich in hun aanwezigheid altijd veel beter voordoet dan hij is. Sommige cliënten zijn daar ware meesters in. Ouders worden bang voor hun grote zoon of dochter, het kind waar ze in al die jaren zoveel verdriet en zoveel zorgen om gehad hebben. Volwassen zoons en dochters zijn bang voor hun moeder of vader, en partners worden bang voor elkaar.

Mensen die voor een 'overspannen' persoon zorgen, vrezen vaak dat deze misschien uit radeloosheid of boosheid een wanhoopsdaad zal plegen. Ze zijn dus genoodzaakt voortdurend op te letten en dat betekent: nooit meer vrij zijn en dag en nacht onder zware druk moeten leven. Door de stress worden huisgenoten soms zèlf 'overspannen'. Ze gaan zich schuldig voelen of ze worden boos en geven anderen de schuld. Ze verwijten de hulpverlening dat die te laks is en te weinig doet. Ze denken ook: 'ben ik te goeiig geweest; had ik niet veel eerder moeten optreden?' Het kost vaak grote moeite om hulp te krijgen. Er is wel hulp, maar de cliënt wil die niet aanvaarden. Hij is *bang* voor een psychiatrische opname, werkt niet mee en wil zelfs de huisarts niet ontvangen. Een familie die in dit soort situaties verzeild raakt, beleeft een ramp.

Angst en wanhoop zijn kenmerkend voor psychisch lijden

De psychische problemen die in dit boek behandeld worden, zijn niet ongrijpbaar. Ze lijken veel op elkaar, ondanks grote verschillen in symptomatologie en verloop, omdat ze met angst en onmacht te maken hebben. Het gestoorde gedrag dat wij waarnemen is vaak niets anders dan afweer en zelfbescherming. De persoon is soms zó angstig dat hij helemaal geen contact met ons wil hebben.
Angst is op zich normaal, angst is zelfs noodzakelijk omdat het ons waarschuwt voor dreigend gevaar. Als je bang bent en je de situatie niet aankunt, moet je iets doen, hulp halen, je verdedigen of je terugtrekken voordat het uit de hand loopt. Mensen kunnen soms zomaar angstig worden en met het zweet in hun handen

staan. Vaak heeft dat te maken met een herinnering aan iets dat bijzonder onaangenaam was. Iemand kan ook angstig wakker worden na een nare droom of kan de 'zenuwen' krijgen van het vooruitzicht van een examen of het benauwd krijgen van de herinnering aan een vreselijke gebeurtenis.

Met angst moet een mens leren omgaan. Als iemand veel heeft meegemaakt, gaat het angstgevoel nooit meer weg en zal van tijd tot tijd weer terugkomen, in de vorm van nachtmerries en paniek. Die persoon kan wel groeien en steviger worden zodat hij de herinneringen beter kan verdragen en de angst minder kwellend wordt.

De angst van het 'gek worden'

Psychische problemen zijn er in gradaties. Mensen met fobische angst en mensen die aan paniekaanvallen lijden, hebben het erg moeilijk, maar ze zijn nog wel in staat zichzelf in de hand houden. Iemand die een depressie heeft, is niet meer in staat zich in de hand te houden. Depressieve mensen zijn angstiger dan iemand die aan een fobie lijdt omdat het hen niet meer lukt normaal te denken, ze zijn geestelijk en lichamelijk lamgeslagen. De rampspoed die psychotische mensen overkomt, is nog weer iets erger. Psychotische mensen zijn panisch omdat ze het gevoel hebben machteloos overgeleverd te zijn aan duistere machten en dingen te moeten doen die ze niet willen. De angst van het 'gek' worden leidt tot achterdocht en waanbeleven. Ze denken dat ze een andere persoon geworden zijn, hun gedachten zijn niet meer de eigen gedachten, maar 'ingevingen' van vijanden die het slecht met hen voor hebben. Vaak horen ze 'stemmen' die dreigende of smerige taal uitslaan.

Bij jonge mensen kan zo'n psychotische toestand het gevolg zijn van grote angst en eenzaamheid, en drugsgebruik kan de zaak nog verergeren. Een dergelijk vervreemdingsproces verloopt heel geleidelijk en de familie of de huisgenoten van de persoon hebben aanvankelijk niet door wat er precies aan de hand is. Het is immers gewoon dat jonge mensen boos zijn op hun ouders en met zichzelf overhoop liggen. Deze kinderen trekken zich altijd terug op hun kamer.

Je kunt als hulpverlener pas begrijpen hoè erg het met hen gesteld is als je begrijpt wat ze meemaken. Ze kunnen niets meer verdragen, ze zitten klem en kunnen elk moment in radeloosheid wegrennen of een wanhoopsdaad plegen.

Verkreukelde mensen

In de hulpverlening ontmoet je soms mensen die emotioneel zeer verkreukeld zijn omdat ze gevangen zitten in een angstaanjagende relatie met een dominerende partner of gekluisterd zijn aan een dominerende moeder of vader. Deze cliënten wonen soms nog bij hun moeder thuis of ze komen daar dagelijks over de vloer. Dit kunnen zorgwekkende levensomstandigheden zijn die soms aanleiding geven tot emotionele crises.

Psychisch verkreukelde mensen zijn niet altijd slachtoffer, ze kunnen ook buiten-gewoon tiranniek zijn en een angstaanjagende situatie veroorzaken. We mogen niet vergeten, dat angstige mensen niet altijd lief en aardig zijn. Sommigen vertonen een rampzalig gedrag en kunnen door klagend en eisend gedrag de huisgenoten en de hulpverleners tot razernij brengen.

Anderen hebben zich tot een uiterst moeilijke persoonlijkheid ontwikkeld. Het zijn mensen die in hun vroege jeugd weinig of geen liefde hebben gekregen. Daarom houden ze alleen van andere mensen als die altijd voor hen klaarstaan en zich voor honderd procent voor hen inzetten. Dit zijn óók *angstige mensen*, maar hun paniek veroorzaakt geen vluchtgedrag, maar een aanvallend en vaak *destructief gedrag*. Hulpverleners moeten aanvoelen wat deze mensen bedreigend vinden om misver-standen en agressie te voorkomen.

Angstige mensen in het algemeen ziekenhuis

Het begrip 'psychiatrie' kan ook in overdrachtelijke zin worden gebruikt. Over iemand die zich vreemd gedraagt en andere mensen op een 'typische' manier aan-kijkt, wordt wel gezegd: 'het is een patiënt!' Als een pas geopereerde patiënt in het ziekenhuis de infuusnaald uit zijn arm trekt, zullen de verpleegkundigen dat óók zeggen. Ze bedoelen dat het een 'psychiatrische patiënt' is, die eigenlijk te storend is voor hun afdeling. Zijn gedrag is ook niet normaal, maar men moet het niet afdoen als een uiting van 'gestoord-zijn'. Het is een uiting van hevige *angst*. Die man is in de war en begrijpt niet meer waarom hij daar ligt en snapt ook niet wat die slang in zijn arm te betekenen heeft. Hij wordt panisch van al het gedoe en wil zich bevrijden. Hulpverleners moeten leren wat het betekent om panisch angstig te zijn.

De geschiedenis van de psychiatrische zorgverlening

Hippocrates

Hippocrates (460-377 voor Christus) werd geboren op het Griekse eiland *Kos*, hij is de vader van de moderne geneeskunde. Hij stelde gedragsregels voor artsen op. Hippocrates verzette zich tegen de, in zijn tijd gebruikelijke, zienswijze dat alleen de goden ziekten konden genezen. Volgens Hippocrates ontstonden ziekten als het natuurlijk evenwicht in de mens verstoord was. Ziekten moesten met natuurlijke middelen worden behandeld. De arts had slechts de taak de natuur wat te helpen. Volgens Hippocrates was de juiste menging van de vier soorten lichaamsvocht (de '*humores*'): bloed, slijm, gele en zwarte gal, erg belangrijk. Als de onderlinge ver-houding niet goed was, kon er een ziekte ontstaan. De uitdrukking: 'uit je humeur zijn' verwijst nog naar de 'humores' van Hippocrates. Het begrip 'flegmatiek' heeft er ook mee te maken. Het is afgeleid van *flegma* of slijm. Mensen die te veel slijm in hun lichaam hadden, waren koel en te afstandelijk van aard. Als de zwarte gal ging overheersen werd een mens *melancholisch* (= zwartgallig). Die zwarte gal steeg naar het hoofd en vertroebelde zijn geest. Hij werd er letterlijk en figuurlijk 'getroebleerd' van. Melancholie was overigens een aanduiding voor een hele groep van psychische stoornissen, de melancholische depressie was er maar één van.

Wie op het eiland Kos de ruïnes bezoekt van het heilige oord waar de grote Hippocrates eens heeft gewerkt, komt onder de indruk van de rust en de schoonheid. Het ligt boven op een heuvel, met uitzicht op zee. Vroeger toen de gebouwen nog gaaf waren, waren er fraaie marmeren gaanderijen met rustbanken waar de gasten konden liggen. Er was een bron waaruit helder water naar de badkuipen stroomde.
Toen ik er rondliep, kon ik mij goed voorstellen dat mensen daar in dat oord beter werden, al was het alleen maar door de zon, de azuurblauwe lucht, het water, de rust en de vriendelijke aandacht van de hulpverleners.

Claudius Galenus uit Pergamon

Galenus van Pergamon (131-201 na Christus), die overal in het Romeinse rijk werkte, was onder de indruk van de leer van Hippocrates en hij bouwde erop voort. Galenus onderscheidde behalve melancholie ook: manie, hysterie en epilepsie. Het waren kwalen die mensen opgewonden maakten en razernij en toevallen veroorzaakten. Galenus hechtte veel belang aan *gezonde lucht* en een evenwichtig *dieet* opdat men de lichaamsvochten en de levensgeesten op peil kon houden.
Apart van de geneeskunde, bleven oude opvattingen over demonen die bezetenheid veroorzaakten, gewoon voortbestaan. Psychische problemen werden duizenden jaren lang aan ongrijpbare machten toegeschreven. Het uitbannen van duivels en boze geesten (exorcisme) was een taak van de kerk en het werd regelmatig toegepast op mensen die een aanval van verwardheid en razernij vertoonden. Manie en hysterie waren volgens middeleeuwse opvattingen, aandoeningen die met razernij gepaard gingen. Men trad hard op tegen de ongelukkigen die zichzelf niet meer in de hand hadden en een aanval van 'razernij' vertoonden.

Paracelsus de wonderdoener

De arts Paracelsus (1493-1541) was werkzaam in Bazel. Hij heeft een beroemd boek geschreven onder de titel: *De Morbus Amentiae*, ofwel 'Over de ziekten die de mens van zijn verstand beroven'. Daarin keerde hij zich tegen de afschuwelijke vervolging van bezetenen en heksen. Hij verweet de priesters dat deze verkeerde ideeën in de wereld brachten en verkondigde met klem dat hysterie een *gewone ziekte* was die met medische middelen behandeld moest worden. De Duitse arts *Johannes Wier* (of Weyer) die van 1515 tot 1588 in de buurt van Kleef leefde, was ook een felle bestrijder van de heksenjacht en nam stelling tegen het exorcisme dat de kerk praktiseerde.

Zorgverlening vanaf de Middeleeuwen tot de negentiende eeuw

Johanna de Waanzinnige, vijfentwintig jaar oud, werd als koningin van Castilië achter slot en grendel gezet omdat ze uit jaloezie en liefdesverdriet over haar toeren was geraakt. Ze maakte scènes en weigerde te eten en dat tolereerde het hof niet. Met deze tragische koningin is vreselijk gesold, ze werd bij herhaling door geestelijken bewerkt opdat de boze geesten haar maar zouden verlaten.

Als gestoorde mensen geen onderdak hadden en door de stad zwierven, konden ze opvang krijgen in een *gasthuis*. Daar werden ze samen met lichamelijk zieken, bejaarden, bedelaars en pelgrims gehuisvest. Zo'n gasthuis hoorde bij een klooster en was qua bouw een *kerk*. Het was een ruime zaal, met aan weerszijden rijen keurige hemelbedden. Aan het eind stond een altaar waar regelmatig de mis werd opgedragen. De ongevaarlijke 'onnozelen' beschouwde men als 'dwazen om Christus' wil' aan wie men als christen verplicht was hulp te verlenen op grond van het bijbelwoord uit Mattheus 25: 'Wat gij één van de minste mijner broeders hebt gedaan, hebt gij Mij gedaan'. In het middeleeuwse deel van het St. Jansgasthuis in Brugge (nu als museum ingericht), is goed te zien hoe er ook meerdere van die zalen naast elkaar konden zijn.

Onrustige mensen die de openbare orde in gevaar brachten, werden uit de stad *verbannen* of men sloot ze in een *dolhuis* op. Duitse steden gaven soms aan een schipper opdracht een groep gekke mensen af te voeren. Ze werden ver weg weer losgelaten, in de hoop dat ze voorgoed zouden verdwijnen.

Dolhuizen in steden waren verschillend van grootte, soms was het niet meer dan een kerker onder de stadspoort of het was een cel die bij het gasthuis hoorde. In de stad Gouda kan men onder de oude gasthuiszaal van het St. Catharinagasthuis (ook een museum) nog de originele dolcel zien. Het is een klein hok met een gat in de muur dat als venster diende. Het heeft een dikke deur met een doorgeefluikje om voedsel aan te reiken. In de winter was er geen verwarming.

In 1461 werd door de gefortuneerde Willem Arntsz te Utrecht een dolhuis voor meerdere 'dollen' gesticht. In de stichtingsakte stond dat het bestemd was: 'tot behoeff ende profijt der armen, ellendighen, dollen en rasenden menschen die van noode zell wesen gespannen oft gesloten te houden leggende.'

De mensen werden dus uit nood vastgebonden en opgesloten. Op feestdagen kon men tegen betaling naar de gekken komen kijken. De historici Pley en De Boer melden dat het dolhuis in Amsterdam in 1567 werd gebouwd. Aan de achterzijde van het gebouw lagen rond een binnenplaats elf (het gekkengetal!) *dolhuyskens*. Dat waren duistere, raamloze cellen van drie bij vier meter met een houten brits, afgesloten door twee dikke deuren. In de winter legde men 's avonds als verwarming, een hete steen tussen de beide deuren. In 1711 bezoekt de burgemeester van Frankfurt dit beroemde gesticht en deelt mee: 'Die Menschen waren erbärmlich anzusehen...Es waren sehr viele *alte*, auch eisgraue Leute darunter...'

In vroeger tijden kende men ook *bedevaartplaatsen* waar een heilige man of vrouw kon worden aangeroepen om genezing voor psychische problemen af te smeken. In het dorpje St. Menoux in Frankrijk werden de wonderdoende relieken van de heilige Menoux vereerd. Iemand die een aandoening in zijn hoofd had, moest het hoofd door een gat in de oude sarcofaag van de heilige steken. Deze stenen grafkist is nog steeds te bezichtigen. Ze staat achter het altaar.

Van het graf van heilige St. Dymphna in de kerk van Geel ging ook een wonderdoende werking uit. Als gevolg van die verering kwamen in de loop der eeuwen vele duizenden mensen als pelgrim naar Geel. Sommigen bleven daar. Er kwam later een psychiatrisch ziekenhuis en er werd gezinsverpleging gesticht.

De kwaliteit van de institutionele zorg is tot diep in de negentiende eeuw slecht geweest. Instellingen moesten genoegen nemen met personeel dat vaak zeer autoritair en hardhandig optrad. Werkzame kalmerende middelen om al die bange mensen te helpen, waren er niet en de sfeer in huis was ook niet erg rustgevend. Er was weinig geld beschikbaar voor de kleding en verzorging. De gestoorden kregen alleen een arts te zien als ze er zeer beroerd aan toe waren, en de kans om te overleven was gering. Particulier verpleegden hadden het soms iets beter, maar het kwam wel voor dat ze als goedkope knecht op een boerderij uitgebuit werden.

In mijn bezit is een antiek medisch boekje, geschreven in 1684 door een Duitse arts Hermannus Nicolaus Grimm die in Batavia werkzaam was. Het bevat recepten en behandeladviezen. Psychische stoornissen zoals melancholie, manie, epilepsie en hysterie werden toen in de eerste plaats met *braakmiddelen*(!), laxantia, klysma's en sterke kruidendrankjes behandeld. Dit gebeurde nog steeds op grond van *Galenische principes*, want *zuivering van het lichaam* was en bleef het belangrijkste behandeldoel. Wij kennen nog de overdrachtelijke aanbeveling aan verontwaardigde mensen: 'je moet je gal maar eens spugen over wat je allemaal hebt meegemaakt'. In die tijd werd spugen letterlijk in praktijk gebracht. Van de ware oorzaak van psychische en neurologische problemen (zoals epilepsie) had men geen idee. In de achttiende eeuw, toen de anatomie van het lichaam veel beter werd onderzocht, kwam er een kentering. Psychische stoornissen werden nu aan 'zenuwziekten' toegeschreven. Men meende dat de problemen ontstonden omdat zenuwbanen en vezels 'overprikkeld' of ontstoken waren. Vandaar de termen 'nerveus' of 'zenuwachtig'.

Veranderende inzichten

Aan het eind van de achttiende eeuw veranderden de inzichten over de opvang van psychisch gestoorde mensen sterk. Van de Franse arts Pinel wordt ten onrechte verteld dat hij de bewoners van het Parijse dolhuis Bicêtre van hun ketenen heeft bevrijd. De echte bevrijding kwam pas veel later toen Pinel er al niet meer werkte. Pinel heeft wel goed werk gedaan, hij introduceerde een medische kijk op de waanzin. Voordat hij aan het werk ging, kregen deze gestoorde mensen geen medische aandacht. Ze werden als lastpak van de straat gehaald en vervolgens in een dolhuis-

achtig gesticht opgesloten. Pinel observeerde nauwkeurig wat de bewoners man-
keerden en hij heeft er in elk geval voor gezorgd dat ze beter verzorgd werden. Het
bleek ook mogelijk te zijn een aantal mensen naar huis te sturen.

In het begin van de negentiende eeuw richtte de vrome Engelse Quaker William
Tuke in York een gesticht op dat hij 'The Retreat' noemde (het bestaat nóg). Tuke
wilde ook waanzinnige mensen opvoeden, men moest hen christelijke deugden
voorhouden opdat ze op die manier 'bekeerd' werden en een fatsoenlijker gedrag
zouden gaan vertonen. The Retreat was een nieuw gesticht waar mensen niet in
ketenen en andere dwangmiddelen vastzaten en ook goed gehuisvest waren. Tuke
ging er wel vanuit dat opvoedkundige en moralistische principes bij de behandeling voorop moesten staan. Zijn systeem heette: 'Moral Treatment'. Mensen moesten verbeterd worden door middel van *nuttige bezigheid, beloning en straf*. Ze
moesten arbeid verrichten om heropgevoed te worden tot nette, *oppassende bur-
gers*.

In 1822 schrijft een navolger van Tuke, de vierentwintigjarige arts Schroeder van
der Kolk, dat hij in het buitengasthuis van Amsterdam 160 krankzinnigen onder
zijn hoede heeft. Hij behandelt hen met een 'zielskuur' (kennelijk de Nederlandse
vertaling van 'Moral Treatment') die ook voornamelijk uit bezigheid, beloning en
straf bestaat!

Joost Vijselaar schrijft dat Schroeder van der Kolk later, toen hij in Utrecht hoogle-
raar en regent geworden was, erg tevreden was over de modernisering van het
krankzinnigenhuis (het huidige Willem Arntszhuis). Ik citeer zijn woorden: 'Men
bracht een ruimtelijke scheiding aan tussen mannen en vrouwen, tussen razende,
onzindelijke en rustige lijders, en tussen de patiënten van verschillende maatschappelijke standen. Er kwamen tuinen waarin de patiënten vrijelijk konden bewegen;
ter stimulering van de arbeid bouwde men diverse werkplaatsen en om de patiënten
afleiding te bezorgen werden talloze middelen ter ontspanning aangeschaft. Men
richtte een badkamer met toestellen voor 'drop- (?) en straalbaden' in, de oude
ketens en boeien maakten plaats voor *dwangjakken* en *dwangstoelen*'.

Natuurlijk was dit een verbetering, maar het klinkt mooier dan het was. De tuin lag
ingeklemd tussen grote hoge gebouwen, zodat van 'vrijelijk wandelen' niet veel
terechtkwam. De 'talloze ontspanningsmiddelen' bestonden, vermoed ik, uit zoiets
als een harmonium, een kast met stichtelijke boeken, 'Mens erger je niet' en een
sjoelbak. De Amsterdamse psychiatrische kliniek waar ik mijn opleiding begon,
had in elk geval niet veel meer dan dat.

Uit 1837 wordt gemeld dat de verpleegkundige Johannes van Duuren in het oude
Cellebroedersgasthuis te Nijmegen, kans zag zonder enig dwangmiddel een afdeling met gestoorde mensen te leiden. Hij had geen dwangjakken en dwangstoelen
nodig en kon op een vriendelijke manier, zonder straf en dwang met zijn gasten
omgaan.

Ook in Engeland bestonden honderdvijftig jaar geleden moderne mensen die inza-
gen dat een harde aanpak en het uitoefenen van dwang juist agressie losmaakt en

angstige mensen nog angstiger maakt dan ze al zijn. De arts *Conolly* voerde in de inrichting te Hanwell het *no restraint-systeem* in, omdat hij dwangmiddelen verafschuwde en een humane bejegening wilde bevorderen. In Conolly's instituut bleek dat systeem goed te functioneren zolang hij maar zelf met zijn bezielende leiding de medewerkers inspireerde en hen door dik en dun steunde. Toen hij met pensioen ging, was het afgelopen en ging men weer als vanouds over tot de hardvochtige orde van de dag.

De vernieuwingen in Europa hadden uiteindelijk toch een positieve invloed op wat men toen de krankzinnigenverpleging noemde. Als gevolg van nieuwe wettelijke verordeningen in 1841 moesten de gestichten nu onder medische leiding komen. In 1849 werd het eerste 'geneeskundige' gesticht 'Meerenberg' te Santpoort geopend, het was een groot kazerneachtig bouwwerk met lange gangen en grote zalen, geheel naar Duits voorbeeld opgezet. Na Meerenberg volgde een hele serie van dergelijke gestichten, allemaal volgens het nieuwe *paviljoenssysteem* opgezet. In 1884 werd in de Krankzinnigenwet het *staatstoezicht* op de verpleging van krankzinnigen geregeld. Particuliere verpleeginrichtinkjes die niet meer aan de eisen van de tijd voldeden, moesten gesloten worden. Volgens Vijselaar zijn tussen 1884 en 1910 wel negentien (!) van die grote inrichtingen gebouwd.

In 1860 ontstond de vreemde gewoonte om gestoorde mensen als echte 'zieken' in bed te leggen. Dat gebeurde op aanbeveling van de Duitse arts Neisser, die van bedrust een heilzame werking voor de geest verwachtte. Zijn aanpak was een logisch gevolg van de toen algemeen aanvaarde gedachte dat geestesziekten altijd op *hersenziekten* berusten. Zoals je voor een hersenschudding bedrust kreeg voorgeschreven, zo hoorde je ook bij angst en verwardheid in bed te blijven.

Het heeft tot 1970 geduurd voordat men eindelijk van deze gewoonte afstapte. Voordien bleven alle pas opgenomen cliënten tien dagen in bed. Ze werden bij binnenkomst uitgekleed, gebaad en met een pyjama aan in bed gestopt. De tot 'patiënt' gebombardeerde persoon werd tweemaal per dag getemperatuurd en dat hielp de status van 'zieke' te bekrachtigen. Pas als de dokter had beslist dat hij uit bed mocht komen, kreeg hij een andere behandeling. Hij werd dan verplicht overdag naar de arbeidstherapie te gaan om daar (liefst verkoopbare) nuttige dingen te maken. De therapie was in 1923 door Van der Scheer in Santpoort ingevoerd. De uitvinder ervan, Hermann Simon uit Gütersloh in Duitsland, wilde van het krankzinnigengesticht ook een soort 'corrigerende' arbeidsgemeenschap maken, waarin de patiënten verantwoordelijk gesteld werden voor de goede gang van zaken. Van hen werd verwacht dat ze iets nuttigs presteerden als '*tegenprestatie*' voor de 'liefdevolle zorg'. Ze moesten hard werken in één van de werkplaatsen of in de tuin. Door de kost te verdienen konden ze hun zelfrespect weer wat opvijzelen. Zijn idee was op zich misschien niet zo gek, maar de methode was zo 'tüchtig' en zo Duits en droeg ook de geur van een heel naar soort moralisme. De zieke mensen konden er toch niets aan doen dat ze in de war waren geraakt? Ze hadden toch ook recht op zorg?

In 1962 wordt door de Schotse psychiater Maxwell-Jones een heel ander soort leefgemeenschap gesticht. Bij hem woonden de psychisch gestoorde mensen in een groep samen en waren verantwoordelijk voor elkaar en voor de huishouding. Ze werden ook geacht elkaar in positieve zin op te voeden. Hij dacht dat gestoord gedrag in een horizontaal georganiseerd democratisch regime, vanzelf zou ophouden en geloofde dat de mensen zich ook weer zouden ontplooien. Helaas bleek dat wat te idealistisch gezien. Leefgemeenschappen hebben ook structuur en professionele leiding nodig. Maxwell-Jones heeft wel de aanzet gegeven tot de ontwikkeling van de *therapeutische gemeenschappen* die we nu kennen. Die zijn duidelijk gestructureerd en hebben vaak een psychotherapeutisch doel. Ze nemen alleen mensen op die ook nadrukkelijk voor deze vorm van behandeling gekozen hebben.

Emil Kraepelin en zijn observaties

In de negentiende-eeuwse gestichten werd een grote verscheidenheid aan gestoorde mensen verpleegd. De artsen die daar werkten, zagen vooral gevallen van dementie omdat ze er vanuit gingen dat àlle verpleegden van hun verstand beroofd waren. In die tijd waren er inderdaad veel gevallen van dementie, onder andere als gevolg van chronisch alcoholisme, syfilis of seniliteit. Emil Kraepelin was de eerste medicus die hen nauwkeurig onderzocht. Hij ontdekte dat er psychiatrische ziektebeelden bestonden, die nog nooit beschreven waren. In 1901 verscheen zijn *'Einführung in die Psychiatrische Klinik'*, waarin hij heel beeldend beschrijft wat mensen met manisch-depressieve psychose, dementia praecox, paranoia en epilepsie mankeren. De naam 'dementia praecox' bleek echter fout gekozen te zijn, het was geen vorm van (vroegtijdige) dementie, maar een ernstige psychose. De naam werd daarom later door E. Bleuler in *schizofrenie* veranderd.

Sigmund Freud en de opkomst van de psychotherapie

In de tweede helft van de negentiende eeuw was de psychiatrie nog sterk neurologisch georiënteerd. Men ging er, zoals ik al eerder heb gezegd, vanuit dat psychische problemen het gevolg waren van hersenafwijkingen. Deze traditionele opvattingen werden doorkruist door Freud (1856-1939). Hij begon zijn loopbaan als neuroloog, maar raakte na een stage bij de Parijse onderzoeker Charcot, overtuigd van het feit dat traumatische herinneringen de oorzaak van vreemd gedrag konden zijn. Pijnlijke gebeurtenissen uit de jeugd of het recente verleden kunnen verdrongen zijn, terwijl de emoties die daarbij horen nog steeds actief zijn. In zijn *'Studien über Hysterie'* uit 1895 heeft hij de baanbrekende nieuwe inzichten over het ontstaan van 'neurotisch' gedrag ontvouwd. Hij liet zien dat de oude theorie over 'zwakke of overprikkelde zenuwbanen' geheel achterhaald was. Freud ontwikkelde niet alleen een nieuwe psychoanalytische theorie, hij gaf ook de aanzet voor de eerste *psychotherapeutische methode* (de psychoanalyse). Tegenwoordig bestaan er allerlei soorten psychotherapie die allemaal gebaseerd zijn op het uiten van gevoelens en het verwerken van problemen.

Freuds ideeën waren een grote stimulans voor de psychodynamische richting in de psychiatrie. Dynamisch betekent in beweging. De *psychodynamische theorie* gaat er vanuit dat gestoord gedrag het gevolg is van spanningen binnen en buiten de persoon. Die persoon ervaart gevoelens die hij niet begrijpt en doet dingen die hij niet kan plaatsen en dat maakt hem bang.

De invloed van de Mental Health Movement

De Mental Health Movement van Clifford Beers was ook een idealistische beweging, bedoeld om de geestelijke gezondheid te bevorderen. Onze term Geestelijke Gezondheidszorg danken we aan het voorbeeld van Beers. Hij schreef in 1911 een boek over zijn ervaringen als patiënt in een groot Amerikaans psychiatrisch ziekenhuis (een 'State Hospital'). Hij was diep geschokt over wat hij daar had gezien en meegemaakt. Hij wilde mensen waarschuwen voor de wantoestanden en wilde opnames voorkomen. Hij wilde ook zorgen dat ex-patiënten die uit zo'n inrichting waren ontslagen, een fatsoenlijke opvang kregen en niet meer zomaar, zonder enige vorm van ondersteuning op straat werden gezet.

In Nederland zijn, in navolging van de Mental Health Movement *voor- en nazorgdiensten* opgericht. De eerste dienst kwam in Rotterdam en de tweede in Amsterdam. Deze voor- en nazorgdiensten groeiden uit tot de latere SPD's (sociaal psychiatrische diensten) die op hun beurt weer zijn voortgezet in de huidige RIAGG's.

De Mental Health Movement heeft in Amerika geleid tot de verkleining van de enorme State Hospitals en de stichting van de lokale Community Mental Health Centers. Het terugdringen van de klinische zorg ten gunste van de ambulante zorg, heeft ook in ons land navolging gevonden.

Elektroconvulsietherapie en andere drastische therapieën

Er is een tijd geweest dat men in psychiatrische klinieken (bij gebrek aan beter) veel heil zag in zogenaamde *comatherapieën*. Een van de eerste was de insulinekuur, een ingrijpende behandeling waarbij de psychotische persoon enkele malen in een hypoglykemisch coma werd gebracht, in de hoop dat de kuur blijvend resultaat zou hebben. Een afschuwelijke methode die veel angst veroorzaakte en geen nut had. In 1940 werd toen de zogenaamde elektroconvulsietherapie (de ECT) geïntroduceerd als een nieuw middel tegen ernstige geestesziekten. De methode berustte op toediening van een sterke elektrische prikkel die een epileptische toeval (een convulsie) veroorzaakte. Daarom werd de behandeling wel 'shocktherapie' of gewoon 'shocken' genoemd. Tegenwoordig wordt gesproken van convulsietherapie omdat hulpverleners die de therapie toepassen, het woord 'shock' niet meer willen horen. Vroeger werd het woord te pas en te onpas gebruikt. Het heeft daarom in het verleden veel weerstand opgeroepen. In de film *'One Flew over the Cuckoo's Nest'* komt een scène voor waarin de hoofdpersoon een dergelijke behandeling krijgt toegediend. Het is wel begrijpelijk dat er acties zijn geweest tegen het gebruik en misbruik van deze behandeling. De hele psychiatrie kwam tussen 1965 en 1970 erg in opspraak en er ontstond zelfs een tegenbeweging die zich de *antipsychiatrie* noemde. De psychiatrie werd als een politiek-fout machtsblok gezien dat in dienst stond van de machtigen en eropuit was mensen te knechten.

Inmiddels is dat allemaal weer vergeten en heeft de psychiatrie zich gerehabiliteerd, maar de antibeweging heeft haar sporen nagelaten. De elektroconvulsietherapie is nu alleen nog in gebruik voor de behandeling van zeer suïcidale, depressieve cliënten, die niet op de gebruikelijke medicamenteuze therapie reageren. De toepassing is aan strenge regels gebonden.

De ontdekking van de psychofarmaca in 1952

Zoals we in het voorafgaande gezien hebben, werden ook in de zeventiende, achttiende en negentiende eeuw mensen met medicijnen behandeld. Pas in de negentiende eeuw kwam het gebruik van werkzame kalmeringsmiddelen zoals opium, morfine en paraldehyde in zwang. Depressieve mensen kregen soms een *opiumkuur* en leefden drie maanden lang in een roestoestand. Men gebruikte ook fenobarbital, chloraalhydraat en paraldehyde. Dit laatste was een vies stinkend drankje.

In 1952 werd in Frankrijk bij toeval ontdekt dat antihistaminica (middelen tegen allergie) ook een antipsychotisch effect hadden. Het eerste échte psychofarmacon was *Largactil*® (een broertje van Phenergan®). Na Largactil® kwam er een lange reeks van *psychofarmaca, neuroleptica en antidepressiva en tranquillizers*.

De psychofarmaca maakten het mogelijk psychosen te behandelen. Zelfs het moeilijke gedrag van schizofrene cliënten, mensen met wie jaren lang geen contact was geweest, bleek te kunnen veranderen. Psychofarmaca zijn dus nuttig, maar ze mogen niet misbruikt worden voor handhaving van de orde.

Democratisering in de jaren zeventig

De democratisering in de psychiatrie bracht een verandering in de rol van alle disciplines die er in werkzaam zijn. De positie van de verpleegkundigen, de grote groep medewerkers die het zwaarste werk doen, veranderde nog het meest. Zij waren voortaan niet langer uitvoerend bezig, maar kregen ook therapeutische taken. De klinisch psychologen werden belangrijker en hun aantal nam toe. De oude 'arbeidstherapie' werd omgebouwd tot creatieve therapie en er kwam een taakgerichte activiteitentherapie. Therapeuten wilden niet meer alleen volgens het medische model werken en dat had tot gevolg dat gedragspsychologische aspecten meer aandacht kregen. Ook de organisatiestructuur onderging een drastische wijziging. Er kwamen *multidisciplinaire teams* die *behandelingsplannen* opstelden en uitvoerden.

Ook voor de cliënten veranderde er veel, er werden *belangenverenigingen* opgericht die voor henzelf en de familie opkwamen en overal zijn *zelfhulpgroepen* gesticht. Alle psychiatrische instituten hebben tegenwoordig een *patiëntenvertrouwenspersoon* (PVP) die cliënten kan helpen met hun klachten en bemiddelt bij het vinden van de juiste wegen in het juridische circuit. De juridische status van cliënten is veel beter geregeld na de invoering van de BOPZ, de Wet Bijzondere Opnemingen Psychiatrische Ziekenhuizen. Een opneming tegen de uitdrukkelijke wil van de betrokkene kan alleen plaatsvinden als er sprake is van acuut gevaar. Dat is goed, maar heeft ook nadelen. Niemand mag psychotische zwervers dwingen zich op te laten nemen (ook niet als het voor hun bestwil geschiedt). Vanuit het respect voor de persoonlijke vrijheid bezien, is dat prima, maar soms gaat het om de gevolgen van waanbeleven en dat is niet prima.

De biologische psychiatrie en het biopsychosociale model

Na de democratisering in de psychiatrie en de toenemende invloed van de klinische psychologie beleefden psychiaters een soort van identiteitscrisis. Ze hadden jarenlang gestreden over de vraag in hoeverre de psychiatrie een medische aangelegenheid was en ze hadden er veel last van dat ze soms als 'pillenboer' fungeerden. Alleen maar goed genoeg om de nodige recepten uit te schrijven. Dit onbehagen heeft de comeback van de medisch georiënteerde psychiatrie zeker bevorderd. De comeback is ook bevorderd door de opmars van de moderne psychofarmaca. Deze heeft het onderzoek naar de invloed van deze middelen op de hersenen geïntensiveerd. Het lijkt soms of de balans wel erg ver doorslaat naar de kant van de psychiatrie die zich op hersenziekten richt. Publicaties over interessante onderzoeksresultaten suggereren dat het niet lang meer zal duren of iedereen kan met succes medicamenteus behandeld worden. Dat optimisme gaat echter voorbij aan het feit dat niet iedereen beter kan worden. Psychische problemen hebben ook vaak met sociale nood te maken. Mensen zijn stukgelopen op de moeilijkheden die ze in hun leven tegenkomen en zien er geen gat meer in. Een medicamenteuze behandeling is belangrijk, maar ze pakt maar een deel van het probleem aan. De psychosociale kant is minstens zo belangrijk.

Daarom spreekt men tegenwoordig van het *biopsychosociale model* dat de verschillende aspecten van het vak zou omvatten.

Angst voor de psychiatrie

Controleverlies

Er is altijd angst geweest voor de psychiatrie. Vroeger zei men van mensen die over hun toeren waren, dat ze een kaartje 'enkele reis' naar Den Dolder, Wolfheze, Vught, Venray, Santpoort of Franeker kregen, want men verwachtte niet dat zij uit die plaatsen des onheils zouden terugkeren. Het waren vooral de imponerende psychiatrische ziekenhuizen die de mensen angst inboezemden en ook nu nog vraagt men zich af: wat spoken ze daar eigenlijk uit?

Mensen zijn bang voor onberekenbaarheid, voor agressie. Ze zijn ook bang voor de duistere drijfveren die ze bij zichzelf bespeuren. Iedereen is bevreesd voor het verlies van de controle over het verstand. Oude mensen zijn er zelfs zeer bevreesd voor, terecht, omdat ze niet dement willen worden. Controleverlies is wel het ergste wat je kan overkomen, het is het gevoel 'gek' te worden van *angst*. Het is ook meegesleurd worden door gevoelens die niet meer beheerst kunnen worden en 'bezeten' worden door gedachten die niet meer te stoppen zijn. Het verlies van de zelfbeheersing is buitengewoon angstaanjagend omdat iemand zich dan blootgeeft. Mensen die psychisch in de knoei zitten, zijn bang voor een psychiatrische opname en zullen zich er zo lang mogelijk tegen verzetten. Ze zijn bang voor machtsmisbruik, voor opgepakt en vastgehouden worden zonder precies te weten waar ze aan toe zijn. Ondanks rechtsbeschermende maatregelen blijft dat gevoel bestaan. Het is vergelijkbaar met de angst die een groot algemeen ziekenhuis ons inboezemt. Iedere bezoeker die daar door de gang loopt voelt zich niet op zijn gemak, alleen al de geur die er hangt is onheilspellend. Hij denkt: 'Ik moet hier zo gauw mogelijk weer uit' en hij is blij als hij weer naar huis kan rijden. Dit zijn angstgevoelens die nooit zullen verdwijnen.

Sfeer van angst en vervreemding

Als mensen eenmaal in een psychiatrische kliniek zijn opgenomen, wennen ze meestal gauw aan de rol die van hen wordt verwacht. Zij voelen er zich veiliger dan thuis omdat ze niet langer flink moeten doen, want het is al mis. Iedereen die daar is, zit in hetzelfde schuitje. Opgenomen cliënten zijn vaak zeer solidair tegenover elkaar en verraden elkaar niet tegenover de medewerkers. Zelfs niet, als ze weten dat een van hen van plan is weg te lopen of erger nog, zelfmoord overweegt. Iedereen heeft genoeg aan zijn eigen sores en wil niet de indruk wekken dat hij bij de 'staf' een wit voetje probeert te halen.

Deze sfeer vol van angst en vervreemding zal nooit anders worden. Zij hoort bij de aparte wereld van de psychiatrie. Ook al proberen de medewerkers het nog zo gezellig te maken en zien ze er in hun spijkerbroek en trui nog zo informeel en aardig uit, hun rol boezemt toch angst in. Daarom moet de sfeer zo open mogelijk zijn opdat de cliënten (angst)gevoelens kunnen uiten. Teams die voortdurend bezig zijn met 'maatregelen' te treffen, zullen de cliëntèle tegen zich in het harnas jagen. De cliënten gaan lijdelijk verzet plegen en blijven in bed liggen, onder het motto: 'Je bekijkt het maar'.

Mooie meubelstukken en een mooie tuinaanleg zijn geen waarborg voor een menswaardige bejegening.

Reacties van de cliënt bij opname

Een opname is, hoe je het ook bekijkt, een angstaanjagende gebeurtenis, zelfs voor cliënten die er toch voor gekozen hebben. Ze komen in een vreemde omgeving, weten niet waar ze aan toe zijn en hebben vaak heel veel moeite met vrijheidsbeperkende maatregelen. Het feit dat je niet weg mag als je dat wilt, is erg. Pas opgenomen cliënten zijn daarom vaak dwars en weinig of niet 'gemotiveerd' voor een behandeling. Ze plegen verzet door medewerking te weigeren, ze willen niet naar de 'therapie' en proberen tijdens een wandelingetje met een verpleegkundige, stiekem weg te komen of ze dreigen dat ze zichzelf iets aan zullen doen als ze hun zin niet krijgen. Velen hebben het gevoel de dupe te zijn en reageren woedegevoelens openlijk of op bedekte wijze af op de medewerkers of het meubilair.

Dat alles maakt werken in de psychiatrie zwaar. Het vraagt geduld en begrip voor de positie van de moeilijke cliënt, die meestal niet beseft dat juist *de medewerkers zich vaak onmachtig voelen* en blij zijn als het weer goed gaat met iemand die langdurig in de war is geweest.

Psychiatrische ziekenhuizen streven tegenwoordig wel naar openheid en een goed therapeutisch leefklimaat, maar er is toch *altijd spanning*. Men moet voortdurend rekening houden met onaangename verrassingen. Er kan veel misgaan, zodat teamleden zeer verbaasd zijn als ze, na terugkomst van vrije dagen, van de collega's overgedragen krijgen dat er 'geen bijzonderheden' te melden zijn.

Beoordeling van gestoord gedrag

Culturele invloeden

In de hele wereld komen dezelfde psychische problemen voor, ze staan tegenwoordig vermeld in de officiële lijst van ziekten (de ICD-10) die de World Health Organization (WHO) heeft opgesteld. Toch wordt er in alle werelddelen verschillend gedacht over psychisch problemen. Onze opvattingen gelden elders niet. Wat wij vreemd gedrag vinden wordt daar juist bewonderd of is een teken van heiligheid. Luid gejammer, geschreeuw en geweeklaag is in andere culturen noodzakelijk gedrag om het treuren over een overledene kracht bij te zetten, dat hóórt daar zo. Bij ons hoort een rouwende zich juist zeer ingetogen te gedragen en schreeuwen wordt overdreven en 'gek' gevonden. Dat is hier 'theatraal' en 'hysterisch'.

In andere culturen beschouwt men vreemd gedrag ook niet als een uiting van een psychische ziekte, maar het is een teken dat bovenaardse wezens de persoon in hun macht hebben. Er is een *boze geest* in actie omdat de betrokkene een fout heeft gemaakt. Hij heeft misschien een boom omgehakt waar geesten in woonden of heeft vanwege een conflict een *banvloek* over zich afgeroepen of hij kan getroffen zijn door het '*boze oog*'. Zo iemand kan alleen genezen als er een zoenoffer wordt gebracht. De boze geest moet worden afgekocht en de vervloeking moet ongedaan worden gemaakt. Voor mensen in sommige Afrikaanse en Zuid-Amerikaanse landen zijn dit normale zaken en wij moeten daar rekening mee houden. Zij hebben geen boodschap aan onze theorieën over relatieproblemen en emotionele frustraties. Ze begrijpen niet waar hulpverleners die impertinente vragen over hun gevoelsleven vandaan halen. Zij zijn gewend psychische nood te uiten door middel van lichamelijke klachten en het is heel onbehoorlijk om rechtstreeks te zeggen wat je voelt of denkt. De hulpverlener moet erachter komen wat de persoon *vreest*. *Gezichtsverlies* is vaak nog erger dan lijden.

Optimisme

Wij leven in een cultuur waarin *positief denken* erg belangrijk gevonden wordt. Positief denken betekent: iedereen kan wat bereiken als hij maar zijn best doet en gelooft in zijn eigen kracht. Hier geldt: moeilijkheden zijn er om overwonnen te worden en dat is ook het motto van veel cursussen en trainingen. Als je psychisch in de knoei zit, moet je dus leren je emoties te uiten en schoon schip te maken. De narigheid moet je van je afzetten. De psychologie haakt op die filosofie in, men leert cliënten dat psychische problemen met *verkeerde cognities* en een 'verkeerde denktrant' te maken hebben. Depressieve mensen denken vaak te somber omdat ze alles 'zwart zien'. Een positief ingestelde therapeut wil dat veranderen, de ontregelde persoon moet leren ànders te denken en hij moet zijn oude, negatieve zelfbeeld loslaten. Deze positieve instelling vertaalt zich in een *therapeutisch optimisme*.

Optimisme ontmoeten we ook bij mensen die denken dat psychische problemen het gevolg zijn van repressieve maatschappijstructuren Voor hen is bevrijding van maatschappelijke kluisters ook bevrijding van stress, spanning en problemen. Men heeft dan de illusie dat een ongebonden vrij leven ook vrij zal zijn van psychische moeilijkheden. Die boodschap wordt in de reeds eerdergenoemde film *'One Flew over the Cuckoo's Nest'* ook uitgedragen. De grote zwijgzame (schizofrene?) indiaan rukt zich los van alles wat hem in het gesticht geketend houdt en verdwijnt naar de bergen en de bossen waar de vrijheid lokt. Dat is een zeer idealistisch-optimistisch plaatje.

Optimistische therapeuten gaan er vanuit dat iedereen voor zichzelf verantwoordelijk is en iets van zijn leven moet maken. Mensen kùnnen veranderen en mogen niet verstarren. Ze moeten vooral leren aan positieve doelen te werken. Therapeuten die *minder optimistisch* zijn over de menselijke groeimogelijkheden zullen hun cliënten bij voorkeur niet met hun zwakheden en tekorten confronteren, omdat ze bang zijn dat ze het niet aankunnen. Zij gaan er vanuit dat veel cliënten een te geringe draagkracht hebben en ze kiezen daarom liever voor een *steunende attitude*.

Natuurlijk gaat het hier niet om uitersten. Men kan als therapeut zowel optimistisch als voorzichtig zijn en kwetsbare mensen op een tactvolle en stimulerende wijze benaderen. Als cliënten nog erg chaotisch zijn, moeten ze gesteund worden. Pas als de angst weer geweken is, kan men overgaan op een veeleisender therapie.

Werken vanuit een optimistische visie waarin *hoop* gegeven wordt, heeft een positieve invloed op de toekomstverwachting van de cliënt en stimuleert de relatie met de familie.

Gedragsnormen en gedragsbeïnvloeding

In de geestelijke gezondheidszorg wordt wel eens de schijn gewekt dat alles draait om het 'beter maken' en het 'opheffen van ziekten'. Dat is misleidend, bij psychische problemen gaat het vaak om de vraag of er gedragsnormen zijn overschreden. Mensen die gewoon een beetje vreemd zijn, hoeven nog niet met de GGZ in aanraking te komen (als dat zo was kon half Nederland in therapie). Het gaat meestal om overschrijding van normen die de omgeving niet meer verdraagt. Er is dan een proces gaande waarbij huisgenoten last van elkaar hebben en eisen dat degene die zo 'gek' doet, zich onthoudt van hinderlijk gedrag.

Overspannen mensen schreeuwen tegen familieleden en zeggen dingen die ze beter voor zich hadden kunnen houden. Soms zijn ze zover heen dat ze de gedragsnormen ver overschrijden en onverantwoorde dingen doen. Soms gebeurt dat zonder opzet, in andere gevallen is het duidelijk een vorm van actief of lijdelijk verzet. Wie over zijn toeren is, drinkt te veel borrels omdat hij nerveus is. Hij claimt aandacht voor zaken waar de familie geen kant mee op kan of hij is zo druk dat hij met zijn rusteloze gedoe het hele huis op stelten zet, zodat de anderen daar geen leven meer hebben. Kortom, de behandeling van gestoord gedrag vereist, eufemistisch gezegd, vaak een vorm van 'gedragsregulering'. Als praten en troosten niet meer helpt en ambulante behandeling met psychofarmaca geen uitkomst meer biedt, is een 'opname' toch het laatste redmiddel.

In het psychiatrisch ziekenhuis, moet men dan orde op zaken gaan stellen en moeten de losgeslagen emoties weer beheersbaar worden gemaakt. Daarom is het niet verwonderlijk dat familieleden soms dreigend zeggen: 'Als je zo doorgaat moet je maar opgenomen worden', of: 'Je gaat er eens een tijdje tussenuit om uit rusten en weer tot jezelf te komen'. Dat betekent dan geen 'uitrusten' maar een *'time-out'*, omdat de familie zèlf rust moet hebben en de persoon pas thuis mag komen als zijn gedrag weer acceptabel is geworden.

Vooroordelen en de gevolgen daarvan

Mensen die vroeger met psychiatrische problemen te kampen hebben gehad of er nog steeds last van hebben, lijden vaak onder maatschappelijke vooroordelen. Ook al zijn er tegenwoordig belangenverenigingen die krachtig voor psychiatrische cliënten opkomen, toch blijft dat een levensgroot probleem. Het vraagt van de ex-cliënt vaak grote moed om die vooroordelen te overwinnen. De maatschappij is nu eenmaal niet tegemoetkomend. Er zijn wel hoopgevende ontwikkelingen, het is belangrijk dat ex-cliënten, net als Clifford Beers, projecten opzetten om lotgenoten aan werk te helpen.

Aanpassingsstoornissen kunnen ontstaan als ex-cliënten merken dat ze op hun werk apart behandeld worden. De collega's en de chef zijn niet onvriendelijk, maar stroef. Men weet zich geen houding te geven en de ex-cliënt die overgevoelig is, heeft daar last van.

Soms overschreeuwt een ex-cliënt zijn problemen en vertoont nerveus en druk gedrag. Hij zegt dat hij zich nog nooit zo goed heeft gevoeld, terwijl iedereen kan zien dat het niet waar is.

Het komt ook voor dat zieke mensen *uit nood* erg egocentrisch worden en alleen nog maar klagen. Dat heeft dan tot gevolg dat niemand nog zin heeft bij die persoon op bezoek te gaan. Er ontstaat een vicieuze cirkel. De betrokkene merkt wel dat hij niet geliefd is en zal er niet vrolijker op worden. Om dit soort problemen te bestrijden moet er voorlichting worden gegeven en cliënten moeten begeleid worden. Dat is typisch een taak voor de ambulante GGZ.

Ten slotte nog een opmerking over vooroordelen die omgekeerd zijn gaan werken. Het komt een enkele keer voor dat iemand, wiens persoonlijkheidsstructuur verre van evenwichtig is, door zijn omgeving vereerd wordt. Die mensen zijn geheel verblind door de *uitstraling* van de betrokkene. Zij zien hem niet in zijn ware problematische gedaante, maar ze beschouwen hem als een heilige of een profeet. Voorbeelden van dergelijke tragische verering zijn Lou de palingboer, die in de jaren zestig optrad, en de beruchte leider Jones, van de sekte die hij in november 1978 aanzette tot een massale suïcide in Guyana. Onder invloed van Jones kozen enige duizenden mensen op één dag de dood omdat hij op grond van een waanidee daar opdracht toe gaf.

De psychiatrie ingedeeld naar het specifieke werkveld

Aan het begin van dit hoofdstuk heb ik enkele deelgebieden van de GGZ genoemd, om de lezer een indruk te geven van de verschillende aspecten van de zorg. Zaken als: kinderpsychiatrie, volwassenenpsychiatrie en ouderenpsychiatrie kwamen aan de orde omdat met name in de ambulante en de klinische zorg gespecialiseerde teams bestaan, die zich zuiver en alleen op cliënten van die categorie richten. De psychiatrie kent nog een andere onderverdeling naar categorieën cliënten, daarbij gaat het niet om de leeftijd (jong of oud), maar om de aard van de problematiek.

Sociale psychiatrie

De sociale psychiatrie richt zich vooral op de sociale aspecten van psychische problemen, het gaat om de wisselwerking tussen de cliënt en diens sociale relaties. Het werk valt vaak samen met de ambulante GGZ. Sociaalpsychiatrische hulpverleners behandelen cliënten die thuis wonen en kunnen gaan en staan waar ze willen.

Klinische psychiatrie

De klinische psychiatrie, ook wel *intramurale psychiatrie* genoemd omdat zij zich binnen de muren van instellingen afspeelt, heeft haar werkterrein onder andere in psychiatrische afdelingen van algemene ziekenhuizen (de PAAZ), in de algemeen psychiatrische ziekenhuizen (het APZ) en psychiatrische universiteitsklinieken (de PUK).

Gerontopsychiatrie

De gerontopsychiatrie, ook wel gewoon ouderenpsychiatrie genoemd, houdt zich bezig met specifieke psychiatrische problemen die zich voor het eerst op hoge leef- tijd manifesteren. We kennen ook het begrip *psychogeriatrie* dat eveneens te maken heeft met de psychische problemen van oude mensen. De psychogeriatrie richt zich vooral op demente ouderen, de gerontopsychiatrie richt zich op ouderen die bijvoorbeeld aan angststoornissen of depressies lijden.

Kinder- en jeugdpsychiatrie

De naam 'kinder- en jeugdpsychiatrie' zegt al dat het vooral gaat om het onderzoe- ken en behandelen van kinderpsychiatrische problemen. Die problemen kunnen zeer ernstig zijn (bijvoorbeeld depressies bij kinderen, neurotische stoornissen bij kinderen, achterstand in de ontwikkeling, epilepsie, autisme enzovoort). Kinder- en jeugdpsychiatrische behandeling is uitermate belangrijk omdat zij uiteraard ook met preventie van volwassenenpsychiatrie te maken heeft.

Forensische psychiatrie

Forensische psychiatrie is de tak van psychiatrie die zich bezighoudt met psychis- ch gestoorde delinquenten (mensen die een misdrijf gepleegd hebben of daarvan verdacht worden). Het gaat om onderzoek naar de toerekeningsvatbaarheid, om rapportage aan de rechter en om behandeling van psychisch gestoorde delinquen- ten. Dat laatste vindt plaats in speciale klinieken (het Pieter Baan Centrum in Utrecht, de Pompekliniek in Nijmegen en de Mesdagkliniek in Groningen) of in forensische psychiatrische klinieken op het terrein van een APZ.

Consultatieve psychiatrie en liaisonpsychiatrie

Dit is een tak van de psychiatrie die zich bezighoudt met ziekenhuispatiënten die op een van de somatische afdelingen verpleegd worden. De psychiater van de PAAZ of een consultatieverpleegkundige geeft advies of helpt mee bij de behandeling van patiënten die psychische stoornissen vertonen.

31

Literatuur

Brouwer, J., *Johanna*, Zutphen, 1940.

Ey, H., *Etudes Psychiatriques, tome I*. Desclee de Brouwer, Paris, 1952, 2e druk.

Foucault, M., *Geschiedenis van de waanzin*, vertaling C.P. Heering-Moorman, Boom, Meppel, 1989, 5e druk.

Hart, O. van der en K. op de Velde 'Posttraumatische stoornissen'. In: O. van der Hart (red.), *Trauma, dissociatie en hypnose*. Swets en Zeitlinger, Lisse, 1991.

Hoes, M.J.A.M., Hippocrates, *Soma en Psyche*, jrg. 20, nr. 3, 1994.

Huizinga, J., *Herfsttij der middeleeuwen*. Haarlem, 1947, 7e druk.

Kraepelin, E., *Einführung in die Psychiatrische Klinik*, Leipzig, 1901.

Linskens, R., *Wat 'n leven nr. 3, Opvoeding en onderwijs ziekten en geneeskunde in de middeleeuwen*. Antwerpen, 1983.

Menninger, K., *The Vital Balance, the Life Process in Mental Health and Illness*. Penguin books, 1977.

Pley, G., H.W.J. de Boer, Waanzin in de republiek, *Medisch Contact*, jrg. 48, nr. 1, 1993.

Postel, J. en D.F. Allen, *Les premières observations 'cliniques' de Phillipe Pinel*. In: P. Pichot et W. Rein (red.), L'approche clinique en psychiatrie, Vol. II, Paris, 1993.

Querido, A., *Godshuizen en gasthuizen*. Amsterdam, 1960.

Schrameijer, F., (red.), *Kleine gids geestelijke gezondheidszorg*. NcGv, Houten, 1991.

Vijselaar, J., *Het Krankzinnigengesticht*. Haarlem, 1982.

2
Denkmodellen

Inleiding

In het eerste hoofdstuk hebben we besproken dat de behandeling van cliënten beïnvloed wordt door de persoonlijke visie van de therapeuten. Een therapeut met een optimistische visie wil zijn cliënten graag stimuleren en hen ander gedrag leren, terwijl een minder optimistische therapeut geneigd is cliënten te beschermen. Visies berusten vaak op denkmodellen die door een bepaalde groep onderzoekers zijn ontwikkeld of ze berusten op ideeën die een beroepsgroep erop nahoudt. Psychologen, psychiaters en verpleegkundigen kijken vaak op een heel verschillende manier naar cliënten omdat ze een eigen deskundigheid hebben en op grond van hun deskundigheid een speciale rol moeten vervullen.

Er bestaan dus meerdere visies op psychische problemen en men moet leren van elkaars visies kennis te nemen. Denkmodellen kunnen ons hierbij helpen, het zijn de kaders van waaruit men over problemen kan denken. Het feit dat er denkmodellen bestaan, hoeft niet te betekenen dat de psychiatrie verdeeld is in elkaar bestrijdende kampen. Er is verschil van mening, maar men probeert zoveel mogelijk *eclectisch* te werken, dat wil zeggen dat men bij de behandeling methodes gebruikt die uit verschillende leerscholen afkomstig zijn. Die behandeling bestaat uit een combinatie van medicamenteuze therapie, gedragsbeïnvloeding, gesprekken en emotionele ondersteuning, terwijl tegelijkertijd aan verbetering van de relatie tussen de cliënt en zijn familie wordt gewerkt.

Het ontstaan van psychische problemen

Diagnostiek

Als we het in dit boek over het vak psychiatrie hebben, lijkt het alsof het over een gebied gaat dat een eenheid vormt, een gebied waarin duidelijk is wat de oorzaken van de problemen zijn, hoe ze te herkennen zijn en met behulp van welke therapieën ze ook weer opgeheven kunnen worden. Dat is helaas niet zo en men moet steeds weer zoeken naar oplossingen voor mensen die in de knoei zitten. Over de aanpak van psychische problemen zoals schizofrenie en depressie bestaat tegenwoordig wel *consensus*, dat wil zeggen er zijn afspraken over de criteria waar de diagnose aan moet voldoen en er bestaan behandelrichtlijnen. Met behulp van een modern classificatiesysteem zoals de DSM-IV of de ICD-10 (zie hoofdstuk 4), kan redelijk goed worden omschreven tot welke categorie een bepaald pathologisch gedrag behoort, maar het gedrag benoemen is nog niet hetzelfde als het begrijpen. Gestoord gedrag kan gemakkelijk worden aangezien voor iets wat het niet is. Het is soms geen symptoom van een ziekte maar een uiting van *afweer en angst*, het is een reactie op wat anderen de betrokkene aandoen. Angstige mensen doen vaak vreemd omdat ze zich zeer bedreigd voelen. Om dit gedrag goed te kunnen begrijpen moet men leren *aanvoelen* en *invoelen* wat de cliënt denkt en beleeft. Dat gevoelsmatige contact is het allermoeilijkste onderdeel van dit vak, het vraagt mentaal veel van hulpverleners, zoveel dat ze soms 'opbranden' in hun werk.

Vanwege die voortdurende stress hebben hulpverleners wel eens behoefte aan een eenvoudig denkmodel, dat hen de ruimte biedt zakelijk, gedistantieerd en minder geëmotioneerd tegen de misère aan te kijken. De gedachte: 'Die mensen zijn ziek en ze weten niet wat ze je aandoen' is afkomstig van zo'n eenvoudig en werkbaar denkmodel. Men kan ermee werken, maar de zaak zit wel ingewikkelder in elkaar. Wij lokken ook reacties uit en soms is het 'zieke gedrag' dat we menen te observeren, iets wat we zelf hebben veroorzaakt.

Factoren bij het ontstaan van psychische problemen

Voordat de denkmodellen de revue passeren, wil ik de lezer een indruk geven van de factoren die een rol kunnen spelen bij mentaal afknappen, 'overspannen worden' en psychische problemen krijgen. Mensen worden meestal niet, zoals bij een lichamelijke ziekte, 'zomaar' ziek. Het problematische gedrag heeft altijd een *voorgeschiedenis* en een emotionele achtergrond. Het gaat om het gedrag van kwetsbare mensen die de eisen die het leven stelt niet kunnen volbrengen. Sommigen waren altijd al kwetsbaar, anderen zijn het later geworden omdat ze veel hebben meegemaakt. Het is ook mogelijk dat mensen mentaal gebroken zijn als gevolg van een lichamelijke aandoening die hun geest heeft ondermijnd. In het nu volgende voorbeeld gaat het om een meisje dat waarschijnlijk altijd kwetsbaar geweest is.

Evelien

Evelien is een vreemd, slordig gekleed, meisje van achttien dat thuis grote problemen veroorzaakt. Op de middelbare school is het helemaal misgegaan omdat ze vaak lessen verzuimde en naliet haar huiswerk te maken. Evelien is zeer intelligent, maar ze houdt zich niet meer met leren bezig en aan sociale plichten stoort ze zich helemaal niet meer. Soms is ze uitdagend en ontremd, andere keren is ze ongenaakbaar en achterdochtig. Sedert een jaar is ze erg in zichzelf gekeerd en zwerft ze soms dagen rond zonder dat de ouders weten waar ze uithangt. Het is zelfs voorgekomen dat ze zonder een cent op zak naar

---

Parijs is gereisd en toen via de politie en de ambassade weer is opgespoord en teruggestuurd. Over al haar belevenissen zwijgt ze als het graf. Het is de ouders wel opgevallen dat ze vaak in zichzelf mompelt en dan naar een vast punt in de kamer zit te kijken. Je mag haar niets vragen want dan geeft ze een bizar antwoord, wordt boos of loopt meteen weg en smijt dan de deur achter zich dicht. Het komt ook voor dat ze zomaar zit te huilen en ontroostbaar is.

Evelien is altijd een zorgenkind geweest omdat ze in haar vroege jeugd vaak ziek was. De ouders hadden veel sociale verplichtingen en moesten dan de zorg vaak aan een oppas overlaten. Haar moeder voelde zich daar schuldig over en heeft later veel extra aandacht aan Evelien besteed. Vader denkt daarom dat ze verwend is en niet voldoende discipline heeft geleerd. Moeder denkt dat vader veel te weinig aandacht aan zijn dochter heeft besteed, waardoor ze nu losgeslagen is en aan lager wal raakt. Beiden zijn ten einde raad en maken elkaar onredelijke verwijten. Ze hebben geen greep op de situatie en staan machteloos omdat Evelien weigert hulpverleners te ontvangen. Naar een RIAGG-bureau gaat ze onder geen beding.

Dat Evelien zo vreemd is geworden, komt niet door verwenning en ook niet door conflicten of een gestoorde vader-dochter relatie. Het is een onderdeel van een voortwoekerend psychisch probleem, dat al in aanleg aanwezig was toen Evelien nog maar een kwetsbare bange kleuter was. Ze was vaak ziek omdat ze zich al niet veilig genoeg voelde. Emotioneel heeft ze op haar tenen moeten lopen en ze bleef daardoor een buitenbeentje. Toen de seksualiteit een rol begon te spelen en ze zich in het sociale verkeer als vrouw moest gaan gedragen, is het misgegaan. Ze is angstig en luistert naar 'stemmen' die ze in haar hoofd hoort praten.

Wat kan er met Evelien aan de hand zijn?

Het verhaal over Evelien geeft een indruk van de factoren die bij het ontstaan van psychische problemen een rol kunnen spelen. Op het eerste gezicht lijkt zij aan de ziekte schizofrenie te lijden, maar absoluut zeker is dat nog niet. We weten nog te weinig van haar af om dat nu al te mogen concluderen, we zijn nog maar in het stadium van de *diagnostische overwegingen*. Zij is waarschijnlijk door haar aanleg en haar jeugdervaringen een kwetsbaar meisje geworden dat zich moeilijk kan uiten en daarom door haar ouders niet wordt begrepen. Het is niet onmogelijk dat ze tijdens haar zwerftochten schokkende dingen heeft meegemaakt, ze kan ook drugs hebben gebruikt. De sociale omstandigheden waren in elk geval niet gunstig. Het moet worden onderzocht wat Evelien heeft meegemaakt en als de diagnose eenmaal rond is, moet ze behandeld worden want dit probleem gaat niet vanzelf over. Hieronder volgt een lijst van factoren die bij het ontstaan van psychische problemen een rol kunnen spelen. Zij is niet volledig, maar geeft wel een indruk van wat allemaal mogelijk is.

Factoren die psychische problemen bevorderen

1 *Kwetsbaarheid* die ontstaan is door:
   – aangeboren *aanleg*, erfelijke belasting, een beperkt verstand, een te zacht karakter en een overgevoelige aard;
   – als baby aan te veel *angst* blootgestaan hebben;
   – als klein kind *traumatische ervaringen* meegemaakt hebben;
   – als jonge volwassene niet opgewassen zijn tegen de eisen die het sociale leven stelt, angstig en niet stressbestendig zijn en zich slechts met moeite staande kunnen houden.

2 *Ingrijpende ervaringen*:
   – *slachtoffer* zijn van geweld, een ramp of een ongeluk;
   – het *verlies van een zeer geliefd persoon*;
   – lijden onder de gevolgen van vroegere psychische problemen.

3 *Slechte sociale omstandigheden*:
   – langdurig onderworpen zijn aan *(werk)stress*;
   – lijden onder slopende *relatieconflicten*;
   – lijden onder *eenzaamheid*;
   – lijden onder *machtsmisbruik*.

4 *Slechte lichamelijke conditie*:
   – labiel worden door langdurig ziek-zijn en *pijn* lijden;
   – verwardheid (delier) die het gevolg is van een ziekte.

5 *Hersenafwijkingen*:
   – schadelijke invloed van alcohol of drugs;
   – *hersenbeschadiging* door een ziekte, ongeluk of een beroerte;
   – dementie als gevolg van een hersenziekte.

In het nu volgende gedeelte komen de gangbare denkmodellen aan de orde, waaronder het ziektemodel. Dit model gaat ook van de kwetsbaarheid uit, met dien verstande dat de kwetsbaarheid vooral met de *erfelijke aanleg* te maken heeft. De persoon is als het ware voorbestemd om als volwassene problemen te krijgen, omdat zijn psychische weerbaarheid en stressbestendigheid te gering is.

Het biopsychosociale model

Om te benadrukken dat er tegenwoordig recht gedaan wordt aan de psychologische, de sociaal-wetenschappelijke en de medisch-biologische visie, heeft men het begrip *biopsychosociaal model* bedacht. Dit denkmodel zou aan alle aspecten recht moeten doen, maar het is in het praktische gebruik geen succes omdat het geen duidelijkheid schept en alleen maar verhullend werkt. Het is een model dat vooral huisartsen aanspreekt omdat zij gewend zijn 'overspannen' mensen met medicijnen te behandelen en daarnaast ook wat aandacht besteden aan de de gezins- en werkomstandigheden van de betrokkenen. In de geestelijke gezondheidszorg moeten vaak wel principiële keuzes worden gemaakt. Waar kiest een therapeut voor? Wat wil hij dat zijn cliënt doet? Sociale problemen te lijf gaan of accepteren dat hij ziek is en proberen beter te worden?

De psychiatrie blijft met en zonder 'biopsychosociaal' model en ondanks luid aangekondigde behandelsuccessen, toch een onduidelijk vak waarin vaak meer kennis wordt voorgewend dan er feitelijk aanwezig is. We weten vaak bedroevend weinig over de complexe oorzaken van psychische problemen. Cliënten hebben het gevoel dat deskundigen weinig begrijpen van wat hen gevoelsmatig bezighoudt en ook weinig rekening houden met wat ze eigenlijk willen. Ze zijn soms opgenomen na een periode van grote angst en verwarring en willen dat liever niet nog eens een keer meemaken. Zij zoeken rust, maar die rust hoort niet tot het behandelpakket. Cliënten moeten ambulant, 'lopend' of 'zittend' op een stoel in een dagkliniek, behandeld worden en àls ze al opgenomen worden is het de bedoeling dat ze zo snel mogelijk de kliniek verlaten.

Het ziektemodel

Er is vaak onenigheid geweest over de oorzaak van psychische stoornissen. De ene groep deskundigen zei dat het om gevolgen van sociale stress ging en een andere groep zei dat het om uitingen van (hersen)ziekten ging. Het is nog steeds zo dat psychiaters soms van mening zijn dat psychische ziekten op hersenafwijkingen berusten. Er bestaan echter ook psychiaters die een genuanceerder standpunt innemen. Ze gaan er vanuit dat er altijd een samenspel is van oorzakelijke factoren. Het 'biologische' aspect mag niet vergeten worden, maar het moet niet op een troon gezet worden en al het andere wegdrukken.
Het 'ziektemodel' dat op de aanname berust dat men in de psychiatrie alleen maar met ziektebeelden en syndromen te maken heeft, is te beperkt. Het gaat altijd om zeer complexe omtwikkelingen in een mensenleven.
Onderzoek heeft aangetoond dat schizofrenie en bipolaire stoornis in bepaalde families vaak voorkomt. Daaruit kan men de conclusie trekken dat er sprake is van een aangeboren (genetische) aanleg. Wie er aanleg voor heeft hoéft het niet te krijgen, maar hij is wel kwetsbaar en hij kan als gevolg van een te grote emotionele belasting in de knoei raken en psychisch ziek worden.
Het is best mogelijk dat 'overgevoeligheid' en 'kwetsbaarheid' bij veel psychiatrische problemen een rol spelen.

Lichamelijke aspecten van psychische problemen

Aanhangers van het ziektemodel gaan er vanuit dat psychisch en lichamelijk ziek-zijn niet wezenlijk verschillend zijn. Bij deze voorstelling van zaken is psychisch ziek-zijn geen teken dat je het leven niet aankunt, het is gewoon een ongeluk dat iedereen kan overkomen en waar je niets aan kunt doen. Dit is voor cliënt en familie een zeer acceptabele verklaring, maar ze geeft niet de werkelijkheid weer. Psychisch in de knoei raken, is heel vaak het gevolg van paniek en sociaal isolement en als mensen lange tijd angstig zijn, slecht slapen en geen hap meer door hun keel kunnen krijgen voelen ze zich *lichamelijk en geestelijk ziek.*
Psychisch in de knoei raken wordt vaak via lichamelijke klachten geuit. Angstige mensen kunnen soms niet meer lopen en men kan pijn voelen die van psychische aard is. In zulke gevallen moet nauwkeurig medisch onderzoek uitwijzen of een verlamming of een bepaald pijngevoel een neurologische of een psychiatrische achtergrond heeft. Medisch onderzoek kan in de psychiatrie niet worden gemist.

Voorkeur voor lichamelijke oorzaak

Het blijkt vaak dat mensen het niet prettig vinden dat hun probleem van psychische aard is. Ze willen liever horen dat er iets van lichamelijke aard aan de hand is. Het wordt helder en duidelijk gevonden als een arts op grond van onderzoek meedeelt dat men aan een vitaminetekort of aan een tekort aan neurotransmitters lijdt. Familieleden horen ook liever dat er een lichamelijke aandoening in het spel is. Dan hoeft er immers niet over emotionele zaken en onderlinge moeilijkheden gepraat te worden. Het ontlast hen van schuldgevoelens en ontneemt de cliënt zijn verantwoordelijkheid voor het probleem.

In de ziekte vluchten

Het benadrukken van een specifiek medische behandeling kan een vlucht in de ziekte bevorderen. Mensen die zich angstig en hulpeloos voelen willen graag met *rustgevende medicijnen* worden behandeld. Sommige cliënten klagen steen en been om hun ziek-zijn te benadrukken. Ze hebben het moeilijk gehad toen ze nog onder de stress van het werk gebukt gingen en te lijden hadden onder ruzies thuis. Ze willen dat niet nog eens meemaken en daarom blijven ze liever nog een tijdje onder behandeling. Het kost soms grote moeite om mensen weer te 'resocialiseren' en te 'motiveren' de schouders te zetten onder het moeizame bestaan dat ze leiden.

Benadrukken van ziek-zijn en de gevolgen

Vooral waar het gaat om de schizofrene stoornissen kan een vroegtijdige bestempeling van een psychisch probleem met dit beladen begrip tot verstrekkende gevolgen leiden. Als een kind zoals Evelien, ernstig in de knoei raakt en onbegrijpelijk gedrag gaat vertonen, is het nodig om zo snel mogelijk de juiste diagnose te stellen, maar het mag ook weer niet overhaast gebeuren. Te snel benadrukken van een zware diagnose kan net zo rampzalig zijn als het miskennen van de ernst van de situatie. Als men aan de cliënt en de familie meedeelt dat er sprake is van een ernstige ziekte komt dat hard aan, maar het geeft ook een soort opluchting, men heeft nu zekerheid over wat er al lange tijd gevreesd werd: 'Het is grondig mis met onze dochter of zoon'. Men wordt ook van schuldgevoelens verlost, want het is niet hùn schuld dat dit kind zo geworden is.

Het stellen van een dergelijke diagnose is erg ingrijpend want het betekent dat de toekomst van het kind zorgwekkend is en blijft. Het meisje of de jongen zal ondanks een doeltreffende behandeling, met een handicap moeten leven.

Men moet dus voorzichtig zijn met conclusies als het beeld nog niet geheel duidelijk is. Ook moet men realistisch zijn en kritisch naar de problemen van cliënten kijken. Wanneer niemand verbetering verwacht, dan zal die er ook wel niet meer komen, maar hulpverleners kunnen laten merken dat er hoe dan ook steun gegeven kan worden. Het gaat de cliënten vooral om de hoop op een minder beangstigend bestaan.

Neurotransmitters

De biologisch georiënteerde psychiatrie is zeer geïnteresseerd in de uitkomsten van hersenonderzoek, omdat zij ervan uitgaat dat psychische problemen berusten op een verstoring van de aanmaak en de uitwisseling van *neurotransmitters*. Dat zijn chemische stoffen die de overdracht van prikkels tussen de hersencellen onderling regelen. Volgens de zogenaamde neurotransmitterhypothese is er bij psychotische mensen een teveel van de transmitter *dopamine* aanwezig. Acuut psychotische cliënten moeten dan ook behandeld worden met een medicijn (zoals Haldol®) dat dopamine terugdringt.

Een andere hypothese gaat over *endorfinen*. Deze stoffen horen tot de zogenaamde 'neuropeptiden' die verwant zijn aan de neurotransmitters. De naam 'endorfine' doet denken aan morfine en dat is niet toevallig. Deze stoffen zouden een met morfine vergelijkbaar effect hebben en een gevoel van welbehagen opwekken. Bij psychosen en verslaving zou er dus een tekort aan dat soort stoffen zijn, zodat de persoon het normale gevoel van welbehagen mist en geen plezier in zijn leven kan hebben.

De biologische psychiatrie heeft ook een duidelijke kijk op het ontstaan van depressies. Antidepressieve medicijnen zouden rechtstreeks het mechanisme beïnvloeden dat de depressie heeft veroorzaakt, door de (her)opname van bepaalde neurotransmitters te verhinderen. Antidepressiva hebben zeker een nuttig effect op depressies en kunnen mensen van hun kwaal genezen. Of de oorzaak van de kwaal is weggenomen, is niet zeker. Depressies komen vaak terug en mensen moeten soms jarenlang medicijnen slikken omdat anders de oude angst weer terugkomt.

Het maatschappijkritische model

Het maatschappijkritische model hoort alweer tot de historische erfenis van de psychiatrie, maar er is een tijd geweest dat men meende dat politieke rechtsongelijkheid en het behoren tot een minder bedeelde sociale klasse mensen psychisch ziek maakte. Men meende ook dat omverwerping van bestaande machtsstructuren mensen zou bevrijden en dat psychische problemen dan vanzelf uit de wereld geholpen zouden worden. Die problemen waren, dacht men, het gevolg van de kapitalistische maatschappij die de mensen van hun natuur had vervreemd. Waanzin was een mythe, bedacht om foute structuren te verdoezelen. Thomas Szasz bracht deze visie onder woorden in zijn boek 'Ideologie en waanzin' (1972). Later, toen de ideeën veranderden is dit model weer verlaten, maar het is terecht niet helemaal vergeten omdat werkloosheid, aanpassingsmoeilijkheden van minderheden en de daarmee samenhangende verslechterende woonomstandigheden in oude stadswijken, aanleiding kunnen zijn tot een toename van afwijkend en gestoord gedrag. Dat kwam reeds naar voren in het beroemde onderzoek van Hollingshead en Redlich uit 1958. Zij vonden dat schizofrenie in wijken waar veel arme mensen woonden, vaker voorkwam. Dit gegeven heeft invloed gehad op de ontwikkeling van de zogenaamde *community-psychiatry*, die werd opgezet om de hulp bij de mensen te brengen en kleinschalige voorzieningen in de stad te stichten. De aanpak was gericht op het bereiken van de grote massa en de methodieken waren aan gedragswetenschappelijke inzichten ontleend, men richtte niet meer alle aandacht op het behandelen van zieken, maar investeerde energie in het *op gang brengen van veranderingsprocessen* en het aanleren van sociale vaardigheden. Men kreeg oog voor het feit dat sociale-rolpatronen oorzaak van afwijkend (deviant) gedrag kunnen zijn. Mensen met sociale moeilijkheden melden zich vaak ziek, omdat ze wanhopig zijn en geen uitweg zien. Ze krijgen soms een diagnose die ze niet meer kwijtraken. Hun ziek-zijn kan een eigen leven gaan leiden. Dat gebeurt als de arbeidsverhoudingen ziekmakend zijn en medewerkers overspannen worden omdat de werkdruk te groot is. Volgens hun baas is dat niet een probleem waar het bedrijf zich iets van moet aantrekken en men gebruikt soms het overspannen worden van oudere werknemers om te saneren en de personeelskosten te drukken. Aan een verbetering van de werksfeer heeft de werkgever geen boodschap. Voor de *preventie* van psychische problemen is het dus belangrijk dat aandacht wordt besteed aan de verbetering van werkomstandigheden.

De constatering dat psychische problemen bij vrouwen vaak te wijten zijn aan hun ondergeschikte rol in een veelal door mannen gedomineerde maatschappij is ook een aspect van het maatschappijkritisch denken. Vrouwen die sociaal klem zitten, zien vaak geen mogelijkheid om aan de onhoudbare situatie te ontkomen en krijgen eetstoornissen, een depressie of ze worden lichamelijk ziek, terwijl het om een psychisch probleem gaat. Dit is dan de enige manier om aandacht te vragen voor hun problemen en aan de druk te ontsnappen. Deze problematiek is de reden waarom er een speciale *vrouwenhulpverlening* is opgericht om te proberen via een aparte alternatieve aanpak de vicieuze cirkel in het leven van deze vrouwen te doorbreken. Men werkt aan bewustwording en aan weerbaarder worden. Het gaat ook om emancipatie en preventie van psychische problemen.

Democratische psychiatrie

De voorkeur voor kleinschalige voorzieningen die gepaard gaan met de verkleining van psychiatrische ziekenhuizen, is niet alleen een Amerikaans idee (zie hoofdstuk 1), het is ook een Italiaans idee. In Italië is namelijk onder de naam 'democratische psychiatrie' een beweging actief geweest, die sluiting van alle psychiatrische ziekenhuizen nastreefde. In plaats van de ouderwetse gestichten waar cliënten soms hun hele leven achter slot en grendel zaten, moesten er kleine plaatselijke centra voor geestelijke gezondheidszorg komen (de 'Unita Sanitaria Locale'). Opnames zouden uitsluitend kunnen plaatsvinden in kleine afdelingen van *algemene ziekenhuizen* (vergelijkbaar met onze PAAZ en MFE-afdelingen) want men wilde het funeste langdurige opnemen voorkomen. Deze afdelingen mochten maar een beperkt aantal bedden hebben en het was de bedoeling dat de opnames zeer kort zouden duren. Het ging erom de ambulante geestelijke gezondheidszorg te bevorderen en voor thuislozen alternatieve tussenvoorzieningen te scheppen. Deze 'Italiaanse beweging' is onder andere op gang gebracht door Basaglia in Triëst, in een tijd dat er overal in Europa revolutionaire ideeën werden uitgedragen. De beweging kreeg het voor elkaar dat een wet werd aangenomen, die sluiting van alle psychiatrische ziekenhuizen beval. Onvrede over de gang van zaken en bezuinigingswensen van de regering maakten deze drastische stap mogelijk. De ideeën zijn helaas maar ten dele uitgevoerd. De inkrimping van inrichtingen heeft wel geleid tot verpaupering van gestoorde mensen die daar een veilig heenkomen hadden gevonden, want de ambulante zorg kwam wel op gang, maar het duurde te lang voordat tussenvoorzieningen van de grond kwamen. Het gedachtegoed van Basaglia en de zijnen heeft in Nederland, zonder dat het met zoveel woorden is gezegd, invloed uitgeoefend. De opzet van de kleine multifunctionele eenheden in stadsgebieden (de MFE's), de regionale psychiatrische centra (RPC) en de oprichting in Amsterdam van 'sociaal-psychiatrische dienstencentra' en 'ambulante wijkteams', is geënt op het concept van de kleinschalige, ambulant en sociaal werkende Amerikaanse Community Centers en de zeer vooruitstrevende Italiaanse Unita Sanitaria Locale.

Het gedragsmodel

Omdat de behandeling van psychiatrische cliënten, ambulant én klinisch, meer en meer wordt uitgevoerd door multidisciplinaire teams, is het zinvol na te gaan met welke ideeën teamleden zijn opgeleid. Een deel van zo'n team bestaat uit mensen die gevormd zijn door inzichten afkomstig uit de *gedragswetenschappen*. De psychologen, therapeuten en verpleegkundigen worden vaak getraind in het aanleren

van sociale vaardigheden en het veranderen van gedrag. Medici hebben een andere achtergrond en worden getraind in diagnostiek en 'beter maken' van zieken.
De gedragswetenschappelijke aanpak heeft achtergronden die elk hun eigen voorgeschiedenis hebben.

Allereerst is er de ontwikkeling van het *behaviourisme* (behaviour = gedrag) geweest, gebaseerd op de ideeën van Watson. Het behaviourisme stelde, dat men menselijk gedrag moest kunnen bestuderen als een verschijnsel met eigen wetmatigheden. Het moest mogelijk zijn gedrag in herhaalbare proefnemingen te bestuderen, en gedrag moest in maat en getal uitdrukbaar zijn. Dat had de ontwikkeling van *gedragsbeoordelingsschalen* tot gevolg. Zich strikt beperken tot waarneembaar gedrag was een reactie op de dieptepsychologie. Men vond vooral de psychoanalyse met haar nadruk op onbewuste drijfveren te onwetenschappelijk. De gedragswetenschappelijke aanpak heeft veel ontleend aan onderzoek bij dieren. Onderzoekers als Skinner en anderen toonden aan dat het gedrag van dieren veranderd kon worden door hen, in bepaalde proefopstellingen, dingen aan te leren en ook weer af te leren. Het bleek dat men gewenst gedrag kon bevorderen door dat gedrag te *belonen*. Als iemand, mens of dier, merkt dat een bepaald gedrag een gunstig effect heeft, bijvoorbeeld meer beloning oplevert, zal hij dat gedrag steeds meer gaan vertonen. Men noemt dat *bekrachtiging* van *gewenst gedrag*. Omgekeerd kan ongewenst gedrag afgeleerd worden, omdat het ophoudt te bestaan als degene die getraind wordt, merkt dat zulk gedrag negatieve effecten teweegbrengt. Op dergelijke en andere principes is het hele systeem van gedragstherapie gebouwd. De *leertheorie* is dus voortgekomen uit dit gedragsmodel.

Psychische problemen gezien als ongewenst aangeleerd gedrag

De behandelingsstrategie zal, als men consequent vasthoudt aan dit systeem, moeten bestaan uit het afleren van dat gedrag. Het begrip 'deconditioneren' is zo'n methode, gericht op het afleren van (ongewenst) aangeleerd gedrag. Er zijn onderzoekers die psychische problemen daarom vertalen in vormen van afwijkend gedrag. Zo onderscheidde Abroms (1969) vijf vormen van problematisch gedrag:
- *Stukmakend, destructief gedrag*; dit gedrag wordt gekenmerkt door psychisch of fysiek geweld ten opzichte van anderen.
- *Gedesorganiseerd gedrag*; dit is gedrag dat niet op de werkelijkheid is gericht, zoals absurd denken en handelen, waanbeleven en luisteren naar 'stemmen'.
- *Afwijkend, deviant gedrag*; dit is gedrag waarbij sociale regels worden overtreden, zoals crimineel gedrag of ergens met opzet de boel versjteren.
- *Ontstemd, dysfoor gedrag*; dit gedrag wordt gekenmerkt door in negatieve zin veranderende stemming, het slaat zowel op depressief gedrag als op voortdurend er de pest in hebben.
- *Afhankelijk, dependent gedrag*; bij dit gedrag zoekt men voortdurend steun bij anderen (het woord dependent is Engels en betekent afhankelijk).

Het bewerkstelligen van een gedragsverandering

Om gedrag in positieve zin te kunnen veranderen, moeten mensen de volgende sociale vaardigheden aanleren (Janzing en Kerstens, 1984):

- *Oriëntatie op de realiteit*; mensen moeten weer leren zich op de omgeving, de sociale situatie en de personen om zich heen actief en vooral positief te oriënteren. Ze moeten zich niet in een hoekje terugtrekken.
- *Assertiviteit*; hiermee wordt bedoeld: het leren op een juiste wijze de gevoelsstromen in banen te leiden. Mensen moeten leren gevoelens op de juiste plaats, tegen de juiste persoon en op het juiste moment te uiten. Ze moeten leren hun gevoelens niet op te kroppen. Die gevoelens moeten niet op het verkeerde ogenblik, ongecontroleerd losbarsten want dan brengen ze de persoon en anderen in gevaar.
- *Activiteiten ontplooien*; eropuit gaan, werk zoeken, leren sociaal te zijn en leren spontaan hulp aan te bieden als een ander hulp nodig heeft.
- *Ontspanning*; ook leren zichzelf bezig te houden in plaats van de hele dag verveeld in een stoel te hangen of ontstemd in bed te blijven liggen. Mensen moeten leren vrijetijdsbesteding te bedenken.

Cognities

Een moderne aanvulling op de leertheoretische benadering van problematisch gedrag is de *cognitieve therapie*. Deze therapie is voortgekomen uit de cognitieve psychologie. De centrale gedachte is dat mensen psychisch in de knoei zijn geraakt omdat ze geleerd hebben te negatief over zichzelf te denken (het gaat om *verkeerde 'cognities'*, mensen hebben een verkeerd, vertekend beeld van de werkelijkheid ontwikkeld, ze zien hun eigen rol te negatief en nemen hun relatie tot anderen niet realistisch waar. Zo zijn depressieve mensen geneigd zichzelf als nietsnutten te beschouwen, die niet in staat zijn hun leven anders in te richten. Zij leven vanuit een zichzelf vervullende (negatieve) profetie: 'met jou gaat het toch mis'. De cognitieve therapie is er dus op gericht cliënten te *trainen in een andere, positievere manier van denken en voelen*.

Bij deze en andere op de leertheorie gebaseerde therapieën valt vooral de directe en actieve aanpak van problematisch gedrag op. De cliënten worden geacht voor hun eigen toekomst en hun eigen welzijn verantwoordelijk te zijn. Ze mogen zich niet te gemakkelijk op 'ziek-zijn' of zwakte beroepen. Een directe aanpak betekent ook dat men *in het hier en nu* werkt. De therapie richt zich op wat iemand nu voelt en niet op wat er vroeger allemaal heeft plaatsgevonden. Door mensen te laten zien dat het ànders kan, is het mogelijk hen te motiveren problematisch gedrag op te geven en te leren op een andere manier met medemensen om te gaan. Cognitieve therapeuten behandelen tegenwoordig zelfs mensen met *waanideeën*. Ze proberen hen zover te krijgen dat zij zich op de realiteit oriënteren, in plaats van zich af te zonderen en naar 'stemmen' te luisteren.

Een dergelijke manier van werken is alleen toegestaan en uitvoerbaar als men absoluut zeker weet dat cliënten in staat zijn zichzelf in de hand te houden en niet zo angstig zijn dat ze tot wanhoop gedreven worden.

Het sociale model

Na op het belang van sociale vaardigheden te hebben gewezen, zijn we toe aan de relationele problemen. Een mens kan niet zonder relaties met andere mensen en daarom is hij bereid zijn gedrag te wijzigen als een prettiger verhouding met die anderen de beloning is. Sommige mensen hebben geen sociale contacten omdat ze er niet op uit durven te gaan en bang zijn afgewezen te worden. Dat soort problemen stamt vaak uit de vroege jeugd, toen de verhouding tussen ouders en kinderen niet goed was. Later, als men volwassen is, zet dat gestoorde relatiepatroon zich voort in de relaties met anderen. We zullen verderop bij de behandeling van de communicatie zien, dat een slechte verhouding met moeder, vader of beiden *een leven lang angst en frustraties* kan veroorzaken. Frustraties die ook het aangaan van intieme relaties met anderen bemoeilijken.

De betekenis van menselijke communicatie

Door het werk van Watzlawick, Bateson en anderen is duidelijk geworden hoe belangrijk menselijke communicatie is. Hun werk maakte duidelijk dat stoornissen in de communicatie grote chaos kunnen veroorzaken. Communicatiestoornissen zijn niet dè oorzaak van psychische problemen, maar ze hebben grote invloed op mensen en kunnen hun problemen verergeren. De behandeling van stoornissen in de onderlinge communicatie speelt een grote rol bij gezinstherapieën en partner-relatietherapieën. Als er psychische problemen ontstaan omdat mensen conflicten met elkaar hebben, kunnen therapeuten hen laten zien dat ze het conflict bestendigen door elkaar steeds op dezelfde manier krenkende dingen toe te voegen. Ze kunnen dat communicatiepatroon afleren en kunnen ontdekken dat het anders kan. Inzicht in communicatie is belangrijk voor een goed begrip van de ellende die mensen met psychische problemen doormaken.

Mensen communiceren met elkaar door middel van *taal* en ook door middel van *non-verbale signalen*. Die non-verbale communicatie vindt plaats via gebaren, via lichaamshoudingen en via *oogcontact*. Als iemand tijdens een bijeenkomst onderuitgezakt op zijn stoel zit, geeft hij te kennen dat hij niet in het gesprek geïnteresseerd is. Dat gedrag kan een non-verbale belediging voor de anderen zijn. Mensen communiceren altijd, ook iemand die zwijgt laat iets van zichzelf zien.

Niveau in de communicatie
Communicatie geschiedt altijd op twee niveaus. Het eerste niveau is dat van de *inhoudelijke boodschap*, letterlijk de inhoud van wat iemand zegt. Het tweede is *het betrekkingsniveau* dat aangeeft hoe de verhouding tussen de communicerende

mensen is. Mensen moeten altijd duidelijk maken hoe ze tegenover elkaar staan. Als dat niet duidelijk is, komt de inhoudelijke boodschap niet over. Mensen luisteren bijvoorbeeld niet naar elkaar als de een *bang is voor de ander* of de ander niet belangrijk vindt. Ze laten dat merken door hun houding en hun blik. Als een sukkel iets zegt geef je er geen acht op, maar als je baas je toespreekt ben je er uren later nog van onder de indruk. Niet de boodschap is dus het belangrijkst, maar het gewicht van de persoon die iets zegt! Dat betrekkingsaspect blijkt in gestoorde relaties het voornaamste euvel te zijn. Mensen van wie je denkt dat ze een zakelijk meningsverschil hebben, blijken een ondergrondse *machtsstrijd* te voeren. In gezinnen waar de zoon het autoritaire optreden van zijn vader niet kan uitstaan, speelt dat ook. Die zestienjarige zoon zal zijn vader altijd tegenspreken, ook al is daar helemaal geen reden voor. Ze vechten als haantjes om de belangrijkste plaats in huis. Moeder zegt helemaal niets, haar zoon weet immers wel dat ze achter hem staat. Het is twee tegen een en dat maakt die vader zo autoritair.

Mensen accepteren vaak een slechte communicatie omdat ze géén communicatie nog erger vinden. Echtparen die met elkaar als kat en hond samenleven, verkiezen scheldpartijen boven dagenlang zwijgen. Geen communicatie is angstaanjagend, liever een boze partner dan helemaal niemand in huis. Mensen die eenzaam opgesloten worden (geïsoleerd-zijn) worden 'gek' van het ontbreken van communicatie. Ze gaan van ellende hallucineren en horen 'stemmen' omdat er verder niets te horen is.

Ook een voortdurende eenzijdige communicatie is slopend. Men kent wel de bijeenkomsten waar één persoon steeds aan het woord is. Pogingen om tot zinvolle communicatie te komen, zijn tot mislukken gedoemd omdat de spreker met zinloze uitweidingen, plotselinge veranderingen van thema of ontkenning van wat anderen zeggen, zijn gesprekspartners wanhopig maakt. Zoiets gebeurt in vergaderingen waar iemand iets voorstelt dat op tegenstand stuit. Dwarsliggers die het de initiatiefnemer niet gunnen dat hij een goed idee heeft, sturen zijn betoog in de war en ze verklaren dat ze hem niet begrijpen of ze verdraaien zijn voorstellen zodanig dat hij onzeker wordt en uit wanhoop het voorstel weer intrekt. Dat was dus precies de bedoeling van de oppositie.

Ook in gezinnen waar een slechte sfeer heerst, worden in het kader van *machtsspelletjes* kinderen volslagen de mist in gestuurd. Zij weten nooit wat moeder of vader nu écht bedoelt. Ze weten niet wat er van hen verwacht wordt en merken niet dat ze lief gevonden worden. Het komt voor dat kinderen of volwassenen moeten leven in een omgeving *waar men doet alsof ze niet bestaan en niemand zijn.* Consequent genegeerd worden is verschrikkelijk. Het kan een ongewenst kind overkomen, het kan ook een niet gewaardeerde werknemer gebeuren. Zulke mensen zijn lucht voor iedereen, maar er wordt wél een bepaald gedrag verwacht. Niemand zegt wát ze moeten doen, dat moeten ze maar raden en ze zullen het door schade en schande moeten uitvinden. Dit zijn *angstaanjagende gek-makende situaties* waar mensen aan onderdoor kunnen gaan.

Sociaal interactiesysteem

Onder een sociaal interactiesysteem verstaat men een groep mensen die met elkaar in relatie staan en bezig zijn de onderlinge verhoudingen af te tasten. Bijvoorbeeld een gezelschap dat elkaar ontmoet bij een feestelijke maaltijd. De feestgangers kennen elkaar niet goed en zoeken dus uit wie ze tegenover en naast zich hebben. Wie is het belangrijkste, wie is interessant en wie heeft het minste sociaal aanzien? Zolang het diner duurt is er sprake van een soort sociaal interactiesysteem dat onderling vaststelt hoe de rangorde is. Gezinnen zijn ook sociale interactiesystemen, men reageert op elkaar en men moet voortdurend vaststellen wie de baas in huis is want de kinderen worden ouder en ze pikken niet alles. Zo'n systeem heeft de volgende kenmerken: De deelnemers geven elkaar *feedback*. Feedback of 'terugkoppeling' is een fenomeen uit de leer van de *cybernetica* en heeft met de regulering van besturingsprocessen te maken. Zowel machines als levende wezens kennen besturingssystemen die ervoor zorgen dat ze niet uit de hand lopen. Machines hebben vaak sensors die registreren of hun snelheid wel de juiste is, zo nodig kan de machine automatisch 'gas terugnemen' opdat het apparaat minder hard kan gaan draaien. In communicatief opzicht kan hetzelfde gebeuren door een persoon die een boodschap uitzendt een signaal terug te zenden zodat hij ervaart of zijn bedoelingen 'overkomen'. Als dat niet het geval is, kan hij even 'bijsturen' en verkeerd overgekomen bedoelingen corrigeren. Het terugkoppelen – *feedback geven* – laat dus weten hoe de boodschap 'overkomt'. Een afzender zal blij zijn met positieve feedback, want die stelt hem gerust. Als hij negatieve feedback krijgt moet hij reageren met bijsturing, hij moet leren beter zijn best te doen en zorgen dat zijn boodschappen beter van kwaliteit zijn. Hij moet de communicatie verbeteren en opvoeren. In een sociaal interactiesysteem, zoals een gezin, kunnen mensen elkaar soms voortdurend *negatieve feedback* geven, wat erop neerkomt dat zij elkaar dus *pesten, krenken en in de grond boren*. Denk maar aan een zoon die zijn vader tergt omdat hij diens autoriteit niet meer accepteert. Het is een *destructief spel* dat niet bedoeld is om een oplossing te bereiken, maar alleen dient om de ander uit te dagen, in de trant van: eens kijken hoever ik je kan krijgen! Mensen die zo bezig zijn, merken niet meer wat ze doen. Het patroon doorbreken lukt alleen als een onafhankelijke hulpverlener hen attendeert op wat er gebeurt. De hulpverlener helpt hen vervolgens een nieuw relatiepatroon op te bouwen.

E. Berne heeft in zijn theorie van de transactionele analyse, ideeën ontwikkeld over de interacties van slecht met elkaar communicerende personen. Het is vaak een spel waarbij *mensen elkaar manipuleren*. Hij laat zien dat ze langs elkaar heen praten omdat de een de ander aanspreekt alsof hij een kind is. Die persoon wil graag als volwassene een gesprek voeren, maar dat lukt niet omdat de ander hem op een betuttelende manier toespreekt. Oude vaders en moeders kunnen dat met hun volwassen kinderen doen. Die reageren dan als 'kind', ze 'gehoorzamen' lachend of ze gaan heel kinderachtig doen, terwijl een duidelijke volwassen houding op zijn plaats zou zijn. Vaak voelen dochters en zoons zich in de nabijheid van hun dominerende moeder weer klein worden. Het is de sfeer in de kamer die hen terugplaatst in hun kindertijd.

Mensen met psychische problemen moeten leren dat een dergelijk gedrag voortkomt uit de oude rolpatronen. Ze zijn volwassen en hoeven niet meer om schouderklopjes van ouderfiguren te bedelen. Als ze zich wat flinker gedragen en *assertiever worden*, ontvangen ze ook meer respect. Bij meningsverschillen moeten mensen op volwassen wijze *onderhandelen* met geven en nemen. Ze hoeven niet kruiperig en dus permanent ontevreden te zijn.

Angstige mensen moeten uit de benauwende cirkel stappen en hun gedrag eens van een afstand bekijken. Dat kan door met een therapeut naar een video-opname van de interacties tijdens een gezinsgesprek te kijken. Kijken naar jezelf is onthutsend, mensen hebben vaak geen idee hoe raar ze op elkaar reageren. Vaak weten ze niet van zichzelf dat ze tijdens een gesprek altijd gapen en naar buiten kijken, daarmee te kennen gevend dat het hen niet bijster interesseert. Deze videomethode wordt tegenwoordig in relatietherapieën, zoals gezinstherapie of systeemtherapie wel gebruikt. Bij een videohome-training worden de interacties van mensen thuis in hun eigen setting opgenomen en later besproken.

Een gestoord interactiepatroon bevordert symptomatologie

Het blijkt dikwijls dat een bepaalde symptomatologie, of dat nu een fobie, drankmisbruik of extreem klaaggedrag is, deel van een interactiepatroon geworden is. Iemand die stiekem drinkt, doet dat soms ook om zijn partner te pesten. Klagerige, aandacht claimende mensen blijven zeuren, ook als ze weten dat hun partner er niet meer tegen kan. Ook een fobie kan als machtsmiddel gehanteerd worden, iemand met straatvrees kan de partner dwingen thuis te blijven. Dat gebeurt niet uit dwingelandij, maar uit angst omdat men wil voorkomen dat de ander hem of haar in de steek zal laten. Angstige mensen blijven *aandacht claimen* omdat ze een hulpverlener als een beschermende ouderfiguur beschouwen. Ze willen de beschermer bij zich houden en 'inpakken'. Het gevolg is dat hij zich in toenemende mate onmachtig voelt en niets kan veranderen. Een familielid kan als mantelzorger in het systeem gevangen zitten. Zo'n situatie kan ongrijpbaar worden door een vorm van communicatie die *paradoxaal* geworden is. De boodschappen die men uitwisselt, zijn vol tegenstrijdigheden. De Amerikaanse psychotherapeut J. Haley heeft op de gevolgen van een dergelijke paradoxale communicatie gewezen en heeft ook aanwijzingen gegeven hoe ze weer doorbroken kan worden. In hoofdstuk 26, bij de behandeling van de directieve therapie, komt dit thema uitgebreid aan de orde.

Paradoxale communicatie

Bij paradoxale communicatie wordt de inhoud van een boodschap (bijvoorbeeld een bevel) tegengesproken: het bevel moet níet opgevolgd worden omdat het niet passend is en met de onderlinge betrekkingen strijdig is. Een moeder kan haar dochter 'alle vrijheid' geven en zeggen: 'Kind ga lekker uit!' Die dochter mag helemaal geen avondje uitgaan, dat kan moeder niet hebben. Deze moeder is 'dubbel', wat ze zegt is absoluut niet wat ze bedoelt. Paradoxale communicatie maakt de gesprekspartner onzeker, het is een perfect middel om *mensen aan zich te binden* door ze schuldgevoelens te bezorgen.

Een moeder kan ook zeggen: 'Ga maar lekker uit, ik heb vreselijke pijn, maar ik red me wel'. Door zo'n boodschap wordt een dochter onzeker en ze denkt: 'Zal ik maar thuisblijven?' Uitgaan heeft al geen zin meer, want dan zal ze de hele avond een vervelend gevoel hebben. Die avond is verpest. Dit probleem komt vaak voor en wie zich jarenlang laat manipuleren zit in een angstaanjagend conflict.

Paradoxale boodschappen van chanterende cliënten

Cliënten zeggen ook vaak 'Het gaat goed', terwijl ze bedoelen: 'Het gaat heel slecht, doe iets voor mij'. De inhoud van de boodschap wordt ook door de feitelijke gang van zaken tegengesproken. Therapeuten moeten voor dat soort zaken oppassen, want de boodschap 'Het gaat goed' kan een misleiding zijn. De cliënt wil op dat moment liever geen aandacht hebben omdat hij een griezelig besluit heeft genomen en overweegt er een eind aan te maken. Het herkennen van paradoxale communicatie met cliënten is ook om een andere reden belangrijk. Cliënten kunnen door een opgewekt gedrag de indruk wekken dat ze zich best kunnen redden, maar ze vertellen je ook dat ze 'het niet meer zien zitten'. Dat soort opmerkingen geeft de hulpverlener een onaangenaam gevoel. De cliënt chanteert hem (onbewust?) met het doel *hem aan zich te binden*. 'Beter worden' betekent immers: afscheid nemen en dat wil hij nog niet. Die persoon is bang voor zelfstandigheid en wil nog een tijd opgenomen blijven. Als de boodschap 'Ik zie het niet meer zitten' genegeerd wordt, kan de cliënt zijn mededeling kracht bijzetten door een zelfmoordpoging te doen.

Paradoxale communicatie is niet de oorzaak van schizofrenie

Vanuit de communicatieleer is aanvankelijk veel belang gehecht aan paradoxale communicatie en 'dubbele' relaties, omdat men dacht dat ze schizofrenie zouden veroorzaken. Men sprak toen van 'double-bind' als een typische schizofrenie-veroorzakende symbiose tussen moeder en kind. Dat denkbeeld is niet juist. De moeder van een kwetsbaar bang kind zal overbezorgd kunnen zijn en hun relatie kan door alle misère tot een symbiose uitgroeien, maar dat is niet de oorzaak van een latere ziekte.

Tegenwoordig gaat men uit van een combinatie van erfelijke aanleg, aangeboren kwetsbaarheid en een onvermogen veel emotionele indrukken te verwerken. Zaken die in hoofdstuk 14 aan de orde zullen komen. Het idee van een 'dubbele' relatie blijft waardevol, al was het maar om aan te geven hoe mensen door zo'n verhouding ongelukkig kunnen worden en last krijgen van paniekaanvallen, fobieën en nog andere zogenaamde *angststoornissen*.

Expressed emotion

Een moderne opvatting over 'ziekmakende' communicatie is vervat in de zogenaamde 'expressed emotion' (EE) theorie. Het gaat om de wijze waarop leden van een gezin, zoals dat van Evelien, gevoelens laten blijken tegenover de persoon die psychisch niet in orde is. Wat zeggen die mensen tegen de betrokkene, geven ze steun of zijn ze juist heel kritisch en geven ze hem het gevoel dat hij schuld heeft aan wat er in het gezin misgaat. De labiele persoon heeft uiteraard steun nodig en is uiterst gevoelig voor de verbale en non-verbale signalen van de familie. Als het verstoorde gezin geen veiligheid biedt en duidelijk twijfel uit over haar of zijn functioneren, zal het ook misgaan. Een gezin dat voor een kind met psychische problemen moet zorgen, heeft zeer veel *steun nodig*. Gezinsleden moeten worden *opgevoed* in een directe, eerlijke en *open manier van communiceren* over het probleem dat hen allen benauwt. Ook degene om wie het allemaal draait, moet leren hoe hij met zijn probleem en zijn relaties moet omgaan. Dat heet met een moderne term: *psycho-educatie*.

Stressbestendigheid en frustratietolerantie

In het voorgaande ging het steeds over slechte relaties en problemen in de communicatie tussen mensen. Problemen die slechte relaties bestendigen, maar niet de oorzaak zijn van de misère. Relaties gaan vaak de mist in omdat een *niet-stressbestendig* persoon steun zoekt en vindt bij een dominante partner of een zacht zorgzaam iemand die de klappen voor hem opvangt. Op den duur wordt dat afhankelijke gedrag te veel voor die partner en deze krijgt er genoeg van.
Het probleem van een gebrek aan stressbestendigheid hangt vaak samen met de jeugdontwikkeling. Zoals verderop bij de bespreking van het psychodynamische model uiteengezet zal worden, hebben vooral de eerste levensjaren een doorslaggevende betekenis voor het ontwikkelen van een gevoelsmatig evenwichtige persoonlijkheid. Kinderen die in hun babytijd weinig veiligheid en liefde hebben gekregen, blijven onzeker en zijn onvoldoende toegerust om angst en spanning te kunnen verdragen. Dit probleem doet zich niet alleen bij mensenkinderen voor, het is ook aangetoond door middel van afschuwelijke dierproeven bij pasgeboren aapjes (Harlow, 1963). Als jonge rhesus-apen zonder moederlijke zorg worden opgevoed, worden het panisch-angstige diertjes die later niet in staat zijn tot normaal sociaal gedrag. Ze blijven schuw en kunnen zich niet in een groep handhaven. Bij mensen kan het net zo gaan. De stressbestendigheid van een mens is natuurlijk niet alleen van een al dan niet gestoorde ontwikkeling afhankelijk. Wat men verder in het leven meemaakt, speelt een belangrijke rol. Mensen kunnen schade oplopen omdat ze het slachtoffer zijn van een levensbedreigende gebeurtenis.
Ook minder schokkende situaties kunnen een mens kwetsbaar maken. Iemand die voor een zeer veeleisende huisgenoot moet zorgen of iemand die aan een slopende ziekte lijdt, kan er psychisch aan te gronde gaan. De *frustratietolerantie* is dan miniem geworden.

Het psychodynamische model

In het eerste hoofdstuk kwam het zogenaamde psychodynamische gezichtspunt reeds enkele malen aan de orde. Ik heb toen gewezen op het belang van vroegere *emoties* en *traumatische gebeurtenissen*. Het psychodynamische model gaat er vanuit dat spanningen, wensen en herinneringen en weggestopte emoties, psychische problemen veroorzaken. Men hecht veel belang aan de emotionele en sociale ontwikkeling van baby's en kleuters. Als er in het latere leven iets misgaat, is dat vaak het gevolg van *emotionele kwetsbaarheid die in de vroege jeugd is ontstaan*. Dat mensen kwetsbaar zijn is geen bijzonderheid, maar ze moeten er niet door geremd worden. Iedereen kan er mee te maken krijgen en daarom moeten mensen *inzicht* krijgen in wat hen kwetsbaar maakt. We hebben allemaal gevoelige plekken in onze ziel en dat je ze hebt is niet erg, maar je moet die plekken wel kennen. Het psychodynamische model gaat er vanuit dat angstige mensen die *zichzelf niet kennen* vaak nog 'skeletten in de kast' verborgen hebben, zoals frustraties uit hun kindertijd en weggestopte emoties die aan oude traumatische gebeurtenissen gekoppeld zijn. Wat onbewust blijft rommelen moet aan de oppervlakte komen, opdat mensen (zelf)bewuster kunnen leven en niet onwetend blijven.

Dit psychodynamische model gaat van een ander gezichtspunt uit dan het gedragsmodel. Aanhangers van het gedragsmodel zijn het er niet mee eens. Ze beschouwen het gepraat over onbewuste zaken maar als onwetenschappelijk gezever en wijzen het categorisch van de hand. Zij zeggen dat mensen moeten leren vooruit te kijken en de verantwoordelijkheid voor hun problemen niet in hun jeugd moeten zoeken. Ze zijn zelf voor hun gedrag verantwoordelijk en moeten bewust kiezen voor zelfstandigheid. Ze moeten hun verstand beter gebruiken.

Onbewuste verlangens en angsten

De psychoanalytische theorie leert ons veel over de emotionele ontwikkeling van een kind en maakt duidelijk hoe kinderen die te weinig warmte en aandacht hebben gekregen, als volwassene niet in staat zijn liefde en aandacht aan anderen te geven. Door een bedreigde jeugd kunnen mensen veel angst beleefd hebben, soms is het zo erg dat ze er zonder hulp nooit meer bovenop kunnen komen. Daarom is deze theorie voor een goed begrip van angststoornissen, persoonlijkheidsstoornissen en zogenaamde 'neurotische' problemen erg belangrijk.

Het begrip psychoanalyse slaat op twee zaken, in de eerste plaats op een inzichtgevende psychotherapeutische methode en in de tweede plaats op een psychologische theorie. Ik zal een enkel begrip uit die theorie noemen om een indruk te geven van de betekenis. De psychoanalyse legt zoals gezegd, veel nadruk op de *onbewuste wensen en verlangens* die de persoonlijkheid soms in verwarring kunnen brengen. Mensen zijn vaak angstig en zoeken *geborgenheid*. Die verlangens zijn we ons vaak niet bewust. We hebben de illusie dat we erg flink zijn en zelfstandig optreden, terwijl we angstig zijn en ons graag achter de rug van een stevig persoon willen verschuilen. We kunnen ook boosaardig en agressief zijn, terwijl we dat niet willen weten omdat we onszelf liever als vreedzaam en aardig zien. Ten slotte hebben we ook seksuele wensen en fantasieën, die meestal weggestopt zijn omdat we ons er voor schamen; mensen mogen niet zien wat er in ons omgaat. Dit soort strevingen heeft dus met instincten te maken, het is *de aard van het beestje*. Een aard die vaak minder aardig is dan we ons bewust zijn.

Het ontwikkelen van zelfbewustzijn

Van alle dingen die we sinds onze kindertijd mee hebben gemaakt, blijft iets hangen. Vervelende zaken, beschamende en angstbeladen zaken oefenen ondergronds hun invloed uit. We hebben ook het een en ander geleerd en hebben geboden en voorschriften van de ouders in ons opgenomen (geïnternaliseerd), zonder dat we ons dat allemaal bewust zijn. We hebben ons met invloedrijke mensen vereenzelvigd en doen hun gedrag na. Ook van dat laatste zijn we ons vaak niets bewust; we denken dat we alles in ons leven zelf bedacht hebben en dat we volkomen de baas over onszelf zijn, maar dat is grotendeels maar schijn. Het kost ons soms grote moeite om het psychisch evenwicht te bewaren, omdat er gevoelens zijn (vanuit onbewuste motieven) waar ons gezond verstand geen raad mee weet. Soms kunnen we verstandelijk de boel niet meer op een rijtje houden en gaan we psychisch 'over de kop'. We zien het dan 'niet meer zitten'. Het is simpelweg wat er gebeurt als iemand in de knoei zit en 'onevenwichtig' of zelfs 'psychotisch' wordt.

Psychoanalytische begrippen
Met de oorspronkelijke Duitse term wordt het totaal van onbewuste krachten het 'es' genoemd. Dat zijn geen 'duistere machten' maar normale eigenschappen en hartstochten die diep verborgen in ons huizen. De persoonlijkheid die wij 'ik' (ich) noemen, moet wel de baas blijven en ervoor zorgen dat er geen al te grote spanningen ontstaan tussen die driftmatige zaken uit het 'es' en de sociale geboden waar we ons aan te houden hebben.
Tegenwoordig heeft men vooral aandacht voor het '*zelf*' als deel van dat 'ik'. 'Zelf' staat voor: *zelfbewustzijn, zelfkennis* en een gezonde eigenliefde. Een kind moet van zichzelf houden (*gezond narcisme*). Soms krijgen kinderen wel een negatief *zelfbeeld* omdat niemand ooit heeft gezegd dat ze lief en de moeite waard zijn. Die kinderen hebben een moeder die geen liefde kon geven of ze hebben helemaal niemand gehad. Ongewenste kinderen en kinderen die onachtzaam bejegend zijn, staan daarom angstig in het leven omdat *ze niet van zichzelf houden*. Als ze volwassen worden krijgen ze soms de neiging zichzelf te beschadigen en zichzelf tekort te doen omdat ze *chronisch in de put zitten*.
Een ander analytisch begrip is het 'über-ich' of het 'super-ego' dat als het ware de inwendige 'stem' is die ons zegt dat we dingen niet mogen doen of zegt dat we ons moeten schamen voor wat we misdaan hebben. Het is ook deel van het 'ik', het ideaal-ik, zoals we graag zouden willen zijn. Het bestaat niet echt, net zo min als het 'es' of het 'ik' bestaat. Het gaat om een denkbeeld dat aanschouwelijk maakt

51

hoe conflicten en spanningen binnen de persoonlijkheid kunnen ontstaan. Ongelukkige mensen hebben vaak een overmatig groot 'über-ich' ontwikkeld, ze voelen zich altijd schuldig en hebben een te lage dunk van zichzelf. We kunnen ook lijden onder een *innerlijk conflict* tussen de (seksuele) wensen die naar bevrediging streven en tegenkrachten die voortkomen uit onze twijfels over wat niet mag en niet kan. Mensen kunnen daar soms zo onzeker van worden dat ze er depressief van worden. Er mag tegenwoordig heel veel, maar vaak heeft men daar niets aan. Mensen zijn zeer bang voor de gevolgen van hun keuzen, ze durven de confrontatie met critici niet aan omdat die hen eenzaam maakt en het einde van hun gevoel van geborgenheid betekent.

De invloed van de baby- en kleutertijd

Dat menselijke streven naar geborgenheid, naar bevrediging van lustwensen komt het meest uitgesproken tot uiting in onze babytijd. Een baby is zich nog van niets bewust en wil graag gekoesterd worden en met een vol buikje verzadigd slapen of lekker tegen moeders warme lijf aanliggen. Als die prettige toestand verstoord wordt, zal het kind huilen tot het weer getroost is. Baby's die niet getroost worden omdat verzorgers menen dat huilen zo 'goed is voor de longetjes', zullen misschien hun hele leven extra behoefte aan troost hebben. Goed verzorgde baby's leven in een verzaligde toestand die alleen zo nu en dan verstoord wordt als het kindje honger heeft of pijn heeft. *Lustgevoel* (buikje vol) en *onlustgevoel* (honger) wisselen elkaar af. De baby heeft recht op lustgevoel, pas veel later zal het kind door confrontatie met de werkelijkheid leren dat het niet altijd zijn zin kan krijgen. Dat is *de praktische realiteit* en een kind moet dus leren daarmee rekening te houden. Bij hele kleine kinderen is *de behoefte aan emotioneel contact* (het contactprincipe) zeer belangrijk. Een baby zoekt eerst contact door aanraking, als het kind zes weken oud is kan het door middel van aankijken en glimlachen met ons communiceren. Een baby geniet daarvan en *zoekt dat contact.*
Als het kind nog erg klein is, kan het zijn moeder niet missen en als moeder werkt en niet altijd beschikbaar kan zijn, moet het zich ook veilig kunnen voelen bij vader of vervangende verzorgsters. We noemen de levensfase waarin een kind is aangewezen op intensieve verzorging, de *symbiotische fase.* Het woord symbiose betekent een intensieve wederzijdse band. Het kind zal zich tot een eigen persoon ontwikkelen die weet van *zichzelf* heeft en ook weet dat er andere, lieve mensen zijn met wie het steeds glimlachjes kan uitwisselen. Als het kind gaat praten, zal het de eigen naam leren en 'ik' zeggen als het zichzelf bedoelt. Wie een baby van drie maanden op schoot heeft, merkt dat de baby kijkt naar mensen die iets zeggen. Het kindje volgt hun blikken en is zeer geïnteresseerd in wie er allemaal in de kamer aanwezig zijn. Het heeft gevoelens voor de mensen die het dagelijks verzorgen en hecht zich aan hen.
In de psychoanalyse spreekt men in dit verband van *objectrelaties*, de moeder is in het leven van het kindje het eerste *liefdesobject* waar alle gevoelens en wensen op gericht zijn. Als er niemand beschikbaar is, moet het *troost* zoeken bij andere

'objecten' zoals de teddybeer of een lapje dat mee naar bed moet en waar het dan op kan sabbelen. Alle kinderen doen dat, voor verwaarloosde kinderen die helemaal nooit lijfelijke warmte ontvangen, zijn het zelfs uiterst belangrijke objecten die als surrogaat functioneren voor het gemiste contact. Deze kinderen hebben als zuigeling of als kleuter te veel angst beleefd en hebben zich niet kunnen hechten en geen voorstelling kunnen maken van wat een warmte biedende moeder voor hen betekent. Een moeder of een verzorgster hoeft niet perfect te zijn, ze moet *'goed genoeg'* zijn om aan de vitale behoeften van een kind te voldoen.

Wie als kind geen warmte heeft meegekregen, kan later als volwassene zich ook geen realistische voorstelling maken van een lieve partner. Die persoon mist het basisvertrouwen in mensen en relaties lopen dus stuk op voortdurende communicatieproblemen.

Splitsing in ongenuanceerde positieve of negatieve gevoelens

Mensen die als kind niet geleerd hebben hun ouders te vertrouwen, zullen dus later met partners of vrienden grote moeite hebben. Vanuit een oud, nooit vervuld verlangen zijn ze soms geneigd zo iemand op een voetstuk te zetten waar hij of zij niet thuishoort. Die geïdealiseerde persoon krijgt eigenschappen toebedeeld die hij niet heeft. Onvermijdelijk komt er een moment waarop men als partner, vriend of therapeut van het voetstuk afvalt omdat de realiteit en het ideaalbeeld niet overeenkomen. De aanbedene wordt op slag de meest gehate mens. Die 'splitsende' persoon mist het vermogen om gevoelens te nuanceren. Aan alle mensen mankeert wel wat, niemand is perfect en op iedereen kun je kritiek hebben, maar als het goed is houd je van iemand en neem je diens eigenaardigheden gewoon voor lief. Mensen die in hun babytijd veel tekort zijn gekomen, kunnen geen teleurstellingen verdragen en kennen geen enkele nuancering. Steunfiguren moeten altijd ter beschikking staan en als ze dat om een of andere reden niet kunnen, wekken ze hevige woede op. Ze deugen ineens niet meer en de relatie met hen wordt verbroken. In hoofdstuk 12 komen we, in de paragraaf over borderline-problematiek, nog op dit gefrustreerde gedrag terug. Het gaat om 'splitsen' van gevoelens in 'zwart of wit'. Het gaat ook om 'splitsen' van relaties waarbij gevoelens en mensen meedogenloos uitgespeeld kunnen worden.

Gefixeerd blijven aan orale of anale behoeftebevrediging

Bij baby's is zuigen en gevoed worden uiteraard erg belangrijk. Men spreekt wel van de normale *'orale behoeften'* die bevredigd moeten worden. Oraal wil zeggen via de mond. Sommige mensen blijven *gefixeerd* op deze vorm van lustbevrediging en kunnen het niet laten om te snoepen, zeker niet als ze zich alleen voelen en de koekjestrommel dichtbij staat. Anderen drinken mateloos of ze moeten roken of kauwgom of iets dergelijks in hun mond hebben. Kinderen blijven soms duimzuigen omdat ze het moeilijk hebben en bij gebrek aan beter, bij zichzelf troost moeten zoeken.

De zindelijkheidstraining betekent, dat het kind de genoegens van het ontlasting produceren (*'anale' lustbevrediging*) in overeenstemming moet brengen met de fatsoenseisen die de omgeving stelt. Zindelijk worden kan soms een hele strijd opleveren, omdat kinderen die ontlasting als een deel van hun lichaam beschouwen en bang zijn voor de defecatie. Omdat kinderen op die leeftijd meestal ook nog in een soort koppigheidsfase zijn ('Trotzalter'), vergt het geduld om hen te trainen. Te veel nadruk op zindelijk worden kan kinderen bang maken en wellicht *smetvrees* veroorzaken. Ze kunnen door een te strenge zindelijkheidstraining overdreven netjes en dwangmatig precies worden. Mensen die aan smetvrees lijden, kunnen op den duur zelfs een *wasdwang* ontwikkelen.

De ontdekking van de seksualiteit

De ontwikkeling van de seksualiteit speelt in de vroege jeugd ook een belangrijke rol. Kinderen doen seksuele spelletjes, ze zijn nieuwsgierig en ze willen weten hoe 'het' er bij andere kinderen uitziet. Als ze wat ouder zijn, krijgt de relatie tot de ouder van het andere geslacht vaak een speciale betekenis. Jongetjes willen moeder voor zich alleen hebben, meisjes trekken meer nog dan voorheen naar hun vader. Deze levensfase wordt wel de *oedipale fase* genoemd (de naam stamt uit een oude legende over een Griekse prins die, zonder het te weten, met zijn moeder trouwde).
Als ouders en opvoeders de eerste uitingen van kinderlijke seksualiteit door het uitdelen van straffen onderdrukken, kan dat de sfeer rondom de seksualiteit voor altijd met angst belasten. Seksualiteit wordt dan ten onrechte iets stiekems en geniepigs en dat gevoel kan latere relatievorming in de weg staan.
Een kind moet met beide ouders een goede relatie ontwikkelen, een vertrouwensrelatie die model kan staan voor latere relaties met vrouwen en mannen. Voor jongetjes en meisjes zijn vader en moeder respectievelijk de eerste man en de eerste vrouw met wie men in een nauw, zelfs lijfelijk contact leeft. Is dat contact warm en veiligheid biedend, dan kan men later op een onbevangen manier met andere mensen relaties aanknopen. Als het contact angstaanjagend is, zal dat verstrekkende gevolgen kunnen hebben. Een gewelddadige vader of een al te handtastelijke moeder kan een kind voor het leven een angst voor mannen (of vrouwen) meegeven. Zoiets kan dus ruïneus zijn voor de mogelijkheid om een bevredigende seksuele relatie aan te gaan. We weten tegenwoordig dat *incest* de oorzaak kan zijn van een enorm emotioneel probleem zowel bij meisjes als bij jongens. Bij de bespreking van depressies kom ik op dat probleem nog terug. Hier wil ik alleen wijzen op de gevolgen van incest (vaak afgedwongen seksuele handelingen tussen vaders en dochters of oudere broers en hun jongere zusjes) voor de latere ontwikkeling.

Overdracht van gevoelens

Volwassen mensen die relaties aangaan, dragen dikwijls oude gevoelens die eerst voor een van de ouders bestemd waren, over op de partner. We zagen in het voor-

54

afgaande hoe angstige kinderen als volwassene positieve of negatieve gevoelens op hun partners kunnen overdragen. Men noemt dit verschijnsel dan ook: *overdracht*. Mannen zoeken soms een relatie met een *moederlijke vrouw* en vrouwen 'vallen' soms op oudere mannen die haar een *vaderlijke* bescherming kunnen bieden. Soms is de ervaring met moeder of vader zo slecht geweest dat er helemaal niéts kan worden overgedragen.

In de hulpverlening dragen cliënten dit soort positieve of negatieve gevoelens over op hun hulpverleners en zij dragen onvermijdelijk ook gevoelens over op hun cliënten. Dit heet *tegenoverdracht*. Het is een normaal verschijnsel waar men vaak niet aan ontkomt. Daarom is het belangrijk dat men er rekening mee houdt. Hulpverleners vinden sommige cliënten iets tè aardig of zoeken bij deze cliënten de steun die ze thuis gemist hebben. Hulpverleners willen ook aardig gevonden worden en als ze niet oppassen, ontstaat er een liefdesrelatie die hen noodlottig kan worden. De cliënt die zich achteraf misbruikt voelt, zal ook vast en zeker een klacht indienen.

Afweermechanismen

Afweermechanismen dienen om angst en spanning te voorkomen. De mechanismen zijn eigenlijk een soort onwillekeurige trucjes om onaangename zaken, zoals angstaanjagende herinneringen, uit het bewustzijn te houden, zodat we er niet de hele dag last van hebben en er ook niet onverwacht aan herinnerd zullen worden. Er bestaan veel afweermechanismen die hier niet allemaal aan bod zullen komen; slechts enkele, algemeen bekende voorbeelden zullen worden behandeld.

– *Verdringing* is het 'vergeten' van onaangename, gebeurtenissen, wensen of gevoelens. We 'vergeten' ook de namen van mensen waar we niet op gesteld zijn. We 'vergeten' afspraken omdat we er tegenop zien of *bang zijn* voor de persoon met wie we iets afgesproken hebben. Zelfs als iemand je gewaarschuwd heeft dat je over een uur op de afgesproken plek verwacht wordt, kun je het toch 'vergeten' of kom je veel te laat. Je had er blijkbaar een *weerstand* tegen en je hebt de afspraak *verdrongen*. Het verdringen van traumatische gebeurtenissen leidt bij cliënten soms tot bizar geheugenverlies.

– *Isolering van het gevoel* hangt samen met verdringing. Soms heeft een cliënt recent iets vreselijks beleefd, maar hij voelt niets bij de herinnering aan het gebeurde en dat is heel vreemd. De ervaring was kennelijk te erg en hij kan het gebeurde nog niet verwerken. We kennen isolering van het gevoel ook uit eigen ervaring. Mensen die voor een examen 'dichtklappen', ervaren soms dat ze ineens niet meer nerveus zijn, *ze voelen zelfs helemaal niets meer*. De examenangst is van hen afgevallen. Dat is vreemd en ook niet bevorderlijk voor een goede afloop van het examen.

– *Ontkenning* is een afweermechanisme dat in het verlengde van het vorige ligt. Soms maakt iemand iets mee dat zo onvoorstelbaar erg is, dat hij het ter plekke ontkent. Een weduwe kan ontkennen dat haar man bij een verkeersongeluk omgekomen is. Ze kan en wil het doodsbericht niet geloven en zegt dat het een vergissing is.

– *Rationalisering* heeft ook met het vorige te maken. Iemand die rationaliseert, beredeneert verstandelijk wat emotioneel niet aanvaardbaar is. In plaats van angst toe te geven, houdt hij een groot betoog dat niets met de ernst van de situatie te maken heeft. Hij lijkt kalm en beheerst, maar het is geen kalmte maar afweer en wegstoppen van wat er op dat moment werkelijk aan de hand is.

– *Projectie* is een afweermechanisme waarbij iemand zijn eigen ontoelaatbare wensen en impulsen bij andere mensen waarneemt. Hij bestrijdt te vuur en te zwaard misstanden die eigenlijk helemaal niet zo erg zijn. Een hebzuchtig, vrekkig persoon beschuldigt de buren van inhaligheid en diefstal omdat hij afgunstig is op hun vermeende rijkdom. Een op seksueel gebied gefrustreerde man wordt via projectie een fervente fatsoensrakker die gluurt naar bloot en overal wellustelingen ziet, die volgens hem aangepakt moeten worden. Projectie komt ook vaak bij psychotische mensen voor, de paranoïde inhoud van waanideeën heeft ermee te maken.

Afweer kan een levensstijl worden

Afweer van problemen en gevoelens kan ook een soort levensstijl worden. Het afweren gebeurt dan door het vermijden van bepaalde situaties, door zich terug te trekken, bescherming te zoeken of door *overcompensatie*, zoals extra flink doen (onder het zingen van 'ik ben niet bang' de trap naar de donkere zolder opgaan!). Andere afweermiddelen zijn: druk bezig zijn, keihard werken (zoals 'workaholics' dat doen), om vooral maar niet de tijd te hebben om over zichzelf na te denken. Mensen gebruiken *bezweringsrituelen*, dat is het steeds herhalen van dezelfde dingen of het zoeken van routineklusjes waar men veel tijd in kan steken. Almaar druk bezig blijven om angst de baas te blijven is natuurlijk nadelig voor het contact houden met andere mensen. Angstige mensen zijn soms de gevangene van hun eigen afweersysteem.

Angstige mensen vertonen ook een bepaald 'neurotisch gedrag', zoals moeilijkheden ontlopen door zo stuntelig te doen dat een hulpvaardig persoon wel een oplossing voor hen bedenkt. Nerveuze mensen zijn soms meesters in het vermijden van dingen waar ze verantwoordelijk voor zijn. Denk aan het *altijd te laat komen*, of ziek-worden op het moment dat er gehandeld moet worden. Bange mensen spelen het klaar om de boel in het honderd te laten lopen, zodat ze uiteindelijk van hun taak ontheven moeten worden. Sommige mensen zijn zo verkreukeld, dat ze juist conflicten maken met degenen die ze aardig vinden. Ze gooien uit angst hun eigen glazen in omdat ze de relatie niet áánkunnen. Het resultaat is dat de persoon steeds eenzamer wordt.

In hoofdstuk 12, dat over persoonlijkheidsstoornissen gaat, zal besproken worden dat permanente afweer van angst en spanning op den duur tot verstarring van de persoonlijkheid leidt.

Mensen die in emotioneel opzicht scheefgegroeid zijn, merken niet meer dat ze altijd hetzelfde gedrag vertonen. Vaak zijn ze in de put en voelen zich afhankelijk van steunfiguren.

Bange mensen zijn soms zeer dwangmatig geworden en besteden veel tijd aan ingewikkelde gewoonten en dwangrituelen. Er bestaan ook mensen die dusdanig met zichzelf in de knoop zitten dat ze uit angst alle contacten vermijden, terwijl ze eigenlijk aandacht zouden willen krijgen. Ten slotte bestaat er een categorie tragische, onzekere mensen die hun leven lang toneelspelen omdat ze bijzonder veel aandacht nodig hebben en graag de indruk wekken dat ze interessant zijn. Ze kunnen alleen maar onechte gevoelens uiten en laten niet zien wat ze eigenlijk denken en voelen.

Problemen van deze aard verhinderen de verdere ontwikkeling van een mens. Iemand die zichzelf niet kan accepteren zoals hij is, zal voortdurend door minderwaardigheidsgevoelens geplaagd worden.

Het humanistische model

In tegenstelling tot de opvattingen uit de psychoanalytische theorie, waarbij de psychische problemen worden gezien als een uitvloeisel van interne conflicten of kwetsende ervaringen, legt de humanistische psychologie de nadruk op *onderdrukte gevoelens*. Met deze wat ingewikkelde zin wordt een belangrijk onderscheid aangegeven.

Het kernthema van de humanistische psychologie (het humanistische model) is namelijk: psychische moeilijkheden en gedragsproblemen vinden hun oorsprong in de onmogelijkheid om gevoelens van onmacht, onvrede, woede en angst op een goede manier te uiten. Mensen zijn daardoor *geblokkeerd*. Iemand met psychische problemen is vanuit de humanistische visie gezien, gefrustreerd door sociale conflicten. Hij kan verstrikt zijn in een ingewikkeld gezinsconflict, hij kan ook verpletterd worden door de structuur van de werkgemeenschap waartoe hij behoort.

De humanistische psychologie pleit er dus voor dat een mens leert zijn gevoelens op een juiste manier te uiten. Daartoe hoort ook weer het trainen van sociale vaardigheden. Een mens moet leren zijn minderwaardigheidsgevoelens te overwinnen door *assertiever* te worden. Hij moet ook leren te *genieten* en zichzelf iets prettigs te gunnen in plaats van altijd schuldbewust en 'neurotisch' meer prestaties te leveren, in de hoop een schouderklopje te krijgen.

Carl Rogers en Abraham Maslow

De belangrijkste voormannen van de humanistische psychologie zijn Carl Rogers (1961) en Abraham Maslow (1968). Rogers is de ontwerper van de 'cliëntgerichte' psychotherapiemethode. Hij legde vooral de nadruk op het feit dat cliënten in een therapie het meest gebaat zijn bij *een warme menselijke benadering*. Hulpverleners moeten over een groot invoelend vermogen (*empathie*) beschikken en moeten vooral *echt* zijn in de wijze waarop ze met cliënten omgaan. Een therapeut moet zijn gevoelens durven uiten zodat blijkt dat hij werkelijk betrokken is bij de levensmoeilijkheden en de psychische problemen van zijn cliënt. Hij moet proberen die problemen te *verwoorden* zodat de cliënt herkent wat de therapeut bedoelt.

De cliënt krijgt als het ware een spiegel voorgehouden. De therapeut vraagt of de voorstelling van zaken de juiste is. Hulpverleners moeten geen loze praatjes houden en hun cliënten niets op de mouw spelden.

Maslows gedachten over het belang van de *zelfverwerkelijking* zijn bekend geworden. Volgens Maslow heeft een mens een hele rij *bewuste* behoeften die bevredigd moeten worden. Onderaan de ladder staan de behoefte aan eten en drinken en de behoefte aan frisse lucht. De seksuele behoefte van een mens hoort ook tot dit niveau. Daarboven, een trap hoger, komt de primaire behoefte aan veiligheid en geborgenheid. Ieder mens heeft ook behoefte aan waardering en *respect* voor de eigen persoon. Mensen willen ergens bij horen, gerespecteerd worden en een gevoel van eigenwaarde kunnen ontwikkelen. Pas als aan al die behoeften is voldaan, is men in staat zichzelf te verwerkelijken. Bij dat zichzelf verwerkelijken moet men vooral denken aan de mogelijkheid om creatief te kunnen zijn, dat is de mogelijkheid om iets te maken dat van jezelf is. Het doet er niet toe of dat een trui breien of een boek schrijven is. Ook het in staat zijn om voor anderen iets gezelligs te bereiden hoort tot zelfverwerkelijking, net als met liefde kinderen opvoeden en zorgen voor mensen die hulp nodig hebben.

Deze ideeën over zelfverwerkelijking zijn belangrijk, ook al klinkt het allemaal erg lief. Het is geen onzin. Er wordt op een zakelijke wijze aangegeven, dat mensen bij wie zelfs de eenvoudigste behoeften aan respect en waardering niet bevredigd zijn, onmogelijk tot een maatschappelijk gewaardeerd gedrag kunnen komen. Zij zijn vaak zo gefrustreerd dat ze eerder tot *destructief gedrag* geneigd zijn. Ze maken hun leven en hun relaties kapot en presteren niets. Het zijn *angstige rancuneuze mensen* die vaak dwarsliggen.

Mensen die psychische problemen hebben, kunnen deze pas overwinnen als eerst aan hun primaire behoefte aan warmte en geborgenheid tegemoet wordt gekomen. Pas als dát is gebeurd, kunnen mensen 'aan zichzelf werken'. Cliënten moeten het gevoel krijgen dat ze ergens bij horen. Er moet een 'thuis' zijn, men moet bij een groep – zoals een gezin, een leefgemeenschap, een kerk – kunnen horen. Helaas zijn de moderne psychiatrische instituten waarin iemand snel 'beter' moet worden en nauwelijks de tijd krijgt om van zijn *angsten* te genezen, verre van geborgenheidbiedend. Het is een druk bedrijf waar men maar kort mag blijven.

Vaak proberen cliënten via het principe van 'de vlucht in de ziekte' aan zelfwerkzaamheid te ontkomen. Ze liggen liever in bed, niet uit luiheid, maar uit angst voor de toekomst. Ze horen nergens bij en willen ook nergens bij horen als dat het einde van hun vrijheid zou betekenen.

De humanistische psychologie is altijd *principieel optimistisch*. Dat is een belangrijk punt. Ze gaat ervan uit dat elk mens mogelijkheden tot groei in zich heeft. Mensen kunnen iets van zichzelf laten zien, echte gedachten, echte gevoelens, als je hen daartoe maar de mogelijkheid biedt. Natuurlijk geldt dat niet voor iedereen in dezelfde mate; de een heeft meer mogelijkheden dan de ander.

Ik denk dat deze filosofie als basis voor de psychiatrische zorg belangrijk is, ook al staat ze haaks op de moderne aanpak die directief en doortastend is. Zij kan in elk geval, een goede, humane aanvulling zijn op de gedragsmatige en de biologisch psychiatrische aanpak die eerder in dit hoofdstuk behandeld zijn.

Het is niet zo, zoals wel wordt beweerd, dat Rogers bijzonder naïef is geweest en te veel van de goedheid van de mens verwachtte. Onder slechte omstandigheden komen bij iedereen slechte eigenschappen naar boven. Dan worden we venijnig en egoïstisch, soms zelfs openlijk agressief als we ons bedreigd voelen. Door leefomstandigheden te verbeteren kan men bevorderen dat goede impulsen overheersen en slechte eigenschappen minder kans krijgen zich te manifesteren.

Als we de hulpverlening, ondanks alles, in een goede sfeer laten plaatsvinden kan er solidariteit tussen de medewerkers en cliënten bestaan. Cliënten hoeven niet het gevoel te hebben dat ze slachtoffer zijn van een onderdrukkend 'systeem'. Werkers in de klinische zorg hoeven niet het gevoel te hebben dat ze als een soort verkapte politieagenten worden beschouwd. Er zal minder destructief en subversief gedrag voorkomen en cliënten zullen *echte gevoelens* durven uiten. Het is niet nodig om de schijn op te houden.

Bij de behandeling van de psychotherapieën in hoofdstuk 26, zullen we de cliëntgerichte therapie bespreken die op de bovenstaande principes berust.

Welk denkmodel heeft de voorkeur?

Nu alle denkmodellen besproken zijn, blijft misschien de vraag: waar moet men nu voor kiezen? Het antwoord is niet moeilijk.

Zoals reeds aan het begin van het hoofdstuk werd gezegd, zijn hulpverleners tegenwoordig gewend om methoden te gebruiken die ze aan de verschillende denkmodellen ontleend hebben. Men gaat bij voorkeur eclectisch te werk en past toe wat relevant is voor de behandeling van de individuele cliënt.

Het ziektemodel heeft niet afgedaan, want er bestaan wel degelijk psychiatrische ziekten, denk maar aan ernstige depressies en psychosen. Psychotische mensen *lijden* zeer omdat ze zichzelf niet meer zijn en waanzinnige gedachten hen in bezit genomen hebben. Bij andere psychische problemen lijden mensen ook, maar ze zijn niet ziek of niet meer ziek. Voor hen gaat het ziektemodel niet op en dan moet het ook niet gehanteerd worden. De biologische psychiatrie hamert te krachtig op het aambeeld van de ziekteleer en is erg eenzijdig als het gaat om het belang van psychofarmaca. Medicijnen zijn zeer belangrijk, maar niet alleen zaligmakend.

Het gedragsmodel is ook eenzijdig, maar de leertheorie verschaft ons wel praktische methoden voor het behandelen van angstige mensen die aan een bepaald gedragspatroon vastzitten. Gedragstherapie kan deze mensen leren meer greep op zichzelf te krijgen. Het sociale model is, net als het gedragsmodel, voor de ambulante GGZ erg belangrijk omdat het de basis is van de relatie- en systeembehandeling. Het psychodynamische model verschaft inzicht in de jeugdontwikkeling en laat zien hoe mensen soms vreemd met hun emoties omgaan. Het is voor de jeugd-psychiatrie een onmisbaar model. Bij het onderzoek en de behandeling van psychiatrische cliënten kan men dus de biologische, gedragsmatige, sociale, communicatieve, relationele en psychodynamische aspecten niet missen.

Literatuur

Abroms, G.M., *Defining milieutherapy*, archives Gen. Psychiatry, 21 (1969), pag. 533-560.

Bateson, G. e.a., *Toward a Theory of Schizofrenia*, Behavioral Science 1956, 1, pag 251-264.

Berne, J., *Mens erger je niet*. Bert Bakker, 's-Gravenhage, 1976.

Bosch, R.J. van de, *Schizofrenie en andere functionele psychotische stoornissen*, In: W. Vandereycken e.a. (red.), Handboek Psychopathologie, deel I. Bohn, Stafleu, Van Loghum, Houten, 1990.

Burg, Willem van den, De werkzaamheid van antidepressiva, Blikvernauwing in de biologische psychiatrie. *Maandblad voor de Geestelijke volksgezondheid*, nr. 11, 1994.

Cullberg, J., *Moderne Psychiatrie* (Een psychodynamische benadering), zesde druk. Ambo, Baarn 1995.

Dantzig, A. van, De betekenis van de (vroege) psychoanalytische visie voor de huidige psychotherapie. *Nederlands Tijdschrift voor Geneeskunde*, jrg. 139, nr. 43, 1995.

Erikson, E.H., *Identiteit jeugd en crisis*. Aula 454, Utrecht, 1971.

Freud, A., *Das Ich und die Abwehrmechanismen*. Imago Publishing, London, 1946.

Harlow, H.F. en R.R. Zimmerman, Affectional Responses in the Infant Monkey. *Science*, vol. 130, nr. 3373, 1959.

Haley, J., *Strategies in Psychotherapy*. Ned. vert. Utrecht, 1978.

Hollingshead, A.B. en F.C. Redlich, *Social Class and Mental Ilness*. John Wiley and Sons, New York, 1958.

Janzing, C. en J. Kerstens, *Groepsgericht werken in een therapeutisch milieu*. Stafleu, Alphen aan den Rijn, 1984.

Kamp, M. van der, e.a., *De patiënt als burger, een bezoek aan de democratische psychiatrie in Triëst*. Uitgeverij swp, Utrecht, 1989.

Kernberg, O., *Internal world and external reality, Object Relations Theory Applied*. Jason Aronson, New York/London, 1985.

Mahler, M., F. Pine en A. Bergman, *The Psychological Birth of the Human Infant*. Basic Books, New York, 1975.

Otten, R., De waskracht van de biologische psychiatrie. *Medisch Contact*, jrg 50, nr. 46, 1995.

Rogers, C.R., *On becoming a person, A therapists view of psychotherapy*. Constable, London, 1974.

Szasz, Th., *The Myth of Mental Illness*. Paladin London, 1972.

Watzlawick, P., J.H. Beavin en D.D. Jackson, *De pragmatische aspecten van de menselijke communicatie* (vert. G.R. de Bruin). Van Loghum Slaterus, Deventer, 1972.

3
Algemene psychopathologie

Inleiding

In dit hoofdstuk worden vormen van gestoord gedrag besproken die stuk voor stuk kenmerkend zijn voor een bepaald psychiatrisch probleem. Het is mijn bedoeling de lezer eerst vertrouwd te maken met die psychopathologische problemen voordat ik in de volgende hoofdstukken van het boek de echte ziektebeelden, de stoornissen en aandoeningen zal behandelen. Het gaat om het leren herkennen en begrijpen van wonderlijk en vreemd gedrag. De consequentie van dit inleidende hoofdstuk over algemene psychopathologie is dat bepaalde zaken verderop in het boek nog een keer herhaald moeten worden als een psychiatrisch ziektebeeld uitgebreid aan de orde komt. Dat is geen overbodige luxe, maar een didactische noodzaak.

Wat verstaan we onder psychopathologie?

Het nut van een diagnose

We hebben in het voorafgaande hoofdstuk over denkmodellen gezien dat gedrag altijd een betekenis heeft, het is nooit zomaar een losstaand verschijnsel. De ene keer zal gedrag spanningen binnen de persoonlijkheid uitdrukken; men denke aan dwanghandelingen als afweer of bezwering van angstgevoelens. De andere keer is een bepaald gedrag het gevolg van relationele spanningen. Zo kan iemand door een poging zich van kant te maken machteloze woede jegens de partner en wanhoop uitdrukken. In dat geval moet men het gedrag niet duiden als een uiting van ziekelijke doodsdrift, maar als agressieve wanhoopsdaad.

In dit hoofdstuk over psychopathologie zullen we verschijnselen bespreken waardoor psychiatrische problemen zichtbaar en voor de hulpverlener herkenbaar worden. Het begrip diagnose betekent letterlijk 'doorschouwing', men krijgt zicht op een psychopathologisch probleem.

Diagnoses zijn niet bedoeld om een negatief etiket op iemand te plakken en niet om sociale randfiguren in het verdomhoekje te plaatsen. Psychopathologische diagnoses zijn gewoon hulpmiddelen die een passende behandeling mogelijk maken. Dat neemt niet weg dat 'zware' diagnoses riskant zijn en schade kunnen berokkenen.

Zoals we bij de bespreking van het ziektemodel zagen, kan het tot 'ziekte' verklaren van een psychisch probleem tot gevolg hebben dat een cliënt het idee krijgt dat hij lijdzaam moet wachten tot het over is. Zulke cliënten richten ál hun hoop op medicijnen die door hun wonderbaarlijke werking mensen beter maken. De praktijk is anders, medicijnen doen maar een deel van het werk, het meeste moet men zelf doen.

In de traditionele psychiatrie is men, in navolging van de grote negentiende-eeuwse psychiater Kraepelin, gewend om verschijnselen te observeren en ze vervolgens als de stukken van een legpuzzel in elkaar te passen opdat er een diagnostisch plaatje wordt gevormd dat overeenkomt met het beeld dat de leerboeken geven. Dit oude gebruik is nieuw leven ingeblazen door de biologische psychiatrie die zich ten doel stelt de oorzaak, de juiste behandeling en het precieze verloop van ziektebeelden op te sporen.

Verschijnselen worden vaak als losstaande zaken beschouwd die geen verband met elkaar houden en alleen maar kenmerkend zijn voor een bepaalde psychiatrische aandoening. Dat ze een logisch geheel vormen wordt vaak ontkend. Bij de 'ziekte' schizofrenie meent men wel dat de functies van willen, voelen, handelen en waarnemen, gescheiden van elkaar optreden omdat iemand door die 'ziekte' gespleten zou zijn. Op grond van die zeer onjuiste veronderstelling wordt het gedrag als 'oninvoelbaar' beschouwd. Schizofrene cliënten zijn vaak achterdochtig omdat ze bang voor ons zijn. Ze vertonen een gedragspatroon dat voortkomt uit een verkeerde veronderstelling, namelijk dat wij iets tegen hen in het schild voeren omdat we misbruik van hun zwakte willen maken. Nu kan men iemands gedrag zien als een reactie op de omgeving en men kan het in samenhang zien met de omstandigheden waarin hij verkeert en met de gebeurtenissen die voorafgegaan zijn aan het vertoonde gedrag. Vandaar dat er geen genoegen genomen kan worden met een mededeling dat mevrouw X 'verward en onrustig' is als gevolg van haar psychiatrische ziekte. Dat gedrag komt niet uit de lucht vallen. *Altijd blijkt dat er een conflict of een ruzie aan vooraf is gegaan waardoor zij angstig werd* en een bepaald reactiepatroon is gaan vertonen.

Familieleden van iemand die als 'gestoorde' niet meer geaccepteerd wordt, bellen de dokter vaak op met de mededeling: 'Hij heeft de boel kort en klein geslagen', waaruit je zou moeten constateren dat hij zomaar 'wild' werd. Ze vertellen er dan niet bij dat de betrokkene de hele avond tevoren in ruzies en getreiter gewikkeld is geweest, zodat zijn reactie vrijwel voorspelbaar was geworden.

In dit hoofdstuk heb ik, met het oog op de samenhang van gestoord gedrag en angstgevoelens, de psychopathologie niet meer, zoals gebruikelijk, geordend volgens het oude rijtje: stoornissen van het bewustzijn, stoornissen van het waarnemen, stoornissen van het denken en stoornissen van het handelen enzovoort. Zo vind ik het bijvoorbeeld beter om in plaats van 'stoornissen van het bewustzijn' over 'veranderingen van het bewustzijn' te spreken. Het bewustzijn kan meer of minder helder zijn en soms is het zo vernauwd dat de persoon alleen nog maar aan één ding kan denken.

Het is ook beter om niet over 'stoornissen van het waarnemen' te spreken. Zaken als hallucineren zijn meestal geen 'waarnemingsstoornissen' maar het gevolg van een vreemd *beleven* van de werkelijkheid. Iemand weet namelijk best wat hij ziet en hoort, maar als hij hallucineert verkeert hij in een toestand van *veranderd bewustzijn*, hij is in trance en maakt een soort 'trip'. De meeste hallucinerende mensen zijn volledig bij machte de normale werkelijkheid waar te nemen. Ze weten heel goed dat wij en zij de gewone dagelijkse werkelijkheid op precies dezelfde manier waarnemen, maar ze weten echter ook dat wij *niet* hetzelfde beleven en *niet* hallucineren. Wat zij meemaken is *hun geheim*.

Goede psychiatrische diagnostiek is en blijft dus noodzakelijk. Wie als hulpverlener goed zijn werk wil doen, moet eerst leren de problemen goed te *herkennen*. Hij moet leren analyseren wat er eigenlijk aan de hand is en moet doorgronden wat de betekenis is van het problematisch gedrag. Vervolgens krijgt het gedrag een naam, zodat aan andere hulpverleners die bij de behandeling betrokken zijn of dat nog zullen worden, overgedragen kan worden wat er aan de hand is en hoe men ermee moet omgaan. Als diagnoses verkeerd gebruikt worden, ligt dat altijd aan de mentaliteit van degene die foute etiketten plakt. *Als de mentaliteit niet deugt, deugt de bejegening ook niet.*

De relatie tussen algemeen menselijk beleven en psychopathologie

Overal in dit boek wil ik trachten de samenhang tussen algemeen menselijke belevingen enerzijds en psychopathologisch beleven anderzijds duidelijk te maken. Het is verhelderend voor hulpverleners om te leren zien dat veel dingen die hun cliënten meemaken, ook in hun eigen bestaan voorkomen. Zij het dat het dan meestal om belevingen gaat die slechts kort hebben geduurd en die veel minder ingrijpend waren. Zo heeft iedereen wel eens een angstige droom of een paniekgevoel gehad. Wie dat gebeuren bij zichzelf terug kan halen, heeft misschien een idee van wat psychotische mensen gedurende langere tijd door moeten maken. Door dat te bedenken, kun je ook beter begrijpen waarom zij vaak geneigd zijn in bed weg te kruipen, vol afweer tegen gesprekken over hun moeilijkheden. Zij zijn zó bang voor de chaos in hun binnenste dat zij liever vluchten. De hulpverlener wordt daarbij vol achterdocht als een indringer bekeken.

Als je wilt begrijpen wat er omgaat in iemand met een controledwang, kan het ook goed zijn eens te bedenken hoe zenuwachtig je bent als je zelf aan een buitenlandse vakantiereis begint. Iedereen kan zich de angstige gedachten die een kwartier na het vertrek in hem opkomen wel herinneren: 'Heb ik mijn paspoort wel bij mij?' 'Is de achterdeur wel op slot?' 'Hebben we de poes niet in de badkamer opgesloten?'

Het zich *oefenen in inlevingsvermogen*, het nadenken over wat cliënten meemaken, vergemakkelijkt misschien ook de 'empathie' waarover we in het vorige hoofdstuk spraken. Ook al is hetgeen wij bij onszelf herkennen slechts een zwakke afschaduwing van echte psychopathologische problemen, zelfs een klein beetje zich verplaatsen in de ander helpt.

Psychopathologische verschijnselen en hun functie

Zoals in de eerste regels van dit hoofdstuk werd gesteld: iemands gedrag heeft altijd een betekenis. Ook de psychopathologische verschijnselen hebben een functie, het zijn niet zomaar onderdelen van een of andere duistere 'ziekte'. Meestal hebben ze een afweerfunctie tegen invloeden die de persoon niet aankan. Vaak zijn het uitingen van emotionele spanningen. Zo is een 'dissociatieve stoornis' op te vatten als een rookgordijn, waarachter de persoon zelf verdwenen is zolang hij de spanning niet aankan.

Het begrip syndroom

In de psychopathologie wordt soms een aantal verschijnselen samengevat in één geheel. Die verzameling verschijnselen is dan iets wat vaker voorkomt als een herkenbaar toestandsbeeld, waarvoor bepaalde behandelingsmethoden vereist zijn. Men kan dat een syndroom noemen.

Zo is de al eerder genoemde 'overspannenheid' een syndroom met een aantal steeds tegelijkertijd voorkomende verschijnselen, zoals prikkelbaarheid, huilerig zijn en overgevoeligheid voor lawaai. Een van de meest voorkomende syndromen is *paniek*. Dat is iets wat wij allemaal meestal wel uit eigen ervaring kunnen herkennen. Bij dat syndroom krijg je klamme handen, hartkloppingen, een versnelde ademhaling, een droge mond en de neiging om vaak naar de wc te gaan om te plassen. Soms wordt zo'n syndroom ook nog gekoppeld aan de gebeurtenis waardoor het is ontstaan. Het concentratiekampsyndroom of het 'frontsyndroom' is iets dergelijks. Mensen die in een oorlog vreselijke dingen hebben meegemaakt, beleven jaren later nog steeds de angst die toen is losgemaakt. Het is een angst die nooit meer overgaat. Tegenwoordig spreken we in dit verband van een 'posttraumatische stress-stoornis'.

Ordening in psychopathologische problemen

In de psychopathologische problematiek zit een bepaalde ordening die, voordat we details gaan bespreken, eerst nader zal worden uitgewerkt. We kunnen een ordening aanbrengen in *gradaties van controleverlies*. Hoe meer iemand de greep op zichzelf kwijt is, hoe erger het probleem. Het is niet zo dat de psychopathologie in erg en iets minder erg verdeeld kan worden, maar we kunnen wel wat zeggen over *de ernst van de aandoening*. Er zijn aandoeningen die het sociale leven en het persoonlijk leven van de betrokkene langdurig (maanden, jaren) diepgaand ontwrichten. Meestal kunnen deze aandoeningen behandeld worden, maar ze kunnen weer terugkomen omdat de cliënt na een eerste inzinking kwetsbaar is geworden en emoties en stress slecht verdraagt. Tot deze categorie horen:

- *Psychosen.* Mensen die een psychose meemaken, zijn het normale contact met de werkelijkheid kwijt en alles is vreemd en onwezenlijk geworden. Ze nemen vaak ook angstaanjagende, vreemde dingen waar en koesteren waandenkbeelden. Iemand die psychotisch is, heeft zichzelf niet meer in de hand en meent dat hij onder invloed staat van vreemde krachten en machten die zijn gedrag besturen. Psychotische episoden komen met name bij de ziekte *schizofrenie* voor. Ze komen ook voor, zoals we in hoofdstuk 13 zullen zien, als gevolg van andere – bijvoorbeeld traumatische – oorzaken. Mensen kunnen *acuut psychotisch* worden, dat wil zeggen direct na een zeer ingrijpende gebeurtenis, onder invloed van een ernstige lichamelijke ziekte of kort na het innemen van een dosis drugs.
- *Stemmingsstoornis.* Onder het begrip stemmingsstoornis worden *depressies* en *manische episoden* (afgekort: manie) verstaan. Bij een depressie is de persoon diep in de put en kan op eigen kracht niet meer uit de misère komen. Ook bij hem is er sprake van controleverlies. Zulke mensen *zitten vast in hun ellende*, ze komen tot niets en worden geteisterd door dwanggedachten over wat ze fout gedaan hebben. Bij ernstige depressies kunnen waanideeën en zelfs (haptische en akoestische) hallucinaties voorkomen en als dat het geval is, spreekt men van psychotische verschijnselen bij een depressie. Manische mensen zijn daarentegen veel te druk, ze zijn in hoge mate over hun toeren en ondernemen veel te veel. Zo'n manie wordt dan ook als een psychotische toestand beschouwd omdat er sprake is van *waanbeleven* en omdat het *controleverlies* evident is.

Bij de grote meerderheid van de psychopathologische problemen gaat het echter om een vorm van controleverlies die soms bij vlagen optreedt, de persoon verliest dan de greep als hij in paniek is, toegeeft aan zijn verslaving of weer verstrikt is in een dwangritueel. Hij is niet 'gek' en weet wat hij doet, maar hij kan het niet laten. Zo iemand functioneert op sociaal gebied meestal nog redelijk en wie het niet weet, zal bij oppervlakkige beschouwing niet merken wat er aan de hand is.
Het gaat hier om stoornissen die de betrokkene als *ik-vreemd* ervaart, zoals de zogenaamde angststoornissen, dwangstoornissen, somatoforme stoornissen, eetstoornissen, dissociatieve stoornissen, seksuele stoornissen en verslaving aan alcohol of drugs. Zij komen, evenals de persoonlijkheidsstoornissen in de tweede helft van het boek aan de orde. Het is alleen maar de bedoeling dat de lezer de termen kent en ongeveer weet hoe ernstig het besproken probleem is.

Achtergronden van psychopathologische problemen

Men kent in de psychopathologie een aantal begrippen waarmee een mogelijk verband tussen gedragsproblematiek en aanleidinggevende omstandigheden, binnen of buiten de persoon, kan worden aangegeven. Daarbij hoeft het niet speciaal om een oorzakelijk verband te gaan, want dat is in de hele psychopathologie zeldzaam. Zo kan men nooit zeggen dat iemand van een ruzie overspannen is geworden (ook al wordt dat vaak gezegd). Meestal is het zo dat de betrokkene, die al langere tijd gespannen was, op dát gegeven moment, na die ruzie, afknapte. Dat hij van huis uit ook nog een kwetsbare man was, speelt zeker een rol mee, net als het feit dat hij nog niet helemaal van zijn laatste griep genezen was. Het zou ook allemaal niet zo erg aangekomen zijn als zijn vrouw hem een beetje hartelijker had kunnen opvangen. Zo gecompliceerd zit het meestal in elkaar als er iets psychisch misgaat met een mens. Daarom wordt een heleboel van dat soort aanleidinggevende factoren *psychosociale moeilijkheden* genoemd. De ene keer gaat het voornamelijk om een eenzaamheidsproblematiek, de andere keer zijn het vooral spanningen in de relatie tot mensen in de eigen omgeving.

Verlies van een geliefde verwant of vriend kan tot *rouwproblematiek* aanleiding geven, met als gevolg diepe zwaarmoedigheid van lange duur. Als een mens plotseling overvallen wordt door een vreselijke gebeurtenis die de emotionele draagkracht te zwaar belast, kan er sprake zijn van een psychische ontreddering. Er zijn omstandigheden waar geen mens tegen bestand is; denk aan gijzelingen, seksueel geweld en eenzame opsluiting.

Dergelijke zaken noemt men *psychotraumatische ervaringen*. Niet de ernst van de gebeurtenis is bepalend voor de beoordeling van een psychotrauma, maar de emotionele reactie van het slachtoffer moet de doorslag geven. We mogen psychotraumatische ervaringen nooit bagatelliseren en we mogen niet vergelijken. Het is schandelijk om tegen een oude mevrouw te zeggen dat de beroving die ze meemaakte, gelukkig goed afgelopen is want haar tas werd intact teruggevonden. Die dame voelt zich door het gebeurde overweldigd en kan er niet meer van slapen. Ze wordt nog steeds paniekerig als ze eraan denkt en ze lijdt dus aan een *posttraumatische stress-stoornis*.

Soms is het overduidelijk dat iemands moeilijkheden regelrecht het gevolg zijn van voortdurende conflicten en langdurige spanningen in de relaties met mensen in de naaste omgeving. Men spreekt dan van *relationele* moeilijkheden, als aanleiding voor psychopathologische verschijnselen. Meestal zijn er dan al een hele tijd communicatieproblemen in het sociale systeem in de zin zoals wij die in hoofdstuk 2 hebben besproken. Als een lid van dat sociale systeem, een gezin bijvoorbeeld, niet meer tegen spanningen is opgewassen en overspannen raakt, spreekt men van een *psychische decompensatie*.

Als iemand psychische problemen krijgt doordat hij noodgedwongen moet leven en werken onder zeer ongunstige omstandigheden (denk aan voortdurende ruziënde echtparen; denk aan bejaarden die verward raken omdat ze midden in een grote stad vereenzaamd zijn in hun woninkje 'drie hoog achter'; denk ook aan mensen die angstig zijn geworden omdat ze in hun buurt sterk gediscrimineerd worden), dan gaat het om zaken met een *psychosociale* achtergrond. Slechte maatschappelijke omstandigheden leiden overal ter wereld tot toename van psychische problematiek.

De psychopathologie kent ook een aantal toestandsbeelden, die vroeger 'organische' stoornissen werden genoemd vanwege hun evidente relatie met een beschadiging of een ernstige ontregeling van de hersenen. Denk aan een persoonlijkheidsverandering die het gevolg is van hersenbeschadiging na een ernstig verkeers-ongeluk. Het gaat dan om vergeetachtigheid, apathie, prikkelbaarheid, ongeremde emoties en agressiviteit soms. Dit is een zogenaamde *organische stoornis*. Het begrip 'organisch' wordt in het veel gebruikte classificatiesysteem de DSM-IV niet meer vermeld. Het andere classificatiesysteem de ICD-10 gebruikt het gelukkig nog wel. Hoofdstuk 17 van dit boek gaat over 'organische stoornissen'.

Ten slotte bestaan er nog een paar oude psychiatrische begrippen zoals *psychogeen* en *endogeen*. Vroeger werden ze vaak gebruikt en hechtte men er veel waarde aan. Bij een endogene stoornis gaat het om een probleem dat 'van binnenuit' ontstaat en geen aanwijsbare uitwendige oorzaak heeft. Als iets psychogeen van aard is, gaat het om een psychologisch probleem dat is ontstaan door invloeden die van 'buiten-af' komen. Denk aan psychosociale problemen die de persoon boven het hoofd groeien en verwarring veroorzaken. Het begrip *endogeen* heeft vooral betrekking op twee belangrijke ziektebeelden waarvan men van oudsher aanneemt dat ze een erfelijke, genetisch bepaalde oorzaak hebben. De ene is de *schizofrenie* en de ande-re is de *bipolaire stoornis* die zich manifesteert in het optreden van depressieve en soms ook manische perioden. 'Endogeen' betekent dus feitelijk, een door de aan-leg bepaalde, verhoogde kwetsbaarheid voor depressies of andere psychische pro-blemen. In sommige families komen die problemen in alle generaties voor en bij hen spelen psychogene oorzaken meer een 'losmakende' rol.

Veranderd bewustzijn

Bewustzijn is: bij de tijd zijn, bij kennis zijn. Bij helder bewustzijn ben je in staat actief bezig te zijn, goed georiënteerd in plaats en tijd, in staat alles goed in je op te nemen wat er om je heen gebeurt. Het is ook normaal dat het bewustzijn van de mens niet steeds in dezelfde toestand van helderheid verkeert. Wij kunnen dagdro-men: onze gedachten laten afdwalen tijdens een vervelende preek, en wij kunnen zeer geconcentreerd met één ding bezig zijn waarbij al het andere dat in onze omgeving gebeurt niet opgemerkt wordt. Tijdens de slaap is ons bewustzijn in wis-selende mate gedaald. In elke slaapperiode komen momenten voor van actief bezig zijn van de geest, waarbij tijdens het dromen belevenissen die ons benauwen wor-den verwerkt. Ook tot het begrip bewustzijn behoort datgene wat wij onder woor-den kunnen brengen, waar wij weet van hebben, in tegenstelling tot datgene waar-van wij ons op dat moment niet bewust zijn. Dat kunnen dingen, belevenissen of herinneringen zijn waarover wij niet willekeurig kunnen beschikken omdat zij ons om de een of andere reden 'onbewust' zijn. Een van die redenen kan zijn dat het beleefde verdrongen is. Verdringing is, zoals wij reeds zagen, een afweermecha-nisme. Herinneringen die met een of ander onlustbeladen gevoel zijn verbonden, kunnen ons vaak niet te binnen schieten, omdat zij om die reden onbewust zijn weggestopt. Zo wil ons de naam van iemand maar niet voor de geest komen of lukt het niet iets te vertellen over een bepaalde periode van ons leven.

Vormen van veranderd bewustzijn

Bewustzijnsvernauwing

Het 'verstrooid' zijn is een typisch voorbeeld van vernauwd bewustzijn. Iemand die verstrooid is, loopt met zijn hoofd in de wolken. De verstrooide professor is met zijn gedachten ver weg, bij het boek dat hij wil schrijven, en let daardoor niet op tijdens het oversteken. De verliefde is zo in gedachten dat een eenvoudige vraag als 'Wil je thee?' niet tot hem doordringt.

De psychopathologische bewustzijnsvernauwing treft men aan bij mensen die zo in hun sombere gedachten verzonken zijn dat niets anders hen meer interesseert. Zij zijn geobsedeerd door één bepaalde gedachte die al het andere verdringt. Zo kan een wanhopige die aan niets anders dan aan de dood kan denken, in een toestand van vernauwd bewustzijn geleidelijk aan naar de zelfdoding toe leven. Bij een ernstige bewustzijnsvernauwing, zoals die bij sommige suïcidale cliënten voorkomt, spreekt men van *kokervormig denken*. Wie zo bezig is, kijkt als het ware in een duistere tunnel aan het einde waarvan slechts de daad als een verlossing brengend doel hem lokt.

Verlaagd bewustzijn

Verlaagd bewustzijn is een toestand die sterk verwant is aan de bewustzijnsvernauwing, alleen erger. Het bewustzijn is over de gehele linie vaag. De betrokkene zit glazig en zelfs wezenloos voor zich uit te staren ('het verstand op nul'). Het is niet mogelijk hem uit die trance te wekken. Soms zijn mensen in een dergelijke verwarring ook erg angstig en radeloos. Zij kijken zoekend en hulpeloos rond. Alle vormen van verlaagd bewustzijn hebben met elkaar gemeen dat iemand in een dergelijke toestand de controle over zichzelf kwijt is en dus niet goed in staat is contact te onderhouden met de omringende werkelijkheid. Een lichte mate van verlaagd bewustzijn treedt op bij *paniek*. Men kan op zo'n moment de gedachten niet ordenen en staat 'met de handen in het haar!' Bij een ernstige verlaging van het bewustzijn kan men zelfs de omringende werkelijkheid niet meer 'thuis brengen'.

Bij een *psychische shock* – meestal ontstaan direct na een schokkende ervaring – loopt zo iemand gespannen en niet bereikbaar rond. De pupillen zijn wijd, de ogen donker, in een blik die aan je voorbij kijkt. De reactie op aanspreken is vaag en traag en de persoon in kwestie is duidelijk gedesoriënteerd. Hij weet niet waar hij is en heeft van uur noch dag enig idee. Naderhand, als alles voorbij is, weet hij zich van het gebeurde helemaal niets meer te herinneren. Men noemt dat laatste: een *retrograde amnesie*. Slachtoffers van een ramp of een bombardement kunnen zo in wezenloze toestand tussen de puinhopen ronddolen. Na vliegrampen komt het altijd voor dat mensen die als vermist zijn opgegeven, later in de buurt van het rampterrein teruggevonden worden. Het blijkt dat ze urenlang in een volstrekt wezenloze toestand in de velden rondgelopen hebben zonder te weten wat zij deden.

Hypnose is ook een toestand van verlaagd bewustzijn, waarin iemand nog wel aanspreekbaar blijft.

Verlaagd bewustzijn door lichamelijke oorzaken

Tot dusver ging het steeds om toestanden van verlaagd bewustzijn die het gevolg waren van *psychische* oorzaken. Er zijn echter ook lichamelijke oorzaken van verlaagd bewustzijn, vermoeidheid is een welbekende. Als je doodmoe bent, vallen je ogen vanzelf toe en kun je je niet meer op iets moeilijks concentreren. Mensen kunnen soms ook zeer slaperig (*somnolent*) zijn omdat ze veel te veel sufmakende medicijnen toegediend krijgen of ze op eigen initiatief innemen. Dat probleem komt in de psychiatrie vaak voor en daarom is het belangrijk dat men onderscheid leert maken tussen een verlaagd bewustzijn door psychische oorzaken en een verlaagd bewustzijn door een lichamelijke oorzaak.

Mensen kunnen niet alleen slaperig, maar ook echt suf (*soporeus*) zijn. Suffe mensen kunnen niet goed meer lopen en spreken op een slissende manier. Als het om een vergiftiging gaat praten ze zelfs heel slecht, lallend en met een 'dubbele tong' (*dysartrie*).

Dissociatieve symptomen

Onder dissociatie wordt een merkwaardig verschijnsel verstaan, een deel van het bewustzijn wordt afgesplitst. Iemand is wel bij bewustzijn, maar van een deel van zijn gedrag is hij zich niet bewust. Het komt ook voor dat hij een deel van zichzelf niet als 'eigen' herkent en bijvoorbeeld 'vergeet' dat hij het is die daar door de gang loopt. Hij kan zichzelf bekijken en zich over zichzelf verwonderen. Dissociatie betekent soms gevoelloosheid en emotionele kilte, in de zin van niets voelen terwijl er iets zeer ernstigs is gebeurd. Het ontbreken van het pijngevoel tijdens een hoogst onaangename ingreep of mishandeld worden kan ook op dissociatie van het bewustzijn berusten. De persoon ziet wat er gebeurt en heeft het gevoel dat iemand anders daar in zijn plaats ligt of staat.

Dissociatie kan in lichte mate voorkomen als een voorbijgaand gevoel van vervreemding, het kan ook in uitgebreide vorm voorkomen en tot zaken als 'dissociatieve identiteitsstoornis' (de vroegere meervoudige persoonlijkheidsstoornis) aanleiding geven. De verderop te behandelen verschijnselen als depersonalisatie en derealisatie zijn sterk aan de dissociatie verwant.

Veranderd beleven van zichzelf en problemen in het contact met de omringende werkelijkheid

In de klassieke psychopathologie spreekt men van denk- en waarnemingsstoornissen. Daarmee wordt aangegeven dat de psychologische functies van het waarnemen (zien en horen wat met de zintuigen opgenomen is) gestoord zouden zijn. Dat is echter alleen het geval als het bewustzijn van de betrokkene vertroebeld is. Iemand die 'stoned' is ziet wonderlijke beelden, hij hallucineert. Als iemand in een acuut psychotische toestand verkeert is hij weliswaar met zijn gedachten 'ver weg', maar de functie van het waarnemen zèlf is *niet* gestoord. Hij ziet precies hetzelfde als u en ik, maar hij brengt in de door hem waargenomen werkelijkheid een andere, eigen ordening aan en hij ziet of hoort nog iets extra's en trekt daar zijn pathologische conclusies uit. Dat het gewone denken en het waarnemen meestal volkomen intact blijft, blijkt ook uit het feit dat mensen die jarenlang, vanwege een schizofrene toestand verpleegd zijn, volkomen normaal kunnen reageren als dat plotseling voor hen nodig is.

Zo kan iemand van wie men gewend is dat hij bizarre waanideeën uit en met niemand contact onderhoudt, op het moment dat hij ten gevolge van een ongeval een been breekt, op volstrekt normale wijze aangeven waar het pijn doet. Het autistische en mutistische gedrag dat hij jarenlang vertoonde, is plotseling opgeheven. Hij spreekt en kijkt je volstrekt normaal aan! Zolang hij in verband met deze verwonding medische en verpleegkundige hulp nodig heeft, blijft hij gewoon praten als ieder ander. De behandelaar hoopt dan dat door dit voorval het contact hersteld is en de waanzin genezen is. Helaas blijkt dit anders uit te pakken, want zodra het been genezen is, sluit deze man zich weer als een kluizenaar op in zijn eigen wereld. De oester zit weer in zijn schelp, en de schelp zal zich voorlopig niet meer openen.

Uit deze en andere ervaringen met schizofrene mensen blijkt mijns inziens dat *waarnemen afhankelijk is van de bewustzijnstoestand en afhankelijk is van de belevings- en gedachtewereld* waar de betrokkene op dat moment in gevangen zit. Het voorval met het gebroken been bewijst dat het jarenlange vreemde gedrag niet op een hersendefect berustte, zoals vaak wordt gedacht. Als dat wel het geval zou zijn geweest, dan had de betrokkene het niet meer kunnen opheffen om met hulpverleners te communiceren. Het pathologische gedrag hoort bij een vreemde bewustzijnstoestand waarmee de zieke persoon zich beschermt tegen de dagelijkse realiteit die hem te bedreigend is. In die vreemde bewustzijnstoestand kunnen mensen zeer vreemde dingen 'waarnemen' (ze zien dingen die er niet zijn of ze horen 'stemmen'). Bij die bewustzijnstoestand kunnen ook *derealisatie, depersonalisatie* en *dissociatieve verschijnselen* horen.

Derealisatie en depersonalisatie

Het woord *derealisatie* wil zeggen dat er een vreemd beleven is van de werkelijkheid. Derealisatie is op zichzelf niet zo'n bijzonder gevoel. In een dromerige sfeer en in een bepaalde stemming kan ieder mens wel eens van dit soort belevingen hebben.

Vrouwen kennen een gevoel van derealisatie vlak voor de menstruatie, als zij een licht gedeprimeerde stemming voelen. Het huis, de straat buiten en de tuin lijken vreemd, alsof er een onwezenlijk licht op schijnt. Een ander soort gevoel van derealisatie ondervindt de examenkandidaat die op de fiets naar het examen rijdt. Ook hij kan zich vervreemd voelen van de hem omringende stad. Hij is alleen tussen de duizenden mensen die zich voortspoeden in het verkeer. Niemand heeft weet van zijn angst en vrees en hij is zich zeer bewust van het gevoel op dat moment anders te zijn dan alle anderen.

De derealisatie die bij een psychotische toestand hoort, gaat veel verder en is veel dieper, maar het principe is hetzelfde. Vanuit zijn gederealiseerd beleven van de werkelijkheid komt de psychotische mens in een waanstemming (in het Duits: Wahnstimmung). De vervreemding is voor hem angstaanjagend, omdat er een dreiging aanwezig is, die voortkomt uit innerlijke chaos.

Wie daar middenin zit, krijgt het gevoel dat er iets afschuwelijks staat te gebeuren. Hij voelt dat de mensen die hij ontmoet hem met onderzoekende blik bekijken. Ook in de geluiden die op hem afkomen bespeurt hij dreiging. In dit vreemde beangstigende beleven kan ook het gevoel ontstaan zélf veranderd te zijn. Men is zichzelf niet meer, het eigen lichaam lijkt anders van vorm te zijn geworden. Het kan ook zijn dat iemand bij het kijken in de spiegel meent een ander te zien. Dit kan men samenvatten onder het begrip *depersonalisatie*. *Depersonalisatie* is vaak een onderdeel van *derealisatie*. Het hoort bij het gevoel van vervreemding.

Gedepersonaliseerd zijn kan ook in allerlei vormen optreden. Jonge mensen en oude mensen kijken soms langdurig in de spiegel en denken: 'Ben ik dit?' Ze zijn verbaasd over het hoofd dat hen hologig aanstaart, want ze hadden iets mooiers verwacht en het past niet bij hun zelfbeeld. Een ernstiger gedepersonaliseerd zijn treedt op als iemand hoge koorts heeft. Bij een koorts van 40 °C kan het hoofd aanvoelen alsof het ballongroot is, terwijl de voeten soms meters ver verwijderd lijken te zijn. Zieke mensen hebben soms het gevoel alsof hun hele lijf door de ziekte is veranderd en niet meer bij hen hoort.

Depersonalisatie speelt een belangrijke rol bij psychotische toestanden. Bij de bespreking van de dissociatie kwam al aan de orde dat mensen zichzelf soms als vreemd ervaren. Het kan zover gaan dat ze behalve het gevoel naast zichzelf te staan, ook in staat zijn zichzelf te bekijken en ze horen zichzelf als een vreemde spreken. Die vreemde spreekt hun eigen woorden uit alsof hij ze zelf bedacht heeft. Deze vervreemding kan zover gaan dat het gevoel ontstaat dat er dus een *dubbelganger* moet bestaan. Iemand die precies hetzelfde is, maar niet altijd dezelfde dingen doet. Er gebeuren dan dingen waar de betrokkene zich niet bewust van is en waarvoor hij niet verantwoordelijk gesteld wil worden. Het betekent dan ook tegelijkertijd dat hij onkwetsbaar is voor de krenkingen. Die worden immers de dubbelganger aangedaan en de betrokkene kan het makkelijker over zijn kant laten gaan. Een psychotische man die eerst een injectie heeft geweigerd, kan de 'prik' later passief toelaten omdat het immers een ander is die zo pijnlijk vernederd wordt.

Van illusionaire vervalsingen tot hallucinaties en waanbeleven

Alle mensen die aan extreme psychische belasting zijn blootgesteld, kunnen op een goed moment last krijgen van gewaarwordingen, beelden of geluiden, die alleen door henzelf worden beleefd. De fata morgana die de verdwaalde woestijnreiziger in zijn uitputting meent te zien, is daar een goed voorbeeld van. Ver weg aan de horizon ziet hij het verlokkende water en de palmen van een oase.

Het is echter alleen maar schijn, de hete trillende lucht boven het zand misleidt hem. Ook drenkelingen die dagenlang op zee ronddrijven op een vlot, zonder beschutting tegen de zon en zonder drinkwater, gaan vreemde beelden zien. Zij zien soms hun moeder over het water aankomen of zij horen een stem die uit de verte naar hen roept. Ook dit zijn hallucinaties.

Soms begint het zien van vreemde beelden met het gevoel van 'het is alsof'. Men neemt wel iets waar dat echt bestaat, maar denkt dat dat voorwerp iets anders is. Alsof daar 'een man stond', terwijl het een boomstronk is in het donkere bos. Alle mensen hebben zoiets wel eens meegemaakt als zij 's avonds op een beetje griezelige plek liepen. Men noemt dat soort belevingen *illusionaire vervalsingen*.

Illusionaire vervalsingen komen veel voor, we nemen allemaal wel eens iets waar dat bij nader inzien een illusie blijkt te zijn. Mensen schrikken soms van geluiden in het duister en ze denken dat er iets onheilspellends naderbij komt, terwijl het maar een windvlaag is die door de dorre blaren jaagt. Het idee: 'Het is alsof daar iemand aankomt' berust op een illusionaire waarneming. Het is een zinsbegoocheling, meer niet.

Bij dit soort illusies gaat het dus om 'alsof' waarnemingen, men weet het niet zeker, er zijn alleen *bange vermoedens*. Het verschil tussen illusionaire vervalsingen en hallucineren is dat illusies nog gecorrigeerd kunnen worden. Bij een illusie is de persoon zich nog wel bewust dat zijn waarneming onjuist kan zijn. Als hij zijn verstand gebruikt, weet hij wel dat de dingen die hij hoort of ziet, niet echt bestaan en dat het om producten van zijn angstige beleving gaat.

Hallucinaties en waanbeleven zijn niet meer voor correctie vatbaar, de persoon kan er geen afstand van nemen, het wordt als echt beleefd. Vele jaren later staat het voor de persoon nog steeds als een paal boven water dat de dingen die hij gezien heeft, echt bestonden. Zo weet iemand bijvoorbeeld absoluut zeker dat hij die bewuste nacht, nadat hij een ingrijpende operatie had ondergaan, een doodskist in zijn kamer heeft zien staan. Hij weet natuurlijk wel dat het ondenkbaar is dat er zomaar een doodskist in een ziekenhuiskamer staat, maar hij heeft het beslist gezien. Het is ook een essentiële ervaring geweest die hij niet meer wil vergeten. In dit geval gaat het om een visuele hallucinatie bij iemand die net een angstaanjagende ervaring heeft gehad (de operatie) en nog niet helemaal bij zijn positieven is. Soms gaan normale mensen hallucineren omdat ze onder abnormale omstandigheden worden vastgehouden. Wie lange tijd in een geluiddichte cel wordt opgesloten, gaat vroeg of laat geluiden horen die aan zijn eigen denkwereld ontsproten zijn. Dat zijn hallucinaties die elk normaal individu zal krijgen als de situatie maar erg genoeg is. Het welbewust mensen onthouden van zintuigprikkels (als een misdadige vorm van isolatie) noemt men *sensory-deprivation*.

Hallucinaties zijn dus gewaarwordingen die op kunnen treden bij mensen die onder grote emotionele druk staan. Door die spanning zijn zij niet in staat nog kritisch te onderscheiden wat echt van buitenaf wordt waargenomen en wat in de eigen belevingswereld is opgekomen. Deze hallucinaties zijn altijd gewaarwordingen die met een grote stelligheid worden gezien of gehoord.

Hallucinaties komen meestal voor bij mensen die 'psychotisch' zijn en daardoor niet meer in staat zijn te beoordelen wat reëel is en wat niet. Het komt echter ook voor dat mensen die niet psychotisch zijn – en dus niet in de war zijn – 'stemmen' horen. Ze hebben zich getraind tijdens een soort trance naar een stem in hun hoofd te luisteren.

Gehoorshallucinaties (akoestische hallucinaties)

Gehoorshallucinaties zijn een vorm van beleven waarbij iemand stellig meent een stem of meer stemmen te horen. Er zijn uiteraard ook nog wel andere geluiden die iemand als een vorm van hallucineren kan waarnemen, maar in de overgrote meerderheid van de gevallen gaat het om 'stemmen'. Stemmen die voor het eerst in een stille kamer ergens uit de ruimte tot hem kwamen. Vaak zeggen die stemmen onaangename dingen, ze schelden of dreigen, soms is het gewoon commentaar op wat men doet. De hallucinerende meent dat ze uit een roostertje, of een stopcontact in de muur van de kamer, uitgezonden worden of hij heeft het gevoel dat ze vlak achter het hoofd ingefluisterd worden. Het hallucineren is doorgaans onaangenaam, maar *in de loop van de tijd gaat iemand er ook nadrukkelijk naar zitten luisteren*. Hij is dan, terwijl hij zich afzondert in een toestand van bewustzijnsvernauwing, bezig met zijn eigen hersenspinsels. Een buitenstaander kan zien dat hij hallucineert omdat hij dan met afgewend hoofd zit te luisteren, geen acht gevend op wat er verder in de ruimte gebeurt.

Soms zegt een hallucinerende wel eens dat de stemmen hem opdrachten geven. Men noemt dat *imperatieve hallucinaties*. Dergelijke opdrachten kunnen voor de betrokkene zeer beangstigend zijn. Zeker als de stem zegt: 'Spring uit het raam' of 'Sla hem'. Dat laatste kan soms tot gevaarlijke toestanden leiden. Het komt echter zeer zelden voor, gelukkig.

Gezichtshallucinaties (visuele hallucinaties)

Het zien van vreemde beelden, die een ander op dat moment op die plaats niet zou kunnen zien, is en blijft altijd een wonderlijk gebeuren. Er is veel verwantschap met het zien van droombeelden, alleen dat gebeurt tijdens het slapen. Wij dromen allemaal en soms blijft een droombeeld na het ontwaken nog korte tijd in onze herinnering hangen. Maar hallucineren is anders. Hetgeen de hallucinerende ziet, is *angstaanjagend en fascinerend tegelijk*. Hij weet heel goed dat hij op dat moment de enige is die dit beleeft en wil er daarom vaak liever niet over praten. Hallucineren hoeft trouwens niet altijd griezelig te zijn. Oude mensen die, wanneer ze alleen in hun kamer zitten, familieleden zien 'verschijnen' die reeds lang geleden overleden zijn, praten ook tegen hen. Alhoewel zij weten dat het vreemd is, heeft de figuur die daar ineens in de kamer staat, ook iets merkwaardig geruststellends. Dit hallucineren heeft daarom ook een functie in de eenzaamheid van de betrokkene.

Soms worden gezichtshallucinaties sterk bepaald door omneveling van hun bewustzijn. Omdat men niet meer helder kan zien, is het niet onmogelijk dat zij in dat wazige gezichtsveld zwarte stipjes en draadjes, als 'beestjes', door de kamer zien bewegen. Anderen zien tot hun verbazing mensen of dieren geluidloos langslopen, hele stoeten achter elkaar. Deze hallucinaties komen voor tijdens een zogenaamd *delier*.

Men moet trouwens erg oppassen met het beoordelen van dit soort gedrag en niet te gauw aannemen dat iemand hallucineert. Het kan best gebeuren dat iemand die verbijsterd in bed ligt, denkt te hallucineren, terwijl hij echte dingen ziet, die hij niet kan plaatsen. In zijn angst denkt hij dat hij hallucineert. Een meisje vertelde mij eens dat zij steeds dezelfde griezelige mensen langs haar bed zag lopen. Toen ik naast haar bed zat bleek mij, dat zij gefascineerd naar de mensen zat te kijken, die door de gang liepen. Haar slaapkamer was aan de gangzijde van een glazen raam voorzien, waardoor je alleen maar de bovenstukken van de voorbijgangers kon zien. Met enig verbeeldingsvermogen kon je je indenken dat daar een soort film aan je voorbijtrok. Zo zag zij dat ook vanuit haar bed. Het waren dus *pseudo-hallucinaties*.

Erger nog was het probleem van de panisch angstige man die in een separeerkamer werd verpleegd. In dit 'moderne' onderkomen, geluiddicht en van airconditioning voorzien, hoorde hij de hele dag gefluister uit het plafond komen. Hij hoorde daarin zijn naam noemen en vreesde dat deze 'stemmen' over hem een oordeel uitspraken. Toen ik een tijd bij hem in zijn kamertje zat hoorde ik, met hem, een voortdurend eentonig geruis. Soms werd het geruis onderbroken door een zacht geklepper. In de beklemming van die afgesloten kamer was het een geluid dat steeds doordringender leek te worden. Een draai aan een schakelaar bleek het hele 'gefluister' te kunnen beëindigen. De ventilator van de luchtverversing veroorzaakte een probleem dat zijn toestand tien keer erger maakte dan de depressie (hij had doodswensen geuit) waarvoor hij apart werd verpleegd.

Uit deze voorbeelden mag worden geconcludeerd dat hallucineren soms een functie heeft in iemands sociale positie. Soms is het een gevolg van die positie, waarbij prikkels uit de omgeving verkeerd geïnterpreteerd worden omdat het niet anders kán.

Gevoelshallucinaties (haptische hallucinaties)

Mensen met vreemde gewaarwordingen in en aan hun eigen lichaam, al dan niet samenhangend met depersonalisatie, kunnen soms het gevoel hebben dat hun huid onder stroom staat. Of zij menen dat zij op een of andere manier met elektrische stroom bewerkt worden. Het is niet onmogelijk dat zo'n gevoel is begonnen met tintelingen in de handen of de voeten, zoals ieder nerveus mens die wel kent. Als de gedachte daarover eenmaal de vorm van een waanidee heeft aangenomen, voelt zo iemand ook aan de eigen huid de invloed van stroom. Vaak weet men dan de plaats waar het vandaan komt (de computer of de straling uit de tv) ook aan te geven.

74

Angstig-depressieve mensen, met hypochondrische waanideeën, hebben soms het gevoel dat er in hun lichaam iets beweegt of groeit dat er niet hoort te zijn. Vooral oude sombere mensen hebben dat wel eens. Voor de buitenwereld klinkt het belachelijk, maar voor henzelf is het bittere realiteit. Zij voelen dat alles in hun buik veranderd is. In hun onderlichaam gebeuren vreemde dingen, zonder dat zij begrijpen hoe dat kan. Zij voelen het voortdurend en het beangstigt hen zeer omdat ze denken dat het een teken is dat ze spoedig zullen sterven.

Vaak gaat het dwangdenken over het waanidee gepaard met achterdocht. Men vraagt voortdurend om aandacht en het wordt erger als hulpverleners ontkennen dat het lichamelijke probleem bestaat. Zij vóelen het immers en komen tot de conclusie dat ze door de artsen om de tuin worden geleid.

Betrekkingsideeën

Aanvankelijk zijn betrekkingsideeën onschuldige en in zekere zin ook begrijpelijke denkbeelden die iemand, op grond van wat anderen in de eigen omgeving zeggen of doen, langzamerhand opbouwt.

Alle gespannen mensen die zich bedreigd voelen, betrekken algemene dingen op zichzelf. Zij denken dat de mop die een familielid aan tafel vertelt, een steek onder water is in hun richting. Zij menen uitgelachen te worden als er algemene vrolijkheid heerst om iets heel onbenulligs, of zij denken dat het feit dat iemand vergeet hun een kopje koffie aan te bieden, betekent dat zij niet gewenst zijn. Zulke, in de aanvang gewone *betrekkingsideeën* groeien uit tot *waanideeën* als er sprake is van een zich in toenemende mate vervreemd voelen van de gemeenschap. Dan komt er een *paranoïde achterdochtige instelling*, die langzamerhand uitgroeit tot een waanstemming. Vanuit het zich bedreigd voelen ontstaat er een zogenaamd 'veranderd betekenisbewustzijn'. In die 'sfeer' betekent elk gewoon ding iets dat voor tweeërlei uitleg vatbaar is. Als iemand een mes op tafel legt (om straks een appeltje te schillen bijvoorbeeld), betekent dat: 'pas op', je gaat eraan!

Waanbeleven

Waanbeleven heeft dus, zoals we in het voorafgaande duidelijk hebben kunnen zien, altijd een betekenis en is geen losstaand verschijnsel. Het is het gevolg van een ontwikkeling bij iemand die zijn angst en verwarring onder de knie tracht te krijgen. De waan wordt opgebouwd uit conclusies die de wanende geleidelijk aan trekt uit een veranderd beleven van de wereld rondom hem. In dat beleven lijkt het wel of alles en alles om hem alleen draait. Hij gaat trouwens steeds meer dingen op zichzelf betrekken. Anderen kijken voor zijn gevoel voortdurend naar hem, overal is er wel ergens een blik op hem gevestigd. Dat anderen inderdaad zijn afwerend en schichtig gedrag met verwondering aanschouwen, versterkt zijn gevoel van achtervolgd worden. Zo ontstaat ten langen leste ook het idee dat alles wat zich in de wereld afspeelt, alles wat op de televisie wordt gezegd en in de krant wordt geschreven, op een of andere manier betrekking op hem heeft. Zo'n zich uitbreidend waanbeleven kan uitmonden in een *grootheidswaan*. Die grootheidswaan is dan het sluitstuk van de gedachtegang dat *iemand die overal achtervolgd wordt*, ook wel de moeite van dat bespioneren en achtervolgen waard moet zijn! Vanuit die gedachte kan iemand tot de slotsom komen dat hij Christus is die in deze wereld vervolgd wordt, die zich moet opofferen, en die uiteindelijk toch onkwetsbaar en onsterfelijk blijft.

Kenmerkend voor alle waanbeleven is altijd de overtuiging waarmee iemand zijn ideeën brengt. Er valt niets tegenin te brengen. Tegelijkertijd is deze zelfde persoon ook inconsequent, hij leeft ook het gewone leven van alle anderen. Hij vraagt ook gewoon om een sigaret of spreekt een andere wens uit. Vaak lijkt het alsof er sprake is van een *dubbele boekhouding*. Er is een gewone wereld, waarin hij met ons leeft voorzover hij dat kan, en er is een ándere, eigen binnenwereld waarin hij niemand toelaat. Dat laatste doet een beetje denken aan wat sommige kleine kinderen doen. Zij fantaseren zich een eigen wereld met niet-bestaande familieleden en vriendinnetjes, die zij zelfbedachte namen geven. Dat is hun geheim.

Ernstig depressieve mensen kunnen waanideeën hebben die weer het gevolg zijn van dwanggedachten die zij in hun sombere stemming hebben ontwikkeld. In hun zwaarmoedigheid voelen zij zich nietswaardig, verworpen, slecht en schuldig. Uit dergelijke obsessionele gedachten ontwikkelt zich dan soms de gedachte dat het hele eigen bestaan weg is. 'Ik ben niets meer', 'ik heb geen lichaam meer', 'zie, ik ben dood'.

Hoe absurd het ook moge klinken, voor wie wanhopig is, is het een onontkoombaar gevoel. Men noemt dit wel een *nihilistische waan*. Zo bestaat er ook een *armoedewaan* bij zeer depressieve mensen die zich niet los kunnen maken van de gedachte dat zij verantwoordelijk zullen worden gesteld voor alle kosten die door hun toedoen gemaakt worden. Daarom durven zij niet meer te eten omdat zij elke hap voedsel duur zullen moeten betalen, terwijl zij geen cent in deze wereld bezitten. De ziektekostenverzekering betaalt, denken zij, voor alle kamergenoten, alleen deze ongelukkige moet alles zelf betalen.

Bij deze helse vorm van lijden past ook de *zondewaan*. Mensen die van huis uit gelovig zijn, kunnen in hun zwaarmoedigheid de afschuwelijke waangedachte krijgen, dat zij voor eeuwig verloren zijn. Zij hebben de zonde tegen de Heilige Geest begaan, omdat zij, hun leven in terugblik beschouwende, menen Christus verloochend te hebben. Dat betekent dan dat zij geen vergeving van hun zonden kunnen verwachten, voor hen is er geen genade en zij zullen dus eeuwig moeten boeten. De consequentie van een dergelijke afschuwelijke zondewaan is vaak, dat iemand zichzelf bij voorbaat straft door een zelfgekozen gewelddadige dood.

Het lijden van zeer zwaarmoedige mensen met dergelijke gedachten moet men niet onderschatten. Naast warm menselijke steun hebben zij ook zonder meer antidepressieve behandeling nodig, plus een intensieve zorg, opdat zij zichzelf niet verwaarlozen op grond van waanbeleven. Bij de bespreking van de depressies zullen we hier nog op terugkomen.

Anna

Anna was een alleenwonende weduwe van zestig jaar. Zij woonde in een aller-aardigst klein huisje even buiten het dorp B. Haar echtgenoot had het voor hen beiden laten bouwen, een jaar of vijf geleden. Helaas had hij er zelf weinig ple-zier aan beleefd, omdat hij korte tijd na de verhuizing ziek werd en overleed. Na zijn dood had Anna het erg moeilijk. Met hulp van familie en kennissen was ze net weer wat op haar verhaal gekomen toen zij in nieuwe problemen terecht-kwam.

Op zekere dag stelde haar linkerbuurman voor om de schutting die dreigde om te waaien, te vervangen. Zij had geen bezwaar tegen dit plan omdat hij het kar-wei zelf wilde opknappen. Toen zij echter merkte dat hij de palen geleidelijk aan steeds een eindje verder op háár grondgebied ging zetten, maakte zij daar her-haaldelijk aanmerkingen over. Omdat de buurman zich er niets van aantrok, schakelde zij op aanraden van vrienden, juridische hulp in. Door die actie werd zij weliswaar in het gelijk gesteld, maar de verhouding tussen hen beiden was nu zeer verkoeld. Anna werd bang voor hem, zodat de vreugde van het wonen in het gezellige huisje was vergald.

Door haar angst ging zij op dingen letten waar zij vroeger nooit aan gedacht had. Op een middag in de herfst zag zij bijvoorbeeld iets heel merkwaardigs. Ze was net klaar met het harken van haar gazon en stond tevreden over haar arbeid naar de tuin te kijken. Ineens zag zij tot haar verbijstering dat het gras, dat zojuist nog bladvrij was, nu weer vol met dorre bladeren lag. Hoe kon dat nu gebeurd zijn? Op het moment dat zij de buurman luid hoestend achter de schutting hoorde lopen, kwam de gedachte bij haar op dat hij expres aan zijn populierbomen had geschud, opdat de westenwind hun blad op haar erf kon blazen.

Na die gebeurtenis leek haar dat er méér was dat niet klopte. Zo merkte zij op een dag, bij thuiskomst, dat de mahoniehouten kast in de gang enkele centi-meters verplaatst was. Het viel haar op dat het behang aan de rechterzijde van de kast nu een streepje van zijn oorspronkelijke, nog niet verschoten dessin toonde. Zij dacht: Er moet dus iemand tijdens mijn afwezigheid in huis zijn geweest.

In de daaropvolgende maanden werden er meer dingen in haar huis verplaatst en beschadigd. Op een nacht werd zij wakker en meende dat er precies boven haar hoofd gepraat werd. Wat men zei kon ze niet horen, het leek alleen of er verscheidene mensen op haar zolder met elkaar spraken.

Het leven werd voor haar steeds moeilijker, omdat zij ook ging merken dat mensen veelbetekenende blikken uitwisselden als zij in hun buurt kwam. Zij kreeg het gevoel dat iedereen wist wat er zich precies afspeelde in en om haar huis. Omdat zij ook bespeurde dat het personeel in winkels haar met een men-geling van verachting en vrees behandelde, besloot zij niet meer in het eigen dorp te winkelen. Het was duidelijk dat de buurman in de wijde omtrek rare praatjes had rondgestrooid.

Haar klacht bij de politie had niets opgeleverd en dat versterkte haar in de mening dat de officiële instanties ook in het complot betrokken waren. Van die kant hoefde ze dus niets goeds te verwachten. Omdat Anna erg aan haar huis gehecht was, wilde zij zich niet zomaar weg laten pesten. Zo vocht zij twee jaar lang haar eenzame strijd, tot ze op een avond helemaal aan haar eind was. Doodmoe door de vele slapeloze nachten kwam ze huilend bij familie aan.

Bij de familie ging het echter ook niet goed. De dreiging bleef ze nog steeds voelen en dat gaf spanningen. Na veel heen en weer praten liet zij zich overhalen tot een opname.

Toen zij weer tot rust was gekomen, lukte het een kamer voor haar te organiseren in een vriendelijk verzorgingstehuis. Haar gedachten over alles wat zij in de afgelopen jaren had meegemaakt, waren niet veranderd, màar dat hinderde niet meer. Nu de dreiging en de eenzaamheid verminderd konden worden, kreeg zij de gelegenheid een nieuwe start te maken.

Onvermogen om het eigen handelen en denken te sturen

Te veel of te weinig activiteit

Bij deze groep van problemen met psychopathologische consequenties gaat het om het al dan niet ondernemen van activiteiten. Soms gaat het om niet in actie komen, terwijl de situatie daar wel om vraagt. Of het gaat om activiteiten die, hoewel ze zinloos zijn, buiten de bewuste wil van de betrokkene om toch plaatsvinden. Ook het verwaarlozen van de dagelijkse huishoudelijke bezigheden omdat men onwillekeurig in gedachten met iets bezig moet zijn, wat door de betrokkene als storend doch onvermijdelijk wordt ervaren, hoort bij dit probleemgebied.

Zo is *initiatiefverlies* een heel typisch psychopathologisch verschijnsel, voorkomend bij alle mogelijke hersenfunctiestoornissen. Soms is het een van de eerste verschijnselen van een beginnende geestelijke achteruitgang. Het valt bijvoorbeeld de kinderen op dat moeder, die vroeger zoveel interesses had en altijd zo druk in de weer was, nu geen enkele neiging meer vertoont om in actie te komen. Kennelijk stoort het moeder zelf helemaal niet. Ze zit rustig voor zich uit te kijken en gelooft het allemaal wel. Als zoiets bij een man of vrouw van middelbare leeftijd gaat optreden, kan er sprake zijn van een alarmerende stoornis. Initiatiefverlies is ook kenmerkend voor schizofrenie. Mensen die al jaren aan deze ziekte lijden, verliezen de animo om nog iets te ondernemen. Ze 'zitten te zitten' en kunnen er zelfs niet toe komen zichzelf fatsoenlijk te verzorgen en moeten dus voortdurend gestimuleerd worden. Sommige lezers zullen misschien zeggen: 'Dat heb ik ook', maar hier gaat het om een pathologisch gebrek aan initiatief dat typisch bij de 'negatieve symptomen' van de schizofrenie hoort.

Onder *bewegingsarmoede* wordt een ander gebrek aan activiteit verstaan. Dit hoort bij een zeer gedeprimeerde stemming, de getroffen komt tot niets en zit bewegingloos uit het raam te staren. Ook mensen die in een toestand van verlaagd bewustzijn verkeren, kunnen soms, als in trance, bewegingloos blijven zitten. Aan de blik in de ogen merkt men dat er sprake is van iets vreemds. Als iemand heel erg diep in de put zit, kan deze bewegingsarmoede ertoe leiden dat hij tot helemaal niets meer komt en wezenloos op bed blijft liggen zonder enige poging tot zelfverzorging te ondernemen. Dat laatste komt niet zelden voor bij jonge mensen die dusdanig met zichzelf overhoop liggen, dat zij de hele dag piekerend in bed naar het plafond blijven staren. In een diep depressieve toestand heeft iemand dan geen moed meer om zelfs nog maar een woord te zeggen. Dat gespannen zwijgen wordt *mutisme* genoemd. Als bewegingsarmoede en mutisme samengaan, spreekt men wel van een *stuporeuze* toestand. Iemand die in zo'n toestand verkeert is meestal *psychotisch*, dat wil zeggen hij heeft waanideeën en hallucineert.

Agitatie en bewegingsonrust is het tegengestelde van bewegingsarmoede. Meestal is deze agitatie het gevolg van een grote beroering door angstgevoelens en paniek. In een dergelijke panische toestand kan iemand doelloos ronddolen, letterlijk niet meer wetend waar hij het zoeken moet.

Motorische ontremming is nog weer een heel ander soort onrust. Het niet meer stil kunnen zitten wordt niet door angstige spanning ingegeven, maar is het gevolg van een dadendrang. Er is een tevéél aan initiatief. Gedachten en impulsen om te handelen komen voortdurend zomaar in het hoofd opborrelen, omdat deze persoon te druk is geworden. Vandaar dat hij ook voortdurend praat en gebaart. Dit druk en ontremd zijn is kenmerkend voor het manische toestandsbeeld. Verderop, in het hoofdstuk over de manie en de andere stemmingsstoornissen, zullen wij daar nader op ingaan. De manie is de tegenpool van de depressieve toestand.

Chaotisch-doelloos gedrag vertonen mensen die in een toestand van sterk verlaagd bewustzijn verkeren, zoals dat het geval is bij het delirante toestandsbeeld. Zij tasten, lijkt het wel, in het duister van hun verwarring.

Al deze vormen van bewegingsarmoede of onrust hebben ieder een verschillende achtergrond en zij horen bij een verschillende belevingswereld. Vandaar dat het belangrijk kan zijn het juiste onderscheid te weten. De hulpverlening kan dan doelgerichter plaatsvinden. Waar de angstig-onrustig zoekende juist geruststellend toespreken nodig heeft, maakt discussie bij toespreken van een drukke ontremde cliënt soms meer los dan dienstig is. Daar geldt dat het voorkòmen van alles wat hem opwindt de verstandigste beleidslijn is.

Een stoornis in de impulscontrole of een niet te stuiten drang

We hebben het hier over handelingen die iemand, anders dan bij onrust, niet of nauwelijks na kan laten. Vaak komt men pas achteraf tot het besef dat iets niet had moeten gebeuren. Het is vergelijkbaar met het doen van een onverantwoorde aankoop. Pas achteraf denk je: 'Waarom kon ik dat leuke ding in die winkel niet laten staan, ik moést het hebben.' We noemen dat een impulsaankoop. Het drangmatig handelen als psychopathologisch verschijnsel heeft vaak de kenmerken van een *verslaving*. Iemand is bijvoorbeeld *koopziek*. Zo kent iedereen ook wel de neiging om veel te veel te snoepen. Een neiging die sterk toeneemt als je je erg alleen voelt. De drang komt voort uit een behoefte om een onaangename spanning te ontladen.

In veel gevallen geeft de ontlading van spanning tegelijkertijd óók *lustbevrediging*. Zelfs het zichzelf kwellen kan tot een onweerstaanbare drang uitgroeien, waarbij de pijn of het hongergevoel een bepaald soort lustgevoel teweegbrengt. Dit laatste speelt een rol bij *anorexia*, magerzucht en bij *boulimia* (ook wel bulimia genoemd), de neiging grote hoeveelheden voedsel achter elkaar naar binnen te proppen. Vaak wordt het vervolgens direct weer uitgebraakt.

Mensen kunnen ook de drang voelen om iets kapot te maken, iemand te kwetsen of zichzelf te beschadigen door in de huid te snijden (*automutilatie*). Vaak komen dan na de daad gevoelens van schaamte en spijt over het gebrek aan zelfbeheersing. Men voelt zich ook eenzaam omdat de daad wel even als uitlaatklep voor spanning fungeert, maar natuurlijk niets oplost en het alleen maar erger maakt. Na verloop van tijd, als de spanning weer te hoog oploopt, doet men het tegen wil en dank, toch weer en dat is de betrokkene goed bekend. Men 'zakt weer door'.

Een dergelijke vicieuze cirkelgang, met spanningen, vechten tegen de impuls, het tóch doen en daarna de schaamte en de spijt, komt ook voor bij verslavingsproblematiek. Aan het slot van hoofdstuk 20 zal deze problematiek uitvoeriger behandeld worden. Dan komen ook de steelzucht (*kleptomanie*) en de zucht om brand te stichten (*pyromanie*) aan de orde.

Een aantal vormen van impulsief handelen zullen we ook verderop in dit boek bespreken, waarbij het vooral om seksuele lustbevrediging gaat. Ik noem ze op deze plaats omdat het ook om ontlading van spanning gaat en om een soort verslaafd zijn aan een bepaald gedrag. Men kan het niet laten. Waar een gewoon seksueel contact als gevolg van remmingen, angsten of boosheid niet mogelijk is, heeft de drang naar lustbevrediging een vreemde weg gevonden in stiekeme solistische methoden. Methoden die een doel op zichzelf zijn geworden.

Voyeurisme is de drang om heimelijk anderen bij het zich ontkleden of bij het seksueel verkeer te bespieden. Dit 'gluren', waarbij degenen die bespied worden in alle argeloosheid niet weten dat de gluurder (het zijn altijd mannen) als het ware iets van hen wegpakt, geeft de kick.

Dat laatste geldt ook voor *exhibitionisme*, de mensen die de drang voelen hun geslacht aan argeloze voorbijgangsters te tonen.

Het verschil tussen het algemeen menselijke tekortschieten in zelfbeheersing, het wel eens toegeven aan een lust en het gebrek aan impulscontrole, is gelegen in het feit dat bij het laatste iemand zo ver heen is dat hij zichzelf onvoldoende in de hand heeft. Hij zegt wel tegen anderen: 'Als ik wil hou ik er direct mee op', maar dat is zelfbedrog. De wil is goed maar het vlees is zwak.

Dwanghandelen

Dwanghandelingen zijn, net als sommige impulshandelingen, zaken die iemand, hoewel hij het vaak niet wil, móet doen. Bij dwanghandelingen gaat het echter om het uitvoeren van op zichzelf volstrekt zinloze, vele malen herhaalde handelingen.

Zoals het moeten tellen van traptreden, het eindeloos handen moeten wassen, of het steeds bepaalde voorwerpen aan moeten raken.

Dit gedrag heeft als achtergrond *bezwering van paniek*. Iemand moet zijn programma van dwanghandelingen uitvoeren omdat anders, bij het nalaten ervan, de gevreesde panische angst weer zal doorbreken.

Dwangdenken (obsessies)

Dwangdenken is een veel voorkomend verschijnsel. Men kan het vergelijken met eigen ervaringen na het meemaken van iets vreselijks. Wie iets zeer aangrijpends heeft gezien of gehoord, kan dat vaak niet uit de gedachten zetten. Je moet er steeds maar weer aan denken, of je wilt of niet. Zo kan een rotopmerking die iemand tegen je maakte, nog urenlang door je hoofd 'spoken'. Steeds hoor je dat ene opnieuw.

Bij dwangdenken als psychopathologisch verschijnsel gaat het eigenlijk om precies hetzelfde. Iemand wordt 'gek' van het piekeren. Ook in toestanden van bewustzijnsvernauwing moet men steeds maar aan één ding denken. Dat kan dan bijvoorbeeld de kwellende gedachte zijn: 'Ik maak er een eind aan.' Die dwanggedachte aan zelfdoding kan zo kwellend worden, dat iemand tot de daad zelf gedreven wordt om op die manier bevrijd te worden van het martelende denken. Vermoedelijk is dwangdenken een voorloper van het waandenken en het hallucineren. Op een gegeven moment kan iemand gaan denken dat de steeds terugkomende gedachte niet van hemzelf is, maar wordt 'ingegeven' door machten van buitenaf.

Het hebben van dwanggedachten is ook een veelvoorkomend verschijnsel bij mensen die niet kunnen slapen omdat zij te gespannen zijn. Vaak kan de slaap niet komen doordat er steeds aan één angstaanjagend iets moet worden gedacht. Het is daarom niet toevallig dat een beproefd middel tegen gespannen zijn wordt gevonden in *meditatie-oefeningen*, waarbij iemand moet leren zich te concentreren op één woord (mantra) of één beeld. Wie daarin volleerd is, kan zich voor de spanning van de buitenwereld afsluiten. Dan dwing je jezelf tot het aan één ding denken, wat je rust kan schenken. Het is dan mogelijk onwillekeurig opkomende dwanggedachten te onderdrukken.

Katatoon gedrag

Mensen die door innerlijke angsten zodanig van zichzelf en hun eigen identiteit zijn vervreemd, dat zij last krijgen van depersonalisatiegevoelens en waangedachten, kunnen aan dit alles uitdrukking geven door zich in houding en gebaar vreemd te gedragen. Hun houding kan opvallend onnatuurlijk overkomen en hun manier van lopen houterig. Soms maken zij daarbij herhaaldelijk gebaren die vreemd en stereotiep zijn. Het kan zijn dat iemand steeds zit te wippen of met het bovenlichaam heen en weer beweegt. Het *stereotiepe gedrag* kan ook bestaan uit een bepaalde manier van friemelen met de vingers.

Iemand die zich katatoon gedraagt, kan ook urenlang in één bepaalde houding blijven zitten of liggen, schijnbaar zonder daar moe van te worden. Ook een ingewikkeld soort gelaatsuitdrukkingen en het trekken van vreemde gezichten hoort er soms bij. Dit noemt men grimasseren.

Dat mensen zich katatoon gedragen is niet zo wonderlijk als het lijkt. Wij ervaren allemaal soms een verstarring van onze mimiek en motoriek op momenten dat we onszelf niet zijn door verlegenheid of angst. Als je weet dat iedereen in een zaal naar je kijkt, voel je dat je een strak gezicht krijgt. Nerveuze mensen, in het middelpunt van de belangstelling geplaatst, zitten op het puntje van hun stoel met de knieën stijf tegen elkaar gedrukt. Zo kan doorgaans niemand ontspannen lopen als hij op straat merkt dat er iemand achter hem loopt die oplettend kijkt. Zijn pas wordt dan houterig en stijf.

Men kan zich zo voorstellen dat achterdochtige, *paranoïde mensen* die zich voortdurend bespied en beloerd voelen, zich ook niet spontaan en 'gewoon' kunnen bewegen.

Veel van de bovenstaande problematiek, ook het *grimassen maken*, heeft te maken met een enorme afweer van contact. Het gewone contact met medemensen is zo bedreigend geworden, dat de communicatie met anderen door middel van houding en gebaar afgeweerd moet worden. Door zijn enorme kwetsbaarheid is iemand zo geworden. Katatoon gedrag zoals stijve en stereotiepe motoriek en grimasseren, hoort bij de symptomatologie van de schizofrenie.

Mutisme

De enorme kwetsbaarheid, en de daarmee samenhangende afweer van contact, kan ook tot uiting komen in een *volledig ophouden met praten*. Ik noemde dit verschijnsel al eerder bij de bespreking van een vorm van depressie waarin iemand soms elke activiteit nalaat, ook het spreken. Het kan echter ook een vorm van contactafweer zijn die voortkomt uit de bittere noodzaak zich te beschermen tegen de nabijheid van andere mensen, die als bedreigend wordt ervaren. Meestal vermijdt iemand tegelijkertijd daarbij ook het aankijken van anderen. Zelfs de blik van een medemens is dan al onverdraaglijk geworden.

In grote nood, als het blijkbaar absoluut niet anders meer kan, verbreekt de mutistische mens plotseling zijn stilzwijgen. Dat gebeurt soms op een moment dat hij zich zo in het nauw gedreven voelt, dat woedend opstuiven nog zijn enige verweer is tegen zijn vermeende belagers. Zo houdt hij hen op een afstand.

Mensen die jarenlang hebben gezwegen, praten soms ineens als ze pijn lijden of hulp nodig hebben. Ik noemde dat al bij het verhaal over een schizofreen iemand die zijn been had gebroken. Een veertigjarige man, die in de tien jaar dat hij in een psychiatrisch ziekenhuis was nooit meer één woord had gesproken, kwam op een morgen schreeuwend zijn paviljoen ingerend met de mededeling: 'De zwaan zit vast!' Inderdaad bleek een van de zwanen in de vijver voor het hoofdgebouw wanhopig klapwiekend rond te drijven. De bewuste zwaan zat met zijn poot vast in een stuk kippengaas. De in aller ijl gewaarschuwde tuinman kon hem gelukkig, zij het

82

na veel moeite, bevrijden. Voor de mutistische man was de aanblik van een mede-schepsel in nood genoeg aanleiding om zijn zwijgen te verbreken. Toen de red-dingsactie klaar was, hulde hij zich weer in een diep zwijgen. Ondanks alle pogin-gen van het team om het contact met hem nu open te houden, wilde hij niets meer zeggen. We hadden als hulpverleners zijn gevoelsleven onderschat, er ging veel meer in deze mutistische man om dan wij dachten.

Voedselweigering

Het weigeren van voedsel is altijd een moeilijk probleem. Ten eerste is het voor degenen die iemand willen verzorgen krenkend en belastend als men het door hen aangebodene niet wil aannemen. Sommige cliënten doen het daarom uit protest tegen de opname, daarmee zeggend: 'Jullie hebben mij gepakt, ik wil je eten niet'. Op dezelfde manier waarop een kind dat zich in de steek gelaten voelt niet wil eten uit droefenis en protest. Met een dergelijk probleem moet men heel tactvol en geduldig omgaan. Voedselweigering gebeurt soms ook als gevolg van vergifti-gingswaanideeën of vanwege 'stemmen' die het eten verbieden. De behandeling van de psychose is dan het primaire probleem.
Ten slotte wil ik erop wijzen dat er cliënten zijn (meestal ouderen) bij wie op grond van invoelbare motieven doodswensen bestaan. Een hoogbejaard persoon die voelt dat zijn geestvermogens afnemen, kan soms door niet meer te willen eten en drin-ken, de wens aangeven in te willen slapen. Dan gaat het dus zeker *niet* om negati-visme en dan moet men nóg zorgvuldiger afwegen of maatregelen om de voe-dingstoestand te waarborgen wel op hun plaats zijn.
Als een psychiatrische cliënt niet meer zelfstandig wil eten of drinken, maar wel blijk geeft van de verwachting dat anderen hem zullen helpen, bijvoorbeeld door hem te 'voeren', kan het zijn dat er sprake is van zogenaamd 'regressief gedrag'. Het is een uiting van *angstige* hulpeloosheid en niet van doodsverlangen.

Regressie

Onder regressie verstaat men een gedrag, waarbij iemand zich veel 'kinderlijker' en dus hulpelozer voordoet dan om zuiver fysieke redenen noodzakelijk is. Het gaat daarbij ook niet om hulpeloosheid bij de zelfverzorging, maar om een heel complex van onmachtgevoelens, waarbij een hulpvraag wordt uitgezonden.
De cliënt zegt als het ware: 'Zie mij, ik ben niet meer in staat om voor mijzelf ver-antwoordelijk te zijn, je moet mij helpen!' Regressief gedrag kan niet alleen zover gaan dat iemand zich laat voeren en laat helpen bij het wassen en aankleden, soms plast hij ook in bed (incontinentie). Dát het zover komt, geeft wel aan hoe ernstig de emotionele problemen zijn. Vaak wekt een dergelijk gedrag van een volwassene grote ergernis op bij helpenden. Dat is begrijpelijk, maar het mag niet leiden tot een grove aanpak van het probleem. De hulpverlener moet eerst een veiligheid bie-dende behandelingsrelatie zien op te bouwen, opdat daarna mogelijk wordt dat er weer eisen aan de zelfverzorging worden gesteld.

In hoofdstuk 6 en volgende zullen we nog nader op deze problematiek ingaan in het kader van angsttoestanden en somatiseren.

Bij dat laatste hoort soms *theatraal gedrag*, waarbij iemand vanuit de dringende behoefte aan steun en zorg, op een gevoelsmatig onechte manier een probleem uitdraagt. Zo iemand heeft écht een probleem, maar meestal is het niet datgene waarvoor aandacht wordt gevraagd. Soms gaat het om een dramatische manier van pijn aangeven, andermaal gaat het om *angstgevoelens* die voor de omstanders niet zo duidelijk overkomen. Toch zit de betrokkene wel in nood. Het omgaan met mensen die hun problemen op een dergelijke manier overbrengen, is erg moeilijk. Er ontstaan vaak tragische misverstanden.

Problemen bij het communiceren door middel van de taal

De taal, het met elkaar spreken en elkaar verstaan, omvat het grootste deel van onze communicatie met anderen. Als mensen met zichzelf overhoop liggen en hun gevoelens moeilijk kunnen uiten, heeft dat direct gevolgen voor de wijze waarop met anderen gecommuniceerd wordt. Wij zagen al dat lichaamshoudingen veranderen kunnen als gevolg van spanningen in het contact met anderen. Ook in het praten met anderen gebeurt er vaak iets vreemds. Als iemand zich regressief gedraagt en een kinderlijk-onvolwassen aandoende hulpvraag uitzendt, uit zich dat vaak ook in de manier van praten.

Incoherent spreken

Met de term incoherent spreken wordt een, voor de luisteraar, volkomen onbegrijpelijke manier van spreken aangeduid. Vreemde, niet bestaande woorden (*neologismen*) en rare zinnen worden door iemand die incoherent praat, op een nadrukkelijke wijze gezegd. Degene die dat doet *spreekt in een geheimtaal*. Hij gebruikt eigengemaakte woorden om dingen te zeggen die hij alleen weet. Al die woorden zijn voor hem beladen met een diep symbolische betekenis. Het is dus een heel wonderlijke manier van communiceren, waarbij iemand iets zegt en tegelijkertijd iets verbergt. Net als het aannemen van vreemde houdingen is het ook een bewuste manoeuvre om een gesprek onmogelijk te maken en andere mensen ver van zich te houden. Dit gedrag komt voor bij mensen lijdend aan schizofrenie.

Verward praten

Mensen die verward praten weten, in tegenstelling tot degenen die het incoherente taalgebruik bezigen, zelf totaal *niet* waarover zij het hebben. Dat komt doordat de gedachten, die ten grondslag liggen aan het gesprokene, net zo verward zijn. Het verwarde spreken hangt meestal samen met een toestand van *verlaagd bewustzijn*. Dat geldt voor jongere mensen die in een toestand van omneveld bewustzijn verkeren, het geldt ook voor oude mensen die door stoornissen in de hersenbloedsomloop in de war zijn geraakt. Zij slaan 'wartaal' uit en merken tot hun wanhoop dat zij niet in staat zijn hun wensen over te brengen op de mensen die zij aanklampen. Vooral mensen die zich in een delirante toestand bevinden, kunnen daar veel last van hebben; doordat zij vaak ook nog hallucineren, wordt de verwarring alleen maar groter en groter en de communicatie met anderen wordt steeds moeilijker.

Ontremd praten

Onder invloed van een manische toestand, waarbij iemand te druk en ontremd is, praat hij meestal aan één stuk door, luid en snel, zonder te wachten of de ander ook antwoordt. Dat vlugge praten is hier het gevolg van de *gedachtevlucht*, de gedachtegang is te snel en te chaotisch geworden. De gedachten borrelen zomaar op, meestal worden ze gevoed door ideeën die de betrokkene oppikt uit alles wat in de omgeving zijn aandacht trekt. Omdat het denken zo bijzonder snel gaat, slaat hij bij het spreken soms hele stukken over van wat hij gedacht heeft. Daarom lijkt hij verward, maar dat is schijn. Mensen die zich in zo'n drukke, *manische toestand* bevinden, hebben vaak het gevoel tijd te kort te komen. Zij praten niet alleen veel en druk, zij wisselen het ook af met zingen. Wat niet bespreekbaar is, wordt opgeschreven op elk stukje papier dat maar beschikbaar is: blocnotes, de rand van een krant of wc-papier.

Confabuleren

Onder confabuleren verstaat men het *vertellen van fantastische verhalen* en invallen die beslist niet op werkelijkheid kunnen berusten. Ook dat gedrag komt, vooral bij oude mensen, soms als 'verward' over. Maar dat is het allerminst. Degene die confabuleert, gelooft zelf beslist in wat hij vertelt. Alleen doordat hij last heeft van geheugenstoornissen en daarbij niet goed georiënteerd is in zijn tijdsbeleving, klopt het verhaal niet. Zo kan een confabulerend iemand die werkelijk niet weet waar hij is en hoe hij er gekomen is, uitgebreid vertellen dat de kamer in het instituut zijn huiskamer is die men zojuist op een vreemde manier heeft gemeubileerd. Mensen die op deze wijze confabuleren (wij zullen dat verderop bij het amnestisch syndroom nog behandelen), vergeten zelf weer wat zij een moment eerder hebben verteld. Vaak is het verhaal elke keer daarom weer nieuw, voor hen en voor de toehoorders.

Men zegt wel dat mensen die met dergelijke problemen kampen, de gaten in hun geheugen opvullen met de ter plekke bedachte confabulaties. Het begrip confabuleren kan ook gebruikt worden om aan te duiden dat iemand bewust, vanuit een vreemde behoefte om indruk te maken, verhalen verzint. Bij sommigen wordt dat een verslaving.

Als het zo erg is, dat iemand verslaafd is aan het vertellen van zelfverzonnen verhalen, wordt dat wel *pseudologia phantastica* genoemd. Soms exploiteert iemand die zucht ook nog ten eigen bate, waarbij hij het terrein van de oplichterij gaat betreden. Een bepaald soort charmeurs en huwelijkszwendelaars komt men in deze categorie tegen. Dit zijn vaak 'pathologische leugenaars' die een kick krijgen van het bespelen van de goedgelovigheid van hun publiek.

Het begrip confabuleren wordt echter meestal gereserveerd voor het argeloos opvullen van wat men niet meer weet. Door dat opgewekt vertellen van zaken die niet waar kunnen zijn, krijgt de wereld weer kleur en inhoud. Men overbrugt de griezeligheid van het verdwaald zijn door de vergeetachtigheid en de desoriëntatie.

Problemen met het spreken ten gevolge van somatische oorzaken

Spraakproblemen ten gevolge van somatische (lichamelijke) oorzaken moeten we behandelen omdat zij, hoewel hun oorzaak van neurologische aard is, toch psychopathologische consequenties hebben. Dat laatste is het gevolg van het feit, dat moeilijkheden in het zich uitdrukken door middel van de taal ernstige communicatieproblemen kunnen opleveren. Het gaat hier dus niet om afweer van communicatie maar juist om een gefrustreerde communicatie, omdat de betrokkene gehandicapt is door een onvermogen zich behoorlijk uit te drukken. De twee belangrijkste spraakproblemen in deze categorie zijn de dysartrie en de afasie.

Dysartrie berust op een *slechte beheersing van mond- en tongspieren*. Daardoor ontstaat een lallende spraak of een 'met dubbele tong' spreken. Zoiets lijkt op dronkemanspraat! Dronken mensen spreken inderdaad ook dysartrisch, omdat hun hersenen vergiftigd zijn door een grote hoeveelheid alcohol. Als iemand gedragsproblemen vertoont en bovendien vreemd lallend spreekt, kan die manier van praten misschien een aanwijzing zijn. Het kan bijvoorbeeld betekenen dat zo iemand een overdosis medicijnen heeft ingenomen. Het kan ook een teken zijn van een zich langzaam ontwikkelende *hersentumor*. Daarom is nader onderzoek bij iemand die met dit soort problemen komt, altijd dringend gewenst. Gelukkig komen zulke dingen maar zelden voor, maar men moet er toch rekening mee houden.

Bij sommige mensen met een dysartrie is er geen ander probleem dan het kunstgebit dat niet past. Door hun raar gebrabbel ontstaan echter wel degelijk communicatiestoornissen en dat leidt dan weer tot conflicten. Als het om mensen gaat die voor meer dan één handicap op hulp zijn aangewezen, zoals lijders aan de ziekte van Parkinson, is het denken aan dit soort onbenullige probleempjes zeer nuttig. Hun 'gedragsstoornissen' hadden voorkomen kunnen worden!

Afasie is een veel ernstiger probleem. Door neurologische stoornissen in de hersenen, bijvoorbeeld door beschadiging van het spraakcentrum in de hersenschors, is zowel het spraakbegrip als het spraakvermogen ontregeld. Bij hoogbejaarde cliënten komt zoiets nogal eens voor (zie hoofdstuk 17 en 18). *Mensen met een afasie kunnen zich vaak niet verstaanbaar maken, terwijl zij precies weten wat zij willen zeggen*. Het gevoel van onmacht dat daardoor ontstaat, vooral als zij merken dat de ander ongeduldig wordt, maakt hen woedend.

Na veel woede door onmacht wordt iemand op den duur depressief en laat de hele communicatie dan maar na.

Nog erger wordt het als degene die last heeft van afasie, merkt dat hij voor 'verward' wordt aangezien. Het is dan heel tragisch als zo iemand voelt dat de ander hem neerbuigend bejegent omdat hij blijkbaar niet meer de moeite waard is.

De stemming en het uiten van gevoelens

Langdurige en diepgaande stemmingsveranderingen

Bij ieder mens hangt de stemming in hoge mate af van de beleving van bepaalde gevoelens. Een gevoel van welbehagen brengt ons in een goede stemming. De stemming is ook afhankelijk van het gevoel van eigenwaarde. Je kunt je rot voelen door schuldgevoelens, door angstige gevoelens of een kwellend gevoel van minderwaardigheid.

Bij mensen met weinig zelfvertrouwen wordt de stemming sterk beïnvloed door het al of niet ontvangen van geruststellende berichten uit de omgeving. Zij zijn afhankelijk geworden van waardering van anderen. Een goed woord doet wonderen, maar één woord van kritiek kan de stemming voor de hele dag grondig bederven. Je kunt dan spreken van een ontmoedigde stemming bij iemand die lijdt aan *stemmingslabiliteit*. Bij de neurotische problematiek speelt die labiliteit een grote rol. Bij mensen die 'overspannen' zijn, is er in nog grotere mate sprake van stemmingslabiliteit. Dat komt doordat zo iemand weinig controle meer heeft over zijn emoties. Onder invloed van confrontaties met anderen kunnen ontstemd zijn, boosheid en uitgelaten-nerveuze vrolijkheid elkaar dan snel afwisselen. Je hoeft trouwens niet overspannen te zijn om dit verschijnsel te vertonen. We hebben allemaal wel eens zoiets als wij moe zijn of nerveus. Ook als we ons onzeker voelen vlak voor een moeilijke beslissing, zijn we geprikkeld en labiel. Mensen zijn allemaal onder dergelijke omstandigheden gauw in tranen of reageren scherp en onredelijk. Bij een acute psychose zal dat alleen maar tien keer erger zijn. Men noemt dit *affectlabiliteit*.

Om de gewone 'neurotische' stemmingslabiliteit beter onder controle te krijgen, kan het zinvol zijn te trachten door middel van een training in sociale vaardigheden meer greep te krijgen op het eigen gedrag. Iemand leert dan om te gaan met situaties waar ieder mens gewoon tegen moet kunnen. Doordat hij leert beter voor zijn eigen belangen op te komen, zal hij mogelijk minder kwetsbaar worden voor alles wat hij ontmoet in de omgang met anderen. Daarbij moeten we wel bedenken, dat een verlegen vriendelijk mens niet in een brutaal-doordouwerig persoon kan en moet worden omgeturnd!

Stemmingslabiliteit kan tenslotte ook een gevolg zijn van hersenbeschadiging, of die nu door ouderdomskwalen of door de gevolgen van een auto-ongeluk is ontstaan. Mensen die door een ernstig ongeluk een schedelbasisfractuur hebben opgelopen, blijven vaak prikkelbaar en zijn snel ontstemd. Dat komt omdat hun hersenen niet in staat zijn prikkels te verwerken en de gevoelsstromen in goede banen te leiden.

Als iemand door dementieverschijnselen labiel geworden is en dientengevolge gauw huilt, noemt men dat wel eens affectincontinentie. Dat is een vreselijk woord met een vernederende bijklank; daarom mag men zo'n woord nooit gebruiken! De oudere die zijn tranen niet meer kan bedwingen, heeft daar zelf ook last van en schaamt zich voor dit gedrag, omdat het in zijn ogen een teken van 'aftakeling' is.

Snel op elkaar volgende stemmingswisselingen

Ook bij de *manische* episode (die in hoofdstuk 16 uitvoerig zal worden behandeld) is het een opvallend kenmerk dat de stemming zeer snel kan wisselen. Bij een verhoogd zelfgevoel en een zeer druk gedrag voelt iemand die manisch is, zich doorgaans erg goed. Hij bruist van energie en dadendrang. De stemming van zo'n druk mens is een merkwaardig mengsel van opgewektheid en ontstemming met prikkelbaarheid. Vandaar dat er maar weinig nodig is om alle vrolijkheid te doen omslaan in een woedende toestand waarbij achterdocht en agressie oplaaien. Maar ook dat laatste is dan maar van korte duur.

Een simpel ontwijkend antwoord op een vraag van de cliënt, een weigering, kan een dergelijke reactie uitlokken. Vaak is de stemming twee minuten later weer even uitgelaten als tevoren. Euforie, dysforie en depressief gevoel kunnen elkaar bij een dergelijke manische toestand in snel tempo afwisselen.

Een opgewonden, uitgelaten stemming heet *euforie*. Op zich is euforie algemeen menselijk als een gevoel van opwinding en vreugde bij een stimulerende gebeurtenis. Wij kennen allemaal de euforie die over ons komt als we zijn geslaagd, of de euforie die zich meester maakt van heel Nederland als de nationale voetbalploeg net de Europacup heeft gewonnen en iedereen met oranje vlaggen zwaait.

De euforie als psychopathologisch verschijnsel duurt langer en is altijd een onderdeel van een heel complex van problematische gedragingen.

Sommige roesverwekkende middelen, zoals cocaïne, kunnen een uren durende euforie oproepen. Mensen die onder invloed van drugs eufoor zijn, noemt men in het spraakgebruik van de gebruikers *high*.

Ten slotte bestaat er ook een soort van doorlopende euforie bij mensen die, vaak op vrij jonge leeftijd, door een hersenziekte een sterk afgenomen oordeels- en kritiekvermogen hebben. Denk aan een alcoholist die door ernstig drankmisbruik zeer vergeetachtig is geworden en lijdt aan het syndroom van Korsakoff. De opgewektheid van die persoon staat dan vaak in schrille tegenstelling tot de toestand van geestelijke ontreddering die de buitenstaander het meest opvalt. Zelf hebben zij daar schijnbaar weinig of geen benul van. Ze kunnen niets meer onthouden en hun euforie is ook meer een soort oppervlakkige conversatietoon tegen bezoekers die ze graag ontvangen.

Onder *dysforie* verstaat men een gedurende langere tijd ontstemd zijn, waarbij negatieve gevoelens, geërgerd zijn en prikkelbaarheid wel de voornaamste kenmerken zijn. Mensen in een dysfore stemming kunnen ook boosaardig zijn. Dysforie is een gevoel dat bij elk mens wel eens voorkomt als hij gefrustreerd is en geen mogelijkheid ziet om over die krenking heen te stappen. Een 'pestbui' noemen we dat.

Inadequate gevoelsuitingen

Inadequate gevoelsuitingen zijn gevoelsuitingen die niet passend zijn en onbegrijpelijk overkomen. Volledigheidshalve noem ik dit vreemde verschijnsel, omdat het soms in het psychiatrisch jargon opduikt. Het stamt uit een verouderd denken over schizofrenie. Men dacht namelijk dat het gevoel als psychische functie niet goed meer werkte. Natuurlijk is dat onzin. Denk aan het verhaal van de man die al vele jaren zweeg, tot het moment dat hij een zwaan in nood redden moest (zie blz. 82). Op het moment dat hij hulp nodig had voor een geliefd dier, uitte hij wel degelijk gevoelens. Maar toen het probleem opgelost was, sloot hij zich weer op in stilzwijgen.

Het betekent dat het wel voorkomt, dat schizofrene mensen hun gevoelens niet of op een vreemde manier uiten. Sommige mensen lachen op momenten dat er naar ons gevoel niets te lachen valt. Soms lopen ze voortdurend met een geheimzinnig glimlachje rond omdat zij met iets bezig zijn wat de anderen niets aangaat, of omdat zij zich dat glimlachen als een stereotiep gedrag aangewend hebben.

Ten slotte uiten mensen die zich in een acuut-psychotische toestand bevinden, hun gevoelens soms op een opgewonden en dramatische wijze. Dit is een soort gedrag dat in een film of op het toneel naar behoefte nagedaan wordt in zogenaamde waanzinscènes. Vooral de opera is daar sterk in. Daarbij hoort een actrice in een zeer luid en doordringend geluid uit te barsten, om daarna hartverscheurend jammerend te gaan huilen. Merkwaardig genoeg is dat laatste bij een groot publiek het stereotiepe beeld van iemand die ten gevolge van een groot verdriet waanzinnig is geworden. We zullen bij de behandeling van de psychosen in hoofdstuk 26 zien dat mensen die door een psychotrauma totaal uit het lood zijn geslagen, doorgaans heel anders reageren. De toneel'waanzin' is een typische uiting van inadequaat gevoel, beter nog van *onecht gevoel*. De dramatische uitbeelding van verdriet of wanhoop op het toneel is afgekeken van één bepaald soort psychopathologisch verschijnsel. Dat verschijnsel wordt *theatraal gedrag* genoemd omdat degene die de situatie niet meer aankan, gevoelens uit die met het probleem als zodanig maar zijdelings verband hebben. Het verdriet is onecht, het échte gevoel waardoor dit allemaal is ontstaan, is *machteloze woede!* Daarbij is er ook een echte behoefte aan hulp en steun.

Onechte gevoelsuitingen

Omdat de hele psychiatrische behandeling zo afhankelijk is van het al dan niet tot stand komen van een goed gevoelscontact in de relatie cliënt-therapeut, is de beoordeling van de kwaliteit van dat gevoelscontact zeer belangrijk. Daarbij speelt de echtheid of de onechtheid van de gevoelens die uitgewisseld worden een grote rol. We zijn allemaal wel eens onecht in onze gevoelsuitingen. Als we onverwachte gasten aan onze deur krijgen, terwijl we juist andere plannen hadden voor die avond, is de verwelkoming met 'leuk dat jullie eens langskomen' vaak een uiting van onechte gevoelens. Ook de stereotiepe grijns waarmee op recepties handen worden geschud, is een plichtmatige, onechte gevoelsuiting. En ook de schijnhei-ligheid is een typisch onechte gevoelsuiting: vroomheid die niet echt bestaat, schuld die beleden wordt en niet echt gevoeld wordt.

In de psychiatrie heeft het uiten van onechte gevoelens een heel speciale plaats gekregen, omdat het als een van de kenmerken is gaan gelden van het 'hysterisch' gedragspatroon. Met name is het zo kenmerkend omdat het meestal *geen opzette-lijk voorwenden van niet aanwezige gevoelens betekent*. Neen, het is een tweede natuur geworden. Ook al zou de betrokkene het niet willen, het gebeurt toch. Hij kan het niet meer laten, omdat het een functie in het contact heeft gekregen. De tra-giek van dat alles is, dat het beoogde effect meestal niet bereikt wordt. Het tegen-deel is waar. De toeschouwers en toehoorders raken geïrriteerd.

Toch heeft degene die een onecht affect uitdraagt vaak wel degelijk emotionele problemen. Men is altijd onzeker van de indruk die men maakt en heeft daarom een klemmende, overmatige behoefte aan aandacht en men wil vooral indrukwek-kend overkomen. Vaak is er ook een onverzadigbare drang om een claim op iemand te leggen, er moet publiek zijn of er moet een toegewijde vriend of vrien-din zijn die de betrokkene altijd bijstaat. Vandaar dat de sociale relaties gemanipu-leerd worden om de gewenste aandacht af te dwingen. Het gedragspatroon is in de vroege jeugd ontstaan en vertoont de kenmerken van een ontwikkelingsstoornis. Toen men nog een kind was, was het uiten van echte gevoelens waarschijnlijk al te bedreigend. Echte boosheid uiten had afwijzing betekend. Vandaar dat er een gewoonte gegroeid is van *voorgewende liefheid*. In feite is er een tragisch onver-mogen ontstaan om echte gevoelens te beleven. Ook het ontvangen van echte gevoelens van anderen is daarbij meestal *geblokkeerd*. In hoofdstuk 12 zal onder 'Theatrale persoonlijkheid' nader op dit probleem worden ingegaan.

Depressief gestemd zijn

Mensen die depressief gestemd zijn (depressie), uiten zich neerslachtig en somber. Ook bij gewoon verdriet is iemand depressief gestemd. Wie rouwt om het verlies van een geliefd persoon, is aanvankelijk geheel verslagen en verlamd door verdriet. Maar na verloop van tijd, soms na dagen, soms na weken, komt de treurende weer in actie. Het is een menselijke reactie om, ook al is het verdriet niet over, te trach-ten weer greep op de situatie te krijgen door te gaan opruimen. Rouwende mensen pakken na korte tijd de draad weer op, ook al is het verdriet nog lang niet over. Bij een depressie als psychopathologisch verschijnsel lukt dat laatste niet meer.

Het kenmerkende van een depressie is, dat er langdurig sprake is van *onmacht om tot iets te komen*. Er is ook een wanhopig gevoel het leven niet meer aan te kunnen en het is onmogelijk om de gedachten ook maar één moment op een ander onder-werp te richten.

Dwanggedachten met één bepaalde inhoud houden iemand de hele dag bezig. Meestal gaat het dan om de gedachte: 'Alles is mis, ik red het niet meer, het is mijn eigen schuld, ik heb het onheil over mijzelf afgeroepen'.

Angstgevoelens

Angstgevoelens horen bij het normale beleven. We kunnen ze niet missen want ze moeten ons waarschuwen tegen bedreiging en reëel gevaar. In hoofdstuk 1 heb ik al op dit feit gewezen.

Overmatige angst is echter een psychopathologisch probleem. Mensen kunnen last hebben van een *voortdurende angst*, die zo erg is dat zij niet weten waar ze het zoeken moeten. Angstige mensen hebben soms het gevoel dat ze gek worden, ze denken dat ze de controle over zichzelf zullen verliezen en uit radeloosheid een wanhoopsdaad zullen begaan. Angstige mensen hebben soms het gevoel dat de muren op hen afkomen en hen iets vreselijks te wachten staat.

Dwangmatig en fobisch gedrag zijn te beschouwen als manieren om die angst te bezweren, daarom worden ze tegenwoordig officieel: 'angststoornissen' genoemd. Een dwangmatig iemand kan het gevoel hebben dat alles nog wel goed kan komen zolang hij de boel in huis maar netjes heeft opgeruimd. Daarom is 'opruimwoede' vaak een middel om de angst binnen de perken te houden. Sommige dwangmatige mensen hebben zelfs een heel dwangritueel ontwikkeld om paniek te voorkomen. *Paniek* komt meestal in aanvallen, het is de ernstigste vorm van angstbeleving. Wie een keer een paniekaanval heeft meegemaakt, zal er werkelijk alles aan doen om te voorkomen dat het nog eens gebeurt. Mensen die bijvoorbeeld in een drukke winkel in paniek zijn geraakt, zullen uit angst voor paniek deze winkel niet meer durven te betreden. Er is dan een *fobie* ontstaan, het gaat om de *angst voor de angst*.

Helemaal niets meer voelen

Het uiten van bepaalde emoties kan dermate bedreigend zijn dat mensen soms helemaal niets meer voelen. Meestal heeft het ontstaan van dit verschijnsel te maken met een *diepgewortelde angst*. Die angst slaat op een onbewust innerlijk conflict tussen de gewetensplicht om van iemand te houden en de tegelijkertijd bestaande opstandigheid tegen dezelfde persoon. Er bestaan dan tegen die persoon gerichte onbewuste of halfbewuste agressieve drijfveren, die niet tot uiting mogen komen. De angst dat de betrokkene bij het toch uiten van die gevoelens de zelfbeheersing zou verliezen, en de angst dat die ander (moeder bijvoorbeeld!) zou reageren met complete afwijzing of vernietiging van de betrokkene, maakt dat *het hele probleem wordt weggestopt*. Bij de geweldige verdringing van het probleem worden álle gevoelens weggestopt, zodat slechts leegte overblijft. En dáár klaagt de betrokken persoon dan over: 'Ik voel geen vreugde, geen verdriet, geen liefde voor mijn kinderen, helemaal niets'.

Dit verschijnsel hoort ook tot de *dissociatieve stoornissen* die in hoofdstuk 9 worden behandeld.

Bij *postnatale depressies* komt *niets meer voelen* wel eens voor. De kraamvrouw wordt verscheurd door tegenstrijdige gevoelens. Haat tegen het kind dat haar zo'n vreselijke bevalling heeft aangedaan en de plicht om van zoiets liefs te houden. Soms voelt zij dan helemaal niets meer en wordt depressief van deze ellende.

Ik denk trouwens dat veel depressieve problemen te maken hebben met wegge-stopte gevoelens van wanhoop en woede over die onmacht. Wat dan overblijft is een agressie die tegen de eigen persoon wordt gericht in de vorm van zelfbeschul-diging, zelfverwaarlozing of doodswensen ten gevolge van die vertwijfeling.

Agressie en het uiten van agressieve gevoelens

Het uiten van boosheid en het hebben van agressieve gevoelens behoren tot het normaal menselijke gedrag. Voor sommige mensen is het juist een probleem dat zij boosheid niet kunnen of durven uiten uit angst voor een reactie van anderen. Als mensen zich bedreigd voelen, móeten zij iets doen. In sommige situaties is agres-sief optreden noodzakelijk voor het zelfbehoud.
In de ontwikkeling tot een volwassen persoonlijkheid moet een mens leren op een juiste en redelijke manier met boosheid en agressieve gevoelens om te gaan. Wie dat niet geleerd heeft, kan óf voortdurend in angstige spanning moeten leven óf voortdurend met zijn medemensen conflicten moeten uitvechten.
Agressie speelt in de psychopathologische problematiek helaas een grote rol *omdat acuut psychotische mensen zich bedreigd voelen* en hun afweer niet zelden in de vorm van agressief gedrag naar voren laten komen.
Men kan in zijn algemeenheid wel zeggen dat in de psychiatrie *agressie vrijwel altijd voortkomt uit angst*. Helaas wordt dat in de hulpverlening te weinig onder-kend. Als men mensen die zich bedreigd voelen niet tactvol genoeg benadert, zul-len zij zich verweren. Daarom is de agressie waarmee men in de psychiatrische hulpverlening in aanraking komt, vaak opgeroepen door een provocatie vanuit de omgeving (autoritair optreden van hulpverleners!).
Het is ook belangrijk om voor ogen te houden dat agressie niet alleen maar geuit wordt door te slaan of te schelden (verbale agressie). Je kunt agressie ook uiten door stelselmatig de verhoudingen in een leefgemeenschap te ondermijnen en de sfeer consequent te verpesten. Een boze vader kan expres, om zijn vrouw dwars te zitten, feestelijke maaltijden verknoeien zodat het hele gezin eronder lijdt. Dat is een vorm van *destructief-agressief gedrag*.
Veel psychopathologisch agressief gedrag wordt door de betrokkene tegen zichzelf gericht. Zo kan iemand bijvoorbeeld zichzelf doelbewust verwaarlozen om daar-mee een aanklacht in te dienen bij de zorgende partner. 'Ik ben boos op je en dus eet ik jouw voedsel ook niet'. Op die manier wordt agressie tegen de ander op een verholen wijze geuit. *Zo kan zelfdoding ook een heel agressieve daad zijn!* Iemand vernietigt zichzelf en berokkent tegelijkertijd, vaak bewust, veel leed aan degenen die naar zijn gevoel onvoldoende aandacht aan hem hebben geschonken.
Op den duur gaat veel verslavingsgedrag kenmerken van *tegen zichzelf gerichte agressiviteit* vertonen. De alcoholist die zichzelf 'dooddrinkt', pleegt in zekere zin suïcide, vaak na de familie en vele hulpverleners machteloos gemaakt te hebben.

Verminderde verstandelijke vermogens

Met onze verstandelijke vermogens zijn wij in staat denkend en handelend de problemen van het dagelijkse bestaan op te lossen. Tekortschieten in dat vermogen heeft consequenties voor het psychische evenwicht. Omdat iemands draagkracht door achteruitgang van verstandelijke vermogens duidelijk wordt verminderd, zal de kans dat hij psychisch decompenseert toenemen.

Er zijn twee belangrijke categorieën van verminderde verstandelijke vermogens.

Dementie

Dementie is een vorm van verminderde verstandelijke vermogens die op latere leeftijd wordt verkregen. Hierbij zijn inprentingsmoeilijkheden, het vermogen om dingen voor kortere of langere tijd te onthouden, en oordeels- en kritiekstoornissen wel de meest op de voorgrond staande verschijnselen. Meestal begint het al met een verminderd vermogen zich aan veranderende omstandigheden aan te passen. Dit hele toestandsbeeld zullen we in hoofdstuk 17 uitvoerig behandelen. Op deze plaats wil ik alleen maar wijzen op het feit dat bij mensen die lijden aan een vermindering van hun verstandelijke vermogens, het ontstaan van psychopathologische problemen voor de hand ligt. Het wordt dan moeilijker om emotionele schokken op te vangen omdat men de zaak niet meer goed kan overzien. Mensen zijn onder deze omstandigheden slechter bestand tegen alleen zijn en zij kunnen frustrerende bejegeningen ook slechter incasseren. Vandaar dat zij eerder depressief of 'verward' zullen reageren dan een jonger iemand die alles nog wel goed kan overzien. Ze zijn ook vaker agressief omdat ze zich niet meer kunnen beheersen.

Verstandelijk gehandicapt zijn

Bij verstandelijk gehandicapt zijn is eveneens sprake van een vermindering van de verstandelijke vermogens. Het gaat hier om aangeboren of heel vroeg in de jeugd verworven tekorten aan verstandelijke vermogens. Dit probleem zal in hoofdstuk 5 aan de orde komen.

Een gebrek aan verstandelijke vermogens, of anders gezegd een tekortschieten van iemands intelligentie, kleurt de psychopathologische verschijnselen die optreden als zo iemand overspannen raakt. In dat geval zal de depressie bijvoorbeeld begeleid worden door een afhankelijker, misschien kinderlijker gedrag, waarbij emoties directer en opvallender geuit worden. Zo zal iemand die zich achteruitgezet voelt, ook sneller tot achterdochtige ideeën komen.

Om deze en andere redenen is het belangrijk tijdig een indruk te krijgen van iemands verstandelijke vermogens. De hulpverlener kan dan beter rekening houden met zijn mogelijkheden. Hij weet dan of verandering verwacht mag worden en zo ja, hoe ver die verandering zal kunnen gaan. In elk geval zal hij de betrokkene dienen te benaderen met een aan de omstandigheden aangepast appèl.

Lichamelijke klachten als psychopathologisch verschijnsel

Hulpverleners werkend in de geestelijke gezondheidszorg worden heel vaak geconfronteerd met lichamelijke klachten en verschijnselen. Dat is natuurlijk geen wonder, omdat elk mens functioneert als een geheel, waarbij psychische spanningen hun uitdrukking vinden in lichamelijke verschijnselen, en lichamelijke ziekten altijd invloed hebben op iemands psychisch functioneren.

Ondanks dat één geheel zijn van ieder individu wordt toch uit praktische overwegingen onderscheid gemaakt tussen *psychisch* en lichamelijk.

Er blijken nu talloze mensen te zijn die lichamelijke klachten uiten, waarvan de oorzaken feitelijk te zoeken zijn in psychische spanningen ten gevolge van alle mogelijke problemen. Dat geldt voor een groot deel van de patiënten die hun huisarts raadplegen.

Anderzijds zijn er mensen die jarenlang, vaak op een zeer nadrukkelijke wijze, klachten produceren waar de omgeving op den duur laconiek op gaat reageren. Dit niet meer au serieux nemen van hun klagen kan ertoe leiden dat er op een kwade dag, als hen werkelijk iets zeer ernstigs mankeert, geen aandacht aan wordt besteed. Voor een juist begrip is het daarom goed een aantal vormen van lichamelijke gevolgen van een overwegend psychisch lijden te onderscheiden.

Het begrip stress

Onder het begrip 'stress' kan men twee dingen verstaan. Enerzijds is dat de lichamelijke reactie op een spannende situatie, anderzijds wordt de spanning die aanleiding gaf tot die reactie ook 'stress' genoemd.

In 1936 heeft de Canadese onderzoeker Hans Selye een stress-syndroom beschreven dat kenmerkend is voor een algemene lichamelijke reactie op een voor het individu bedreigende situatie. Het betekent gewoon dat het lichaam in staat van paraatheid wordt gebracht. Het individu kan daardoor een eventuele strijd aan of het is in staat om snel te vluchten.

Dit stress-syndroom hoort dus tot het normaal functioneren van een mens. Wij merken daar iets van als wij bang zijn. Omdat de bloedsomloop wordt gestimuleerd (opdat de spieren bloed krijgen om te vechten) gaat het hart sneller kloppen. Dat is de normale reactie op spanning. Bij zeer langdurige psychische spanning, bijvoorbeeld omdat iemand op zijn werk voortdurend onder druk staat, gaat dat stress-syndroom langzaam maar zeker vervelende consequenties krijgen. De voortdurende spanning sloopt de weerstand, de betrokkene is voortdurend moe en hartkloppingen leiden tot slapeloosheid. Hij wordt prikkelbaar en geïrriteerd en raakt nu 'overspannen'. Samenhangend met dit soort ontwikkelingen is het nu gebruikelijk geworden om een langdurige, onaangename toestand van psychische spanning zélf 'stress' te noemen. Als iemand lijdt onder stress, bedoelen we te zeggen dat hij bijna 'overspannen' wordt van de psychische last die hij te dragen heeft.

'Psychosomatische' klachten

Op een heel andere manier kan langdurige stress leiden tot klachten over het functioneren van één bepaald orgaan zoals de maag, het hart, de longen, de huid of de ingewanden. Zo'n orgaan betaalt de prijs voor de overbelasting. Uitwendig is iemand de situatie geheel meester, maar inwendig wordt hij 'opgevreten door de zenuwen' en krijgt last van zijn ingewanden. In een geïrriteerde maag kunnen bacteriën dan hun slag slaan en een ontsteking veroorzaken. Hetzelfde verhaal geldt voor allergische reacties. Als mensen nerveus zijn krijgen ze gemakkelijk huiduitslag en eczeem. Belangrijk voor het onderscheid tussen de verschillende lichamelijke klachten en verschijnselen in de psychopathologie is het feit dat bij psychosomatische klachten *duidelijk aantoonbare lichamelijke afwijkingen* vooropstaan. Bij andere lichamelijke pathologie met een psychische achtergrond is dat niet het geval. Psychische pijn en andere somatoforme stoornissen hebben nooit een lichamelijke oorzaak.

Somatoforme stoornissen en klachten

Soms is er sprake van klachten, meestal *pijnklachten* (hoofdpijn, rugpijn en buikpijn zijn de bekendste) die terug te voeren zijn op in wezen psychische problematiek. Bij het onderzoek van de organen wordt niets objectiefs gevonden ('niets te zien op de foto'). Toch heeft men er zoveel last van dat het sociaal functioneren geheel onmogelijk wordt. Rugpijnen bijvoorbeeld maken iemand dan arbeidsongeschikt.

Niet dat er aan die rug niets ernstigs gevonden wordt is doorslaggevend voor het terugvoeren naar een psychische achtergrond. Wél de hardnekkigheid van de klachten en de onmogelijkheid met een neurologische of een orthopedische behandeling verbetering te brengen, plus het feit dat iemand tijdens vakanties zich zoveel beter voelt. Iemand met een 'slechte rug' kan soms bergen beklimmen of paardrijden, maar op zijn werk nog geen stoel optillen. Toch is dat laatste dan *geen aanstellerij* en ook geen *simuleren* (dat is opzettelijk iets voorwenden om bijvoorbeeld voor militaire dienst afgekeurd te worden). Wij kennen dat allemaal; als wij iets leuks gaan doen, zijn wij onze griep en onze 38 °C vergeten en vaak gaat het nog over ook. Als wij geen moed hebben aan het werk te gaan blijkt 37,7 °C verhoging onoverkomelijk te zijn! Toch doen we dat bepaald niet expres. Het heeft iets te maken met wat ze tegenwoordig motivatie noemen!

Bepaalde klachten kunnen op zichzelf voor de betrokkene een heel speciale functie hebben. Dus niet alleen zijn er functieproblemen met organen, maar die functieproblemen hebben een eigen betekenis in de relatie tot anderen. Ik bedoel daarmee dat zij *iets uitdrukken*. Er wordt symbolisch mee uitgedrukt wat iemand met de mond niet onder woorden kan brengen. Steeds braken kan zeggen: 'Ik word kotsmisselijk van de hele toestand'.

Conversieverschijnselen

Apart in de rij van de functionele klachten zijn de conversieverschijnselen (zie hoofdstuk 8). Dat zijn verschijnselen zoals blindheid, doofheid, gevoelloosheid, sprakeloosheid en verlammingen, die *niet* berusten op aantoonbare afwijkingen aan de organen, maar die desalniettemin de betrokkene het zien, respectievelijk horen, voelen, spreken en bewegen *echt* onmogelijk maken. Deze zaken horen allemaal tot de reeds eerdergenoemde somatoforme stoornissen.

Soms komt het voor dat iemand *wegrakingen* krijgt. De betekenis daarvan kan zuiver psychisch zijn, maar dat hoeft natuurlijk niet. Onderzoek zal moeten uitwijzen wat er aan de hand is want het kan ook met epilepsie van doen hebben. In de vorige eeuw kwam flauwvallen veel voor omdat het toen een verschijnsel was dat bleke, jonge juffrouwen graag lieten zien.

Gefixeerd zijn op de werking van één orgaan

Van fixatie op één orgaan spreekt men als iemand overbezorgd is geworden ten aanzien van het functioneren van dat orgaan (meestal het hart). Iemand voelt zich steeds de pols en merkt tot zijn grote schrik dat deze steeds sneller gaat kloppen.

Het probleem van de fixatie op één orgaan hoort eigenlijk bij het grote verzamelbegrip *hypochondrie*. Hypochondrie is een overmatige, de gehele aandacht opeisende overbezorgde instelling ten opzichte van de eigen gezondheid en het eigen lichamelijk functioneren. Hypochondrische mensen zijn de hele dag vooral bezig met hun *spijsvertering* en hun *stoelgang*. Zij letten nauwkeurig op elk gevoel van onbehagen of pijn. Zij zijn zeer snel bezorgd en vrezen direct een ernstige ziekte onder de leden te hebben.

Hypochondrische klachten komen veel voor bij depressieve mensen met neurotische problemen en dergelijke.

Tenslotte is het natuurlijk ook zo dat psychiatrische problemen soms een lichamelijke oorzaak hebben (infecties, circulatiestoornissen, hersentraumata, enzovoort) en dus met een aantal somatische afwijkingen gepaard gaan.

Hyperventilatie

Angstige mensen ademen snel en diep. Dat is een gewone reactie op een spannende toestand. Soms kan het snelle ademen overgaan in een dwangmatig hijgen. Als iemand daar één keer mee begonnen is, wordt het een soort aanwensel dat iedere keer weer optreedt als zo iemand in paniek raakt. Men noemt dat angstige, diepe hijgen: hyperventileren (zie hoofdstuk 7).

Zelfdoding als wanhoopsdaad

In het kader van de bespreking van de psychopathologie is het belangrijk op het probleem van de zelfdoding *(suïcide)* apart in te gaan. Suïcide kan door iemand gepleegd worden die in een diepe *depressie* verkeert. We zullen bij de behandeling van de stemmingsstoornissen zien dat diep-depressieve cliënten zo gekweld worden door het idee dat zij slecht en schuldig zijn, dat zij zichzelf willen vernietigen en zichzelf daarmee straffen. Diep-depressieve cliënten leven soms langzamerhand naar de dood toe. Ze plegen suïcide op een moment dat de omgeving meent dat het beter met hen gaat (die 'beterschap' hangt vaak samen met het vaststaan van het besluit). De suïcide van deze diep-depressieve mensen is drastisch en meestal geslaagd (ophanging, verdrinking). De geestestoestand waarin iemand zover komt moet van een dergelijke wanhoop zijn dat ze nauwelijks te bevatten is.

Het komt soms voor dat iemand zonder depressief te zijn voor zichzelf tot de conclusie komt dat de toestand hopeloos is en dat uitzicht op verbetering ontbreekt. Iemand kan sociaal zo in de knoei zitten, zo ten diepste eenzaam zijn en zeker weten onmachtig te zijn daarin ooit verandering te brengen, dat hij de rekening opmaakt en bij volle bewustzijn constateert dat hij deze ellende niet langer meer mee wil maken (mislukt, ouder wordend, zeer slecht huwelijk, geen contact meer met de kinderen, enzovoort).

Meestal komt de suïcide niet verder dan een *suïcidepoging*. Daarbij zijn drie grote categorieën te onderscheiden.
- Erg veel mensen in nood doen soms een *suïcidegeste*, dat is een suïcidegebaar, door bijvoorbeeld tien Mogadon®tabletten in te nemen. Zo'n geste is in feite een hulpkreet, een teken van 'ik kan niet meer!' Soms wil iemand *even rust*, 'even een dag of wat slapen om niet meer te hoeven denken'. Vaak is de tragiek dat deze gebaren wel verstaan, maar niet op de gewenste manier beantwoord worden. Herhaalde pogingen volgen, soms per ongeluk slagend doordat iemand niet op tijd werd gevonden (een familielid kwam later thuis dan verwacht werd).
- Een enkele keer is de suïcidedreiging een *chantagemiddel* om de omgeving onder druk te zetten: 'Als je bij mij weggaat, pleeg ik zelfmoord.'
- Veel mensen doen inderdaad in depressieve stemmingen, na conflicten met de partner bijvoorbeeld, *in een opwelling* een suïcidepoging met slaappillen. Later hebben ze daar dan spijt van.

Deze pogingen worden tot een vast patroon. Iemand gaat leven met het idee: 'Als dat weer gebeurt stap ik eruit.' Vaak leeft hij maanden, soms jaren naar het definitieve idee toe. Eerst durft hij het wel te opperen, het wel te proberen met een paar tabletten, langzamerhand komt hij in een soort tunnel terecht, een 'bewustzijnsvernauwing', waarin het definitieve einde steeds vertrouwder en reëler wordt. Door de omgeving wordt deze ontwikkeling meestal niet waargenomen, zodat het catastrofale einde een verrassing lijkt te zijn.

Zelfdoding is en blijft een van de moeilijkste problemen voor de psychiatrie. De laatste jaren is herhaalde malen in tijdschrift- en krantenartikelen de vraag naar voren gekomen of en in hoeverre mensen het recht hebben hulp te ontvangen bij zelfdoding. Tot nu toe spitst die vraag zich voornamelijk toe op uitzichtloos en ondraaglijk lijden van mensen met zeer pijnlijke, ongeneeslijke ziekten, zoals bij een ver voortgeschreden carcinoom. In de psychiatrie ligt de zaak echter totaal anders. Daar is de problematiek vaak geconcentreerd óf op het lijden door afgrijselijke dwanggedachten óf op problemen van diepe wanhoop en sociaal isolement. Objectief beoordelen of iemand die psychisch lijdt ook in een uitzichtloze toestand verkeert, is meestal een ondoenlijke zaak. Ik zou hierbij ook willen opmerken dat ik nooit hulp bij zelfdoding kan en wil geven. In de eerste plaats omdat ik zelfdoding iets vreselijks vind en ten tweede omdat men er nooit zeker van kan zijn dat de motieven voor de daad niet op pathologische ideeën berusten.

Hulpverleners moeten in eerste instantie altijd proberen te helpen door contact te bieden, hoe moeilijk en uitzichtloos dat ook moge zijn.

Vaak is het gebeuren om een cliënt die suïcidaal is *met veel agressie omgeven*. Degene die niet meer wil leven, geeft door dit doodsverlangen de hulpverlenenden een teken dat hij niet meer van hun diensten gebruik wil maken. Dat roept woedegevoelens op bij die afgewezen helpers. Ook de suïcide zelf komt vaak over als een agressieve daad, die de achterblijvenden met schuldgevoelens moet overladen: 'Jullie hebben mij niet geholpen'.

We moeten ons bewust zijn van al deze verwarrende gevoelens. Dat voorkomt een afwijzende houding ten opzichte van hen die weer bijkomen na een mislukte suïcidepoging. Mensen die in een reanimatiecentrum worden opgenomen na een poging, worden namelijk nogal eens op een laatdunkende manier bejegend door de daar werkende staf. Soms wil men deze mensen een 'lesje' leren na deze in hun ogen misselijke daad, door hen te laten voelen dat die daad hun afschuw heeft gewekt.

Soms maakt iemand in een wanhopige opwelling een snede in de pols. Direct na de daad schrikt hij daar zelf zo van, dat alle moed om de zaak tot het einde toe af te maken, hem ontzinkt. De aanzet tot de daad was wel degelijk serieus, maar de wil om door te zetten ontbrak. Daarom riep hij vervolgens, bij het zien van al het bloed, om hulp. Als die hulp op een laatdunkende manier wordt gegeven, is de basis voor een volgend drama alweer gelegd. Mentale begeleiding van mensen die voor een dergelijk probleem in het ziekenhuis worden binnengebracht, is zeker nodig.

Suïcidepreventie

Het voorkomen van suïcide is altijd een groot sociaal probleem. Als iemand zich van het leven berooft, legt dat een enorme last op de schouders van de nabestaanden, en indien de persoon reeds in een of andere vorm van hulpverlening verkeert, vervult het de hulpverleners met enorme onmachts- en schuldgevoelens.

Vandaar dat de preventie vaak gezocht wordt in opname in een kliniek met bewakende maatregelen. Effectief is dat in genen dele. Wie werkelijk dood wil, kan ook in een gesloten inrichting alle mogelijke middelen en onbewaakte momenten vinden om zijn plan ten uitvoer te brengen. Zelfs de vreselijkste dingen, zoals het zich in een volgelopen wastafel verdrinken, blijken dan helaas mogelijk te zijn.

Echte preventie is alleen mogelijk door tijdig de signalen te begrijpen en door een contact te bieden waaraan iemand wezenlijk iets heeft. Dwang werkt daarbij uiteraard averechts. Iemand door een crisis trachten heen te helpen en daarbij het perspectief bieden van een verder begeleidend en steunend contact kan waardevol zijn. En mensen in diepe depressies moeten vanzelfsprekend op de juiste wijze therapeutisch geholpen worden, *waarbij de menselijke warmtebiedende opvang vooropstaat.*

Suïcide komt de laatste jaren in toenemende mate voor onder jonge mensen, soms zijn het jongeren die nog op school zitten. Zij blijken vaak niemand te hebben gehad met wie zij over hun moeilijkheden konden praten. De moeilijkheden lagen meestal op het vlak van eenzaamheid en twijfel aan de eigen capaciteiten. Suïcidepreventie voor deze groep moet men waarschijnlijk zoeken in het scheppen van de mogelijkheid om op school met een vertrouwenspersoon, bijvoorbeeld een schoolpsycholoog, te praten. Ook al zal dat een warm thuis en de mogelijkheid om positieve relaties op te bouwen met leeftijdgenoten, niet kunnen vervangen.

Koen

Koen is een jongen van twintig jaar uit een streng gelovig gezin met een vader die bollenkweker is. Koen is de jongste in dat gezin en vanaf zijn babytijd is hij bemoederd door zijn zes oudere zusters. Omdat hij zich graag liet verzorgen en omdat hij geneigd was anderen bij moeilijkheden voor hem in de bres te laten springen, is Koen lang onzelfstandig gebleven. Op de lagere school was Koen een bang jongetje dat buiten de groep van klasgenoten stond. Daarom speelde hij het liefst met kinderen die veel jonger waren dan hij. Dat waren meestal kinderen uit zijn buurt, want die kende hij goed. Als jongen van zestien had Koen veel contact met twee neefjes die beiden nog in een van de laagste klassen van de lagere school zaten. Hij stoeide met hen en fantaseerde 's avonds in bed hoe hij met hen seksuele dingen zou kunnen doen. Dat wond hem op en bezorgde hem tegelijkertijd angst- en schuldgevoelens, omdat hij vreesde dat dit hem in moeilijkheden kon brengen. Van die tijd af aan werd Koen steeds meer geobsedeerd door aantrekkelijke kleine jongens.

Hij keek er niet alleen naar, maar zocht ook steeds de gelegenheid om blote jongetjes te zien. Tot échte aanraking van jongetjes durfde hij onder geen beding over te gaan. Hij werd ook verontrust over zijn behoefte om steeds naar het kruis van volwassen mensen te kijken, bijvoorbeeld als iemand ergens zat of in een gemakkelijke houding lag. Als Koen zich naar zijn gevoel weer te veel bezondigd had, strafte hij zichzelf door zich bepaalde beperkingen op te leggen en genoegens te ontzeggen. Thuis werd dat laatste niet begrepen, en uitgelegd als rare fratsen om aandacht te trekken. De zondagse kerkgang werd voor hem in toenemende mate een marteling. Bij alle daar veelgehoorde woorden over schuld en genadeverkondiging had Koen steeds duidelijker het idee dat hij verloren zou gaan en dat voor hem geen vergeving mogelijk was. Door de vreselijke tweestrijd waarin hij verwikkeld raakte, werd hij steeds meer gespannen. Hij zat veel alleen in zijn geheime hoekje achter stapels kratten in de schuur. Daar bevredigde hij zichzelf enkele malen per dag. Dat was iets wat hem nóg beroerder maakte, omdat hij zich schaamde voor zijn gebrek aan zelfbeheersing.

Hij voelde zich zowel geestelijk als lichamelijk ellendig. Door deze diepe machteloosheid kwamen voor het eerst doodswensen bij hem op. Hij verlangde naar verlossing uit deze nood, omdat hij met niemand over zijn zonde kon en durfde praten. Een zelfgekozen dood leek hem nog het beste, want daarmee zou hij de straf die toch eens zijn deel zou zijn, niet langer hoeven af te wachten. Maar de angst voor pijn weerhield hem van een dergelijke daad.

Dat zelfmoord óók zondig was, deed er al niet meer toe. Onder al die spanning werd Koen, ook voor anderen waarneembaar, steeds gedeprimeerder. Hij deed niets meer, at nauwelijks en gaf alleen de hoogst noodzakelijke antwoorden op een matte toon.

Koens ouders waarschuwden de huisarts, een vriend van de familie, met de vraag of hij erachter kon komen wat Koen mankeerde. Maar uit voorzorg zweeg deze ook tegenover de huisvriend in alle talen. Gealarmeerd door de deplorabele toestand waarin de jongen was – mager, bleek en zwijgend – regelde hij met spoed een opname.

Eenmaal in het psychiatrisch ziekenhuis beland, voelde Koen zich vreselijk in de steek gelaten door zijn familie. Dit gevoel van weggebracht zijn vermeerderde zijn lijden en versterkte het gevoel van uitzichtloosheid. Nu voor het eerst was hij toch in staat iets te vertellen over datgene wat hem dwars zat. De psychiater die hem aanhoorde, meende te kunnen troosten door te zeggen dat het kijken naar en het geïnteresseerd zijn in het lichaam van anderen heel normaal is. Maar Koen had hem lang niet alles verteld. De geruststellende woorden kwamen te vroeg en sloegen in Koens beleving nergens op. Het feit dat er in het ziekenhuis aan tafel gebeden en gelezen werd, maakte het er niet gemakkelijker op. Want ook daar hoorde hij de gevreesde woorden. Somber en gedwee volgde hij het 'therapieprogramma'; alles wat men hem opdroeg deed hij zwijgend.

Met de groep op de afdeling had hij nauwelijks contact. Het samen moeten slapen met een drukke opdringerige jongeman benauwde hem, want die liep bij het aan- en uitkleden ongegeneerd zonder kleren in hun kamer rond. Koen had het gevoel in een duivelse samenzwering verzeild geraakt te zijn. In zijn wanhoop kwamen de doodswensen steeds meer in zijn gedachten. Op een zondagmorgen, wetend dat zijn ouders 's middags op bezoek zouden komen, was Koen erg gespannen. Vlak voor het middagmaal werd hij op zijn kamer door een verpleegkundige betrapt bij een poging een kras in zijn linker pols te maken met een scherf van een gebroken spiegeltje. Degene die hem aantrof sprak hem bestraffend toe, geschrokken door dit gedrag en tegelijkertijd boos over deze 'flauwekul'. Koen werd aan tafel gebracht. Over het voorval sprak niemand meer. Om twee uur die middag was Koen ineens weg. Waar men ook keek en zocht, hij bleef onvindbaar. Tegen een uur of vier berichtte de inmiddels gewaarschuwde politie, dat men in de buurt van het plaatselijke station een dode op de spoorbaan had gevonden. Het was Koen.

Literatuur

Diekstra, R., *Je verdriet voorbij, een gids voor jongeren over zelfmoord.* Bruna, Utrecht, 1991.

Draaijer, N., Dissociatie en trauma bij psychiatrische patiënten, *Maandblad voor de Geestelijke volksgezondheid*, nr. 8, 1994.

Goldman, H.H., *Review of General Psychiatry.* Lange publications, Los Altos California, 1985.

Hrachovec, C.G., De psychiaters, de depressie en de autobranche. *Maandblad voor de Geestelijke volksgezondheid*, nr. 7/8, 1995.

Kent, G., M. Dalgleish, *Psychology and Medical Care.* Baillière Tindall, London, 1986.

Kortmann, F.A.M., Psychopathologie, cultuur en omgeving. *Tijdschrift voor Psychiatrie*, jrg. 37, nr. 1, 1995.

Kuiper, P.C., *Nieuwe Hoofdsom der Psychiatrie.* Bijleveld, Utrecht, 12e druk, 1995.

Romme, M., A. Escher en V. Habets, *Omgaan met stemmen horen.* Vakgroep Sociale Psychiatrie, RU Limburg, 1988.

Rooymans, H.G.M., Hulp bij suïcide, *Nederlands Tijdschrift voor Geneeskunde*, jrg. 139 nr. 17, 1995.

Vandereycken, W., *Basisbegrippen van de Psychopathologie.* Acco, Leuven, 1986.

Vandereycken, W., C.A.L. Hoogduin en P.M.G. Emmelkamp, *Handboek Psychopathologie, deel 1.* Bohn, Stafleu, Van Loghum, Houten, 1990.

4
Diagnostiek volgens de DSM-IV en de ICD-10

Inleiding

De afkorting DSM-IV staat voor *D*iagnostic and *S*tatistical *M*anual of Mental Disorders, Fourth edition 1994, het diagnostische en statistische handboek dat in opdracht van de American Psychiatric Association (APA) is gemaakt. In Nederland wordt, naast het dikke Engelstalige boek, een Nederlandse versie van de 'Quick reference to the diagnostic criteria from DSM-IV', gebruikt, vertaald door G.A.S. Koster van Groos onder de titel *Beknopte handleiding bij de Diagnostische Criteria van de* DSM-IV.

Het eerste Diagnostic Manual kwam veertig jaar geleden tot stand, wat we nu gebruiken is reeds de vierde versie. Het boek werd opgesteld door een commissie die een eind moest maken aan de eeuwigdurende spraakverwarring onder Amerikaanse psychiaters. Deze commissie bereikte uiteindelijk met veel moeite een *consensus* over een groot aantal psychiatrische problemen. De problemen waar ze het niet over eens konden worden, werden niet in het boek opgenomen.

Omschrijving diagnostische criteria

Bij de *vierde* versie van de DSM is er een weldoordacht systeem ontstaan, dat duidelijk aangeeft aan welke criteria een diagnose moet voldoen. De omschrijving van criteria is belangrijk omdat wetenschappelijke publicaties er veel betrouwbaarder door worden. Als een auteur een artikel over depressieve toestanden schrijft, weten de lezers precies wat hij bedoelt. Publicaties kunnen beter met elkaar vergeleken worden, omdat de DSM-IV-criteria in wetenschappelijke centra bekend zijn en op ruime schaal gebruikt worden.

Het DSM-handboek is echter niet bedoeld om op te zoeken wat cliënten mankeert. Voor het stellen van een diagnose dient men over veel meer gegevens te beschikken en moet over allerlei zaken een zorgvuldige afweging worden gemaakt. Men moet de geconstateerde gedragsproblemen en de vermoedelijke diagnose met de criteria van de DSM-IV vergelijken om zeker te zijn dat er geen onjuiste conclusies worden getrokken. Deze criteria vormen dus een controlesysteem voor de praktische diagnostiek.

De DSM-IV is niet geschikt om door leken op dit gebied gebruikt te worden. De gebruiker moet reeds over een behoorlijke kennis van de psychopathologie beschikken om te kunnen begrijpen waar al die vreemde kreten en rijtjes op slaan. Men krijgt niet de indruk dat ze enig verband met elkaar houden, terwijl dat toch wel degelijk zo is. Het dikke Engelstalige boek is veel leesbaarder en geeft ook uitgebreide voorbeelden. Het kleine vertaalde boekje is erg moeilijk leesbaar omdat het alleen maar samenvattingen geeft en niet bedoeld is om de denkwereld achter de rijtjes duidelijk te maken, het is echt een naslagwerkje voor de ervaren psychiater. De DSM-IV doet geen theoretische suggesties en pretendeert de lezer een 'waardevrije' en 'objectieve' psychiatrie voor te schotelen.

In de praktijk sluit de DSM-IV naadloos aan bij het 'ziektemodel' en lijken de criteria verschijnselen te zijn die bij vastomlijnde ziektebeelden horen. Dat idee is niet juist, die 'verschijnselen' zijn vaak niet meer dan onderdelen van een gedragspatroon dat een bepaalde logische volgorde heeft. Zo zijn angst en achterdocht vaak aanleiding voor waanbeleven. Dat waanbeleven stelt iets voor, het heeft een functie in te nemen bij de afweer en de zelfverdediging tegen het gevoel van een bedreigde sociale positie. Het gevolg is helaas dat de reeds schaarse sociale contacten verder afnemen en de eenzaamheid nog erger wordt. Het is het ontstaan van een vicieuze cirkel bij een kwetsbaar iemand en dit hoeft niet per se het gevolg van een ziektebeeld te zijn. Voor het stellen van de juiste diagnose is dus meer nodig dan nagaan of de waargenomen gedragingen wel met de criteria overeenkomen.

Gevoelsmatig contact met een cliënt en *aanvoelen* wat er aan de hand is, is altijd een eerste voorwaarde voor goede diagnostiek. Het feit dat het emotionele contact met een cliënt goed is, of het juist ontbreken van een gevoelsmatig contact, geeft belangrijke aanwijzingen over de aard van de psychische problematiek. Cliënten tonen ons vaak op non-verbale wijze dat ze bang zijn. Ze doen vreemd om ons op een dwaalspoor te brengen en ze willen zo moeilijke vragen en vervelende confrontaties voorkomen.

Voorlopige en definitieve diagnose

De DSM-IV mag dus geen aanleiding geven tot een formalistische diagnostiek. Het zicht op de problemen die met de psychische *ontwikkeling* van de persoon samenhangen, mag niet versluierd worden. Men mag de angstreacties en de sociale problemen niet uit het oog verliezen. De beknopte handleiding begint daarom ook met een waarschuwing. Er staat: 'Het is van groot belang dat de DSM-IV niet op een mechanische wijze gebruikt wordt door onervaren en niet-opgeleide personen. De diagnostische criteria zijn bedoeld als *richtlijnen* bij de beoordeling, en niet om gebruikt te worden als een soort kookboek'.

Psychiaters werken ook vaak met een voorlopige diagnose. Ze beginnen wel direct met een behandeling, maar ze beoordelen het probleem aan de hand van het verdere verloop van de behandeling. Als die behandeling aanslaat, blijkt de voorlopige diagnose juist te zijn. Als ze niet aanslaat, is er waarschijnlijk méér aan de hand en heeft men het probleem toch onderschat. Ook om andere redenen is het verstandig om diagnostische overwegingen een tijd in beraad te houden en nog geen voorbarige uitspraken te doen, die verstrekkende consequenties voor cliënten en hun familie kunnen hebben. Later, als er meer duidelijkheid is, kan een definitieve diagnose worden opgesteld. Een correcte DSM-IV-diagnose wordt vastgelegd in de slotconclusie en ze wordt meegedeeld aan de huisarts en de instelling die voor een verdere begeleiding zal zorgen.

De ICD-10 en DSM-IV worden beide gebruikt

De codering

Een belangrijk onderdeel van de DSM-IV is de codering. Alle stoornissen hebben een nummer en dat moet in het dossier worden vermeld. Codering vergemakkelijkt de statistische bewerking die noodzakelijk is voor registratie van gegevens. Geregistreerde getallen kunnen ten behoeve van het wetenschappelijk onderzoek statistisch bewerkt worden. De getallen kunnen ook een indruk geven van de zwaarte van de 'case-load' die het ziekenhuis of de instelling in een bepaalde periode heeft 'verwerkt'. Als blijkt dat het aantal moeilijke 'gevallen' toeneemt, zal bijvoorbeeld het aantal personeelsleden moeten worden uitgebreid!

De Nederlandse Vereniging voor Psychiatrie adviseert psychiaters niet alleen de Amerikaanse DSM-IV, maar ook de internationale ICD-10 lijst te gebruiken. De ICD-10 staat voor: *I*nternational *C*lassification of *D*iseases (tiende editie, 1992). De ICD-10 diagnoselijst is door de *W*orld *H*ealth *O*rganization (WHO) opgesteld. Ze geeft een overzicht van alle bekende psychische en lichamelijke ziekten en stoornissen. De achtergrond van de ICD-10 is wat minder theoretisch en minder dogmatisch dan de DSM-IV. Zo heeft de DSM-IV het begrip 'organisch' afgeschaft omdat de makers van de DSM-IV het niet zinvol vonden om een onderscheid te maken tussen 'functioneel' en 'organisch'. De ICD-10 heeft het begrip 'organisch' echter wel gehandhaafd en dat is heel nuttig.

Het over en weer gebruiken van beide systemen heeft dus bepaalde voordelen. Als een psychisch probleem het gevolg is van een lichamelijke ziekte, kan het zowel van een DSM-IV-code als een ICD-10-code worden voorzien. Het psychische probleem komt op as I van DSM-IV en het lichamelijke probleem krijgt op as III een ICD-10-code. Psychische stoornissen met een duidelijk 'organische' achtergrond, kunnen met een ICD-10-code worden gecodeerd. De DSM-IV en de ICD-10 bevatten tegenwoordig *dezelfde criteria* voor psychische problemen en dat maakt dat beide systemen dus heel eenvoudig samen gebruikt kunnen worden.

Het vijf-assensysteem

Bij de DSM-IV gaat het bij de bepaling van een diagnose om een zogenaamde *multiaxiale codering*. Dat wil zeggen dat een DSM-IV-diagnose als het ware een gebouw met vijf verdiepingen is. De verdiepingen noemt men *'assen'*.

Op de bovenste as (*as I*) komt de hoofddiagnose die de reden is voor het contact met de hulpverlening. Bijvoorbeeld: Depressieve stoornis, eenmalige episode of – in een ander geval – Schizofrenie, paranoïde type. Op *as 1* kunnen meerdere diagnoses staan en men kan aangeven of bijkomende problemen een reden voor bezorgdheid zijn. Op *as 1* komt ook te staan of het probleem licht of ernstig is. Soms zijn problemen in *'remissie'*, dat wil zeggen een probleem is er nog wel, maar de symptomen zijn niet meer waarneembaar.

Op *as II* plaatst de beoordelaar bijzondere eigenschappen zoals persoonlijkheidstrekken of een welomschreven persoonlijkheidsstoornis, bijvoorbeeld: narcistische trekken of een borderline-persoonlijkheidsstoornis.

Op *as III* worden de eventuele lichamelijke factoren of ziekten vermeld, bijvoorbeeld diabetes, hypertensie of schedeltrauma.

Psychosociale stressfactoren moeten op *as IV* worden geplaatst. Daarbij kan het om relatief lichte stressfactoren gaan, zoals pensionering of huwelijksproblemen, maar het kan ook om catastrofale gebeurtenissen gaan die de persoon psychisch verpletterd hebben.

Ten slotte moet op de laatste as (*as V*) worden vermeld wat het hoogste niveau is waarop de betrokkene gedurende het laatste jaar heeft gefunctioneerd. Met behulp van een zogenaamde GAF-schaal (*Global Assessment of Functioning* Scale) kan worden gemeten hoe hoog of hoe laag dat sociale niveau feitelijk was. Een getal tussen 1 en 90 geeft de score aan.

Het volgende schema, afkomstig uit de handleiding bij de DSM-IV, toont hoe een multi-axiale diagnose is opgebouwd:

As I   Klinische stoornissen
       Andere aandoeningen en problemen die een reden voor zorg kunnen zijn
As II Persoonlijkheidsstoornissen
       Zwakzinnigheid
As III Somatische aandoeningen
As IV Psychosociale en omgevingsproblemen
As V   Algehele beoordeling van het functioneren

In dit boek wordt in grote lijnen de terminologie en de indeling van de DSM-IV gevolgd, maar de 'stoornissen' zélf zijn gewoon als vanouds door mij *beschreven*. Het gaat om een beschrijving die per definitie *niet* aan de criteria van de DSM-IV kan voldoen omdat ze de weerslag is van mijn persoonlijke ervaringen met cliënten die van psychopathologische problemen te lijden hadden.

Enkele belangrijke diagnosegroepen uit de DSM-IV

– Stoornissen die gewoonlijk voor het eerst in de zuigelingenleeftijd, de kinderleeftijd of in de adolescentie gediagnostiseerd worden
– Delirium, dementie, amnestische en andere cognitieve stoornissen
– Psychische stoornissen door een somatische aandoening
– Aan het gebruik van een 'middel' gebonden stoornissen

- Schizofrenie en andere psychotische stoornissen
- Stemmingsstoornissen
- Angststoornissen
- Somatoforme stoornissen
- Nagebootste stoornissen
- Dissociatieve stoornissen
- Seksuele en gender-identiteitsstoornissen
- Eetstoornissen
- Slaapstoornissen
- Stoornissen in de impulsbeheersing
- Aanpassingsstoornissen
- Persoonlijkheidsstoornissen
- Andere aandoeningen en problemen die een reden voor zorg kunnen zijn

De laatste groep op deze lijst bevat interessante zaken die de diagnose op *as 1* kunnen completeren en met een aparte code kunnen worden aangeduid. Het gaat bijvoorbeeld om psychische factoren die een somatische aandoening beïnvloeden, waarbij de ouderwetse 'psychosomatische' problemen een plaats kunnen krijgen. Belangrijk zijn ook: relationele problemen; bijwerkingen van geneesmiddelen; verwaarlozing en/of mishandeling van kinderen; lichamelijke mishandeling en seksueel misbruik van volwassenen. De DSM-IV vermeldt ook: een behandeling saboteren; simulatie; antisociaal gedrag bij volwassenen, kinderen of adolescenten; zwakbegaafdheid; een met de leeftijd samenhangende cognitieve achteruitgang; rouwreacties; beroepsproblemen; studieproblemen; identiteitsproblemen; religieuze of geestelijke problemen; levensfaseproblemen.
Gelukkig hebben de auteurs van de DSM-IV rekening gehouden met stressfactoren en kwetsbaarheid. Die kwetsbaarheid kan het gevolg zijn van leeftijdgebonden problemen of ze kan met specifieke problemen bij oudere mensen te maken hebben.

De volgorde zoals de DSM-IV die aangeeft, zal in het boek slechts ten dele worden gevolgd. In de volgende hoofdstukken komen eerst de psychische problemen in de kindertijd aan de orde, daarna gaat het over de problematiek van volwassenen en tot slot behandelen we de psychische problemen van oude mensen. Om de behandelde stof niet te uitgebreid te maken, heb ik ook problemen weggelaten of slechts kort weergegeven. Het boek wil de problematiek vooral vanuit de *belevingskant* benaderen en daarom trek ik steeds lijnen naar het *algemeen menselijke beleven*. Ik hoop dat we dan beter begrijpen wat er met psychisch 'gestoorde' mensen aan de hand is. Uit een diagnostisch en statistisch handboek kan men dat niet leren. De grenzen tussen normaal en pathologisch zijn niet scherp te trekken, maar er zijn grenzen. Die grenzen *voelen* we vaak aan, omdat de blik in iemands ogen ons waarschuwt dat er iets vreemds aan de hand is en er zich rare gedachten achter dat gespannen gelaat afspelen.

Dit boek is niet bedoeld om de lezer op te voeden in het stellen van diagnoses. De geïnteresseerde lezer die precies wil weten wat de criteria van de DSM-IV zijn, wil ik graag wijzen op het bekende rode boekje waarvan ik de titel reeds aan het begin van dit hoofdstuk heb genoemd.

Literatuur

APA, *Diagnostic and Statistic Manual of Mental Disorders*. Fourth edition, Washington 1994.

Beknopte handleiding bij de Diagnostische Criteria van de DSM-IV (vert. G.A.S. Koster van Groos). Swets en Zeitlinger, Lisse, 1995.

Boer, P.C.A.M. den, e.a., Een introductie van het meerassige classificatieschema bij de ICD-10. *Tijdschrift voor Psychiatrie*, jrg. 37, nr. 5, 1995.

Henselmans, H., De DSM-IV: een plaatsbepaling. *Maandblad voor de Geestelijke volksgezondheid*, nr 5, 1995.

Zegerius, L. en M.D. Waldinger, DSM-IV: de ondergang van het begrip 'organisch'. *Tijdschrift voor Psychiatrie*, jrg. 37, nr. 7, 1995.

5
Stoornissen in de vroege jeugd
en de adolescentie

Inleiding

In dit hoofdstuk gaat het over de ontwikkeling van kinderen en adolescenten. De problemen die zich tijdens die ontwikkeling kunnen voordoen, hebben vaak verstrekkende gevolgen. De meeste mensen vinden het een vanzelfsprekende zaak dat een gestoorde verstandelijke ontwikkeling voor een kind rampzalige gevolgen heeft. Zij beseffen vaak onvoldoende dat emotionele problemen bij kinderen evenzeer diepe sporen nalaten.

Wat er zich in de kinderleeftijd heeft afgespeeld, kan op volwassen leeftijd een zeer belangrijke rol spelen. Wie vanaf zijn kindertijd niet stevig in zijn schoenen staat, is kwetsbaar en moet vaak moeite doen om het psychisch evenwicht te bewaren. Weet hebben van de problemen en de stoornissen die zich in de vroege jeugd kunnen voordoen, is daarom belangrijk voor een goed begrip van de *volwassenenpsychiatrie*.

Achtereenvolgens komen in dit hoofdstuk aan de orde: de verstandelijke en emotionele ontwikkeling, diepgaande stoornissen zoals autistische stoornis, aandachtstekortstoornis, het syndroom van Gilles de Tourette, eetproblemen, depressieve perioden in de tienerleeftijd, schizofrenie bij jongeren, gevolgen van kindermishandeling en incest, seksuele problemen, identiteitscrisis, gezinsproblemen en de levensstijl.

Problemen bij de verstandelijke ontwikkeling van kinderen

Met problemen bij de verstandelijke ontwikkeling van kinderen bedoelen we het achterblijven van de verstandelijke vermogens door oorzaken die hun invloed voor de geboorte, tijdens de geboorte of kort na de geboorte hebben doen gelden. Tegenwoordig spreekt men van *verstandelijk gehandicapten*, de naam *geestelijk gehandicapt zijn* is echter ook nog steeds in zwang, terwijl de institutionele zorg gewoon *zwakzinnigenzorg* heet.

Verstandelijk gehandicapt door een ontwikkelingsstoornis

Het is erg belangrijk te weten dat verstandelijk gehandicapt zijn niet een toestand is waarmee men zonder meer geboren wordt. Het gaat hierbij om een heel ingewikkelde problematiek. Soms zijn de hersenen van het kindje zo afwijkend dat het weinig mogelijkheden heeft. Het gebeurt ook wel dat er betrekkelijk kleine afwijkingen zijn bij de geboorte, maar die betreffen helaas net het vermogen om emotioneel met andere mensen in contact te kunnen treden en te kunnen begrijpen wat ze bedoelen. Door deze stoornis is het kind ernstig gehandicapt want het kan dus niet leren hoe de mensen zich gedragen omdat het niet snapt waar het om gaat. Theoretisch zou het verstand zich wel kunnen ontwikkelen, maar in de praktijk is dat niet zo en de achterstand wordt te groot om ooit ingehaald te kunnen worden. Het komt vaak voor dat kinderen met een achterstand beginnen, maar met hun beperkte mogelijkheden toch nog wat kunnen leren. Een verstandelijke handicap is dus niet statisch en blijft niet vanaf de geboorte onveranderlijk. Het kan beter gaan en het kan ook slechter worden. Het gaat dus om *ontwikkelingsstoornissen* waarbij de totale ontwikkeling van het kind in het geding is. Dus niet alleen het verstand, maar ook de motorische ontwikkeling en de emotionele ontwikkeling tonen een vertraging. En als er niets gedaan wordt en er geen speciale begeleiding plaatsvindt, dreigt die ontwikkeling steeds verder achterop te raken. Men moet zich dat voorstellen als iemand die een race begint met een handicap. Hoe verder de anderen voorliggen, des te groter wordt de moeite die het kost die anderen nog in te halen. Dat ontmoedigt de betrokkene en die dreigt door het verlies aan hoop steeds verder achter te raken.

Bij mensen met een verstandelijke achterstand wordt vaak vergeten dat ze emotioneel reageren op gebeurtenissen om hen heen. Nu veroorzaakt de geboorte van een kind dat gehandicapt is grote problemen, niet alleen voor de ouders, maar voor het hele gezin. En zo kunnen ontreddering, afwijzing of juist grote bezorgdheid en soms zelfs overbezorgdheid hun invloed uitoefenen op het gedrag van kinderen met een handicap. Het gedrag wordt dus ook door *sociale omstandigheden* bepaald. Kinderen zijn soms moeilijk omdat ze zich bedreigd voelen, ze zijn niet alleen maar moeilijk vanwege hun verstandelijke handicap. De kwaliteit van de opvang, het emotionele klimaat thuis of in een tehuis is in hoge mate bepalend voor het gedrag!

Vaak worden ontwikkelingsmogelijkheden die er wel degelijk zijn *onvoldoende benut*, omdat de omgeving het opgroeiende kind blijft behandelen als een hulpeloze baby. Deze blijft zich hulpeloos gedragen, zelfs als hij al volwassen is en veel zelfredzamer zou zijn als hij behoorlijk getraind was. Meestal is er, via intens emotioneel contact, een heleboel te bereiken! Ook belangrijk is het dat men zich realiseert dat vrijwel alle mentaal gehandicapte mensen ook lichamelijke afwijkingen hebben. Die lichamelijke afwijkingen hangen meestal samen met de hersenfunctiestoornissen, die ook de verstandelijke achterstand veroorzaken.

Veel gehandicapten zijn *spastisch*, hebben *verlammingen*, *lopen moeilijk* of hebben *stoornissen in de coördinatie van bewegingen*, waardoor zij onhandig en houterig bewegen en moeite hebben dingen goed vast te pakken. Vaak hebben zij *afwijkingen van de zintuigen*, horen slecht of zien slecht. Ook *hartafwijkingen* komen vaak voor.

Het is tegenwoordig bekend dat er een aantal afwijkingen is, die veroorzaakt worden door stoornissen in de *chromosomen* (dat zijn vormsels in de celkern die de dragers zijn van alle eigenschappen die het individu zal krijgen). Naar sommige ernstige afwijkingen (als daar vrees voor bestaat, omdat het in de familie voorkomt) kan vóór de geboorte onderzoek worden gedaan door bij de zwangere vrouw cellen uit het vruchtwater te onderzoeken. Indien inderdaad de afwijking aanwezig is, komen de ouders voor een *zeer* moeilijke beslissing te staan.

Andere nu bekende oorzaken zijn de *enzymstoornissen*, waarvan wel de bekendste de *fenylketonurie* (ziekte van Fölling) is.

Deze stofwisselingsstoornissen, die ook meestal door erfelijke-aanlegstoornissen ontstaan, kunnen na de geboorte ontdekt worden door een eenvoudig bloedonderzoek bij baby's. In Nederland wordt dat reeds op grote schaal uitgevoerd door alle baby's te onderzoeken. Kinderen die afwijkend zijn, kunnen behandeld worden met een bepaald dieet.

De mate van verstandelijk gehandicapt zijn

Het is gebruikelijk en ook noodzakelijk de verstandelijke handicaps in te delen naar een aantal criteria. Van oudsher deed men dat naar intelligentieniveau, gemeten aan een IQ. Dat is echter zeer onbevredigend, omdat het hele IQ-begrip onbevredigend is (het zegt niets over iemands speciale vaardigheden). Men gebruikt tegenwoordig beoordelingsmaatstaven van *sociale redzaamheid*, waarin tot uitdrukking komt wat iemand wel en niet kan bij het leven in een gemeenschap.

De volgende indeling geeft een aanduiding van die redzaamheid via de begrippen *begeleidings*behoeftig, *leiding*behoevend, *verzorgings*behoeftig en *volledig verpleeg*behoeftig.

Verstandelijke handicaps kunnen ernstig of minder ernstig zijn. Soms is het nauwelijks merkbaar dat iemand zo'n handicap heeft, terwijl andere gehandicapte mensen opvallen door een vreemde motoriek. Dat laatste kan misleidend zijn, want de uiterlijke kenmerken zeggen niets als het om het *verstand* gaat. Om toch op grond van criteria een ordening aan te kunnen brengen heeft men hier een indeling in vier categorieën gemaakt. Ik geef hierbij enkele criteria zoals die in DSM-IV voorkomen:

Licht gehandicapten (Mild Mental Retardation)

Licht gehandicapten behoren tot de groep van de *begeleidingsbehoeftigen*, 85% van het totale aantal verstandelijk gehandicapten bestaat uit mensen met deze lichte vorm. Zij hebben een IQ tussen de 50-55 en de 70 en zijn daardoor meestal niet in staat gewoon lager onderwijs te volgen. Op een aangepaste school voor *buiten-gewoon lager onderwijs* kunnen zij wel leren lezen en schrijven. Zij hebben meest-al geen motorische stoornissen en de verstandelijke handicap is hen ook niet aan te zien. Als kind vallen ze niet op en dat kan soms problemen geven omdat het kind op intellectueel gebied overvraagd wordt. Mensen die op dit niveau functioneren kunnen wel leren logisch te denken, maar ze kunnen zeker geen abstracte proble-men oplossen. Het is voor hen te moeilijk om uit het hoofd te rekenen en de oplos-sing van een raadsel te bedenken. Zij moeten de zaken concreet voor zich zien en dan pas kunnen ze er iets mee doen. Zij kunnen ook een bepaalde handvaardigheid leren. Zij zijn daarom meestal in staat hun brood te verdienen onder beschuttende omstandigheden, soms ook in het vrije bedrijf. Dit is de groep van gehandicapten die men vroeger de 'debielen' noemde. Zij lopen risico's door hun kwetsbaarheid en verleidbaarheid. Onder sociaal moeilijke omstandigheden kunnen zij snel met achterdocht reageren. Soms komt het tot depressies en paranoïde psychosen. Dat komt omdat deze mensen dan emotioneel op hun tenen hebben moeten lopen en sociaal onder een veel te grote stress moeten leven. Dat is vooral het geval bij 'zwakbegaafden' aan wie men niet kan zien dat ze het geestelijk niet bij kunnen benen (IQ 80-90).

Matig gehandicapten (Moderate Mental Retardation)
De matig gehandicapte kinderen met een IQ van 35-40 tot 50-55 werden vroeger wel de 'imbecielen' genoemd, maar dat is een nare term die men beter niet kan gebruiken. Ze kunnen als klein kind leren hoe ze met andere mensen moeten omgaan en ze kunnen, zij het met enige begeleiding, zichzelf verzorgen. Hun spraak is doorgaans niet goed ontwikkeld; zij hebben maar een beperkte woorden-schat tot hun beschikking. Ook hun bewegen, hun motoriek, is meestal gestoord, onhandig en hoekig. Deze kinderen kunnen niet leren lezen en schrijven, maar ze kunnen wel wat vaardigheden leren en daarom kunnen ze eenvoudig huishoudelijk werk thuis en eenvoudig routinewerk op een sociale werkplaats verrichten. Zij heb-ben wel steeds begeleiding en toezicht nodig. Opname in een verzorgend instituut is doorgaans noodzakelijk.

Ernstig gehandicapten (Severe Mental Retardation)
De ernstig gehandicapten met een IQ van 20-25 tot 35-40, kunnen meestal alleen op zeer eenvoudige wijze met anderen communiceren. Hun leervermogen is uiterst beperkt, het leren spreken is een groot probleem en vaak lukt het niet hen zover te krijgen. Door intensieve training lukt het soms bepaald gedrag te leren als zinde-lijkheid en zelf eten, maar dat is geen regel. Er zijn meestal aanzienlijke motori-sche stoornissen, zodat het vaak niet lukt hen te leren lopen. Deze mensen zijn dus altijd verzorgingsbehoeftig. Men maakte vroeger wel onderscheid tussen drukke (erethische) en stille, apathische gehandicapte kinderen.
Deze kinderen zijn zeer gevoelig voor ritme. Zij kunnen urenlang schommelende en wiegende bewegingen maken. In het contact is men vaak in hoge mate aange-

wezen op aanraking en streling, om gevoelens van veiligheid en genegenheid te kunnen overdragen.

Diep gehandicapten (Profound Mental Retardation)

De groep diep gehandicapten met een IQ lager dan 20 of 25 is volledig verpleegbehoeftig. Deze kleine groep (1 tot 2% van het totaal) heeft een verstandelijke handicap die onderdeel is van een belangrijke neurologische aandoening. De gehandicapte kan niet lopen en vaak zelfs niet zitten en is daarom aangewezen op speciaal voor hem aangepast meubilair. Het vermogen dingen te leren is minimaal, maar vaak lukt het na jaren van intensieve training en zorg toch iets van zelfverzorging en soms ook wat woorden te leren. Het lijfelijk contact via snoezelen blijft de voornaamste mogelijkheid van gevoelens uitwisselen.

Syndroom van Down

Bekend is de groep *licht tot matig gehandicapten* met het *syndroom van Down*. Dit syndroom wordt ook wel *trisomie-21* genoemd, naar de typische afwijking van de chromosomen (autosomen) in de kernen van de lichaamscellen. Meestal gaat het om mensen die zich sociaal heel goed kunnen redden en doorgaans lieve, gezellige huisgenoten zijn. Zij hebben een kenmerkend uiterlijk met hun plompe lichaamsbouw, hun typische oogplooien en de vrij wijd uiteenstaande ogen. De oude term 'mongooltjes' moet niet meer gebruikt worden.

Vaak hebben mensen met dit syndroom aangeboren hartafwijkingen. Een andere handicap is het feit dat een groot aantal op latere leeftijd een *dementie van het type Alzheimer* kan krijgen en dat kan aanzienlijke problemen geven voor de verzorging.

Er is behalve trisomie-21 nog een andere belangrijke oorzaak voor het ontstaan van een verstandelijke handicap. Die heeft met een afwijking aan de geslachtschromosomen te maken, het *fragiele X-syndroom*. Het gaat om mannen met een lichte tot ernstige achterstand, die een lang voorhoofd, grote kin en grote afstaande oren hebben. Ik vermeld dit syndroom omdat het bij de mensen die eraan lijden vaak (vooral op latere leeftijd) gepaard gaat met aanzienlijke gedragsstoornissen (Curfs, 1991). Een deel van de lijders is autistisch, anderen zijn vaak druk en ontremd.

Onderzoek psychiatrische problemen

Bij het onderzoek en de behandeling van verstandelijk gehandicapte kinderen moet rekening worden gehouden met het feit dat een kind een ernstige emotionele contactstoornis kan vertonen die de beoordeling van de intelligentie bemoeilijkt. We komen dat probleem verderop bij de behandeling van de groep pervasieve ontwikkelingsstoornissen van het type PPD (Pervasive Developmental Disorders) weer tegen. Een groot deel van de kinderen lijdend aan zo'n stoornis is daarbij ook verstandelijk gehandicapt, maar een deel is dat niet en behoeft vaak nader onderzoek. Ook andere psychiatrische problemen kunnen bij verstandelijk gehandicapten voorkomen. Denk aan fobieën, paniekaanvallen en andere vormen van een angststoornis. Denk ook aan depressieve ontstemming en een psychotische desintegratie waarbij de betrokkene zich zeer bedreigd voelt, achterdochtig reageert en zelfs waandenkbeelden koestert. Dit soort problemen zou bij een groot aantal verstandelijk gehandicapten voorkomen.

Oorzaken voor het ontstaan van verstandelijke handicaps

Oorzaken vóór de geboorte van het kind

Oorzaken vóór de geboorte zijn (prenatale oorzaken):

- Afwijkingen van de *chromosomen*. Dat kunnen zowel afwijkingen zijn van de autosomen als afwijkingen van de geslachtschromosomen. Het syndroom van Down is een afwijking die typisch door een stoornis in de autosomen wordt veroorzaakt (trisomie-21).
- Erfelijke stoornissen van *het centrale zenuwstelsel* die bepaalde syndromen, zoals het Prader-Willi-syndroom (onder meer gekenmerkt door hypotonie, hyperfagie (de onbedwingbare neiging zich vol te proppen met voedsel en soms ook oneetbare dingen op te eten) en een ernstige verstandelijke handicap) kunnen veroorzaken.
- Erfelijke stoornissen in de *enzymstofwisseling*. Er zijn tegenwoordig ongeveer vijftig enzymstofwisselingsstoornissen bekend. Een van de bekendste is de fenylketonurie (een stoornis in de eiwitstofwisseling). Andere stoornissen van de stofwisseling zijn de vetstapelingsziekten. Een voorbeeld van de groep vetstapelingsziekten is de ziekte van Tay-Sachs, die gepaard gaat met blindheid en spastische verlammingen.
- Afwijkingen ten gevolge van *infectieziekten* die de moeder tijdens de zwangerschap doormaakte. Een erg bekende ziekte is de *rodehond*, waardoor een aantal aangeboren afwijkingen kan worden veroorzaakt.

Oorzaken tijdens de geboorte van het kind

Oorzaken tijdens de geboorte zijn (perinatale oorzaken):

- *Hersenbloedingen* bij het kind, veroorzaakt door een moeilijke bevalling. Vroeger kwamen deze nogal eens voor bij tangverlossingen (tegenwoordig wordt de tangverlossing niet meer uitgevoerd; als er moeilijkheden met de baring zijn, wordt een sectio caesarea (keizersnede) verricht.
Hersenbloedingen bij een baby zijn er de oorzaak van dat er *spastische verlammingen* ontstaan bij het kind (ziekte van Little).
- *Zuurstofgebrek* tijdens de bevalling.
- *Geelzucht* met opstapeling van galkleurstoffen in de hersencentra (kernicterus) ten gevolge van bloedafbraak bij het kind door *rhesus-antagonisme* tussen moeder en baby.

Oorzaken na de geboorte

Vele ziekten kunnen zowel op de baby- als op de kleuterleeftijd schade aanrichten (postnatale oorzaken). Een beruchte ziekte is hersenvliesontsteking gecompliceerd met hersenontsteking *(encefalitis)*.

114

Ook door *ernstige verwaarlozing in fysieke en emotionele zin* kunnen ernstige ont-wikkelingsstoornissen ontstaan. Daarnaast kunnen verstandelijke handicaps ont-staan doordat een kind zwaar mishandeld is en hersenbeschadiging heeft opgelo-pen.

Er zijn heel veel mogelijke oorzaken van verstandelijke handicaps. De mate van de stoornissen en de ernst van de achterstand heeft ook met emotionele omstandighe-den te maken. Ik wil vooral de aandacht vestigen op het feit dat het *gedrag* van ver-standelijk gehandicapte kinderen in sterke mate afhangt van de wijze waarop de verzorgenden met hen omgaan. In een goede warme omgeving presteert een kind of een volwassene altijd beter. Ook zij hebben verdriet en kunnen soms wanhopig zijn. Niet zelden worden zulke gevoelens geuit via onbegrijpelijk agressief gedrag of zichzelf beschadigen. Er kunnen ook echte *depressieve toestanden* en zelfs *psy-chotische reacties* optreden waarbij de persoon achterdochtig reageert jegens ande-ren in zijn omgeving en zich opsluit in een eigen wereld. Het kan zijn dat hij hallu-cineert en vreemde dingen waarneemt en ziet, hoort of voelt, wat wij niet kunnen waarnemen.

Het zit vaak ingewikkelder in elkaar dan een behandelteam of de familie denkt. Langdurige 'separatie' en andere 'maatregelen' kunnen de gedragsproblemen alleen maar verergeren! In veel gevallen helpt een vorm van 'non-verbale' psycho-therapie, waarbij spelsituaties gebruikt worden om de betrokkene te laten aangeven waar de schoen wringt.

Leerproblemen door specifieke ontwikkelingsstoornissen

Er zijn bij kinderen natuurlijk talloze oorzaken voor leermoeilijkheden. Sommige kinderen hebben aangeboren intelligentiestoornissen, andere – intelligente – kin-deren raken door emotionele problemen thuis achter op school. In het voorafgaan-de hebben we reeds meermalen gezien hoe angstige kinderen in problemen kunnen komen door spanningen in het gezin.

Er zijn ook kinderen die, bij een overigens normale goede intelligentie, op één gebied falen omdat zij een kleine aangeboren afwijking hebben. Bekende leer-stoornissen zijn een *rekenstoornis* en *leesstoornis*. DSM-IV onderscheidt ook een *expressieve taalontwikkelingsstoornis* (moeite met het spreken van lange of inge-wikkelde zinnen en moeite met zich herinneren van bepaalde woorden) en een *receptieve taalontwikkelingsstoornis* (niet begrijpen wat anderen zeggen). Dat laat-ste betekent dat het kind het beeld van een geschreven woord niet kan inprenten. Het ziet het woord eenvoudig niet voor zich. Zoiets maakt het lezen, en vooral snel begrijpen wat ergens geschreven staat, wel bijzonder moeilijk. Aanzienlijke leer-problemen ontstaan bij de voortdurend onrustige en drukke kinderen die zich niet op een taak of een les kunnen concentreren. Ze lijden aan een aandoening die ADHD wordt genoemd (Attention Deficit Hyperactivity Disorder). Wat dat is, komt verderop in dit hoofdstuk uitgebreid aan de orde. Hier wil ik alleen wijzen op de leerproblemen en de emotionele conflicten rondom de slechte schoolprestaties van het kind (dat er niets aan kan doen)!

Het past niet in de opzet van dit boek om op deze stoornissen in te gaan, ik vermeld ze omdat een kind in zijn ontwikkeling geremd kan worden en zich voortdurend minderwaardig voelt. Daar kan het later als volwassene nog veel last van ondervinden. Kinderen die zo'n probleem hebben, moeten extra aandacht krijgen en getraind worden om met dit zeer hinderlijke probleem om te gaan.

Problemen bij de emotionele ontwikkeling van kinderen

Het behandelen van emotionele problemen in dit boek heeft een tweeledig doel. Allereerst is het voor de hulpverlener natuurlijk belangrijk om van deze materie op de hoogte te zijn, omdat bij de behandeling van gezinsmoeilijkheden ook het gedrag van de kinderen in dat gezin aan de orde komt. Omgekeerd blijkt vaak uit gedrag van een kind waarvoor hulp gevraagd wordt, dat er iets ernstig mis is met het hele gezin. *Het angstige kind geeft signalen dat het de conflicten van de ouders niet meer verdragen kan.*

Ten tweede hebben veel psychiatrische problemen bij volwassenen hun wortels in de jeugdjaren van deze mensen. Wie in zijn jeugd niet heeft geleerd hoe hij met angst moet omgaan, kan daar een leven lang last van houden.

Als een mens zijn vroegste jeugd in een sfeer van angst en onveiligheid heeft moeten doorbrengen, zal hij als volwassene veel moeite moeten doen om over de gevolgen daarvan heen te komen.

Vanwege het belang van deze consequenties voor de volwassenenpsychiatrie, krijgt dit hoofdstuk een plaats vooraan in dit boek. 'Neurotische' en 'psychotische' problemen hebben alles te maken met de emotionele ontwikkeling in de vroege jeugd!

Emotionele ontwikkeling in de allereerste levensjaren

Alhoewel het niet mogelijk is op deze materie diep in te gaan, wil ik toch iets aanduiden van de allerbelangrijkste emotionele factoren in die ontwikkeling, opdat het vooral begrijpelijk wordt wáár dingen bij een kind mis kunnen gaan.

Pasgeboren baby's leven, als voortzetting van hun bestaan vóór de geboorte, nog volledig in een twee-eenheid met degene die voor hen zorgt. Meestal is dat de moeder, ook al is er een zorgzame vader en zijn er vrouwen die moeders rol vervangen als ze naar haar werk gaat. Die absolute aanhankelijkheid is voor de baby een levensnoodzaak omdat het kind nu eenmaal volledig van haar afhankelijk is. Om in die veiligheid te blijven, vertoont zowel de baby als het heel jonge kind een aangeboren gedragspatroon. Bowlby (1951) heeft dat beschreven als *hechtgedrag* (attachment). Opdat er een goede hechting totstandkomt, is een intensief lijfelijk contact noodzakelijk. Dat is dus niet alleen gezellig, het is ook een levensnoodzaak voor een goede emotionele ontwikkeling.

Het belang van lijfelijk contact

Opdat moeder het kind als háár kind ervaart, moet zij het ook voelen, tegen zich aan en in haar handen. Pasgeboren baby's moeten moeders lijf voelen en haar geur herkennen als de goede veilige geur waar ze bij thuishoren. Met het oog op het belang van deze ontwikkeling krijgen moeders die in een kraamkliniek bevallen, hun kindje direct na die bevalling tegen zich aan gelegd. Liefst tegen het blote lijf, opdat beiden van elkaar genieten kunnen. Dit in tegenstelling tot de oude gewoonte om kindjes snel aan te kleden en ze daarna 'voor de rust' in een wieg, op een andere zaal, weg te leggen.

Voor moeders die hun baby niet direct te zien krijgen, omdat het kind na de geboorte in een couveuse moet liggen, is de acceptatie soms onmiskenbaar moeilijk. Zeker als de zwangerschap én de bevalling erg problematisch zijn geweest. In zo'n geval is het extra belangrijk dat vroedvrouwen en verpleegkundigen actief aan die hechting werken door een intensief lijfelijk contact ook te stimuleren.

Voor het nauwe contact tussen moeder, verzorgenden en kind is ook het gaan lachen van de baby erg belangrijk. Het gaan lachen is een van de grootste vreugden die iemand bij het zorgen voor een baby kan ervaren. Als dat niet komt, betekent dat iets ronduit rampzaligs. Behalve door het lachen, communiceert het kind ook door het maken van geluidjes. Die babygeluiden zijn ook signalen waarop gereageerd moet worden. Zo ontstaat een uitwisseling van gevoelens die noodzakelijk is voor een goede ontwikkeling. Het bevestigt de band.

Tot de leeftijd van een jaar of drie blijft die band nog heel hecht. Het kindje heeft moeders nabijheid en de zekerheid dat moeder na een korte afwezigheid altijd weer terugkomt, nog zeer nodig, ook al zijn er andere, vertrouwde personen in de omgeving die het kind verzorgen.

Zoals in hoofdstuk 2 al werd besproken, noemt men die hechte band tussen moeder en kind een *symbiose*. Op die leeftijd is het een levensvoorwaarde. Geleidelijk aan moet het jonge kind gaan wennen aan het feit dat even alleen gelaten worden geen ramp hoeft te zijn en niet betekent dat je in de steek gelaten bent. De losmaking is noodzakelijk om uit te groeien tot het besef een eigen persoon te zijn die de wereld om zich heen gaat verkennen.

Separatie-individuatiefase

De levensfase waarin het kind zich heel geleidelijk aan losmaakt uit de symbiose met moeder heet de *separatie-individuatiefase*. In die periode moet het kind alles nog leren en het moet ervaren hoe de wereld in elkaar zit. Het ontmoet allerlei angstaanjagende dingen. Voor een kind in de peuterleeftijd zijn veel levenloze voorwerpen wel degelijk bezield. Het kan bang zijn voor een 'boze' kachel of boos zijn op een 'stoute' stoel die gemaakt heeft dat het kind op de grond viel. Deze kinderen leven nog in een *magische* wereld, waarvan zij zelf het middelpunt zijn. Een woedend klein jongetje kan roepen: 'Als ik geen ijsje krijg, dan breek ik dit huis af'. Daarmee deelt hij en passant zijn geloof in *eigen almacht* even mee.

Een kind dat nog in een dergelijke magische wereld leeft, kan nog niet logisch denken, het kan dus ook nog niet verstandelijk begrijpen waarom het bij ziekte van de moeder in de steek gelaten wordt. Kleine kinderen denken heel vaak dat het hun eigen schuld is als hen een dergelijke ramp overkomt.

In de beroemde film 'A two years old goes to hospital' wordt duidelijk gemaakt hoe een klein tweejarig kindje kan reageren als het enkele weken in een kinderziekenhuis is opgenomen. Het weigert te eten en slaat de beer als niemand het ziet. Op het moment dat moeder na lange tijd op bezoek komt, wendt het kind het hoofd af en doet alsof het moeder niet herkent.

Bij een kindje dat *plotseling voor langere tijd van de moeder gescheiden* wordt, kan een depressieve toestand optreden. René Spitz heeft deze toestand destijds beschreven als een zogenaamde anaclitische depressie. Tegenwoordig wordt deze toestand een vroegkinderlijke deprivatie-depressie genoemd; deze aandoening komt dus voor bij kleine kinderen die plotseling van hun moeder en hun verzorgenden zijn gescheiden en te weinig opvang krijgen. Het kindje wordt na de traumatische gebeurtenis, erg huilerig en is aanvankelijk ook ontroostbaar. Het wordt bang en trekt zich terug en kijkt met in zichzelf gekeerde blik voor zich uit. Het eet ook nauwelijks meer en wordt zienderogen mager. Als na langere tijd eindelijk het contact met moeder weer hersteld is, reageert het kind apathisch en vertoont het nog weinig levenslust. Het zit maar met de duim in de mond en zegt nauwelijks iets. Ook al herstelt het kind zich geleidelijk aan, het zal door de doorgemaakte ellende toch een achterstand hebben gekregen, die moeilijk ingehaald kan worden.

Bij oude angstige mensen die in een kliniek of een verpleeghuis worden opgenomen, zie je soms ook dat zij, vanuit hun gevoel van in de steek gelaten zijn, reageren met een klagend gedrag. Als het contact met de familie die hen weggebracht heeft, niet snel hersteld wordt, kwijnen ze weg in een apathisch 'dement' gedrag! Wat Spitz beschreef is dus belangrijk, omdat het mogelijk een algemeen menselijke manier van reageren is.

Kleine kinderen moeten geleidelijk aan zelfstandig worden, ze hebben de veilige sfeer van het gezin broodnodig. Als het kind veilig kan opgroeien, is er voor het hele leven een basis gelegd en kan het met vertrouwen anderen tegemoet treden. Er bestaat *basisvertrouwen*. Wie dat basisvertrouwen niet heeft meegekregen, is geneigd anderen altijd met angst en wantrouwen te benaderen.

Angstige, ongelukkige kinderen

Al deze problemen werken ook door in de kleuterleeftijd. Als het kind te veel angst moet verwerken, terwijl het de oorzaken van dat angstige gevoel niet kan overzien, kan het zich zeer bedreigd gaan voelen. Behalve dat het soms overal bang voor is, kan de angst zich ook vastzetten op één of meer dingen. Het kan zijn dat het bang wordt voor sommige mensen, waarbij het panisch reageert als die in huis komen. Vaker nog wordt het kind ook bang voor bepaalde voorwerpen. Het raakt in paniek als de stofzuiger aangezet wordt.

Echte problemen ontstaan als het kind wanneer het 's avonds donker is, niet naar bed wil gaan omdat het bang is. Het wil alleen nog maar bij de ouders in bed slapen. Als dat niet mag, raakt het in paniek. Een enkele keer komt het voor dat een kind helemaal niet meer naar buiten wil gaan vanuit een onbestemde panische angst.

We komen hier op het terrein van de *fobische angsten*. Die angsten komen ook bij schoolkinderen voor. Soms is een kind bang dat het dood zal gaan als het een bepaald soort voedsel eet. Een dergelijk eetprobleem kan thuis misverstaan worden en daardoor tot conflictsituaties tussen het kind en de ouders leiden.

Soms leidt angst tot allerlei vormen van *dwangmatig gedrag*. Nu hoeft dat op zichzelf nog geen ramp te zijn. Heel veel kleine kinderen hebben tijden dat zij ineens angstig worden als er dingen veranderen in huis. Bij alle kleuters komt een periode dat zij willen dat er 's avonds bij het naar bed brengen een heel ritueel afgewerkt wordt. Er moet dan elke avond op exact dezelfde manier voorgelezen worden. Als je denkt dat het half slapende kind toch niet meer hoort dat je enkele regels overslaat, heb je het mis. Het liefst moet dan het hele verhaaltje opnieuw worden gelezen. Anders kan het kind niet slapen. Zo hebben veel kinderen ook een heel ritueel van kleertjes opvouwen en een gebedje opzeggen. Ook dat mag nóóit anders. Bij dwangmatige kinderen wordt dit patroon een allesoverheersende obsessie. Het kind wordt ook besluiteloos en zorgelijk. Op den duur wordt het een heel precies mannetje of vrouwtje, dat op een wat pedante manier heel afgepast leeft. Op school zijn dat kinderen die voorbeeldig zijn, door hun netheid en geweldige ijver. Soms zijn zij op enkele gebieden ontzettend pietluttig en op andere ineens buitengewoon slordig. Ook die combinatie bestaat.

Overaangepast gedrag kan een manier zijn waarop sommige kinderen hun angst voor agressie en straf oplossen. Dit *conflictvermijdend gedrag kan een levensstijl worden* waarin iemand vanaf zijn kindertijd is blijven steken!

Bij andere kinderen uit de angst zich in *eetproblemen*. Het kind wil niet eten, het kan geen hap door de keel krijgen. Dat niet eten ontlokt weer een hoop commentaar van de ouders, die het gedrag als een belediging opvatten. Uit het nu ontstane conflict wordt nieuw voedsel voor de angst aangedragen. Er ontstaat een spiraal van moeilijkheden, waarbij het kind soms ook buikpijn of andere ziekteverschijnselen gaat aandragen omdat het klem zit. Op die manier kan somatiseren een middel worden waarmee dit kind conflictsituaties poogt op te lossen. Zoiets zet zich later in het volwassen leven voort en uit zich in ziek-worden op momenten dat er iets moeilijks moet worden verricht of men met emotionele stress geconfronteerd wordt.

Ten slotte kan een kind dat in wezen angstig is, dusdanig met zichzelf in de knoop zitten, dat het *door onmogelijk lastig gedrag straf uitlokt*. De angst is onbestemd, maar de straf als reactie op uitdagend gedrag is duidelijk. Op die manier poogt het kind onbewust op een kromme manier het contact te herstellen. Dan is er weer 'duidelijkheid' en dat lucht het kind op.

Problemen waarbij het kind angstig en/of opstandig is, hebben natuurlijk niet alleen te maken met het zich ontwikkelen tot een eigen persoon.

Regressie uit jaloezie

Kinderen leven in een gezin en reageren op gebeurtenissen in dat gezin. Zo kan de komst van een nieuwe baby aanleiding geven tot gevoelens van geweldige jaloezie. De volstrekt normale kleuter zal regelrecht agressief jegens die baby kunnen optreden. Lief spelend in de zandbak zal het op een onbewaakt moment vrolijk een schep zand in de kinderwagen van broertje-baby gooien! Een meisje van vier zegt welgemeend: 'Geef die baby maar mee met de vuilnisman.'

Veel kleuters vertonen vanuit deze jaloezie ook *regressief gedrag*. Dat wil zeggen dat ze terugvallen op gedragingen die horen bij een veel vroegere periode. Ineens is deze kleuter, die allang zindelijk was, 's nachts weer nat. Zulke dingen vertonen volwassen mensen later ook als zij zich in moeilijkheden bevinden waar zij niet uit kunnen komen. Regressief gedrag is dan een onbewuste manier van hulp vragen: 'Help mij, ik ben een hulpeloos kind, ik kan mezelf nog niet redden'.

Vooral ruzies tussen de ouders zijn voor veel kinderen een grote bron van angst. Als de ouders vechten, dreigt voor het kind een situatie te ontstaan waarbij het in de steek gelaten kan worden. Om dat te voorkomen zullen sommige kinderen pogen weer vrede te stichten door overmatig lief te zijn.

Het kan ook zijn dat het kind juist door onmogelijk gedrag de agressie naar zich toe haalt, waardoor hij als bliksemafleider gaat functioneren. Op die manier voorkomt hij dat ze door hun ruzie hem in de steek laten.

Niet zindelijk zijn (enuresis)

Als schoolkinderen die allang zindelijk waren, weer in bed gaan plassen of zelfs in hun broek plassen, noemt men dat *enuresis*. Enuresis is voor het kind en voor de moeder een enorm probleem. Het is zeer vernederend voor het kind om nat te zijn. Dat deze vorm van regressief gedrag optreedt, heeft ook te maken met angst en zenuwachtigheid. Het is vrijwel altijd een signaal dat er iets emotioneel mis is. Alleen in heel zeldzame gevallen kan een nachtelijke toeval bij een kind, waarvan niet bekend was dat het epileptische verschijnselen had, de oorzaak zijn. Meestal ligt het dus op het emotionele vlak.

Het kan ook zijn dat het kind bang is om betrapt te worden bij het spelen met het eigen geslacht. Kinderen doen dat natuurlijk, en sommige ouders maken daar ten onrechte een punt van. Een kind dat bang is gemaakt voor seksuele zaken, kan in de halfslaap toch zichzelf beroeren en dan plotseling een plas doen in bed. Uit schaamte en uit angst voor straf zal het pogen het gebeurde te verbergen. Een woedende moeder, die geen zin heeft om voor zo'n groot kind al die extra was te doen, zal met straf dreigen en uit angst voor die straf zal het arme kind opnieuw in bed plassen. Zo ontstaat een vicieuze cirkel, waar men later met veel moeite, met begeleiding van hulpverlening, weer uit zal trachten te komen. Gelukkig gaan veel van deze problemen vanzelf over en soms lukt het gewoon het kind te helpen door het tijdig te wekken.

Encopresis is een dergelijk probleem, alleen gaat het hier om het onzindelijk zijn voor ontlasting. Vaak heeft dit te maken met een zindelijkheidstraining die voor het kind te krachtdadig is doorgevoerd. Het zindelijk zijn is daardoor zo'n obsessie voor het betrokken kind geworden, dat het soms van angst het toch weer in de broek doet. Het kan ook zo zijn dat het kind zich aangewend heeft de ontlasting te lang op te houden. Soms hangt dat dan weer samen met angst voor de wc. Door het zolang op te houden dat het pijn gaat doen, ontstaan ook 'ongelukjes'. Dit soort encopresis kan net als het in bed plassen aanleiding geven tot grote gezinsproblemen, waarbij het gedrag door bijkomende oorzaken bestendigd wordt. Door angst weg te nemen, door een soort gedragstherapie met beloning van het gewenste gedrag, kan men meestal weer uit de moeilijkheden komen.

Spraakstoornissen als uiting van een emotioneel conflict

Zoals een kind door weer onzindelijk te worden als het ware terug kan vallen in babygedrag, kan het door slecht te gaan praten terugvallen op een hulpeloze vorm van baby-communicatie.

Er zijn een heleboel vormen van spraakproblemen die allemaal onder invloed van de emotionaliteit staan. Een opvallend probleem is het *stotteren* bij kinderen die voordien goed konden praten.

Veel van hetgeen we in het voorafgaande hebben behandeld, kan ook aanleiding geven tot spraakproblemen. Als er straf dreigt bij eetproblemen die uit de hand dreigen te lopen, kan het kind zo angstig worden dat het niet meer uit zijn woorden kan komen als het ter verantwoording wordt geroepen. Zulke dingen spelen zich soms ook af bij kinderen voor wie het zindelijk worden een obsessie is geworden door alle conflicten thuis.

Als aanleiding voor het ontstaan van spraakproblemen is *faalangst* nog veel belangrijker dan alle andere kinderangsten. Een kind dat zich veel flinker moet gedragen dan het in werkelijkheid is, omdat vader van deze zoon een 'man' wil maken, kan zich vreselijk in het nauw gedreven voelen. Dat kan zich soms uiten in het blijven steken in de eigen woorden.

Een kind dat vernederd wordt omdat het thuis niet slim genoeg of niet actief genoeg gevonden wordt, kan terwijl het woedend is de scheldwoorden niet over de lippen krijgen. Wat eens begon in drift en angst, kan een gewoonte worden. De vrees voor het niet goed uit die woorden kunnen komen wordt op zichzelf dan weer een obsessie. De verwachting dat het wel weer mis zal gaan, wordt een *zichzelf vervullende profetie*. Het gáát dan ook mis en dat is dan weer zeer vernederend en zo ontstaat de vicieuze cirkel.

Ten slotte kunnen ook kinderen die een langzamer tempo hebben dan de andere kinderen in een schoolklas, zich zo vernederd voelen dat zij uit angst gaan stotteren.

Agressief gedrag

We noemden reeds de conflictsituaties in het gezin die ontstaan als een kind jaloers is op een jonger broertje of zusje. Agressief gedrag van een kleuter kan onder die omstandigheden een normaal patroon zijn. Er zijn echter kinderen die vaak last hebben van driftbuien en dan dingen stukmaken en anderen slaan. Een dergelijk gedrag kan velerlei oorzaak hebben. Het kan in verband staan met hersenfunctie-stoornissen. Er zijn kinderen die overmatig prikkelbaar zijn en hun emoties niet in de hand kunnen houden. Dat zijn echter uiterst zelden voorkomende oorzaken. Meestal is er dan veel meer mis met het kind.

Een veel vaker voorkomende vorm van agressief gedrag heeft te maken met *opvoedkundige verwaarlozing*. Het kind dat opvoedkundig onvoldoende aandacht krijgt, weet absoluut niet waar het zich aan te houden heeft. De ouders zijn vol-strekt *onduidelijk* tegenover het verbijsterde kind. Het wordt enerzijds verwend met snoep, geld of speelgoed, en als het iets hebben wil dwingt het dat af met drift-buien. Anderzijds zijn de ouders van dit kind voor hem onbereikbaar. Het krijgt daardoor geen contact met hen en het moet echte aandacht en liefde missen.

Het kind kent niet alleen de grenzen niet, het heeft ook niemand tot voorbeeld. Vandaar dat het kind vaak op uitdagende wijze, vol agressie, poogt uit te vinden waar de grenzen liggen van het ouderlijk geduld. Men noemt dat *testing the limits*. Omdat de reacties op dit en ander gedrag zo onvoorspelbaar zijn, leert het nooit wat nu wél mag en wat niet. Op die manier groeit het kind op tot een egocentrische persoonlijkheid.

Als iemand van niemand ooit echte liefde en aandacht heeft gehad, kan hij ook geen liefde aan anderen doorgeven. Een dergelijk kind houdt ook niet van zichzelf en diep in zijn binnenste voelt hij zich eenzaam en minderwaardig. Omdat er met hem weinig rekening gehouden is, kan hij ook niet veel rekening houden met de gevoelens van andere mensen. Dat beperkt het aangaan van relaties.

Tenslotte zijn dit kinderen die, begrijpelijk vanuit het bovenstaande, een veel te geringe frustratietolerantie hebben. Incasseren van teleurstellingen heeft niemand hun geleerd. De vertrouwensbasis van waaruit dit had moeten plaatsvinden ont-brak. De gevolgen van een dergelijke kinderontwikkeling zullen wij in het hoofd-stuk over persoonlijkheidsstoornissen nader behandelen.

Bij het jonge kind zijn dergelijke problemen nog behandelbaar. Het karakter is nog niet definitief gevormd. In een kinderpsychotherapie wordt vaak duidelijk op wie de agressieve gevoelens zich richten, als het kind bijvoorbeeld met poppen speelt. De agressiviteit is dus bij deze kinderen *geen 'aangeboren' eigenschap*, heeft niets met 'slecht' zijn te maken, maar is een uitvloeisel van slechte gezinsomstandighe-den en niet te verwerken angst. Als kinderen in hun vroege jeugd te weinig liefde en warmte hebben ontvangen, waardoor hun gedrag problematisch is geworden, spreekt men van *emotionele verwaarlozing* (zie hoofdstuk 12).

Depressieve verschijnselen bij kinderen

Ernstige depressies volgens de criteria van DSM-IV voor volwassen mensen, ziet men bij kleine kinderen niet, maar dat wil nog niet zeggen dat ze niet diep in de put kunnen zitten. Bij kinderen is een depressieve stemming vaak merkbaar aan prikkelbaarheid, gauw in tranen zijn en lusteloos in een hoekje zitten. Soms klaagt het over lichamelijke bezwaren, voelt het zich ziek terwijl er geen aanwijzingen zijn voor een ziekte. Het kind kan niet zeggen wat er aan de hand is, terwijl er toch overduidelijk iets goed mis is. Meestal is voor dat gedrag wel een aanwijsbare reden, ook al zegt het kind spontaan niets over gevoelens. Kinderen reageren soms met depressief gedrag op het verlies van een geliefd persoon, of ze rouwen op die manier over de dood van een voor hen troostrijk huisdier. We moeten het belang van een poes, een hond of zelfs een cavia of een kleine hamster voor een kind niet onderschatten!
Kinderen kunnen ook depressief reageren op een verhuizing. Het kan voor een twaalfjarig kind schokkend zijn als hij plotseling zijn geliefde speelplekje kwijtraakt waar hij zich na vervelende ervaringen op school terug kon trekken. Een kind dat verhuist is ook in één keer alle vriendjes kwijt en moet zich meestal de dag na de verhuizing al gaan waarmaken op een vreemde, voor hem zeer vijandige school. Sommige kwetsbare kinderen die buitengewoon gehecht zijn aan objecten omdat ze daar gevoelens in geïnvesteerd hebben, zullen met het achterlaten van alles wat hen vertrouwd was veel moeite hebben. Niemand heeft hen immers gevraagd wat zij van die nieuwe woonplaats vonden, de boel werd gewoon ingepakt en het kind moest volgen. Een niet begrepen depressieve toestand bij een kind kan gevolgen hebben voor later. Als de persoon later problemen ondervindt, kan hij ook depressief reageren. Dit is dan een reactiepatroon dat al vroeg is ontstaan. Vandaar dat het herkennen van het probleem en een goede hartelijke opvang thuis voor het kind van levensbelang kan zijn. Ook een troostgevend huisdier, dat geaaid en geknuffeld kan worden, kan grote therapeutische betekenis hebben voor een kind dat zich verlaten en eenzaam voelt! Depressieve reacties van kinderen van een jaar of dertien, veertien moeten zeker niet worden onderschat. Het komt helaas voor dat iemand van die leeftijd doodswensen heeft en erger nog, een wanhoopsdaad pleegt.

Diepgaande ontwikkelingsstoornissen

In de DSM-IVV duidt men tegenwoordig een hele groep diepgaande ontwikkelingsstoornissen (Pervasive Developmental Disorders) aan met het woord *pervasief*. Ik vertaal het Engelse woord 'pervasive', dat letterlijk 'doordringend' betekent, liever als *diepgaand*. Het zijn stoornissen die op elkaar lijken omdat er sprake is van een ernstig onvermogen om contact te maken en een zeer vreemd, dwangmatig, stereotiep gedragspatroon op de voorgrond staat. In de meerderheid van de gevallen gaat de stoornis gepaard met een verstandelijke handicap. De stoornissen kunnen verschillende oorzaken hebben, meestal gaat het om een aangeboren hersenafwijking, maar het kan ook om de gevolgen van een infectieziekte tijdens de zwangerschap gaan. Het gaat in elk geval om een van de oorzaken die in het voorafgaande zijn genoemd. De autistische stoornis is de belangrijkste van deze groep ontwikkelingsstoornissen bij kinderen.

Autistische stoornis

Over de autistische stoornis als zeer ernstig kinderpsychiatrisch probleem is veel geschreven sedert Kanner deze in 1943 als een aparte aandoening ontdekte. Het gaat bij autistische kinderen dus in de eerste plaats om een *diepgaande affectieve contactstoornis* en een heel speciale communicatieproblematiek. Men vermoedt dat het kind niet in staat is symbolische informatie te verwerken, zodat het die informatie ook niet kan reproduceren. De autistische stoornis is meestal al in een vroeg stadium merkbaar, als het kindje nog een baby is. Het kindje maakt geen oogcontact en kijkt je niet aan, zoals dat bij mensen toch gebruikelijk is. Het glimlacht niet en *lacht niet terug* als je het vriendelijk toelacht. Het kind reageert ook niet positief op de stem en liefdevolle aanrakingen van de moeder. Dit betekent waarschijnlijk dat het vanaf de geboorte de betekenis van wat het ziet, hoort en voelt niet als een communicatiesignaal in zich opneemt. Het neemt niet op wat er met bepaalde klanken en woorden wordt bedoeld. Het leert wel spreken, maar er is iets mis met het taalbegrip en het taalgebruik. Dit betekent dus dat er ook sprake is van een ernstige *taalstoornis*.

Door de hierdoor ontstane contactstoornis is het autistische kind uiterst *kwetsbaar*, het kan weinig prikkels verwerken. Treffers wijst erop dat autistische kinderen soms ongevoelig zijn voor geluid en soms juist overgevoelig zijn en heftig reageren op een geluid dat hen hindert. Autistische kinderen kunnen, terwijl ze met andere kinderen in een kamer aanwezig zijn, geheel opgaan in hun eigen wonderlijke bezigheden en stereotiepe bewegingen. Het deert hen niet wat die kinderen daarvan denken. Ze letten ook niet op wat die andere kinderen op dat moment met elkaar doen. Zij reageren vaak wel op een duidelijke, voorspelbare toenaderingspoging van volwassenen (Verhulst, 1987).

Het kind leert spreken, maar het praat na. Het herhaalt woorden eindeloos en gebruikt de taal niet in de eerste plaats om met anderen te communiceren. Ook de motoriek van het wat oudere autistische kind is heel wonderlijk. Het maakt stereotiepe bewegingen. Het beweegt vaak eindeloos met het bovenlichaam heen en weer, terwijl het tegelijkertijd friemelt met de vingers. Soms maakt het danspasjes of zit lange tijd met het lichaam te schudden. Het zijn kinderen die zeer gevoelig zijn voor ritmische muziek en die erg aangetrokken worden door bewegende, vooral draaiende voorwerpen. Deze kinderen kunnen heel slecht tegen veranderingen in hun leefmilieu. Op wijzigingen in de kamer kunnen zij *panisch angstig en opgewonden reageren of woedend opstuiven*. Tenslotte zijn het ook kinderen die op een heel aparte manier met levende wezens omgaan. Een volwassene wordt als een soort klimboom gebruikt, de aanraking gebeurt op een heel onpersoonlijke manier.

Over het algemeen weren zij het lichamelijk contact af, knuffelen in het bijzonder. Oogcontact wordt daarbij meestal ook vermeden.

Dit is heel in het kort een beeld van een autistische stoornis. Het probleem als zodanig is voor de kinderpsychiatrie heel belangrijk omdat er evenveel autistische als blinde kinderen in Nederland zijn. Het is dus bepaald geen zeldzaamheid. Volgens het handboek van DSM-IV gaat het om 2-5 gevallen per 10 000 mensen. Daarom is er ook een vereniging van Ouders van autistische kinderen in Nederland. Een vereniging die voorlichting biedt en steun verleent. Het opvoeden van een autistisch kind is een enorme opgaaf. Meestal valt het al op dat het kindje na een week of acht nog niet begint te lachen. De hele ontwikkeling van het kind verloopt traag. Vooral dat niet reageren op emotioneel contact met moeder is verschrikkelijk moeilijk te verwerken. De vreugde van een gezellig kraaiende, teruglachende baby die dol is op knuffelen, ontbreekt, en dat is een zeer traumatische ervaring voor de ouders. Dat heeft zijn weerslag op de hoeveelheid energie die men als ouders kan investeren in de zorg voor een kind dat niet reageert en zich steeds meer terugtrekt. De opgaaf wordt op een goed moment te groot en professionele hulp is noodzakelijk. De relatie zal hoe dan ook problematisch blijven want het autisme gaat helaas niet over.
De psychotherapeutische behandeling van autistische kinderen is moeilijk en heel langdurig, maar er zijn wel positieve resultaten te bereiken. Een klein aantal van deze kinderen komt redelijk terecht, maar een niet onaanzienlijk aantal blijft gehandicapt. Dat komt mede doordat autisme heel vaak gepaard gaat met een *verstandelijke ontwikkelingsachterstand*, hetgeen de kansen op verbetering negatief zal beïnvloeden.
Merkwaardigerwijs komt de autistische stoornis veel meer voor bij jongetjes dan bij meisjes, in een verhouding van vier op één.

Diepgaande ontwikkelingsstoornissen bij een aanvankelijk normale ontwikkeling

De DSM-IV onderscheidt een aantal ontwikkelingsstoornissen die qua gedrag veel met de autistische stoornis gemeen hebben, maar op een aantal punten toch weer anders zijn. Zo ook de *stoornis van Rett (Rett-syndroom)*; hierbij treedt een stoornis op bij kinderen die zich aanvankelijk geheel normaal ontwikkelden. Die ontwikkeling stopt als het kind vijf maanden oud is, daarna begint een geleidelijke mentale achteruitgang die tot het vierde jaar duurt. De schedel die eerst normaal van vorm was, groeit niet meer en blijft dus klein in verhouding tot de rest van het lichaam. Veel van wat het kind aan fysieke en sociale vaardigheden had ontwikkeld, gaat nu weer verloren. Het kind vertoont meer en meer een stereotiep gedrag. Het lopen gaat slechter en het spreken en verstaan van wat anderen zeggen wordt moeilijker. Het kind kan zich ook niet op andere, non-verbale manieren uitdrukken en contact maken wordt daardoor steeds moeilijker.

Een derde stoornis is de *desintegratiestoornis bij kinderen*. Hier gaat het om kinderen die al ouder zijn dan twee jaar en zich gedurende die eerste levensjaren normaal hebben ontwikkeld. Ze beginnen tussen het tweede en derde levensjaar (in elk geval vóór het tiende jaar) een vreemd gedrag te vertonen. Ze verliezen het meeste van de vaardigheden die ze reeds ontwikkeld hadden en er ontwikkelt zich een contactstoornis. Het wordt ook erg onhandig, spreekt slecht en verstaat slecht wat andere mensen zeggen. Deze kinderen gedragen zich ook stereotiep en vertonen hetzelfde soort wonderlijke hand- en rompbewegingen als autistische kinderen.

De vierde stoornis die in de DSM-IV wordt onderscheiden, is de *stoornis van Asperger* (Asperger-syndroom). Hier gaat het ook om autistisch gedrag dat later begint dan het autisme van het type Kanner en bij *intelligentere* kinderen optreedt. De typische contactstoornis is er ook, maar ze is iets minder diepgaand dan de stoornis bij 'gewone' autistische kinderen. Ze hebben ook *geen moeite met het spreken* en verstaan de gesproken taal, doch er bestaan wel bepaalde eigenaardigheden bij het gebruik van de taal. Vaak is er ook een eigenaardig soort humor. De kinderen die aan een stoornis van Asperger lijden, hebben meer vaardigheden ontwikkeld dan de kinderen die aan een van de andere pervasieve stoornissen lijden. Ze kunnen zich aanpassen aan de eisen die de omgeving stelt. Het sociaal functioneren geeft problemen. Met deze kinderen is wel een zekere mate van contact mogelijk en er gaat ook een duidelijk appèl van hen uit. Het is voor deze kinderen en hun ouders frustrerend dat ze steeds worden geconfronteerd met wat er zo gemist wordt (Verhagen en Jessurun, 1995). Bij deze stoornis komen ook emotionele uitbarstingen en paniekaanvallen voor. Kinderen met de stoornis van Asperger kunnen later als volwassene een zekere mate van zelfstandigheid bereiken en ook een baan hebben. De eerdergenoemde auteurs wijzen erop dat mensen met deze handicap zeer ongelukkig en eenzaam zijn, ook al hebben ze huisvesting en werk. Het is belangrijk dat bij 'moeilijke' kinderen aan het probleem van de stoornis van Asperger wordt gedacht, omdat deze diagnose vaak gemist wordt.

Aandachtstekortstoornis

De aandachtstekortstoornis (ADHD) wordt tegenwoordig als een, aan de autistische stoornissen verwante aandoening beschouwd. Het probleem komt vaak voor en geeft grote problemen voor ouders en kind. Evenals bij de stoornis van Asperger wordt het probleem vaak miskend en wordt er veel leed geleden voordat het eindelijk duidelijk wordt waarom een kind zo moeilijk is. Het gaat namelijk om kinderen die voortdurend rusteloos en impulsief zijn. Zij zijn wat men noemt 'verhoogd afleidbaar' en reageren letterlijk op alles wat er in hun omgeving gebeurt en ze kunnen ook geen moment rustig zitten spelen of in een boek lezen. Dit aparte gedrag wordt in de DSM-IV het ADHD-syndroom (*Attention Deficit Hyperactivity Disorder*) genoemd. Enkele kenmerken zijn:

- Het kind kan niet stilzitten als dat nodig is, beweegt voortdurend met handen en voeten, en is snel afgeleid door prikkels uit de omgeving.
- Het kind heeft moeite om te doen wat men van hem vraagt en het maakt niet af waar het mee bezig is omdat het moeite heeft de aandacht bij een taak of een spel te houden.

Veel van deze kinderen praten aan één stuk door, bemoeien zich met bezigheden van anderen of geven ongevraagd op alles wat er in hun omgeving gebeurt commentaar. Ze zijn vaak zo chaotisch bezig dat ze voortdurend spullen kwijt zijn en niet meer weten waar ze speelgoed of schoolboeken gelaten hebben.

Het probleem van deze rusteloze ADHD-kinderen werd vroeger ten onrechte met de term MBD (minimal brain damage) aangeduid. We weten nu dat het niet altijd een gevolg is van hersenbeschadiging maar dat de oorzaak ook gezocht moet worden in een combinatie van factoren, zoals de aanleg van het kind en functiestoornissen. Omgevingsfactoren en sociale stress spelen daarbij ook een rol.

Het opvoeden van kinderen met dit ADHD-syndroom is een vreselijk moeilijke opgave. De vele conflicten thuis en op school kunnen de gedragsstoornissen verergeren. De behandeling bestaat in de eerste plaats uit *ondersteuning van de ouders* bij hun moeilijke taak. Het kind moet natuurlijk individueel worden begeleid, met behulp van gerichte aandacht en gedragstraining, want het kind voelt zich vaak een buitenbeentje en heeft last van de negatieve aandacht die het krijgt.

Ik vermeld dit ADHD-syndroom speciaal omdat het voor de latere ontwikkeling zulke ernstige gevolgen kan hebben. Als er een vicieuze cirkel van moeilijkheden ontstaat doordat het kind niet begrepen wordt en steeds méér 'negatieve' aandacht krijgt, zal er iets grondig mis kunnen gaan. Die draaiende, friemelende, steeds heen en weer lopende kinderen krijgen vaak straf. Omdat ze niet luisteren en ook nooit weten wat er geleerd moet worden, meent een leerkracht misschien dat ze expres dwars en ongehoorzaam zijn, ook al is dat beslist niet het geval. Het kind kan aan zijn kwelgeesten niet duidelijk maken wat ér aan de hand is.

Vroeger, toen dit syndroom nog niet zo bekend was, werden deze kinderen soms als 'zwakbegaafd' aangemerkt. Tegenwoordig ligt dat gelukkig anders, maar kinderen die zich niet geaccepteerd weten, zullen in toenemende mate baldadig en ongehoorzaam worden. Het gedragspatroon uit de kindertijd zet zich dan mogelijk voort in het volwassen leven. De betrokkene blijft een *rusteloos mens* die kwetsbaar is voor emotionele problemen. Vanuit de criminologie is er tegenwoordig veel belangstelling voor ADHD, omdat gebleken is dat veel jongeren die met de justitie in aanraking komen aan deze stoornis lijden.

Syndroom van Gilles de la Tourette

Het syndroom van Gilles de la Tourette, dat op de leeftijd van een jaar of zeven kan beginnen, gaat soms samen met het ADHD-syndroom. Het syndroom wordt gekenmerkt door *tics*. Dat kunnen zich steeds herhalende, onwillekeurige lichaamsbewegingen zijn, maar ook dwangmatig geluiden maken of trekkingen in het gelaat. De meest opvallende en meest storende verschijnselen zijn het dwangmatig vieze woorden (*coprolalie*) of vloekwoorden moeten zeggen. De betrokkene lijdt daar zeer onder en kan er niet om lachen. Kinderen en volwassenen met het syndroom van Gilles de la Tourette hebben soms ook last van een papegaaienspraak: ze moeten dwangmatig nazeggen wat anderen beweren of hun bewegingen nadoen.

Volgens Van de Wetering (1988) komt het probleem van deze 'tic-ziekte' driemaal zoveel bij jongens als bij meisjes voor en zijn er aanwijzingen voor een genetische oorzaak. Het syndroom bezorgt degenen die eraan lijden veel sociaal ongemak, en daarom wordt het tegenwoordig vaak met medicijnen behandeld.

Eetproblemen: te weinig of te veel eten

Anorexia nervosa

De Gezondheidsraad heeft in juni 1989 een advies uitgebracht aan de minister van WVC over het probleem van anorexia nervosa en boulimia nervosa. De criteria voor de diagnose anorexia nervosa zijn volgens DSM-IV: ondergewicht van minstens 15% en weigering een gewicht te handhaven dat voor een persoon van die leeftijd en lengte nog normaal is. Er is een intense angst om dik te worden, zelfs bij een duidelijk ondergewicht. Verder is er een stoornis in de wijze waarop de persoon het gewicht en de omvang van het eigen lichaam ervaart. Als er bij een meisje sprake is van anorexia is de menstruatie op zijn minst drie keer achtereen weggebleven.

Volgens het rapport van de Gezondheidsraad zou anorexia vooral voorkomen bij meisjes en vrouwen tussen de 11 en 30 jaar, die nog geen eigen keuzes kunnen maken en te veel twijfels hebben over hun rol als vrouw. Vaak komen zij uit gezinnen waarin het vinden van de eigen identiteit niet makkelijk is. (Ik denk dat het, helaas vaak voorkomende, feit dat veel ouders *liever een zoon* hadden gehad, en het 'mannelijke' hoger waarderen dan het 'vrouwelijke', ook een rol zal spelen.) Meisjes uit die gezinnen voelen zich vaak waardeloos en *angstig*; ze zijn bang de controle over zichzelf te verliezen. Ook heeft de hedendaagse modetrend van slank-zijn waarschijnlijk invloed op het gedrag van deze meisjes.

De anorexia begint vaak op een moment dat er iets ingrijpends gebeurt in het leven van het meisje, bijvoorbeeld het begin van een opleiding, een baan, het aangaan of verbreken van een relatie of een ernstige verstoring van het evenwicht in het gezin. Kortom, situaties waarbij aan het meisje eisen gesteld worden die het niet goed aankan en die de angst voor controleverlies versterken. Hongeren en mager zijn worden voor het meisje op den duur de enige leefwijze die haar de zekerheid biedt dat ze haar zelfrespect kan bewaren. Tot zover het rapport van de Gezondheidsraad.

Meisjes die honger lijden omdat ze angstig zijn en weinig zelfrespect hebben, zijn in hun hart vaak ook *depressief* gestemd. Naar buiten toe zijn ze actief en lijkt het alsof ze de zaak in de hand hebben, maar dat is niet zo. Het hongeren is een vorm van zelfkwelling, zich straffen voor wat niet deugt aan jezelf. Het is opvallend dat meisjes die sterk vermageren, vaak vertellen dat ze zich *veiliger* voelen in het vermagerde lijf. Het hongeren geeft op den duur ook een 'kick', het krijgt het karakter van een verslaving. Iemand die lange tijd honger lijdt, voelt de honger niet meer en raakt in een soort *euforie*.

Meisjes die sterk vermageren en desondanks toch niet eten, beseffen heel goed dat doorgaan met vermageren fataal kan zijn. Het meisje heeft als het ware haar leven in eigen hand genomen, en dat geeft een machtsgevoel. Ze heeft daarmee haar zeer bezorgde ouders en de inmiddels ook ingeschakelde hulpverleners in haar macht, want die moeten maar afwachten wat ze gaat doen.

Als het proces van de anorexia verder is voortgeschreden, ontstaat er een vicieuze cirkel. Het meisje kan niet meer helder denken, daarvoor is ze te ondervoed geraakt. De anorexia is een ziekte geworden, die haar zo in de macht heeft dat ze alleen nog maar door een ziekenhuisopname gered kan worden. In de regel is het zo dat meisjes met een gewicht lager dan 35 kilo opgenomen moeten worden.

Anorexia is een gevaarlijke aandoening, waarvan lang niet alle meisjes genezen: 15% overlijdt aan de gevolgen van extreme magerzucht! Bij sommigen blijft het een steeds terugkerend gedragspatroon dat in moeilijke tijden weer de kop opsteekt.

De gezondheid van meisjes met anorexia wordt bovendien geschaad door overmatig gebruik van (bij een overdosis giftige) laxeermiddelen. Veel laxeren is schadelijk omdat men er een kaliumtekort door kan krijgen. Het meisje gebruikt laxeermiddelen in de hoop dat haar buik nog platter zal worden dan hij al is. De lichaamsbeleving is namelijk zo gestoord dat het meisje dat zichzelf naakt in de spiegel bekijkt, meent dat het uitgemergelde lijf er wanstaltig en walgelijk dik uitziet.

Er worden twee types anorexia onderscheiden. Het eerste type betreft meisjes die alleen maar vasten. Bij het tweede type is er tevens sprake van boulimia, dat is het soms meerdere malen per dag stiekem grote hoeveelheden voedsel en snoep naar binnen proppen (vreetbuien) om dat voedsel vervolgens weer allemaal uit te braken. Meisjes met anorexia denken vaak de hele dag aan lekker eten en voedsel bereiden. Ze zijn soms experts op het gebied van bijzondere recepten!

De behandeling van anorexia bestaat in de eerste plaats uit het herstel van het lichaamsgewicht. Als dat eenmaal met veel moeite gelukt is, kan begonnen worden aan de psychotherapeutische behandeling van de persoonlijkheidsproblemen: het herstel van het zelfrespect en het veranderen van de gestoorde zelfbeleving. In de behandeling zal het gezin, het sociale systeem, zeker ook betrokken moeten worden.

Boulimia nervosa

Boulimia nervosa (ook wel met de Franse term *boulimie* aangeduid en in de DSM-IV bulimia genoemd) betekent 'vraatzucht'. Het komt soms gecombineerd met anorexia voor. Boulimia kan soms leiden tot toestanden waarbij het meisje (of de jongen!) vreselijk dik wordt omdat zij of hij zich volpropt met patat, snacks, chips en snoep. Het vele eten is een *troost* voor wat men op andere gebieden mist.

De meeste boulimiaproblemen zijn verwant aan de anorexia. De betrokkene wordt echter niet mager omdat ze voldoende voedsel tot zich neemt. Het zijn vooral de *vreetbuien* (een ander woord is er niet voor) waar het om gaat. Het meisje eet in zeer korte tijd walgelijk veel tegelijk en braakt het dus allemaal weer uit. Boulimia is een dwangmatig gedrag dat tot een soort *verslaving* leidt. Men kan het zich 'volvreten' niet meer laten en schaamt zich daarvoor. Het meisje walgt elke keer dat ze gebraakt heeft van zichzelf en dat versterkt haar minderwaardigheidsgevoelens. Boulimia komt niet alleen bij meisjes in de puberteit en adolescentie voor, ook volwassenen kunnen eraan lijden. Niet zelden gaat zo'n probleem samen met andere depressieve en zelfs destructieve neigingen. Een beetje vraatzucht is algemeen menselijk. We kennen allemaal wel de snoepzucht die komt opzetten als je je eenzaam voelt. Heel veel mensen eten als ze 's avonds in hun eentje voor de buis zitten een heleboel koekjes omdat ze behoefte hebben aan troost. Mensen die met roken stoppen gaan vaak onmatig snoepen en worden dan veel te dik. Dat is nog geen boulimia, maar het gaat wel om hetzelfde psychologische mechanisme.

Depressieve perioden in de tienerleeftijd

Bij jonge mensen in de tienerleeftijd kunnen zo omstreeks het zeventiende of achttiende jaar soms tijden van grote emotionele verwarring voorkomen. Op zichzelf is dat een normaal leeftijdsverschijnsel, iedereen moet, op weg naar de volwassenheid, zoeken naar een eigen vorm. Dan komen de vragen: 'Wie ben ik eigenlijk?', 'Wat kan ik?', opkomend vanuit twijfels over de eigen mogelijkheden en begaafdheden. Heel belangrijk is het ontwikkelen van een gevoel van eigenwaarde op het gebied van de lichamelijkheid: 'Hoe zie ik eruit?', 'Ben ik lelijk of toch aantrekkelijk?' Veel mensen zijn in die periode ontzettend onzeker en gauw op hun tenen getrapt omdat ze denken dat anderen hen met minachting bekijken. Men noemt de verwarring over zichzelf en de twijfel aan zichzelf een *identiteitscrisis*.

Bij kinderen die opgegroeid zijn in een gezin waar zij vanaf hun vroegste jeugd problemen met de ouders hebben gehad, kan de tienerperiode extra moeilijk verlopen. Niet zelden maakt een jongere die thuis in relationele problemen verwikkeld zit, een depressieve periode door. Vaak is de aanleiding dat het leggen van een liefdesrelatie niet lukt omdat er te veel verwikkelingen met thuis zijn. Moeder maakt emotionele toestanden, vader wil het niet hebben en de jongere wordt met schuldgevoelens opgezadeld.

Ook de seksualiteit is voor veel jonge mensen vaak een groot probleem.

Schizofrenie bij jongeren

In aansluiting op de behandeling van depressieve reacties bij ongelukkige tieners is het op zijn plaats om hier ook in het kort het probleem van de ziekte *schizofrenie* te noemen. Dit probleem kwam al aan de orde in hoofdstuk 2, bij het verhaal over Evelien. Dit meisje had een verwarrende jeugd achter de rug en was vreemd in vergelijking met andere kinderen van haar leeftijd. Het is niet onmogelijk dat Evelien aan de stoornis van Asperger leed. Dat was waarschijnlijk de reden dat ze zich terugtrok en contact met mensen meed. Bij het opgroeien tot een jonge vrouw kon ze het eenzame leven niet meer aan en ontwikkelde ze waanideeën en ging 'stemmen horen' (hallucineren). Door dat psychotische beleven kreeg haar gedrag bizarre trekken en voor haar ouders was het onbegrijpelijk wat ze deed. Ook bij jongeren die niet autistisch zijn, kan een psychose optreden. Het gaat dan om eenzame, kwetsbare kinderen die zich in hoge mate zorgen maken over hun identiteit. Ze twijfelen aan hun vermogen zich sociaal en emotioneel staande te houden en worden door angstgevoelens overspoeld. In hoofdstuk 14 komen we nog uitvoerig op deze angstproblematiek terug. Bij het ontstaan van schizofrenie is niet alleen eenzaamheid en angst de oorzaak, er is waarschijnlijk ook een aanlegfactor in het spel. Het gaat altijd om kinderen die om een of andere reden *emotioneel kwetsbaar* zijn.

Gevolgen van kindermishandeling en incest

Veel mensen hebben helaas een afschuwelijke jeugd gehad. Ze werden als kleuter of als schoolkind vaak en hard geslagen omdat hun vaders of moeders het noodzakelijk vonden 'de wil van hun kinderen te breken' opdat ze slaafs en gehoorzaam zouden worden. Andere ouders zijn wreed omdat ze zelf vroeger een slechte jeugd gehad hebben en geen liefde kunnen geven. Daarom gaan ze tekeer tegen een weerloos kind dat hen ergert. Kinderen worden door dat alles geestelijk misvormd. Sommigen worden hard en wraakzuchtig en ontwikkelen een 'antisociale persoonlijkheid'. Anderen, de meerderheid, groeien op tot *angstige mensen*, die alles wat hun is aangedaan zichzelf gaan verwijten. Deze mensen voelen zich, door alle boze woorden die ze vroeger naar het hoofd geslingerd hebben gekregen, schuldig en slecht. Zulke jeugdtrauma's leiden er vaak toe dat mensen op latere leeftijd depressief worden. Ze hebben moeite met het aangaan van relaties en kunnen niet tegen ruzies, want daardoor worden juist angstgevoelens en herinneringen uit hun jeugd opgeroepen.

Voor incest geldt eigenlijk hetzelfde, ook hier gaat het om een vorm van mishandeling. Er zijn gezinnen waar kinderen, vooral grotere meisjes, seksueel misbruikt worden door vader of broers. Dat heeft verstrekkende gevolgen. Meisjes die het slachtoffer van incest zijn geweest, hebben vaak depressieve gevoelens, en meestal kunnen ze niet praten over wat hen vroeger is overkomen. Het komt voor dat meisjes en vrouwen daardoor in verwarring raken wie ze eigenlijk zijn en het gevoel hebben dat ze uit meerdere personen bestaan die elkaars plaats kunnen innemen (multipele persoonlijkheidsstoornis, MPS).

Soms zijn vrouwen zo gedeprimeerd dat ze zich wreken op hun eigen lichaam omdat het gehaat wordt. Ze beschadigen zichzelf door middel van automutilatie. Anderen voelen om dezelfde reden een voortdurende drang een eind aan hun leven te maken.

Seksuele problemen en de identiteitscrisis

Veel jonge mensen maken in hun tienerleeftijd grote seksuele problemen door omdat ze niet weten wat ze met allerlei verwarrende gevoelens aan moeten. Ze willen graag meedoen met groepen leeftijdgenoten, graag ergens bij horen en zijn toch nog niet toe aan de gewoontes in die groep. Meisjes durven niet te zeggen dat ze aan een bepaald soort vrijen nog niet toe zijn, jongens schamen zich omdat ze niet weten hoe het moet of wat meisjes leuk vinden. Er is niets erger dan een afgang op dit gebied. Mensen worden soms heel 'down' van het geknoei, zijn ook 'down' van het verslaafd zijn aan zelfbevrediging en het fantaseren over dingen waar ze zich eigenlijk voor schamen. Vaak twijfelt iemand aan de bouw van zijn of haar lichaam. Piemel te klein, borsten te groot, het kan allemaal een bron van zorgen zijn waar iemand over kan tobben. Meisjes die een lerares erg lief vinden, vrezen dat ze lesbisch zijn, jongens zitten in over hun gevoelens ten opzichte van een vriend en weten dan niet wat ze daarmee aan moeten. Het kan zijn dat iemand daar zeer depressief van wordt en denkt dat het helemaal mis is.

In die sfeer kan het zo ver komen dat iemand maar liever dood wil zijn omdat het gevoel van machteloosheid te groot is geworden.

Aan het eind van hoofdstuk 3 geeft het verhaal over Koen heel duidelijk weer hoe het met iemand mis kan gaan als er geen gesprekscontact meer is en niemand weet wat zo'n jongen allemaal moet doormaken.

Gezinsproblemen

Uit de ervaring die opgedaan is bij de behandeling van kinderen en jongeren met gedragsmoeilijkheden, is gebleken hoe belangrijk de gezinsstructuur is voor het ontstaan en het voortbestaan van die moeilijkheden. Een kind reageert op spanningen in het gezin. We hebben gezien dat een veelheid aan reacties mogelijk is: somber zijn, opstandig zijn, lichamelijk ziek zijn en aanvallen van angst, het kan allemaal. De andere gezinsleden reageren weer met irritatie op het gedrag van dat kind en zo ontstaat een vicieuze cirkel van moeilijkheden, waaruit het gezin geen weg meer weet.

In sommige gezinnen is er sprake van een 'helse driehoek' (Haley, 1976): moeder zegt ja, vader zegt nee en het kind doet het altijd verkeerd. Het doet het altijd verkeerd omdat het op zijn duvel krijgt als het naar de één luistert en moeilijkheden krijgt als het naar de ander luistert.

Vaak ook krijgen de ouders ruzie en wijzen het kind aan als schuldige. Andersom voelen veel kleine kinderen zich *schuldig* aan de conflicten in huis, ook al hebben zij daar part noch deel aan. Als ouders gaan scheiden, betrekken kinderen de oorzaak van de ellende op zichzelf: *'Hij gaat weg omdat ik niet lief ben.'*

De meeste gezinnen leven in nauwe samenhang. Als één gezinslid problemen heeft, hangen die problemen doorgaans samen met de wijze van met elkaar omgaan in dat gezin. Om precies te weten hoe de vork in de steel zit, moet men als therapeut die gezinsleden samen met elkaar zien praten. Uit hun interactiepatronen wordt duidelijk hoe hun onderlinge verhoudingen zijn en *wie bang is voor wie!* Met de gezinsleden apart praten levert vaak een vertekend beeld op, omdat ieder zo zijn vooronderstellingen heeft en geneigd is een van de anderen de schuld te geven: 'Die is het'. In bepaalde gezinnen is het een ongeschreven wet dat er niet over de onderlinge verhoudingen gepraat wordt: 'Je hangt de vuile was niet buiten'. In een dergelijke gezinsstructuur is het vaak de gewoonte dat één het woord doet en de anderen zwijgen. Heel vaak is het moeder die namens de anderen spreekt. Gezinnen waarvan de leden al gedurende lange tijd een hechte band met elkaar hebben, waarbij ook hoort dat zij vele ongeschreven wetten hebben, noemt men wel een *kluwengezin.* De term is van Menuchin, een bekende Amerikaanse gezinstherapeut. In zo'n gezin heerst een symbiose die haar positieve kanten heeft - men beschermt elkaar maximaal -, maar ook negatieve kanten heeft; de gezinsleden laten elkaar geen vrijheid en het is vrijwel onmogelijk je ooit aan de invloedssfeer van een dergelijk gezin te onttrekken.

Wie in een dergelijk kluwengezin moeilijkheden krijgt, kan verstrikt raken in en verstikt worden door het netwerk van plichten en afspraken. De machtsverhoudingen in huis laten geen ruimte om een eigen weg te gaan.

Tegengesteld aan dit gezinstype is het *los-zandgezin*. Daar is nauwelijks sprake van enige band. Iedereen gaat zijn eigen gang en voelt zich niet of nauwelijks verantwoordelijk voor de rest.

Een belangrijk kenmerk van alle problematische gezinnen *is* de vaak erg indirecte manier van communiceren met elkaar. De gezinsleden mogen niet zeggen wat zij echt denken, kritiek wordt niet geduld. Het is alleen mogelijk iets op een bedekte wijze te zeggen. Wensen uit men meestal alleen verpakt. Het kan zelfs zijn dat een wens als 'Blijf eens gezellig thuis' wordt gebracht in de vorm van het verwijt: 'Je bent altijd weg'. Zo'n laatste opmerking leidt uiteraard niet tot het gewenste resultaat. Integendeel, er komt ruzie van en er volgen meer verwijten.

Kinderen en volwassenen die in zulke gezinsstructuren gevangen zitten, worden niet zonder meer 'ziek' door die structuur zelf, dat zou te makkelijk gesteld zijn. Het is meer dat zij niet de kans krijgen uit hun eigen problemen te komen, omdat óf het probleem als zodanig niet erkend wordt, óf hun probleem in dat gezin een heel andere functie krijgt in hun sociale orde. Zo iemand krijgt de schuld van alles wat er mis is gegaan en dreigt, in plaats van geholpen te worden, uitgestoten te worden als hij niet ophoudt met 'moeilijk doen'.

Ik heb vrij uitvoerig stilgestaan bij een aantal aparte gezinsstructuren, omdat die aanwijzingen kunnen geven over de wijze waarop sommige kinderen in moeilijkheden zijn geraakt. Het is hoop ik duidelijk dat deze moeilijkheden onoplosbaar zijn als er niet iets verandert in dat gezin. Het agressieve gedrag van een kind houdt niet op als er geen duidelijkheid komt in het gezin waarin dat kind thuishoort en de angst van een ander kind verdwijnt niet als de ouders niet leren anders met elkaar om te gaan.

Om daar iets aan te doen moet het gezin als geheel behandeld worden in een gezinstherapie. Voor veel volwassenen met problemen geldt dat net zo.

In hoofdstuk 26 zullen we bij de behandeling van de psychotherapieën terugkomen op deze gezinsproblemen. In dit onderdeel komt de methodiek van de gezinstherapie aan de orde.

De levensstijl

Ter afsluiting van het hoofdstuk over kinder- en jeugdpsychiatrische problemen wil ik nog eens met nadruk wijzen op het feit dat sommige mensen, doordat zij als kind opgroeiden in een voor hen onveilig huis, geleerd hebben op een dusdanige manier *angst te vermijden*, dat dit tot een soort *levensstijl* is uitgegroeid. Die levensstijl kan zich openbaren als een zeer voorzichtige levenswijze, waarbij iemand in een heel klein cirkeltje leeft, heel pietepeuterig in alles wat hij doet, vreemde nieuwe activiteiten vermijdend.

Er zijn mensen die hun hele volwassen leven tegen wil en dank, als ongehuwde, in de sfeer van het ouderlijk huis wonen. Dat is veiliger voor hen. Het kan ook zijn dat iemand altijd een partner opzoekt die voor hem of haar zorgt. Niet zelden hoort men bij het overlijden van oude mensen, dat vader altijd 'alle moeilijkheden voor moeder wegnam, moeder wist nergens wat van'. Sommige mannen laten alle moeilijkheden in het leven aan hun vrouw over. In hun gezin heeft moeder een aantal kleine kinderen en één groot kind, dat is pa.

Vermijdingsgedrag, dat stamt uit de vroege jeugd, kan uitgroeien tot een levensstijl. Een levensstijl waarbij zo iemand in feite altijd, op een onvolwassen, van anderen afhankelijke manier, moeilijkheden waar hij angstig en zenuwachtig door zou kunnen worden, weet te vermijden. (Bij DSM-IV heet dat een *vermijdende persoonlijkheid*.)

Dat het, ter vermijding van angst, nodig is op zo'n ingewikkelde manier door het leven te gaan, toont aan hoe belangrijk *geborgenheid* voor een mens is. Wil een psychiatrische behandeling kans van slagen hebben, dan zal aan de cliënt voldoende veiligheid en geborgenheid geboden moeten worden in de vorm van een steunbiedend en warm therapeutisch contact. Een therapeutische relatie die niet veilig, ja zelfs bedreigend is voor de cliënt, zal diens problemen alleen maar doen toenemen.

Literatuur

APA, *Diagnostic and Statistic Manual of Mental Disorders*, Fourth edition. Washington, 1994.

Beknopte handleiding bij de Diagnostische Criteria van DSM-IV (vert. G.A.S. Koster van Groos). Swets en Zeitlinger, Lisse, 1995.

Bowlby, J., *Maternal Care and Health Care*. WHO-monografie nr. 2. Genève, 1951.

Cohen-Mathijsen, Th., Begeleiding van de ontwikkeling van autistiform gestoorde kinderen. In: *Nederlands Tijdschrift voor Psychiatrie*, 1980, blz. 681-695.

Compernolle, Th., *Handboek voor de gezinstherapie, de structurele stroming*. (Afl. 2, 1984, B2.) Van Loghum Slaterus, Deventer, 1984.

Curfs, L.M.G., Het fragiele X-syndroom: meer dan een verstandelijke handicap. In: *Medisch Contact*, jrg. 46, nr. 16-19, 1991.

Dösen, A., Diagnostiek bij zwakzinnige kinderen. In: *Tijdschrift voor Psychiatrie*, jrg. 30, 1988/89.

Dösen, A., *Psychische en gedragsstoornissen bij zwakzinnige kinderen*. Boom, Meppel, 1990.

Evenhuis, H.M. en B. Meyboom-de Jong, Kwaliteit van medische zorg voor mensen met een verstandelijke handicap. *Nederlands Tijdschrift voor Geneeskunde*, jrg. 139, nr. 38, 1995.

Gezondheidsraad, Advies over anorexia nervosa en boulimia (nervosa). In: *Medisch Contact*, jrg. 44, nr. 31/32, 1989.

Gunning, W.B. en J.E. de Boer, Aandachtsstoornissen en Hyperactiviteit. Sanders-Woudstra, J.A.R. en H.F.J. de Witte (red.), *Kinder- en Jeugdpsychiatrie*. Van Gorcum, Assen/Maastricht, 1990.

Haley, J., *Problems Solving Therapy*. Jossy-Bass, 1976

Helbing-Zwanenburg, B., Het Prader-Willi-syndroom: begeleiding vergt veel inspanning. *Medisch Contact*, jrg. 46, nr. 16-19, 1991.

Oudshoorn, D.N., *Kinder- en adolescentenpsychiatrie, een pragmatisch leerboek*. Van Loghum Slaterus, Deventer, 1990.

Sanders-Woudstra, J.A.R., Psychoanalytisch denken in de hedendaagse kinderpsychiatrie. *Nederlands Tijdschrift voor Geneeskunde*, jrg. 133, nr. 5, 1989.

Stolk, P.J., Over Anorexia nervosa en Boulimie. In: *Nederlands Tijdschrift voor Geneeskunde*, jrg. 133, nr. 40, 1989.

Treffers, Ph.D.A., *Het psychiatrisch gestoorde kind*, interview met Paul Witteman gepubliceerd in: 'Opgenomen'. P. Witteman en J. van Friesland (red.), Balans, Amsterdam, 1995.

Verhagen-Redtenbacher, C. en J.H. Jessurun, Diagnose: structurele hapering in casu het Asperger-syndroom, *Tijdschrift voor Psychiatrie*, jrg. 37, nr. 6, 1995.

Verhey, F. en F. Booy-van Reek, Gezinnen met knellende banden, het gezin met (pathologisch) symbiotische relaties. *Tijdschrift voor Psychiatrie*, jrg. 27, nr. 5, 1985.

Verhulst, F.C., Kinderlijk autisme; mythe en feiten. *Nederlands Tijdschrift voor Geneeskunde*, jrg. 131, nr. 13, 1987.

Wetering, B.J.M. van de e.a., Het syndroom van Gilles de la Tourette. *Nederlands Tijdschrift voor Geneeskunde*, jrg. 132, nr. 1, 1988.

6
Neurotische problemen

Inleiding

Omdat we in dit boek de diagnostiek volgens de DSM-IV willen volgen, ontstaat er een aantal problemen. De DSM-IV kent het begrip neurose niet meer in de oude vertrouwde vorm. De neurotische problemen hebben andere namen gekregen en de bijbehorende onderdelen zijn helaas over verschillende categorieën verspreid. Dat maakt de zaak voor ons lastig en verwarrend. Omdat het bij 'neurotische' problematiek echter om een complex van ontwikkelingsstoornissen gaat die duidelijke banden met de kindertijd hebben, wil ik in dit hoofdstuk de neurotische problemen tóch bij elkaar houden en als één geheel bespreken.

Vandaar dat we gewoon ouderwets met dit hoofdstuk 6, getiteld Neurotische problemen, beginnen en in het volgende hoofdstuk 7 de angststoornissen en in het daaropvolgende hoofdstuk 8 zowel de somatoforme als de nagebootste stoornissen zullen bespreken.

Hoofdstuk 11 gaat over de psychosomatische problemen. Het begrip 'psychosomatisch' bestaat nog wel, maar er wordt niet meer over typisch 'psychosomatische ziekten' gesproken. De DSM-IV spreekt van: 'psychologische factoren die de lichamelijke conditie kunnen beïnvloeden'. Het woord 'psychosomatisch' wordt gebruikt in de zin van lichamelijke verschijnselen die door psychische stress erger worden, en vatbaar zijn voor bepaalde lichamelijke ziekten omdat men onder psychische druk staat.

De inhoud van het begrip 'neurotisch' komt ook in hoofdstuk 12 aan de orde als het gaat over mensen met typisch 'neurotische' eigenschappen. Tegenwoordig worden zulke mensen niet meer met de term 'neurotisch' aangeduid. Volgens de DSM-IV vertonen ze een zogenaamde 'persoonlijkheidsstoornis'.

Geschiedenis van het begrip 'neurose'

De oude termen: fobische neurose, dwangneurose en angstneurose zullen we *niet* meer gebruiken, alhoewel ze wel historische waarde hebben. Het allervroegste begrip 'neurose' sloeg op een (lichamelijke) 'zenuwziekte' die voor het eerst door de Engelse arts Cullen werd beschreven. Na 1900 verstond men in navolging van de psychoanalyse onder neurosen weer iets anders, namelijk psychische stoornissen die het gevolg waren van spanningen *binnen* de persoonlijkheid. Het 'neurotische' gedrag was een gevolg van innerlijke conflicten van de neuroselijder. Deze opvatting is voor psychoanalytici nog altijd heel essentieel, terwijl ze door gedragswetenschappers wordt afgewezen. Ik ga echter niet op deze discussie in en vat de problematiek waar *het nú om gaat*, samen als een combinatie van angst, angstverwerking en angstbezwering. Die combinatie laat haar sporen na in bepaalde *persoonlijkheidstrekken*. De angstgevoelens komen namelijk tot uiting in de vorm van nervositeit, voortdurende spanning en paniekaanvallen. Soms blijven die angstgevoelens buiten het bewustzijn omdat er iets anders voor in de plaats is gekomen of omdat men kans ziet ze op een effectieve wijze te bezweren. Iemand is bijvoorbeeld zeer bezorgd voor het welzijn van anderen en hoeft zo niet meer aan zijn eigen zorgen en angsten te denken. Dit kan een motief zijn om hulpverlener te worden.

Kenmerken van 'neurotisch' gedrag

Veel van wat als 'neurotisch' wordt beschouwd hoort gewoon tot de algemeen menselijke hebbelijkheden, maar als we alle 'neurotische eigenschappen' op een rijtje zetten, wordt pas het totaalbeeld duidelijk.

- Neurotische mensen zijn vanaf hun jeugd *bang* geweest, bang op school, bang om thuis moeilijkheden te krijgen. De relatie met de ouders is altijd ambivalent gebleven. Er zijn *schuldgevoelens* jegens een moeder of een vader, voor wie men nog altijd bang is. Zelfs als die ouders al bejaard zijn en niets meer in te brengen hebben. Vaak is er nog altijd een verlangen naar de erkenning en de liefde die men zo node gemist heeft.
- Neurotische mensen zijn *overgevoelig* voor kritiek en hebben gauw het gevoel dat andere mensen iets tegen hen hebben.
- Ze zijn *bang* niet voor vol te worden aangezien en voelen zich verlegen en buitengesloten in gezelschap.
- Neurotische mensen snakken naar een warm vriendschappelijk contact, maar ze zijn te *bang* om zelf het initiatief te nemen. Ze zoeken altijd argumenten om er toch maar niet aan te beginnen en hebben later vreselijke spijt van de gemiste kansen.
- Ze zijn onzeker en twijfelzuchtig en kunnen moeilijk beslissen, *durven ook niet te zeggen wat ze willen*, de ander moet maar 'aanvoelen' wat hun bedoeling is.
- Neurotische mensen hebben vaak last van *weerstanden* en komen daarom altijd te laat op afspraken en 'vergeten' soms opdrachten of ze treuzelen zo lang dat het niet meer hoeft.
- Neurotische mensen zijn tobberig omdat ze zich altijd *schuldig* voelen en voortdurend willen weten dat men *niet boos* op hen is. Ze merken niet dat dit gebedel om erkenning en een schouderklopje bij anderen vaak ergernis wekt.

Bij neurotische mensen ontwikkelt dit gedrag zich op den duur tot een kenmerkend patroon. Als het vermijden van moeilijkheden op de voorgrond staat, kan er sprake zijn van een *ontwijkende persoonlijkheid* (DSM-IV). Als men altijd afhankelijk is van de steun van een zorgende huisgenoot en extreem onzelfstandig is, kan zich een *afhankelijke persoonlijkheid* ontwikkelen.

In hoofdstuk 12 zullen deze persoonlijkheidstypen, in samenhang met de andere 'persoonlijkheidsstoornissen', uitgebreid besproken worden. Hier gaat het over enkele typische 'angststoornissen', die kenmerkend zijn voor de neurotische problematiek, zoals het voortdurend angstig zijn, het lijden aan paniekaanvallen of juist het vermijden van angst.

Definitie

'Neurotisch-zijn' is een voortdurende staat van psychische onevenwichtigheid die veroorzaakt wordt door té angstig in het leven staan en te veel energie moeten besteden aan vermijding en bezwering van angst.

Het verschil met de verderop in dit boek te behandelen psychotische problemen ligt in het feit dat bij 'neurotische' problemen de persoon zichzelf nog redelijk in de hand heeft. *Hij kán angst vermijden en kán vluchten voor zijn problemen.*

Wie gedesintegreerd is en psychotisch is geworden kan dat niet meer, hij wordt door de angstproblemen overspoeld en heeft geen greep meer op zijn situatie. Zijn vlucht is mislukt en het onheil heeft hem psychisch volledig ontregeld.

Het ontstaan van een 'neurotische levensstijl'

Om te beginnen houdt de ontwikkeling van het 'neurotische' altijd verband met de kindertijd. In de eerste levensjaren heeft het kind dat later last krijgt van neurotische problemen, niet geleerd de wereld te ontdekken vanuit een beschermingbiedend thuis. De relatie met moeder is vanaf het begin niet veilig genoeg geweest, omdat moeder misschien zelf een angstige vrouw was, die soms te veel en soms te weinig bescherming bood. *Angstige kinderen zijn in hun leven vaak verwend, overbeschermd én bij tijden verwaarloosd als moeder met zichzelf in de knoop zat.* Kinderen die in zo'n sfeer opgroeien, hebben vaak al vroeg last gehad van angstproblemen. Ze hebben last gehad van slaapwandelen, hebben lang in bed geplast of ze kregen eetproblemen. Soms herinnert iemand zich later nog wel hoe bang hij als kind was en hoe hij geleden heeft onder de ruzies tussen zijn ouders. Anderen herinneren zich hoe groot hun angst voor straf was, hoe bang ze waren dat hun ouders hen in de steek zouden laten. Ze hebben onder een voortdurende *verlatingsangst* geleden.

Bij het volwassen worden hebben mensen die als kind erg angstig zijn geweest, toch geleerd om zich staande te houden. Zij hebben geleerd de nare herinneringen en de bijbehorende angstgevoelens uit het bewustzijn te bannen. In hoofdstuk 2 hebben we gezien hoe mensen dat doen door afweermechanismen te gebruiken. De oorspronkelijk gedachte was dat verdringing (wegstoppen) vooral met sociaal ontoelaatbare seksuele lustwensen te maken had. Aan de juistheid van die theorie wordt tegenwoordig sterk getwijfeld. Op die discussie wil ik niet ingaan en beschouw hier verdringen als het wegstoppen van nare angstaanjagende herinneringen en het uit het bewustzijn houden en het onderdrukken van angstgevoelens. Zich in toom houden is vaak ook noodzakelijk omdat men als kind geleerd heeft dat bekendmaken van de wens meer vrijheid te willen genieten, direct een krachtige afstraffing tot gevolg kan hebben.

Mensen worden daardoor voortdurend geremd en moeten oppassen dat ze niet in situaties terechtkomen waarin ze *door de mand kunnen vallen*. Zo ontstaat het voortdurend vermijden van moeilijkheden en een ontstellende afhankelijkheid van wat anderen van hen vinden. Uit angst niet geaccepteerd te worden of veroordeeld te zullen worden, wringt men zich in bochten om vooral maar *aardig gevonden te worden*.

Door al die zaken houdt iemand niet veel energie meer over, het maakt dat de persoon altijd moe en zorgelijk is en veel tijd moet besteden aan getob over zijn uiterlijk en zijn fysieke gezondheid. Wegstoppen van emotionele problemen is vaak de oorzaak van veel 'lijdelijk verzet', zoals te laat komen op afspraken ('vergeten') en te lang uitstellen van plichten. Weggestopte verlangens kunnen het nakomen van sociale verplichtingen blokkeren. Denk maar aan de agressie die niet geuit mag worden. Neurotische mensen moeten altijd lief en aardig zijn en durven hun boosheid niet openlijk te laten zien. Ze zijn wel boos, maar dat zeggen ze dus niet, ze uiten het door zaken te saboteren. Ze laten bijvoorbeeld hun werk in het honderd lopen of ze verknoeien een relatie omdat ze denken dat ze niet genoeg gewaardeerd worden. Neurotische mensen lijden onder minderwaardigheidsgevoelens, maar ze hebben vaak wel hoge aspiraties en fantaseren vaak over wat ze zouden kunnen bereiken. Gebrek aan waardering is dan een krenking die moeilijk verwerkt kan worden.

Soms vlucht iemand in een 'ziekte' om zijn neurotisch onvermogen te verbloemen en zo toch de gewenste zorg te krijgen. Het kan ook een manier zijn om te voorkomen dat men een verantwoording moet dragen die de betrokkene niet aandurft. In het volgende hoofdstuk dat over de DSM-IV categorie 'angststoornissen' gaat, komt veel van deze problematiek weer aan de orde, maar dan gaat het vooral om uitingen van angst en angstbezwering.

'Neurotische' kwetsbaarheid en creatieve inspiratie

Mensen hebben soms wel last van hun 'neurotische' remmingen, hun overgevoeligheden en hun kwetsbaarheid, maar ze worden er *niet* door gehandicapt. Zij ontwikkelen zich dan in de loop van hun leven tot volwassen mensen die met hun problemen proberen te leven. Voor hen zijn het handicaps die een wezenlijk onderdeel van hun persoonlijkheid vormen. Het strijden met die handicaps, het overwinnen van remmingen en het zich bevrijden van angst heeft hen geholpen bij het bereiken van creatieve prestaties. *Vaak is het 'neurotische' zelfs een voorwaarde geweest voor het creatieve.* Juist het beleven van angstgevoelens heeft zo iemand in staat gesteld om een goede film, een goed boek of een goed schilderij te maken. Het ging om de strijd tegen de demonen van de angst.

We moeten ons dus heel goed realiseren dat het 'neurotische' als een uiting van angstbeleven *niet altijd negatief beoordeeld* moet worden, het is zeker niet altijd pathologie. Het hoort zelfs tot de existentiële problemen waar veel mensen mee zitten.

Bij sommige mensen is de problematiek echter zó groot dat zij niet bij machte zijn zich boven die remmingen en minderwaardigheidsgevoelens uit te tillen. Zij worden door die neurotische gevoelens verlamd. Ze zijn in hun bestaan verstard en maken blijvend een pas op de plaats.

Gerda

Gerda is een zevenenvijftigjarige gescheiden vrouw die samenwoont met haar oudere zuster. Toen de man van de zuster enkele jaren geleden plotseling aan een hartaanval overleed, hadden de zusters samen een serviceflat gekocht.

Van hun beiden was Gerda het zorgelijkst. De zus daarentegen, jarenlang maatschappelijk werkster geweest, straalde nog steeds iets daadkrachtigs uit. Gerda heeft dat zorgelijke overgehouden aan het feit dat zij als kind jarenlang moest kuren wegens long-tbc. In het ouderlijk huis werd Gerda door moeder altijd ontzien omdat zij een zwakke gezondheid zou hebben. Na vijftien jaar onderwijzeres te zijn geweest, trouwde zij een uiterlijk zeer degelijke ambtenaar, die haar met zorgen omringde tot de dag dat hij verliefd werd op een meisje van kantoor.

Hij liet Gerda zitten in het grote huis en die klap is zij nooit meer te boven gekomen. Tot het moment dat haar zuster zich over haar ontfermde, ging het elke herfst en elk voorjaar slecht met Gerda.

De laatste twee jaar werd deze zuster steeds meer betrokken in bestuurlijk werk in het flatgebouw. Zij moest in verband daarmee 's avonds vaak weg naar vergaderingen en zij kreeg door dat werk ook een groeiende kennissenkring.

Dat weggaan 's avonds gaf in toenemende mate problemen omdat Gerda last had gekregen van benauwdheidsaanvallen gepaard gaande met een stekende pijn op de borst. Vanwege die klachten werd zij uitvoerig nagekeken door verschillende specialisten. In het verloop van maanden vol medisch onderzoek namen Gerda's klachten echter toe. Zij was nu ook duizelig geworden, waardoor het huishoudelijk werk voor haar onmogelijk werd. Haar zuster was gedwongen elke avond thuis te blijven omdat Gerda niet meer alleen in huis durfde te zijn.

Dat leidde vervolgens tot spanningen tussen beide zusters omdat de oudste zich gemanipuleerd voelde. Gerda, die zich in haar benauwenis bedreigd voelde, was oprecht verontwaardigd. Zij kreeg er een nieuw probleem bij. Het wassen en aankleden werd een pijnlijke geschiedenis omdat zij haar linkerarm niet goed meer op kon tillen.

Vanwege al deze ellende drong Gerda's zuster er bij de huisarts sterk op aan dat zij zou worden opgenomen in een ziekenhuis. Gerda beleefde dat bellen naar de huisarts als een soort verraad, omdat zij hoopte op een ander soort hulp thuis.

Een opname op de neurologische afdeling leverde wel een heleboel onaangenaam onderzoek op, maar leidde niet tot een oplossing van Gerda's problemen. Uiteindelijk belandde zij op de psychiatrische unit, ter behandeling van de pijnklachten die als psychogeen werden geduid.

Op die afdeling viel het de verpleegkundigen op hoe raar de beide zusters tijdens het bezoekuur met elkaar omgingen. Op een buitengewoon kinderachtige manier zaten zij te ruziën, waarbij Gerda's gedrag steeds dwingender en klagelijker leek te worden naarmate het moment van vertrek van de oudste naderde. Haar klachtenpatroon kon dus kennelijk niet los gezien worden van de relatie met de zus. Bij het behandelteam leidde die waarneming tot het inzicht dat Gerda's problemen alleen zinvol behandeld konden worden als de symbiotische relatie met haar zuster in de therapie betrokken werd.

Literatuur

Beknopte handleiding bij de Diagnostische Criteria van de DSM-IV, (vert. G.A.S. Koster van Groos). Swets en Zeitlinger, Lisse, 1995.

Dantzig, A. van, De betekenis van de (vroege) psychoanalytische visie voor de huidige psychotherapie. *Nederlands Tijdschrift voor Geneeskunde*, jrg. 139, nr 43, 1995.

Fenichel, O., *The Psychoanalytic Theory of Neurosis*. Norton, New York, 1945.

Goffman, E., *Interaction Ritual*. Penguin Books, Hammondsworth, 1972.

Gray, M., *Neuroses a comprehensive and critical view*. Nostrand Reinhold, New York, 1978.

Hutschemaekers, G., *Neurosen in Nederland*. SUN, Nijmegen, 1990.

Israels, H. Freud, fraude en verdringing. *Nederlands Tijdschrift Geneeskunde*, jrg. 139, nr. 43, 1995.

Kuiper, P.C., *Nieuwe Neurosenleer*. Van Loghum Slaterus, Deventer, 1984.

Miller, A., *Het drama van het begaafde kind, een studie over het narcisme* (vert. T. Davids). Het Wereldvenster, Bussum, 1981.

7
Angststoornissen

Inleiding

In het verhaal van Gerda in hoofdstuk 6 zien we hoe deze vrouw op de avonden dat haar zuster niet thuis is, last krijgt van paniekaanvallen. Het is met Gerda altijd goed gegaan in al die jaren dat zij iemand om zich heen had die voor haar zorgde en die haar opving. Na de dood van haar man kon Gerda aanvankelijk de rouw niet verwerken en zij werd regelmatig depressief. Nu zij in de veilige nabijheid van haar zus woont, ging het tot voor kort weer goed met haar. De bezigheden van die zuster vormen echter een grote bedreiging voor Gerda en ze krijgt last van verlatingsangst. Op de avonden dat ze alleen is, krijgt ze ook last van een gevoel alsof de muren op haar afkomen. Het wordt haar ineens te veel, de angst grijpt haar naar de keel en dan krijgt ze het gevoel dat ze zal stikken. Ze staat te trillen op haar benen, ze is duizelig en voelt haar hart in haar keel bonzen. Ze is zo angstig dat ze het gevoel heeft dat ze doodgaat.

Wat zij op zo'n moment heeft is een *paniekaanval*.

We zien in het verhaal dat ze, nu haar zuster 's avonds noodgedwongen thuisblijft, inmiddels ook andere klachten heeft gekregen (psychogene pijnklachten). Haar ziek-zijn heeft in hoge mate te maken met haar wens door haar zuster verzorgd te worden. De oude kinderangsten zijn weer bovengekomen en Gerda's zuster is in de rol van zorgende en tegelijkertijd overbelaste moeder terechtgekomen, een situatie die spaak loopt.

Angst en paniek hebben de nodige gevolgen, zowel lichamelijk als in ons gedrag. In dit hoofdstuk komen deze gevolgen aan de orde. Achtereenvolgens worden beschreven: de paniekstoornis, fobieën, dwangverschijnselen, de posttraumatische stress-stoornis, de gegeneraliseerde angststoornis en aandachtvragend gedrag en regressie bij angstige mensen. Dit laatste hebben we reeds gezien in het verhaal van Gerda, die haar zuster gaat claimen.

Paniekstoornis

Sommige mensen kunnen blijkbaar zonder dat er voor hun eigen gevoel een aanwijsbare reden aanwezig is, plotseling panisch angstig worden. Deze *paniekaanvallen* komen zomaar onverwacht en kunnen minutenlang duren, maar het kan ook wel uren achtereen doorgaan. Lijden aan dit soort onverwachte aanvallen noemt men tegenwoordig een *paniekstoornis*. Volgens de DSM-IV kan daarbij een aantal van de volgende verschijnselen optreden.

Bonzen of snel kloppen van het hart, transpireren, een vreemde pijn en spanning op de borst, misselijkheid en een wee gevoel in de buik. Duizeligheid en het gevoel flauw te vallen. Tintelingen in de ledematen en soms ook een doof gevoel in gelaat en handen. Er kan sprake zijn van een gevoel van vervreemding alsof men zichzelf niet is en de omgeving niet meer als vanzelfsprekend herkent (een gevoel van depersonalisatie en derealisatie). Tijdens een paniekaanval zijn mensen bang de zelfbeheersing te verliezen en is men bang gek te worden door deze angstaanval of vreest men ter plekke te zullen sterven.

In de voorlichtingsfolder van de Nederlandse vereniging voor Psychiatrie getiteld: '*In gesprek over paniekstoornis en fobieën*' staat de definitie: Paniek is een plotselinge hevige schrik die gepaard gaat met angstaanjagende lichamelijke verschijnselen.

Het komt voor dat mensen tijdens een paniekaanval snel ademhalen en hijgen. Deze verschijnselen horen, net als hartkloppingen, duizeligheid en transpireren (koud zweet), tot de lichamelijke uitingen van het angstgevoel. Ze versterken op hun beurt de paniekaanval. Er ontstaat een vicieuze cirkel die met spoed doorbroken zal moeten worden. Panisch hijgen heet *hyperventilatie*. Het kan worden bestreden door de cliënt tijdens een aanval in een plastic zak te laten ademen. Dit ritueel heeft een kalmerende invloed.

Hyperventileren komt ook bij andere angsttoestanden voor en is niet typerend voor paniekaanvallen.

Fobieën

Definitie: een fobie is een duidelijke en aanhoudende vrees voor een voorwerp of een situatie waar men feitelijk niet bang voor hoeft te zijn. Ook de verwachting geconfronteerd te zullen worden met het voorwerp of de situatie waar men bang voor is, kan het paniekgevoel ook uitlokken. De DSM-IV noemt bekende voorbeelden van een fobie: angst voor vliegen, hoogtevrees, angst voor bepaalde dieren (honden), angst voor een injectie of angst voor verwonding en het zien van bloed. Op zichzelf is dit een wat merkwaardige definitie, omdat veel mensen bang zijn voor muizen en spinnen en dat geen fobie genoemd mag worden. Mensen zijn ook vaak bang van een bloederige wond en ze worden 'niet goed' als ze een prik moeten krijgen. Dat berust niet op een fobie, het gaat om normale angst, zoals hoogtevrees ook een normale angst is. We noemen iets een fobie als blootstelling aan de gevreesde prikkel onmiddellijk een *paniekaanval* tot gevolg heeft. Zelfs de gedachte aan een angstige situatie of griezelig voorwerp veroorzaakt een benauwd gevoel en kan een paniekaanval uitlokken.

Bij kinderen wordt fobische angst vaak anders geuit. Kinderen zeggen niet wat er is maar ze gaan hevig huilen, ze verstijven ineens of ze klampen zich aan iemand vast. Een klein kind kan ook als een razende tekeergaan terwijl het feitelijk om *paniek* gaat. Kinderen hebben vaak fobische angsten die aan een dier, zoals een hond, worden gekoppeld; er kan ook een fobie zijn voor een plek waar het kind zich alleen en 'opgesloten' voelt (de eigen slaapkamer bijvoorbeeld!). Een fobie voor medische ingrepen of een verwonding is normaal bij kinderen, vooral als ze met reden al een slechte herinnering aan dokters en ziekenhuizen hebben!

Specifieke fobieën

Fobische angsten die met een bepaald voorwerp, een dier of een situatie te maken hebben, worden door de DSM-IV *specifieke fobieën* genoemd omdat deze angsten op iets heel specifieks of op één specifieke situatie betrekking hebben.

Zo kunnen mensen een *smetvrees* ontwikkelen. Dat betekent bijvoorbeeld dat ze niets zonder handschoenen zullen aanraken. Meestal worden mensen met een smetvrees *dwangmatig*, want ze moeten vuil-worden vermijden en ze moeten voortdurend vuil of vermeend vuil van hun handen en hun kleding verwijderen. Een smetvrees veroorzaakt daarom een *poetsdwang* en een overmatige zindelijkheid. Dit fobische gedrag wordt echter niet als een specifieke fobie genoteerd, het is onderdeel van de obsessieve-compulsieve stoornis die verderop wordt behandeld.

Een andere specifieke fobie met als gevolg daarvan dwanggedrag, zien we ook bij mensen die aan 'kankervrees' (*carcinofobie*) lijden. Zij willen steeds opnieuw onderzocht worden omdat ze nooit zeker zijn dat de ziekte hen niet te pakken heeft. De vrees aan die erge ziekte te lijden wordt een obsessie. Dit *doemdenken* overschaduwt het bestaan en leidt tot *hypochondrie* (het ziekelijk bezig zijn met kwalen).

Agorafobie en claustrofobie

De agorafobie (pleinvrees) en de claustrofobie (vrees voor opsluiting) kunnen op veel situaties slaan en veroorzaken meer sociale en praktische beperkingen dan de specifieke fobie.

De agorafobie is een bekend fobisch probleem omdat ze vaak bij 'overspannen' mensen voorkomt. Vaak ontstaat de fobie zomaar van de ene dag op de andere. Iemand durft de straat niet meer op of is bang op straat omdat hij vreest dat niemand hem te hulp zal komen als hij een paniekaanval krijgt. Daarom wil de fobische persoon zich alleen onder begeleiding op straat vertonen. Ik heb een meneer gekend die, voordat hij de stad inging, keek in welke straten huisartsen woonden. Hij volgde altijd een route die voor zijn gevoel safe genoeg was, vanwege deze eventueel beschikbare medische bijstand. Zijn probleem was een combinatie van fobische angst en dwangmatigheid. Vaak hebben fobische mensen een panische afkeer van plaatsen waar men met veel mensen in een ruimte moet verblijven, denk aan stations, bioscopen, kerken, bussen en treinen.

Men durft ook niet op een plek te komen waar men zich opgesloten voelt. Dit verschijnsel heet *claustrofobie*. Mensen die lijden aan claustrofobie, willen ook voor geen geld met een lift vervoerd worden omdat men in zo'n ruimte machteloos af moet wachten wanneer men er weer uit mag. Vliegangst is vaak een combinatie van angst voor neerstorten en angst voor het opgesloten zijn in een kleine ruimte.

Sociale fobie

Bij een sociale fobie gaat het vooral om de vrees *een gek figuur te slaan*. Mensen met een sociale fobie zijn bang in gezelschap. Ze durven niet naar een feestje te gaan omdat ze met hun figuur verlegen zijn en niet weten wat ze zeggen moeten. Veel mensen hebben last van dat soort angsten, maar in dit geval gaat het vooral om de angst voor de angst. Men vreest in paniek te zullen raken. Het gaat ook om de vrees dat men zeer de aandacht op zich zal vestigen door bijvoorbeeld te gaan blozen (erytrofobie) of door stomme dingen te zeggen waardoor iedereen in de kamer vol misprijzen zal opkijken.
Een sociale fobie komt op alle leeftijden voor. Voor een kind kan een mislukte spreekbeurt al aanleiding zijn voor een dergelijke fobische angst. Kinderen zijn vaak bang om in het openbaar iets te moeten presteren en kunnen panisch worden als het onder dwang geëist wordt.

Gedrag

Fobische mensen willen angstaanjagende situaties tot elke prijs vermijden en daarom gaat angstvermijdend gedrag hun hele bestaan beheersen. Het wordt een obsessie waar men niet meer aan kan ontsnappen; daarom worden fobische mensen soms zo wanhopig dat ze er depressief van worden en in bed blijven liggen. In bed kan men niet veel fouten maken en hoeft er ook geen dwangritueel te worden uitgevoerd.
Lichte fobische verschijnselen komen vaak voor. Mensen die over hun toeren zijn, hebben vaak het gevoel dat *'de muren op hen af komen'*. Zij krijgen het in hun eigen huis benauwd en voelen een onweerstaanbare drang om hun huis te ontvluchten. Ze gaan soms urenlang fietsen of ze gaan bij jan en alleman op bezoek om toch vooral maar niet thuis te hoeven zijn!
Fobische verschijnselen hebben *een bijkomende functie* die in de loop van de tijd steeds belangrijker wordt. Zo heeft vermijdingsgedrag tot gevolg dat men aan veel sociale verplichtingen niet meer kan voldoen. Dat is vervelend, maar ook wel makkelijk. Het geeft een alibi voor het niet nakomen van verplichtingen waar men geen zin in heeft. Met nadruk moet hieraan worden toegevoegd dat dit natuurlijk niet uit vrije wil gebeurt. Mensen doen het niet expres, maar het levert onbedoeld en onbewust bepaalde voordelen op.

Angst voor de angst

Bij de fobie is *de angst voor de angst* een heel belangrijk mechanisme. Wie, zoals we reeds bij de bespreking van de psychopathologische problemen zagen, eenmaal kennis heeft gemaakt met een paniekaanval, zal geneigd zijn om de plek waar die eerste aanval optrad voortaan te vermijden. Op die manier kan de paniek gekoppeld worden aan het verblijf in kleine ruimten. Door angst voor de angst zal het aantal plekken waar men niet meer kan komen steeds groter worden, zodat men op den duur nergens meer kan komen en klem zit of machteloos in bed ligt.

Bij de behandeling van fobische verschijnselen wordt veel gebruikgemaakt van gedragstherapie (zie hoofdstuk 26). Bij de gedragstherapie voor fobieën probeert men iemand geleidelijk aan te leren het angstgevoel, dat bijvoorbeeld optreedt bij het betreden van de benauwende plaats, af te wennen. Dat kan alleen in de veiligheid biedende nabijheid van de therapeut. Dat laatste is essentieel.

Zo kan men iemand met agorafobie gaan begeleiden bij het durven verlaten van de beschermende afdeling waar hij is opgenomen. Dat gebeurt door samen elke dag een klein stukje verder te wandelen. Door tijdens deze kleine uitjes al pratende de angst op te vangen, kan zelfvertrouwen worden opgebouwd. Een dergelijke eenvoudige vorm van gedragstherapie kan door veel hulpverleners worden uitgevoerd.

Er is ook een vereniging van fobielijders waarbij men met *zelfhulpgroepen* elkaar probeert te helpen (zie adressen achterin het boek).

Obsessief-compulsieve stoornis

Onder het begrip obsessief-compulsieve stoornis (dwangverschijnselen) verstaat men het *onwillekeurig* vele malen moeten herhalen van een handeling, of onwillekeurig steeds hetzelfde moeten denken.

Om met dat laatste te beginnen: iedereen kan zich wel een voorstelling maken van een gedachte, een muziekje, aldoor rondspokend in het hoofd, zonder dat men bij machte is dat willekeurig uit het hoofd te bannen.

Bij het echte dwangdenken als psychopathologisch verschijnsel gaat het echter om heel specifieke *obsessies*. Wát iemand moet denken, verraadt direct dat het om sterke impulsen gaat die de bewuste controle doorbreken. De inhoud van de rare gedachte is verbijsterend en vaak ook angstaanjagend, iemand wil zoiets niet denken en het gebeurt toch. Hij kan er op geen enkele wijze een eind aan maken en lijdt dus zeer onder dit verschijnsel. Kenmerkend is ook dat dwanggedachten niet over triviale dagelijkse beslommeringen gaan en ook niet een teken van overbezorgdheid zijn. Het gaat echt om heel specifieke obsessies die de persoon als absurd en alarmerend ervaart.

Zo kan een keurig, zeer welopgevoed iemand aan – in zijn ogen – smerige seksuele dingen moeten denken. Hij vindt dat zelf walgelijk en geheel in strijd met zijn geweten. Toch komen die gedachten steeds dwangmatig in zijn hoofd op, hoezeer hij ook tracht ze uit te bannen. Dat dwangdenken maakt een mens angstig en gespannen. Bij een ander, bijvoorbeeld een heel lieve, oude dame, komt steeds de gedachte op aan moord op haar – zeer geliefde – echtgenoot. Voor haar is het volkomen onbegrijpelijk dat zulke schandelijke dingen in haar hoofd opkomen.

Mensen die aan dit soort verschijnselen lijden, weten best dat het dwangdenken uit hun eigen geest is ontsproten, en dat het niet op het waanidee berust dat anderen hen dit aandoen. Toch zeggen ze soms dat het de 'duivel' is die hen kwelt en straft en ze bidden om verlossing van deze kwelgeest.

Mensen met dwanggedachten hebben dus gedachten over volstrekt zinloze en onzinnige dingen; zij moeten bijvoorbeeld 'dóórmalen' over een op zichzelf onbetekenende gebeurtenis. Veelal zijn zij dan, door dat dwangmatig denken, niet in staat andere, zinnige, dingen te doen. Iemand kan ook de dwanggedachte hebben steeds aan anderen excuus te moeten vragen, maar waarvóór is noch hemzelf noch een ander duidelijk. Vaak proberen mensen deze gedachten of andere absurde ideeën uit hun hoofd te bannen door aan iets heel anders te denken of iets te gaan doen dat de gedachte misschien kan neutraliseren. Iemand kan bijvoorbeeld keihard in de tuin gaan werken of urenlang hard fietsen om toch vooral maar niet aan dat vreselijke te hoeven denken.

De DSM-IV geeft een aantal voorbeelden van dwanghandelingen zoals: steeds handen wassen, voortdurend opruimen of controleren. Het kan ook om een psychische activiteit gaan, zoals voortdurend bidden, tellen, of in stilte woorden herhalen. Dat laatste heeft dan weer te maken met een reactie op het soort verwerpelijke dwanggedachten dat ik hierboven aanroerde. Het is kenmerkend dat dwanggedachten of dwanghandelingen zoveel tijd kosten dat het dagelijks leven van de betrokkenen in ernstige mate wordt verstoord.

Dwangdenken door hersenbeschadiging

Bij mensen met een hersenbeschadiging kan dwangdenken weer een andere betekenis hebben. In dat geval gaat het om stoornissen die het denkvermogen ontregelen. Het is alsof een grammofoonplaat in de groef blijft steken. Dan zijn er dus stoornissen in het denken zelf, waardoor iemand steeds maar weer hetzelfde gaat zeggen. Dat gedrag noemt men *persevereren*. Niet zelden komt men dat tegen bij psychisch gedecompenseerde oude mensen.

Controledwang

Een mengvorm tussen dwangdenken en dwanghandelen kan men zien in de controledwang. Iemand moet dan steeds weer twijfelen of hij bijvoorbeeld de kraan heeft dichtgedraaid of de achterdeur heeft gesloten. Om van die gedachte af te komen, gaat hij ook werkelijk controleren. Maar die ene controle is meestal onvoldoende; het controleren moet talloze malen herhaald worden. De meest voorkomende vorm van dwanghandeling is het steeds moeten handen wassen, of het zinloze optellen van voorwerpen in een kamer, op straat of elders, of het dwangmatig voorwerpen moeten aanraken.

Moeten optellen, of dingen moeten aanraken, zijn gedragingen die de meeste mensen zich nog herinneren uit hun kinderjaren. Bijvoorbeeld: op weg naar school moest een kind (van zichzelf) steeds op bepaalde trottoirtegels lopen, of – met de hand – een hek met ijzeren spijlen beroeren. Dat is iets wat alle kinderen doen. Soms heeft dat aanraken een magisch karakter. Een kind kan denken: 'Als ik op de rode tegels heb gelopen, gaat het goed; als ik het niet doe, gaat het mis op school'. Het is net zoiets als het bekende knopen tellen in de trant van: 'Zij heeft mij lief, zij heeft mij niet lief'. Ook dat heeft iets magisch. Als het tellen goed (gunstig) uitkomt, zal er gebeuren wat men wil, zo niet, dan gaat het mis. Zo heeft het dwanghandelen ook een zekere magische betekenis, in de zin van *bezwering van angstgevoelens*.

Dwangritueel

Sommige mensen met dwanggedrag moeten een heel *ritueel* opvoeren. Zij moeten, teneinde rustig te kunnen blijven, bijvoorbeeld driemaal om een tafel lopen, dan twee keer een kast aanraken en vervolgens nog tot honderd tellen. Als zij in dit ritueel een fout hebben gemaakt, of dénken dat zij een fout hebben gemaakt omdat hun gedachten even afdwaalden, moet alles 'voor straf' nog eens worden overgedaan. Het heeft dus een bezwerende, een angstafwerende en dikwijls ook een *zelfbestraffende functie* voor diegene die dit van zichzelf *moet* doen. Wanneer anderen proberen dat dwanggedrag bruutweg te stoppen, worden deze mensen panisch angstig. Zij kunnen dan volledig tot wanhoop gedreven worden.

Het *wasdwangritueel* komt vaak voor, het is meestal verbonden aan een smetvrees. Het wassen, de hele dag door, totdat de handen rood en rauw zijn, heeft ook een symbolische functie: men wast zijn handen in onschuld.

Behandeling

Het behandelen van mensen met dwangverschijnselen is meestal erg moeilijk, ook al lijkt het gedrag zo opvallend symbolisch van karakter. Men kan de betrokkene niet plompverloren meedelen dat zijn wasdwang met smetvrees en overmatige zindelijkheidstraining te maken heeft. De *woede* over het zeer streng opgevoed zijn (wat die zindelijkheid betreft) is allang achter een gehoorzaam gedrag weggestopt. De overdreven netheid is geconditioneerd en waar het vandaan komt weet men niet meer. Meestentijds moet de behandeling van deze mensen uit een zorgvuldig opgebouwde *gedragstherapie* bestaan. In een veilige omgeving moet het hele ritueel stapje voor stapje worden afgebroken, door *deconditionering* en training van ander gedrag.

Zoals reeds bleek bij de bespreking van de wasdwang en de smetvrees, liggen dwangverschijnselen en fobische angst heel dicht bij elkaar. Mensen met fobische angsten (dat wil zeggen angsten, waarvoor geen reële grond aanwijsbaar is) hebben over wat hen angst inboezemt vaak dwangmatige, obsessionele gedachten.

Perfectionistisch gedrag

Tot slot van de bespreking van de dwangverschijnselen wil ik wijzen op een algemeen menselijke vorm van dwangmatigheid die in wisselende mate bij ons allen aanwezig kan zijn. Het gaat hier om de neiging tot pietluttig bezig zijn met onbelangrijke zaken die een ieder van ons bij tijden heeft als hij of zij zenuwachtig is. Wie over twee dagen examen moet doen en doodnerveus is, gaat de laatste kostbare tijd 'verdoen' met het opruimen van kasten en het keurig op stapeltjes leggen van zijn of haar boeken. Mensen die een dictaat moeten leren, gaan altijd eerst de boel met kleurpotlood onderstrepen, een dwangmatig werkje dat helpt bij het uitstellen van het vervelende noodzakelijke werk. Dit soort precisiedwang helpt verpleegkundigen soms bij het ontvluchten van het bedreigende contact met cliënten. Iemand gaat dan linnenkasten opruimen en lekker poetsen in de waan nuttig werk te doen. Dezelfde soort precisiedwang komen we vaak in het huishouden tegen. Moeder kan geen 'stof zien liggen', zeggen de kinderen. Chaos en rommel brengen haar in paniek. Zij heeft geen rust tot 'alles aan kant' is, desnoods staat ze 's avonds laat nog de strijkwas te doen. Ze móet zo netjes zijn, anders houdt ze het leven in dit huis niet vol! Het gaat dus om angstbezwerende huishoudelijke rituelen. Sommige mensen zijn alleen maar precies op één bepaald gebied. Een man is alleen maar uiterst precies in zijn schuurtje met gereedschap, voor de rest is hij een geweldige sloddervos en denkt hij nergens om.

Al die dingen hebben iets te maken met het dwangmatige, maar ze horen gewoon tot het algemeen menselijke. Van sommige mensen zegt men wel eens dat ze 'psychasthene' trekken hebben, dat is een verouderde psychiatrische uitdrukking die niet meer gebruikt wordt. De mensen bestaan echter wel degelijk. Het zijn zeer *twijfelzuchtige* en *onzekere* mensen, die zich steeds afvragen: 'Doe ik het wel goed genoeg?' Vanuit die onzekerheid moet alles uitermate precies worden gedaan en moet alles nog eens worden gecontroleerd, zodat ze nooit rust hebben en nooit tijd hebben voor iets leuks.

Posttraumatische stress-stoornis

Steeds terugkerende angst na een ernstig psychotrauma

Bij het begrip 'posttraumatische stress-stoornis' gaat het om steeds terugkerende angst bij slachtoffers van rampen en geweld. Het is langzamerhand algemeen bekend dat mensen die het slachtoffer zijn van een rampzalige gebeurtenis nog vele jaren nadien gebukt gaan onder de gevolgen. We hebben geleerd dat niet alleen slachtoffers van terreurregimes, die in gevangenissen en concentratiekampen vernederd en gemarteld zijn, door nachtmerries en angstaanvallen achtervolgd worden. Ook mensen die het slachtoffer van geweld in eigen huis zijn, kunnen aan eenzelfde soort angstverschijnselen lijden. Vrouwen die verkracht zijn, kinderen die jarenlang aan incest bloot hebben gestaan en mensen die bij een roofoverval 'in elkaar zijn geslagen', dragen vaak voor altijd de psychische sporen van wat ze hebben meegemaakt.

Het zal duidelijk zijn dat we hier dus praten over psychische belasting, veroorzaakt door een *ernstig psychotrauma* dat vooral zo ernstig was omdat de betrokkene *in levensgevaar* heeft verkeerd en totaal machteloos was. Sommige slachtoffers hebben zelfs geruime tijd in zo'n uitzichtloze situatie verkeerd. Volgens de DSM-IV-definitie gaat het niet alleen om mensen die het verschrikkelijke gebeuren aan den lijve hebben ondervonden, maar ook om degenen die er getuige van waren dat anderen zwaar gewond, mishandeld of gedood werden. Slachtoffers van een gijzeling, een scheepsramp of een natuurramp, kunnen dergelijke verschijnselen vertonen omdat ze buitengewoon angstig zijn geweest en ondervonden hebben wat het betekent om ternauwernood aan de dood ontsnapt te zijn. Voor mishandelde en verkrachte vrouwen geldt dit ook omdat ze niet alleen voor hun leven vreesden, maar ook ontstellend vernederd zijn en zich intens machteloos hebben gevoeld.

Als een dergelijke ramp pas heeft plaatsgevonden, is de betrokkene er kapot van en hij ervaart een gevoel van horror (een beter woord is er eigenlijk niet). Het is alsof iemand in de hel is geweest. Er is nog steeds sprake van intense angst en het gevoel van totale machteloosheid blijft. De persoon blijft gespannen, is zeer op zijn hoede en reageert schrikachtig. Vaak kan zo iemand het niet bevatten wat er heeft plaatsgevonden, later komt de depressieve reactie en het gevoel van dodelijke vermoeidheid. In die toestand heeft men de neiging om alsmaar te huilen. Soms ontkent zo iemand het gebeurde en zegt: 'Het is niet waar, het kán niet waar zijn'. Iemand zegt ook: 'Waar heb ik dat aan verdiend, waarom moest mij dat nu overkomen'. Tragisch is het als het slachtoffer zichzelf de *schuld* geeft van het gebeurde of zich schuldig voelt over het feit dat anderen dood zijn en hij of zij nog leeft. Slachtoffers van rampen worden soms lange tijd door schuldgevoelens gekweld, niemand kan hen troosten met geruststellende mededelingen. Het duurt heel lang voordat de verbijstering begint te verdwijnen en plaats gaat maken voor een gedeprimeerde stemming en een gevoel van uitputting.

Wat we hier in het bovenstaande hebben beschreven, heeft allemaal te maken met de verwerking van een psychotrauma dat nog niet zo lang geleden is gebeurd. Rouwprocessen, zeker als het gaat om rouw over de dood van een intens geliefd persoon die plotseling is weggenomen, verlopen soms ook op deze manier, ook al kan men het lijden onder het verlies van een geliefde niet vergelijken met slachtoffer-zijn van geweld of andersoortige verschrikkingen.

Late gevolgen van ernstige psychotrauma's

Mensen die slachtoffer zijn van psychotraumatische gebeurtenissen, hebben *vele jaren daarna* nog steeds last van angstige belevingen en angstaanvallen. Plotseling komt dan alle ellende weer in hun gedachten. Soms gebeurt dit in de vorm van bepaalde beelden die zich opdringen en in de vorm van dwanggedachten die worden herbeleefd. Mensen durven soms niet te slapen uit angst voor verschrikkelijke beelden die men dan in gedachten ziet of ze vrezen de paniek die hen overvalt als ze uit een angstdroom wakker worden. De *bepaalde dag in het jaar*, die dag waarop het vreselijke destijds gebeurd is, wordt soms met schrik tegemoet gezien. Het zien van griezelige, dreigende figuren op straat, het horen van een loeiende sirene of zelfs het ruiken van een bepaalde geur kan bij traumaslachtoffers het paniekgevoel losmaken. Bij angstige mensen kan het weerzien met het oude huis waar men tijdens de jeugd iets verschrikkelijks heeft meegemaakt, de gruwelijke herinneringen oprakelen en paniek veroorzaken.

Bij mensen die aan een posttraumatische stress-stoornis lijden, kan de angst van het herbeleven een soort verwarring veroorzaken waarbij het bewustzijn niet helder meer is (dissociatie). Denk aan iemand die in paniek wakker wordt uit een schrikbarende droom. Deze droom zet zich als het ware in een vorm van 'slaapwandelen' voort. Het lukt de echtgenote van een panische man niet om hem te kalmeren, want hij is te 'ver weg' en luistert op zo'n moment niet naar wat ze tegen hem zegt. Zij merkt wel dat hij dingen ziet die zij niet kan waarnemen, hij schreeuwt tegen vermeende belagers.

Slachtoffers proberen het herbeleven van de ellende dus tot elke prijs te voorkomen en willen liever niet meer over het gebeurde spreken. Vaak is het ophalen van herinneringen onmogelijk omdat de deur van een bepaald deel van het geheugen op slot is en men het niet meer voor de geest kan halen. Dat gebeurt uit een vorm van zelfbescherming. Daarom willen slachtoffers de plaatsen waar ze met schokkende herinneringen geconfronteerd kunnen worden, niet meer bezoeken. Ze vermijden zorgvuldig alles wat er maar mee te maken heeft.

Sommige slachtoffers hebben het gevoel dat zij door wat ze hebben meegemaakt zo veranderd zijn, dat dingen die ze vroeger belangrijk vonden nu weggevallen zijn tegenover dat vreselijke gevoel dat alles beheerst. Het verlamt hen en maakt hun leven zinloos. Ze zijn als het ware psychisch *verdoofd*, niets interesseert hen meer. Vriendschappen hebben hun betekenis verloren want er is niets meer om over te praten.

Een posttraumatische stress-stoornis kan na een betrekkelijk rustige periode ineens weer de kop opsteken. Bij het ouder worden komt die oude ellende vaak weer boven. Mensen die op een leeftijd van vijfentwintig jaar ontstellende dingen hebben meegemaakt, worden op hun vijfenvijftigste weer geconfronteerd met beelden uit die periode. Het leek eerst alsof alles bezonken was en dan komt het dertig jaar later toch in alle hevigheid weer opzetten. Zulke mensen worden, zoals iedereen die aan een posttraumatische stress-stoornis lijdt, nerveus, prikkelbaar en opvliegend. Ze zijn zeer schrikachtig en kunnen zich slecht concentreren. Ze slapen slecht omdat ze elke nacht wakker worden door boze dromen. Overdag lijden ze onder dwanggedachten over het onheil dat ze niet meer van zich af kunnen zetten.

Opvang van traumaslachtoffers

De opvang van mensen met late reacties op een psychotrauma geeft vaak veel moeilijkheden. Weinig familieleden kunnen zich nog inleven in wat lang geleden is gebeurd. Het slachtoffer heeft de indruk dat men hem een aansteller vindt en daarom probeert hij aanvankelijk in zijn eentje de angst weer onder de knie te krijgen. Hij wil dus ook liever niet meer praten om niet nóg meer herinneringen op te rakelen of al het gepraat maakt hem kwaad omdat er zoveel onbegrip blijkt te bestaan. Toch is emotionele steun van empathische naaststaanden en vrienden het voornaamste middel dat moet helpen hem of haar weer uit het dal te halen. Daarnaast is professionele hulp en praten met lotgenoten erg belangrijk. Men streeft er tegenwoordig naar om slachtoffers zo gauw mogelijk na de ramp over hun belevenissen te laten praten.

Acute stress-stoornis

De DSM-IV maakt onderscheid tussen acute en een posttraumatische stress-stoornis. Ik vermeld het begrip acute stress-stoornis slechts kort omdat veel kenmerken hierboven reeds behandeld zijn. Bij deze acute stoornis kunnen *dissociatieve verschijnselen* op de voorgrond staan.

De slachtoffers van gewelds- of seksuele misdrijven zouden reeds tijdens het gebeuren dissociatieve verschijnselen ervaren. Dat komt ook voor bij mensen die bij een vliegramp nog net op tijd aan de vuurzee zijn ontsnapt. Emotioneel is iemand van de kaart, maar hij kan in een soort trance nog wel handelen en vlucht en vecht blindelings voor zijn leven. Later komt die angstaanjagende situatie wel in het bewustzijn en kan men niet meer ophouden eraan te denken. Het is ook mogelijk dat de vreemde omnevelde bewustzijnstoestand nog een tijdlang blijft bestaan zodat de reacties pas later komen.

De acute stress-stoornis treedt per definitie binnen een maand na het gebeurde op, als een reactie later komt heet het officieel een posttraumatische stress-stoornis.

Gegeneraliseerde angststoornis

Bij de gegeneraliseerde angststoornis gaat het in feite om mensen die als kind al angstig en nerveus waren en dat hun hele leven gebleven zijn. Ze zijn doodnerveus en kunnen zich nooit echt ontspannen. Ze zijn overbezorgd en denken bij voorbaat al dat dingen mis kunnen gaan of ze zijn erg bang dat ze iets niet goed hebben gedaan. Iemand die zo nerveus is, heeft altijd behoefte aan geruststelling en wil graag zekerheid hebben. Angstige nerveuze kinderen zijn bang dat ze op school slechte cijfers zullen halen, terwijl er nog helemaal geen reden voor ongerustheid is. Mensen die aan een gegeneraliseerde angststoornis lijden, hebben moeite hun angst en bezorgdheid in toom te houden en ze schamen zich voor hun bange gedrag want ze weten best dat ze zich vaak nodeloos opwinden. Bange mensen zijn snel geïrriteerd, kunnen prikkelbaar reageren en voelen zich daarna weer schuldig over hun onbeheerste gedrag. Nerveuze mensen zijn snel vermoeid en kunnen zich vaak moeilijk op een taak concentreren en kunnen moeilijk iets op tijd afmaken. Daarom duurt het vaak zo lang voordat ze eindelijk klaar zijn. Vaak is men ook emotioneel labiel en dat wordt gemaskeerd door veel en druk te praten.

Eigenlijk is de 'angststoornis' uit de DSM-IV vergelijkbaar met hetgeen vroeger als neurasthenie werd aangeduid. Algemene angststoornis heeft vaak te maken met geringe draagkracht door neurotische problematiek.

Aandachtvragend gedrag en regressie bij angstige mensen

In het verhaal over Gerda in het vorige hoofdstuk dat over 'neurotisch' gedrag ging, komt nog iets anders aan de orde. Als Gerda helaas in een psychiatrische kliniek is opgenomen, blijkt haar gedrag ten opzichte van haar zuster opvallend kinderlijk, dwingend en klagend te zijn. Blijkbaar kan deze volwassen vrouw die zich nu écht verlaten voelt en haar zuster tijdens het bezoekuur smeekt: 'Help mij, neem me mee', de situatie mentaal helemaal niet meer aan. Ze is nu vervallen tot *regressief gedrag*, een typisch hospitalisatieverschijnsel. Zelfs mensen die zich in verband met een operatie in een algemeen ziekenhuis laten opnemen, vallen vaak terug op een kinderlijk soort afhankelijk gedrag. Een uitermate zelfstandige mevrouw die zich nooit iets laat gezeggen, wordt in het ziekenhuis op slag een timide dame die niets meer zonder de toestemming van een verpleegkundige doet. Het is 'ja zuster, nee zuster, goed zuster' wat de klok slaat. Gerda uit het voorbeeld in hoofdstuk 6 is als cliënt van de psychiatrische kliniek niet alleen kinderlijk afhankelijk, maar aandachtvragend en claimend geworden. Zó ver is het met haar gekomen, dat ze nu als een kind zit te drenzen tegen haar zuster. Het is nu, door de vernedering van de opname en de daaropvolgende regressie, kennelijk *de enig mogelijke manier om met haar zus te communiceren*.

We zien dit aandachtvragend (claimende) gedrag vaak bij mensen die psychisch klem zitten. Het heeft vooral met verlatingsangst te maken. Het is een gedragspatroon dat voor de naaste omgeving uiterst hinderlijk kan zijn. Zo iemand gaat aan je hangen, bijna letterlijk. Hoe meer je probeert van hem of haar af te komen, des te erger wordt het claimende gedrag: 'Help mij, laat me niet in de steek'. Om de aandacht van de hulpverlenende vast te houden wordt het klaaggedrag vaak nog extra gedramatiseerd. De persoon die dat doet, heeft niet door dat het volkomen averechts werkt.

Wie als familielid of als hulpverlener met zo'n gedrag geconfronteerd wordt, kan maar één ding doen: *duidelijkheid verschaffen*, iemand precies zeggen waar hij op rekenen kan. Precies zeggen wanneer je komt en hoeveel tijd je hebt. Op de momenten dat je komt helpen ook echt aanwezig zijn, steun geven en niet zuchtend op je horloge kijken.

154

Ik hoop dat het, met het verhaal van Gerda in het achterhoofd, duidelijk is geworden dat het claimend, aandachtvragend gedrag uit nood geboren wordt. Het hoort tot de 'neurotische' reacties, bij de verlatingsangst en het *vermijden van paniek*.

Omgang met cliënten die op een dwingende manier om aandacht vragen

Bij cliënten die op een dwingende manier om aandacht vragen gaat het vaak om mensen die klagen over nare gedachten en gevoelens, 'ze zien het niet meer zitten' en hopen dat een ander verlossing kan brengen. Vaak is de nood hoog, maar kan de hulpverlener toch niet goed invoelen wáár het nu precies om gaat. Mensen komen soms met de directe mededeling dat ze een eind aan hun leven willen maken, soms is de boodschap verpakt in geloofsproblematiek en uitingen van gewetensnood. Zij wenden zich tot pastores en telefonische-hulpdienstmedewerkers. Het is voor degenen die luisteren naar de klachten vaak heel moeilijk om de ware aard van het probleem te doorgronden.

Soms komt een huisarts in moeilijkheden als hij tracht de nood te lenigen door het voorschrijven van kalmerende middelen, zoals Valium® of Seresta®. De *angstige, gedeprimeerde cliënt* is soms snel geneigd om méér van het voorgeschreven middel te vragen, zodat problemen van afhankelijk-worden dreigen.

Vanuit een grote behoefte aan aandacht en genegenheid heeft de cliënt de neiging om *hulpverleners aan zich te binden*, hij of zij wil geborgenheid en steun hebben. In de beginfase van het contact zijn die hulpverleners vaak gestreeld in hun ijdelheid als de cliënt zegt dat zij de eersten zijn die écht iets voor hem of haar betekenen. Later gaan zij datzelfde contact echter als een wurgende last ervaren, hun cliënt vraagt zóveel dat zij niet meer weten wat ze moeten doen en voor hun gevoel slaan de gesprekken ook nergens meer op.

Om dit soort problematiek in de hulpverlening te voorkomen, dient de hulpverlener tijdig te onderkennen wat de aard is van het contact waarin hij of zij verzeild is. Men moet bij zichzelf herkennen welke gevoelens hier een rol spelen. Van gestreelde ijdelheid en een behoefte aan succes slaan die gevoelens om naar woede en afwijzing. Beide gesprekspartners zijn in een moeras terechtgekomen en de zwakste van de twee gaat dan dreigen met zelfdoding of iets dergelijks. Hij of zij doet dat als een drenkeling die, al spartelende, zijn helper mee dreigt te sleuren. Ter voorkoming van dit soort uit de hand gelopen hulpverleningscontacten met mensen wier behoefte aan aandacht soms onverzadigbaar schijnt te zijn, moet men als hulpverlener heel duidelijk zijn en iemand een *gedoseerde aandacht geven*. Aandacht die ook echt en warm moet zijn op de momenten dat het de afgesproken tijd is voor een gesprek. Het is beter eenmaal per week een kwartier écht te luisteren en dus echt aandacht te geven, dan zich bij nacht en ontij te laten opbellen door iemand die donders goed voelt dat er *niet* geluisterd wordt. Als het slecht gaat in het contact, ontstaat er een toestand waarbij agressie over en weer meespeelt. Onbewust denkt de cliënt: 'Ik voel wel dat je van mij af wilt, daarom moet ik wel aan je benen gaan hangen' (als een kind dat aan moeders rokken hangt). De hulpverlener denkt dan soms agressief: 'Ik wou dat je uit mijn gezichtskring verdween, misschien moet je maar eens opgenomen worden'. Die schandelijke gedachte sluit aan bij het feit dat hulpverleners in hun gevoelens soms net zo onecht worden als hun cliënten, omdat ze klem zijn geraakt in een uit de hand gelopen contact.

Literatuur

APA, *Diagnostic and Statistical Manual of Mental Disorders*, Fourth edition. Washington, 1994.
Beknopte handleiding bij de Diagnostische Criteria van de DSM-IV (vert. G.A.S. Koster van Groos), Swets en Zeitlinger, Lisse, 1995.
Emmelkamp, P.M.G., C.A.L. Hoogduin en M.A. van den Hout, *Angststoornissen*. In: W. Vandereycken e.a. (red.) Handboek Psychopathologie, deel I. Bohn, Stafleu, Van Loghum, Houten, 1990.
Nederlandse Vereniging voor Psychiatrie, Brochure: *In gesprek over Paniekstoornis en fobieën*. Utrecht, 1994.

8
Somatoforme stoornissen

Inleiding

In dit hoofdstuk komen lichamelijke (somatische) verschijnselen aan de orde die op een psychisch probleem berusten. Met 'somatoform' wordt aangegeven, dat het psychische probleem een somatische *vorm* heeft aangenomen. Het gaat om menselijk leed en wanhoop die vertaald worden in fysieke pijn en onvermogen. Onderzoek naar de oorzaak van die pijn en dat onvermogen brengt weinig of niets aan het licht, want er is geen aandoening die de verschijnselen kan verklaren. Mensen kunnen bijvoorbeeld door doodsangst verlamd raken, ze kunnen ineens niet meer lopen of ineens hun arm niet meer optillen. De arm mankeert niets. Dit is géén aanstellerij, ook al wordt het gebeuren soms op een wat dramatische manier kenbaar gemaakt. De persoon weet niet hoe de invaliditeit is ontstaan, want het verschijnsel onttrekt zich geheel aan de bewuste controle. Men zal blijven ontkennen dat er een psychische oorzaak in het spel is.

Oorzaken en gevolgen van somatoforme stoornissen

Mensen die het moeilijk hebben, gaan vaak naar de dokter met een lichamelijke klacht, terwijl hun werkelijke hulpvraag op een heel ander vlak ligt. Voor lichamelijke bezwaren kunnen ze aandacht krijgen, terwijl ze voor hun psychische nood bij niemand terecht kunnen. Psychische problemen zijn te ingewikkeld en worden door de naaste omgeving en de hulpverleners vaak niet begrepen. Een lichamelijke ziekte geeft mensen een alibi, terwijl moeheid en een gedeprimeerde stemming voor niemand een excuus zijn. Als iemand sociaal en emotioneel vastloopt en het leven niet meer aankan, kan een onduidelijke 'spierziekte', een 'virusziekte' of een 'zwakke rug' een nuttige functie hebben om aan de psychische ellende te ontkomen. Voor zo'n lichamelijke aandoening krijgt men wel de gewenste hulp, terwijl klagen over psychische onmacht meestal tot gevolg heeft dat men de raad krijgt flinker te worden. Je moet niet zeuren.

Dat mensen lichamelijk ziek worden door een psychisch probleem, komt bij beide seksen voor, alhoewel het aantal vrouwen dat op deze manier ziek wordt in de meerderheid is. Vermoedelijk spelen factoren als rolpatronen en de sociale positie van vrouwen sterk mee. Het voelen van onmacht kan vertaald worden in een chronische moeheid en frequent lichamelijk ziek-zijn. Vanuit een machteloze positie is de betrokken vrouw depressief geworden en heeft ze lichamelijke klachten gekregen. Dat iemand met lichamelijke klachten of lichamelijke verschijnselen reageert op een sociaal probleem, heeft vaak te maken met een gedragspatroon dat zijn wortels heeft in de kindertijd.

Ernstige somatoforme stoornissen

Wat in het voorafgaande besproken is heeft echter nauwelijks met psychiatrie te maken, het gaat om alledaagse problemen en lichte stoornissen. De ernstiger stoornissen komen in de eerste plaats voor bij mensen die gedwongen worden zich in een gevaarlijke situatie te begeven en bedreigd worden, terwijl ze niet kunnen vluchten. Denk bijvoorbeeld aan angstige soldaten die naar het front worden gestuurd. Ze mogen en kunnen niet vluchten en worden geofferd voor een politiek doel dat ze niet gekozen hebben en ook niet begrijpen. Het gaat hier om stress, waarbij somatoforme stoornissen gemakkelijk kunnen optreden. Door paniek staat men aan de grond genageld en kan men ineens niet meer lopen. Iemand kan zo ook plotseling verblind zijn omdat hij gruwt van de ellende en niet meer kan en wil zien. Deze paniek gaat niet meer over en zet zich voort in een langdurige lichamelijke stoornis. De bange soldaat is een oorlogsslachtoffer geworden en moet als een gewonde op een brancard weggedragen worden.
In hoofdstuk 7, toen het over een acute stress-stoornis ging, kwam dit problematische gedrag reeds aan de orde. We hebben toen gezien dat paniek en psychisch onvermogen 'vertaald' kunnen worden in verlammingen, loopstoornissen, zintuigstoornissen en verschijnselen, zoals pijn die maar niet over wil gaan. Vroeger werd dit soort aandoeningen niet als een psychische stoornis erkend. Men beschouwde het als een uiting van lafheid en 'hysterisch' gedrag en de ongelukkige die het overkwam, werd slecht behandeld. We weten nu dat het om een paniekreactie gaat van mensen die zich in een hoek gedreven voelen en geen mogelijkheid hebben om te vluchten. Het komt ook voor in kleine oorlogen, zoals echtelijke ruzies tussen ongelijke partijen. Een vrouw die bang is dat ze mishandeld zal worden, kan ook plotseling door de knieën zakken en verlamd raken. In zo'n geval heeft een somatoforme stoornis een beschermende functie. Het slachtoffer zendt een boodschap uit: 'Ontzie mij, help mij!' Helaas komt die boodschap soms niet over. De omgeving ziet het gedrag meer als *'theater'* en reageert vol onbegrip op de nood van de persoon.

Somatoforme stoornissen als gevolg van een traumatische jeugd

Somatoforme stoornissen komen dus voor bij mensen die een reden hebben om bang te zijn. De actuele angst kan ook te maken hebben met herinneringen aan angstaanjagende belevenissen uit de vroege jeugd. Zo iemand heeft een lange en ingewikkelde voorgeschiedenis. Er is daarna een patroon van frequent ziek-zijn ontstaan en de betrokkene heeft eigenlijk altijd lichamelijke klachten, zoals hoofdpijn, rugpijn en buikpijn. Dit ziek-zijn steekt altijd weer de kop op als er moeilijk-heden zijn en hij de situatie niet aankan. Het gaat hier om 'neurotische' mensen die altijd nerveus en gejaagd zijn en het vanzelfsprekend vinden dat mensen in hun naaste omgeving steun bieden. Ze voelen zich permanent ongelukkig en kunnen zich niet voorstellen zonder de hulp van anderen te moeten bestaan. Die anderen voelen zich van hun kant meestal ook wel verantwoordelijk en geven die steun, al hebben ze vaak het gevoel dat er een te grote claim op hen gelegd wordt. Het gaat hier om 'neurotisch' gedrag dat zijn wortels in de kindertijd heeft. Het gaat om kinderen uit een gezin waar de sfeer om te snijden was, waar mensen alleen aan zichzelf dachten.

Uit zelfbehoud liefde veinzen

Een kind kan uit angst voor zijn moeder en uit schuldgevoel, omdat het niet vol-doet aan de normen die moeder stelt wat de prestaties betreft, te lief en te onderda-nig reageren. *Angst* is dan de drijfveer voor het wegstoppen van álle (ook terechte) boosheid op moeder. Het kind zal zijn uiterste best doen om moeder gunstig te stemmen en zal zo goed mogelijke prestaties willen leveren. Dat zal niet alleen een agressieremming opleveren waar men later veel last van krijgt, het zal ook tot gevolg hebben dat men gevoelens helemaal niet meer durft te uiten. Het is levens-gevaarlijk om verzet te plegen en moeder te zeggen wat je werkelijk denkt en voelt. Dat kan direct afwijzing tot gevolg hebben en daar is het bange kind absoluut niet tegen bestand. Het verkeert in een afhankelijke positie en is gedwongen liefde te betuigen terwijl het dat gevoel niet heeft. Zoiets is zeer misvormend voor het gevoelsleven. Als blijkt dat *onecht gevoel* gewaardeerd wordt, ervaart een kind dat het volwassenen kan beïnvloeden door de dingen te zeggen die ze graag horen en ze te bewijzen dat het 'heel veel van ze houdt'. In dat soort gezinnen is *macht* belangrijker dan warmte en echt gevoel. Een kind moet daar snel leren dat je met machthebbers altijd voorzichtig moet zijn. Je moet voortdurend opletten hoe hun stemming is, want die kan ineens omslaan en als jij dan toevallig net in de buurt bent, kun je de volle lading van hun gramschap op je dak krijgen.

Aandacht krijgen als je lichamelijk ziek bent

Soms heeft het kind geleerd dat moeder alleen beschikbaar is wanneer het *ziek* is, omdat het op andere momenten geen overlast mag bezorgen en flink moet zijn. Dat kan ertoe gaan leiden dat voor het kind ziek-zijn ook veel voordelen oplevert, omdat alleen dan moederlijke liefde beschikbaar blijkt te zijn. Door gewenning kan hieruit een patroon groeien waarin altijd wordt getracht aandacht te krijgen via ziek-zijn. Soms *imiteert* het kind de moeder of de vader die vroeger óók altijd ziek was als iets te moeilijk werd in het gezin. Moeder lag veel op bed of vader had een onduidelijke kwaal waarvoor hij steeds ontzien moest worden.
Vader is in zulke gezinnen een letterlijk en figuurlijk weinig zeggende figuur. Vader ontvlucht vaak het gezin, hij heeft zijn eigen bezigheden en laat niet blijken

wat hij echt vindt. Spanningen in een dergelijk gezin kunnen leiden tot problemen als: bedplassen, slaapwandelen, depressief gedrag en frequent ziek-zijn. Over *buikpijn* of *hoofdpijn* klagen komt in zo'n gezin erg vaak voor. De jongen of het meisje zal *sterk gebonden* blijven aan de dominerende moeder en als er problemen zijn (op school of later in de werksituatie) zal het grote 'kind' geneigd zijn te vluchten en zal wellicht de bescherming van een 'moederlijke' steunfiguur zoeken. Als ziek-zijn en afhankelijk gedrag beloond wordt met extra aandacht, kan het tot *aangeleerde hulpeloosheid* aanleiding geven (Seligman, 1975).

Gezinnen waarin geweld normaal is

In andere gezinnen zijn voortdurend conflicten en worden de kinderen slachtoffer van geweld, geweld met woorden en fysiek geweld. Die kinderen weten soms niet beter of het hóórt zo dat ouders nooit liefde geven, alleen maar schreeuwen en slaan en de kinderen zelfs misbruiken. Zo'n leefsituatie geeft aanleiding tot diepe minderwaardigheidsgevoelens en ook minachting voor het eigen lichaam. Somato-forme stoornissen zoals een pijnstoornis en automutilatie kunnen daar het gevolg van zijn.

Alles wat in het tweede hoofdstuk werd behandeld inzake gestoorde communica-tie, is hier van toepassing. Het gedrag kan een reactie zijn op een zeer ruïneuze communicatie tussen ouders en kinderen. Het kan ook een aanwensel zijn om zich aan ellende te onttrekken. Men doet het *niet expres* en het gebeurt niet bewust. Er is sprake van onbewust vluchten in ziek-zijn en hulpeloosheid. Een vlucht die voortkomt uit de nijpende behoefte *angst te bezweren* en zo mogelijk wat steun te ontvangen.

Medisch ingrijpen dat geen oplossing biedt

Mensen die aan somatoforme stoornissen lijden, bezoeken vaak talloze artsen en ondergaan vaak onaangename onderzoeken en operaties. Zij hebben de pijn ervoor over, omdat hun psychische nood zo enorm groot is. Een ingreep geeft tijdelijk soelaas omdat zich overgeven aan onaangename ingrepen ook een soort zoenoffer en een bezwering van nòg ergere dingen is. Men hoeft dan, hoe vreemd het ook klinkt, minder angstig te zijn en krijgt op deze manier ook aandacht. Een zieken-huisopname geeft ook de gelegenheid zich een tijd aan sociale druk te onttrekken. Natuurlijk wordt aan de oorzaak van het probleem niets gedaan, maar dat was ook niet te verwachten. Er is vaak geen oplossing omdat levens waarin veel is misge-gaan, niet overgedaan kunnen worden. Voor de liefde die men vroeger gemist heeft bestaat geen troost. Hulpverleners kunnen proberen angstige mensen een handrei-king te geven, ook al is dat in de ogen van die cliënten maar een schrale troost waar ze niet genoeg aan hebben.

Somatisatiestoornis

Met het begrip 'somatisatiestoornis' wordt in de DSM-IV een ernstige vorm van klaaggedrag bedoeld. Het is reeds in de jeugdjaren begonnen en is in de loop van het leven steeds erger geworden. Soms treedt er een crisis op waarin de persoon acuut aandacht vraagt voor een dramatische situatie. Er is niet één lichamelijke stoornis, maar er bestaan bij een en dezelfde persoon zelfs meerdere stoornissen die elkaar kunnen afwisselen en soms ook samen kunnen voorkomen. Twee dingen staan hierbij op de voorgrond: Ten eerste de tragische eenzaamheid van de vrouw of de man die zich wanhopig vastklampt aan mensen die de betrokkene steun moeten geven en niet doorheeft dat die mensen er na verloop van tijd weer genoeg van krijgen. Ten tweede is er het tragische misverstand dat nog meer klagen en op een nog dwingender manier aandacht vragen niet helpt, als de mensen in de naaste omgeving proberen wat meer afstand te nemen. Waar het bij zo'n somatisatiestoornis precies om gaat, kan ik het beste duidelijk maken aan de hand van een voorbeeld.

Josien

Josien is een broodmagere vrouw van middelbare leeftijd die op indringende wijze over haar zorgelijke lichamelijke toestand praat en de behandelingen die ze heeft ondergaan in details uit de doeken doet. Ze lijdt aan migraine en evenwichtsstoornissen. Vanwege die hoofdpijn is ze overgevoelig voor licht en draagt meestal een bril met donkere glazen. Ze heeft ook last van een alllergie voor wollen stoffen en kan sommige kamerplanten niet in haar omgeving verdragen. Dat ze zo mager is, heeft onder andere te maken met een overgevoeligheid voor eiwitten en vetten. Stevige kost maakt haar misselijk en veroorzaakt ook wel diarree. Dit lichamelijk lijden is geen aanstellerij, het is wel in de loop van haar leven erger geworden. Als kind was ze al zeer kwetsbaar. Haar moeder kon de verzorging niet aan omdat ze zelf veel ziek was en in bed lag. Josien, een nakomertje, is door haar oudere zusjes opgevoed en dat was voor beide partijen geen genoegen.

Josien is op vijfentwintigjarige leeftijd getrouwd met een brave saaie man die ze nog van school kende. Hij zorgde goed voor haar, maar bij het ouder worden viel het altijd klaarstaan – en het toch nooit goed genoeg doen – hem steeds zwaarder. Innerlijk heeft hij afstand van haar genomen en dat merkte ze best. Ze werd zeer gedeprimeerd want ze had niemand anders. Zij verweet hem dat hij haar in de steek wou laten en ze geloofde hem niet toen hij het ontkende. Toen er een conflict ontstond, kon ze plotseling niet meer lopen en het duurde maanden voordat ze weer enigszins mobiel was. De spanning liep weer op en in een wanhopige bui nam ze alle medicijnen tegelijk in. Ze werd opgenomen en ternauwernood gered. Sindsdien verkeert ze eigenlijk voortdurend in een alarmtoestand.

Dit soort cliënten is voortdurend onder medische behandeling en ze krijgen vaak te horen dat men toch niets ernstigs kan vinden. Ze willen graag dat er wèl wat gevonden wordt en hopen vurig dat genezing mogelijk is. Geen letterlijke genezing van een ziekte, maar een steungevende behandeling waarbij men van zorgen verlost wordt. Daarom is het geen wonder dat cliënten bij alternatieve genezers baat vinden. Vooral de op het lijf gerichte, suggestieve behandeling wordt als weldadig ervaren omdat die angstbezwerend werkt. Mensen zoals Josien die aan een somatisatiestoornis lijden, hebben dus vaak wel aantoonbare lichamelijke afwijkingen, ze zijn niet sterk of ze vertonen restverschijnselen die gebleven zijn na een operatie en andere ingrepen. De gezondheid is zwak en wordt door de psychische stress steeds problematischer.

Bij een somatisatiestoornis kan de mate van invaliditeit en de ernst van het klachtenpatroon nooit verklaard worden door wat er wel of niet bij onderzoek is gevonden. Het volgende voorbeeld illustreert waar het hierom gaat.

Harm

Harm is een sombere bouwvakker die, als hij even door de kamer loopt, zich herhaaldelijk aan een stoelleuning of een kastrand moet vasthouden. Hij is duizelig en onzeker geworden. In het ziekenhuis hebben ze hem gezegd dat hij een misvormde wervelkolom heeft (het is op de röntgenfoto te zien), maar dat kan niet de oorzaak van de duizeligheid zijn. Het verklaart ook niet waarom hij nu al jaren het grootste deel van de dag op een rustbed in de huiskamer doorbrengt. Met Harm is meer aan de hand. Vanwege de klachten is hij destijds afgekeurd en dat heeft, tegen zijn verwachtingen in, de zaak er niet beter op gemaakt. Zijn vrouw hoopte ook dat hij, toen hij niet meer hoefde te werken, een leuke hobby zou ontwikkelen, maar Harm vond in het permanent thuis-zijn geen bevrediging. Dat komt omdat hij verbitterd is over het vroegtijdige afscheid van zijn collega's. Hij heeft het gevoel dat zijn leven mislukt is. Hij heeft het op alle fronten moeilijk en ziet geen kans om de negatieve ontwikkelingen een halt toe te roepen. Het draait allemaal om zijn 'ziekte'. Dat ziek-zijn is zijn bestaan geworden, hij praat nergens anders meer over.

Conversiestoornis

Conversie betekent omzetting. Psychische problemen worden in lichamelijke klachten en verschijnselen omgezet. Conversie kwam in het voorafgaande herhaaldelijk ter sprake omdat het zo nauw verwant is aan de andere somatoforme stoornissen. Het is een typische dissociatieve stoornis, horend bij de groep stoornissen die in het volgende hoofdstuk aan de orde komen. Het gaat, zoals reeds eerder werd gesteld, bij conversie om 'iets' dat buiten het bewustzijn wordt gehouden. Een psychisch probleem is vervangen door een lichamelijk verschijnsel, een verschijnsel waar de persoon trouwens ook op een vreemde manier mee omspringt. Een man ervaart bijvoorbeeld dat een van zijn armen plotseling verlamd is. Hij gedraagt zich echter alsof die arm geen deel van zijn lichaam meer is en een eigen leven is gaan leiden. Hij tilt zijn slappe rechterarm met de linker omhoog en laat hem dan langs zijn lichaam vallen alsof het een dode vis is. Conversie is een merkwaardig verschijnsel dat per definitie altijd plotseling ontstaat. Er is beslist iets aan voorafgegaan – een conflictsituatie of een schokkende gebeurtenis, zoals in het verhaal van Josien – maar dat kan de gehandicapte persoon ons niet meedelen. Meestal moet men bij een familielid informeren wat er gebeurd is. Een conversie manifesteert zich bijvoorbeeld ook doordat iemand ineens niet meer kan zien (zoals in het voorbeeld van de soldaat), ineens niet meer kan horen, of zijn stem kwijt is (*afonie*) en alleen nog maar kan fluisteren. Het is ook mogelijk dat die persoon niet meer kan spreken en met 'stomheid' is geslagen. In andere gevallen kan de persoon ineens niet meer lopen of staan (*abasie* en *astasie*). Een verlamming kan ook de helft van het lichaam betreffen.

Men zou verwachten dat iemand die zoiets vreselijks overkomt, panisch reageert, omdat iedereen wéét dat een plotselinge verlamming of blindheid altijd op een ernstige aandoening wijst, bijvoorbeeld een beroerte of een hersentumor. Bij conversie is de getroffene echter – merkwaardigerwijs – bijna onaangedaan. Kenmerkend is ook, dat conversie niet alleen een reactie is op een schokkende gebeurtenis, maar ook een symbolische betekenis lijkt te hebben. De onbewuste wens om niet meer te hoeven lopen, de wens om verzorgd te kunnen worden, lijkt een uitlaat te vinden in verlammingsverschijnselen van een of beide ledematen. Zoals ik al eerder aangaf, kan niet meer kunnen zien een signaalfunctie hebben in de geest van 'ik kan het niet meer aanzien' of ook: 'ik heb niets gezien, ik ben niet schuldig'.

Een niet toegestane uiting van agressie door middel van schelden en schreeuwen, kan voorkomen worden door stemverlies. Een vrouw die op het punt staat om tijdens een hevige ruzie met haar moeder 'kreng' tegen haar te schreeuwen, merkt dat ze geen woord meer kan uitbrengen. Het taboe dat op agressie tegen zo'n 'lieve moeder' rust, mag blijkbaar onder geen beding doorbroken worden.

Conversie kan ook in de vorm van een lichamelijke gevoelsstoornis optreden. Het psychogene karakter van dergelijke stoornissen van het *pijngevoel* en van *de tastzin* wordt meestal snel duidelijk als de uitgevallen gebieden neurologisch worden onderzocht. Conversie kan door middel van hypnose (als therapie) opgeheven worden want we hebben hier, zoals gezegd, te maken met dissociatie van delen van het bewustzijn. Hypnose heft de dissociatie tijdelijk op.

De conversie als reactievorm kan bij *alle* mensen voorkomen als de draaglast op een gegeven moment de draagkracht overschrijdt. Ieder mens kan onder extreem belastende omstandigheden afknappen en somatoforme symptomen zoals conversie gaan vertonen. *Conversie is géén opzet*. Conversie is op te vatten als een psychische noodmaatregel bij zeer angstige mensen die klem zitten en moeilijkheden bezweren.

Toevallen of trekkingen

Een bijzonder conversieverschijnsel is het optreden van toevallen of trekkingen in de ledematen. Ook dit gedrag werd vroeger erg negatief beoordeeld en als een 'hysterische' aanval beschouwd. We weten nu dat het om een dissociatief verschijnsel gaat, waarbij hevige emoties op lichamelijke wijze geuit worden zonder dat de persoon daar nog greep op heeft.

Een voorbeeld:
Een jonge vrouw krijgt enkele malen per dag een aanval waarbij ze plotseling vreemde bewegingen met haar rechterarm maakt. Ze kan dit verschijnsel niet tegenhouden en het hindert haar duidelijk. Het lijkt op een gedeeltelijke epileptische aanval, maar een EEG-onderzoek heeft uitgewezen dat dit niet het geval kan zijn. In een gesprek laat de betrokkene merken dat ze psychisch in de knoei zit omdat de relatie met haar partner nogal problematisch is. Nauwkeurige observatie van de bewegingen die ze tijdens zo'n aanval maakt, toont aan dat het om afwerende gebaren gaat, ze weert klappen af. Haar zus bevestigt dat de vriend een driftkop is die na een paar pilsjes flink uit zijn slof kan schieten. Deze vrouw lijkt onaangedaan, maar dat is schijn. Haar angst is bevroren en komt alleen in de aanvallen tot uiting. De aanvallen hebben dus een functie, ze bezweren angst, ze leiden agressie af en maken ook het seksuele verkeer onmogelijk (niet zelden een reden voor angst). Ze maken het mogelijk dat ze verzorgd wordt en hulp krijgt. Het gaat bij deze vrouw om een tragische, primitieve reactie in een onhoudbare levenssituatie.
Als hulpverlener moet men bij dit soort situaties omzichtig te werk gaan. Men mag niet botweg zeggen dat het om een psychisch probleem gaat. De betrokkene heeft vooral veel steun nodig en het vreemde gedrag kan pas verdwijnen als het overbodig is geworden.

Hypochondrie

Hypochondrie komt veel voor, vooral bij oude mensen. Het kan ook om een 'neurotisch' verschijnsel gaan bij angstige mensen die gefixeerd zijn op de eigen gezondheid en voortdurend *klagen* over een vermeende achteruitgang van die gezondheid. Het bestuderen van de lichaamsfuncties is een dagelijkse bezigheid geworden. Hypochondrische mensen lijden aan *een fobie voor ziek-zijn*. Ze vrezen iets ergs onder de leden te hebben en de vrees dat het mis is kan waanachtige vormen aannemen. Depressieve mensen worden vaak door dit soort angstige gedachten gekweld. Als een hypochondrische persoon problemen met de stoelgang heeft, kan hij zo bang worden dat er paniek uitbreekt. Hij meent dat er sprake is van beginnende kanker en die gedachte ontaardt in een *obsessie*. Hypochondrische mensen zijn verslaafd aan het klagen. Bij ouderen is het soms begrijpelijk dat ze klagen omdat er aanleiding voor is. Bij jonge mensen is hypochondrie een absurd verschijnsel, dat alle kenmerken van fobische en obsessionele stoornissen in zich verenigt. Carcinofobie staat daarbij centraal. Bij jongere mensen gaat het om een 'neurotisch' probleem waarbij angstbezwering vooropstaat. Bezorgd zijn, een streng dieet houden en regelmatig innemen van medicijnen wordt, met het bijhouden van de literatuur op het gebied van de eigen ingebeelde ziekte, een *dwangritueel*. Het feit dat er bij medisch onderzoek nooit gevonden wordt wat de betrokkene vreest, stelt hem absoluut niet gerust. Hij verklaart dat feit door te zeggen dat de artsen iets voor hem verborgen houden omdat het allerergste (kanker) gevreesd moet worden. Hypochondrische mensen moeten steeds medische hulp om zich heen hebben, alhoewel zij uit de medische adviezen meestal alleen datgene oppakken wat in hun straatje te pas komt.

Stoornis in de lichaamsbeleving

Mensen met een stoornis in de lichaamsbeleving hebben een obsessie over hun uiterlijk. Vaak is er meer met de persoon aan de hand. Zo iemand is angstig over tal van zaken (zie wat in hoofdstuk 6 over 'neurotische' angst is gezegd). Men tobt bijvoorbeeld over een vlekje op het gelaat of een kleine asymmetrie van het lichaam. Deze persoon is overmatig bezorgd over zijn uiterlijk en kan het niet nalaten om steeds weer in de spiegel te kijken of dat rare vlekje of die zogenaamd scheve schouder erg opvallend is. Het is een uitvloeisel van minderwaardigheidsgevoelens en het probleem uit zich in de voortdurende vrees op te vallen en een gek figuur te slaan. Zo iemand probeert door camouflerende kleding of een speciale haardracht de vermeende 'schoonheidsfout' te maskeren. Obsessieve gedachten over een ingebeelde lichamelijke afwijking kunnen ertoe leiden dat men zich niet meer in het openbaar durft te vertonen en het contact met andere mensen gaat vermijden. Men vestigt alle hoop op een correctieve chirurgische ingreep, maar die brengt natuurlijk toch niet wat men zich ervan had voorgesteld. De betrokkene zal doorgaan met het zoeken van hulp. Op den duur neemt de wanhoop toe en wordt de betrokkene er depressief van en het kan zover komen dat hij een eind aan zijn leven wil maken, omdat zijn leven op deze wijze geen zin meer heeft.

Pijnstoornis

Pijn is een veelvoorkomend probleem, pijn in de ledematen of inwendige pijn. Het gaat om pijn die ondanks alle pogingen van artsen, niet reageert op behandeling. Meestal is niet duidelijk waaróm iemand alsmaar pijn houdt. Soms was er wel een aanleiding, zoals een ongeval, maar die was eigenlijk niet erg genoeg om de voortdurende pijn te verklaren. Pijn is een gevoel dat sterk door psychische stress wordt beïnvloedt. Niemand kan voor een ander uitmaken hoe erg pijn is en men heeft niet het recht om te zeggen dat een ander overdrijft. Sommige mensen blijven langdurig pijn voelen omdat ze bang zijn en het benauwd krijgen van de gedachte aan wat ze destijds hebben meegemaakt. Men heeft het gebeurde niet kunnen verwerken en blijft vaak ook tobben over de vraag wie de schuldige was. Achter dat getob over pijn gaan soms verborgen drijfveren schuil. De pijn is symbolisch voor al het lijden dat men ervaart. Het is ook mogelijk dat iemand al heel lang angstig is, zodat de pijnklacht eigenlijk meer een conversieverschijnsel is. Bij Harm die vanwege zijn pijn in de rug op de bank ligt, is dat bijvoorbeeld het geval.

Nagebootst ziek-zijn en automutilatief gedrag

Niet genezende wonden en onbegrijpelijke ziekten

Bij nagebootste ziekten gaat het vaak om een wond die maar niet wil genezen. Maandenlang bezoekt iemand met een smerige ontstoken beenwond de polikliniek van het ziekenhuis. Niemand begrijpt waarom het zo slecht gaat, tot de familie of de inmiddels achterdochtig geworden arts merkt dat de betrokkene bijvoorbeeld vuil of een stukje hout van een lucifer onderhuids inbrengt. Steeds als de wond bijna dicht is, maakt hij haar weer open en infecteert hij zichzelf. Er zijn ook mensen die zichzelf opzettelijk insuline inspuiten om in coma te raken, of zichzelf bloed aftappen om op die manier bloedarmoede te veroorzaken. Men kan zich dan afvragen waarom iemand zoiets vreselijks doet.

Sommige mensen raken namelijk verstrikt in een probleem dat zij zelf bewust of onbewust veroorzaakt hebben. Mensen die psychisch in de knoei zitten, kunnen zichzelf ziek maken of verwonden teneinde een bepaald doel te bereiken. Dat kan zijn: aandacht en zorg krijgen, het kan ook zelfbestraffing betekenen omdat men zich diep ongelukkig voelt en geen andere uitweg uit de ellende weet. Het gedrag leidt tot een verslaving, waarbij het om de tuin leiden van artsen en het demonstreren van de onverklaarbare ziekte een doel op zich is geworden, men kan er niet meer mee ophouden. Aan het zichzelf verwonden of een huidafwijking veroorzaken gaat grote spanning en opwinding vooraf. De daad geeft, als het eenmaal gebeurd is, ontspanning en opluchting. Het moèst gebeuren.

Mensen kunnen daarbij ook verslaafd worden aan de hulp die ze ontvangen, aan de dramatiek van een eventuele ziekenhuisopname en aan de spanning van het uitgebreide onderzoek dat ze weer moeten ondergaan. Soms zijn ze zich helemaal niet meer bewust van wat ze eigenlijk aan het doen zijn. Een oude wond openmaken of zichzelf opzettelijk besmetten, gebeurt in een soort *trance*. Het is duidelijk een vorm van dissociatief gedrag, het hoe en waarom blijft buiten het bewustzijn en de persoon weet vaak niet precies wat er gebeurd is. De arts die zo'n cliënt 'ontmaskert' en dan woedend toespreekt, moet niet verbaasd zijn dat hij of zij met stelligheid ontkent.

Sommige mensen *haten* hun lichaam en kunnen het niet nalaten om ermee te experimenteren. Vanuit een diep gevoel van ongelukkig zijn kwelt men zichzelf omdat er iets mis is met de identiteit en men het gevoel heeft dat niemand liefde wil

geven. Vaak gaat het om meisjes die in hun jeugd vreselijke dingen hebben meegemaakt en mishandeld zijn. Ze hebben ook wat de hulpverlening betreft al een lange voorgeschiedenis. Deze meisjes en vrouwen doen niet geheimzinnig over de
oorzaak van hun wonden en zeggen: 'Ik heb weer gekrast'. Soms toont iemand dan
littekens of nog bloedende snijwonden op de onderarm of de dij. Het gaat om het
tragische probleem van *automutilatie.*

Von Münchhausen-syndroom

Men zegt wel dat mensen die een ziekte nabootsen aan het Von Münchhausen-syndroom lijden. Ze spelen een ziekte na met de bedoeling opgenomen te worden en
aandacht te krijgen. De persoon wendt bijvoorbeeld voor dat hij het vreselijk
benauwd heeft en pijn op de borst voelt. Hij suggereert op die manier dat hij hartproblemen heeft en in levensgevaar verkeert.
Ziekenhuizen krijgen van tijd tot tijd met zo iemand te maken. Waarom iemand een
gefingeerd ziektebeeld demonstreert is meestal moeilijk te achterhalen. Misschien
gaat het om verslaafd zijn aan medische zorg, misschien gaat het alleen om onderdak in de wintermaanden. In veel gevallen gaat het om de kick die het gepuzzel van
artsen hen geeft.

Von Münchhausen-syndroom 'by proxy'

Het Engelse 'by proxy' betekent: bij volmacht. Iemand zadelt een ander met het
probleem op. Het gaat hier om een probleem dat nog erger is dan het voorafgaande
omdat een vrouw haar kind misbruikt om zelf de nodige aandacht te krijgen. Ze
gebruikt het kind ook als een soort instrument om haar eigen emotionele problemen weg te kunnen werken. De vrouw verzint niet alleen een ziekte, het kind
wordt gesuggereerd dat het ziek is en de symptomen vertoont van een bepaalde
ziekte. Het kind weet niet beter of het is waar wat moeder zegt. Het komt voor dat
het kind zelfs beschadigd wordt, om een verhaal aannemelijker te maken. Het echte 'by proxy' syndroom is gelukkig zeldzaam, maar de overbezorgdheid van sommige moeders lijkt er veel op. Angstige moeders zien soms afwijkingen bij hun
kinderen die er helemaal niet zijn en ze maken het kind bang. Het kind moet altijd
horen: 'Wat zie je er bleek uit, voel je je wel goed, je hebt vast hoge koorts?' Zo'n
kind lijdt zeer onder die negatieve aandacht want het wordt om niets in bed gestopt,
het mag niet buiten spelen en mag geen vriendjes ontvangen.
Een vrouw die haar kind zo behandelt, 'splitst' haar eigen angst en agressieve
gevoelens af. Het kind wordt ermee opgezadeld en zal wellicht zijn hele leven met
'neurotische' problemen tobben.

Literatuur

APA, *Beknopte handleiding bij de Diagnostische Criteria van de DSM-IV* (vert. G.A.S. Koster van
    Groos). Swets en Zeitlinger, Lisse, 1995.
Kohnstamm, R., Stoornissen in de media. *NRC-Handelsblad,* 22 april, 1995.

Rooijmans, H.G.M., *Stoornissen met bijzondere somatische klachten en verschijnselen*. In: W. Vandereycken, e.a. (red.) Handboek Psychopathologie. Bohn, Stafleu, Van Loghum, Houten, 1990.

Seligman, M.E.P., *Depression and learned helplessness*. In: R.J. Friedman en M.M. Katz (red.), The Psychobiology of Depression, Winston, Washington D.C., 1974.

WHO, *The ICD-10 Classification of Mental and Behavioural Disorders*. Geneva, 1992.

9
Dissociatieve stoornissen

Inleiding

Dissociatie betekent *afsplitsing*. Een emotionele gebeurtenis of herinnering wordt afgesplitst en kan niet meer bewust worden ervaren. Het verschijnsel kwam in het vorige hoofdstuk bij de bespreking van de conversie aan de orde. Toen ging het om het plotselinge ontstaan van een verlamming of een zintuigstoornis. Hier gaat het om een plotseling optredend geheugenverlies. De persoon weet ineens niet meer wat hij even tevoren heeft meegemaakt (amnesie) of hij is vergeten wie en wat hij eigenlijk is (depersonalisatie). Het is ook mogelijk dat iemand niet meer weet waar hij vandaan is gekomen (desoriëntatie). Dit alles heeft niets te maken met geestelijke aftakeling of dementie, het gaat om een *panische reactie* op een emotionele gebeurtenis of emotioneel onvermogen. Vroeger werd het, evenals de somatoforme reacties, voor typisch 'hysterisch' gedrag aangezien. Men meende dat de betrokkene met een bepaald doel voor ogen, toneelspeelde en zo indruk wilde maken op de omgeving. Bijvoorbeeld: een functionaris die plotseling van fraude wordt beschuldigd, schrikt zich wezenloos en verkeert daarna in een vreemd soort bewustzijnstoestand. Hij weet zich niets meer te herinneren, zelfs niet dat hij op de bewuste dag dat het geld gemist werd, op kantoor geweest is. Collega's kunnen getuigen dat ze hem daar gewoon gezien hebben. Deze man is zo van de kaart dat er geen normaal gesprek met hem te voeren is. Dit soort gedrag maakt een idiote indruk, de toeschouwers geloven maar één ding: 'Hij stelt zich aan, want hij probeert zijn schuld te ontkennen'.

Toch is dit niet het geval. Het gaat om psychische nood, de angst en de emoties zijn hem te veel, hij duikt mentaal onder teneinde aan een ondraaglijke confrontatie te ontkomen. Een kind dat betrapt wordt op het pikken van een reep chocola, zal ook zeggen: 'Ik heb het niet gedaan' en het gelooft absoluut in zijn leugen. Uit angst ontkent het alles, zelfs als het klappen krijgt. Zo gaat het ook met dit vreemde gedrag bij volwassenen. Het kan ook voorkomen bij mensen die helemaal niets gedaan hebben en alleen maar het slachtoffer zijn van wat anderen hen hebben aangedaan. Na een ongeluk kan iemand ook wezenloos achterblijven, hij is niet meer in staat zinvol en effectief te handelen en kan geen woord uitbrengen.

In al deze gevallen gaat het om mensen die te angstaanjagende ervaringen, gedachten en herinneringen uit hun bewustzijn houden door ze af te splitsen. Dat kan een *overlevingsstrategie* zijn bij slachtoffers die ten tijde van de gebeurtenis aan een gruwelijke ervaring blootgesteld zijn. Er gaat bij hen een luik dicht zodat men niet meer kan denken en handelen. Soms handelt iemand wel degelijk, maar het gebeurt geheel automatisch, zonder te beseffen wat men doet. In 'blinde' paniek zoekt men een uitweg.

Tijdens een dissociatieve *fugue* gebeurt iets vergelijkbaars. De persoon raakt, als gevolg van paniek, in een soort droomtoestand. Hij doet dingen zonder het te beseffen en zonder een duidelijk doel of plan te hebben. Een buitenstaander merkt niets bijzonders aan hem, maar dat is schijn, hij verkeert in een vreemde toestand en is in feite aan het 'slaapwandelen'.

Dissociatieve fugue

De *dissociatieve fugue* (vroeger psychogene fugue genoemd) betreft personen die op een goede dag 'zomaar' huis en haard verlaten en op reis gaan, terwijl ze niet weten wat zij gaan doen. Ze zijn vaak vergeten wie en wat ze zijn en kunnen niet zeggen waar ze vandaan komen en wat hun plannen zijn. Tijdens de fugue gedraagt de persoon zich onopvallend. Zijn vreemde geestestoestand komt pas aan het licht als hij onverwachts met autoriteiten te maken krijgt en zijn identiteit onduidelijk blijkt te zijn. Zo'n fugue zien we bij mensen die na een of andere emotionele kwestie het huis verlaten hebben. In een politie-opsporingsbericht wordt dan plechtstatig gezegd dat de betrokkene 'in overspannen toestand de echtelijke woning heeft verlaten'. Meestal gaat het om wanhopige, gedeprimeerde mensen die in paniek op pad zijn gegaan. De vreemde bewustzijnstoestand heeft erger voorkomen. Het is een bescherming tegen de neiging zichzelf of anderen iets aan te doen. Vaak duikt zo iemand na verloop van tijd ergens in een stad weer op, voorgevend niet te weten wat er gebeurd is en niet in staat om aan te geven wat hij heeft uitgespookt.
In een lichte vorm maken velen van ons wel eens mee dat ze, na een autorit, bij aankomst constateren dat ze niet meer weten langs welke weg ze naar hun doel zijn gereden. Diep in gedachten verzonken reden ze, alles ging automatisch en wat er om hen heen gebeurde is niet tot hen doorgedrongen. We kunnen ook een black-out hebben voor een zeer onaangename gebeurtenis die paniek veroorzaakte.

Iris

Iris is een nerveuze vrouw met kort blond haar die een gespannen indruk maakt. Ze is door de politie van Groningen naar de EHBO-afdeling van een van de ziekenhuizen verwezen. De politie werd gewaarschuwd dat in een van de cafés een vermoeide verwaarloosde dame aan de bar zat, die geen geld bezat en haar naam en adres niet kon meedelen. De barkeeper vermoedde dat er iets vreemds met haar aan de hand was en wilde haar niet langer in zijn zaak hebben. Die

---

170

agenten vonden haar ook vreemd omdat ze geen antwoord gaf en hen niet aankeek als ze contact zochten. Er waren beslist geen drugs in het spel en ze was ook niet wat je noemt 'gestoord'. Zij dachten dat Iris een spelletje speelde en ze probeerden haar op een 'lollige' manier uit te dagen en op de kast te jagen. Ze bleek echter nog over voldoende geestkracht te beschikken om zich tegen deze beledigingen te verweren. Plotseling ontstak ze in grote woede en schreeuwde in een vreemd soort Gronings dat men op een fatsoenlijker manier tegen haar kon spreken, ze was per slot van rekening niet iemand die uit de goot kwam.

In het ziekenhuis deed men opnieuw een poging om erachter te komen wie ze was en wat ze wilde, maar dat lukte van geen kant. Ze was doodmoe, ze wist het allemaal niet meer en herinnerde zich niet wat ze de vorige dagen gedaan had. De psychiater die onder de indruk was van de angst van deze vrouw, bood haar aan om een paar dagen in de kliniek te komen 'logeren', maar dat weigerde ze. Ze wilde die nacht wel blijven slapen, maar ze wilde geen opname. De volgende morgen kwam de ontknoping vanzelf, ze stond in Duitsland 'op de telex' als vermist. Haar familie was zeer ongerust geweest. Het kwam wel vaker voor dat zij in een vreemde geestestoestand wegliep, maar ditmaal had het wel bijzonder lang geduurd voor ze gevonden werd. Dat de politie haar landsaard niet doorhad, kwam omdat ze in een Duits dorp vlak over de grens bij Nieuweschans woonde. De streektaal verschilt daar niet veel van het Gronings.

Dissociatieve amnesie

Men leest in kranten regelmatig berichten over ongevallen waarbij iemand met een 'shock' naar het ziekenhuis vervoerd wordt. De schrik is dan kennelijk zo groot dat de betrokkene helemaal van de kaart is. Het gaat hier om een plotseling optredende verstandsverbijstering waarbij de persoon niet meer aanspreekbaar is en niet op gebeurtenissen in de directe omgeving kan reageren. Hij zit 'als verlamd' achter het stuur of staat 'aan de grond genageld' of is 'verstijfd' van schrik. Vooral als het ongeval een ramp veroorzaakt heeft kan degene die zich daarvoor verantwoordelijk voelt, volslagen uit het lood geslagen zijn. Hij kan geen woord uitbrengen en moet met zachte drang van de plaats des onheils weggevoerd worden. Zoiets kan een treinbestuurder overkomen, die een suïcidale man of vrouw op de baan ziet staan en uiteraard niet de mogelijkheid heeft om tijdig te stoppen. Het kan ook een autobestuurder overkomen, die een plotseling overstekend kind niet meer kan ontwijken. Bij zulke dramatische gebeurtenissen komt de mentale klap zo hard aan dat men het psychisch niet kan verwerken. Het is te erg. Wat erop volgt is een *acute stress-stoornis* (zie ook hoofdstuk 7), gekenmerkt door dissociatie in de vorm van bewustzijnsomneveling en een *acute amnesie* (psychogeen geheugenverlies). We kunnen zeggen dat de betrokkene zo aangeslagen is, dat hij een 'black-out' krijgt en niet meer weet wat er zich afspeelde. Door de amnesie zal hij later geen getuigenis kunnen afleggen. Soms is zo iemand slechts een deel van de herinneringen kwijt. Na een vliegtuigongeluk weet een slachtoffer bijvoorbeeld alleen hoe hij gewond en wel, uit de wrakstukken is geklauterd. Het ongeluk zelf en alles wat erop volgde kan hij zich niet meer herinneren.

Acuut dissociatief geheugenverlies komt ook voor na het plegen van een automutilatieve daad, na een suïcidepoging of na een destructieve woedeuitbarsting waarbij schade is aangericht. Wat men toen in een 'vlaag van verstandsverbijstering' heeft gedaan, is uit het bewustzijn verdwenen, het is 'gedissocieerd' en wordt niet meer herinnerd. De betrokkene betuigt zijn spijt, maar dat valt bij degenen die eronder te lijden hadden niet in goede aarde. De relaties zijn vaak al zo verziekt dat zij geen geloof hechten aan wat de persoon met de (echte) geheugenstoornis zegt. De familie of de partner zegt: 'Je doet het erom, je trekt een rookgordijn op en maakt alles onbespreekbaar'. Dit verwijt is niet fair, maar wel begrijpelijk.

Een dissociatief bewustzijnsprobleem kan zich ook voordoen in gevallen waarin iemand zich een pijnlijke gebeurtenis niet meer voor de geest kan halen. In het nu volgende verhaal over het meisje Ria komt zo'n probleem aan de orde. Ria heeft uit pure jaloezie een daad gepleegd waarvan ze zich dood geschrokken is. Ze is in paniek weggevlucht en kan zich van het voorval niets meer herinneren. Uit zenuwachtigheid en uit behoefte anderen ook iets mee te delen over de emotionele ellende die ze meemaakt, vertelt ze interessante droomverhalen die soms zomaar bij haar opkomen.

Ria

Op een septemberavond werd Ria, een bleek en mager meisje van vierentwintig jaar, per ambulance naar het ziekenhuis gebracht. Zij was op straat door voorbijgangers aangetroffen, verdwaasd liggend naast haar fiets. Omdat men vreesde dat zij aangereden en verwond was, ontfermde de politie zich over haar. Hoewel Ria wel aanspreekbaar was, kon zij geen naam en adres opgeven. Hoe zij op de plek waar zij was gevonden, beland was kon zij niet vertellen. Omdat men geen enkele aanwijzing had wie dit was en waar zij naar toe moest, zat men met een groot probleem.

Pas na vele naspeuringen lukte het de politie om aan de hand van het merk van haar fiets de handelaar te vinden die de bewuste fiets had verkocht. De fiets had namelijk een opvallend merk: 'Firebird' (vuurvogel), een merk dat een symbolische betekenis zou blijken te hebben. Via de handelaar kwam men uiteindelijk aan Ria's adres. Bij thuiskomst herkende Ria haar ouders echter niet. Zij zei vormelijk: 'Dag mevrouw, dag meneer'. Uiteraard leidde dat tot emotionele taferelen. Ria was haar geheugen kwijt en niets in huis kon haar geheugen opfrissen. Zelfs de dingen die haar het meest dierbaar zouden moeten zijn, lieten haar koud, ze kende ze niet.

Gelukkig kon zij nog wel lezen en schrijven en daardoor was zij in staat om alles wat zij zou moeten weten, op te schrijven. Zij begon als het ware haar eigen levensgeschiedenis in te prenten.

Toch hielden de familie en Ria zelf deze geforceerde toestand in huis niet langer uit. Omdat Ria's vreemde toestand iedereen op de zenuwen ging werken en omdat de huisarts vond dat zo'n geval van geheugenverlies toch ook neurologisch eens nader bekeken zou moeten worden, kwam het tot een opname in een kliniek. Toen daar bleek dat er geen lichamelijke afwijkingen waren die de kwestie konden verklaren, ging men over tot behandeling door middel van hypnotherapie. Tot grote verbazing van de jonge psychiater die haar onder zijn hoede had, vertelde Ria elke keer tijdens zo'n droomtoestand de meest alarmerende verhalen. Zij zag zichzelf, de ene keer aan boord van een groot zeeschip en de andere keer aan de bar van een nachtclub in Parijs. Zij vertelde ook dat zij koerierster was voor een internationale drugsbende. Haar leven was voortdurend in gevaar. Die bewuste avond, toen men haar had gevonden, was zij neergeslagen en beroofd.

De psychiater had het gevoel dat hij steeds verder van huis kwam. Ria reageerde weliswaar uitstekend op zijn positieve aandacht, maar de hypnotische sessies waren niet goed voor haar. Op een avond gebeurde in de huiskamer van de afdeling waar ze verbleef, iets merkwaardigs. Doordat iemand achteloos een nog brandende peuk in de prullenmand had gegooid, ontstond er een klein binnenbrandje. Bij het zien van de vlammen schrok Ria vreselijk en begon te gillen: 'Ik heb het niet gedaan!' Toen zij daarna snikkend naar haar kamer werd gebracht, vertelde zij aan de verpleegkundige die haar troostte, dat zij in paniek raakte omdat dit vuur haar deed denken aan een andere brand, niet zo lang geleden.

Navraag bij de familie leerde dat er inderdaad brand geweest was bij Ria's beste vriendin. Dat was gelukkig tijdig ontdekt zodat de schade erg was meegevallen. Aan opzet had niemand gedacht, dus was de politie ook niet ingeschakeld.

Na deze emotionele crisis kon Ria eindelijk praten over haar gevoelens ten opzichte van deze vriendin. De liefde was in haat omgeslagen. Vooral het feit dat die vriendin sinds kort een vaste vriend had, maakte Ria wanhopig en woedend. Ze kon dit verraad niet verkroppen en toen er niemand in de kamer was, had ze in een opwelling iets vreselijks gedaan. Ze had een brandende kaars omgegooid en toen de vlammen zich snel verspreidden was ze in paniek weggerend, niet meer wetend wat zij had gedaan. Dit was dus het begin van de periode van het geheugenverlies.

Ria's jaloezie was wel begrijpelijk, zij had nooit een gezellig thuis gehad en had nooit liefde ontvangen en daarom wekte die gezellige kamer en vooral die knusse kaars op de tafel, ineens een felle haat bij haar op. Ze voelde een onbedwingbare drang dit alles grondig te vernietigen.

Depersonalisatiestoornis

De depersonalisatiestoornis is net als het geheugenverlies een vreemd dissociatief verschijnsel. Een onaangename confrontatie met zichzelf of een onverdraaglijk gevoel over de wijze waarop men functioneert, wordt uit het bewustzijn gebannen. De persoon neemt afstand van zichzelf en het onacceptabele wordt als vreemd en niet als 'eigen' beleefd. Iemand die emotioneel klem zit, kan het gevoel krijgen *zichzelf niet te zijn*. Hij kijkt naar zichzelf en bestudeert nauwlettend wat die ander, die hij ook zelf is, van minuut tot minuut doet en denkt. Zo iemand heeft soms letterlijk het gevoel naast zichzelf te lopen en naar een vreemde te kijken. Meestal geeft voortdurend naast zichzelf lopen een onaangename sensatie en de betrokkene verlangt er naar 'gewoon zichzelf' te kunnen zijn. Hij moet zichzelf hard knijpen of op een andere manier pijnigen (automutilatie) om het beklemmende gevoel van vervreemding en de gevoelloosheid te kunnen opheffen. Wie in een dergelijke vreemde toestand verkeert, is vaak evenmin in staat gevoelens van sympathie of afkeer te voelen. Wat anderen doen of zeggen laat hem volledig koud, het zegt hem niets. Men klaagt daar ook over, want het is een bijzonder eenzaam en angstig soort bestaan. Zelfs goed bedoelde troost kan de verkilling niet meer opheffen. Het dissociatieve gedrag heeft wel een beschermende functie tegen paniek en wanhoopsdaden, maar veroorzaakt isolement en verstoort contacten met medemensen. Mensen die een dergelijke geestestoestand meemaken, kunnen ook in de ban komen van een persoonlijkheid met hypnotische gaven, die hen door een indringende manier van toespreken sterk beïnvloedt. Men zoekt – bewust – die invloed te ondergaan om zichzelf te kunnen verliezen en ook om in hogere, onaardse sferen te kunnen komen. Religieuze leiders, politieke demagogen en genezers maken vaak van dat wanhopige verlangen welbewust misbruik. Kwetsbare mensen kunnen door suggestie misleid worden, want ze verwachten veel en investeren veel emoties in zo'n indrukwekkende persoon. Uiteindelijk komt men na een grote teleurstelling weer in de kou te staan. Men zoekt *geborgenheid en steun* en heeft geen behoefte aan manipulatie.

Dissociatieve identiteitsstoornis

De dissociatieve identiteitsstoornis (DIS) heette vroeger, vóór de invoering van DSM-IV 'meervoudige persoonlijkheidsstoornis of MPS. Het gaat om een dissociatief verschijnsel dat nauw verwant is aan de zaken die we in het voorafgaande hebben behandeld. Hier gaat de afsplitsing echter verder, men kijkt niet alleen verbaasd en verwonderd naar zichzelf – zoals bij depersonalisatie het geval is – maar men ervaart ook dat er nog een of meer alternatieve personen bestaan die volledig het stuur kunnen overnemen en dingen kunnen doen waar de 'centrale persoon' moeite mee heeft of die men zichzelf niet toestaat en juist afkeurt. Die identiteiten of personen ('alters') manifesteren zich als totaal tegengesteld. De ene is kwetsbaar en bang, de ander is doortastend en kan dingen doen die de eerste niet zou durven.

Therapeuten zijn vaak zeer onder de indruk van de metamorfose die zo'n cliënt kan ondergaan. Er komt iemand de kamer binnen die zich totaal anders gedraagt dan degene die er de vorige keer was, iemand die duidelijk laat blijken niet op de hoogte te zijn van wat de andere 'alter' gezegd of gedaan heeft. Hulpverleners en familieleden die niet op de hoogte zijn van het feit dat wisseling van identiteit mogelijk is, kunnen van mening zijn dat er een spelletje wordt gespeeld en ze zullen zich wellicht gemanipuleerd voelen. Dat laatste hoeft niet het geval te zijn. Cliënten wisselen hun identiteit niet expres voor een andere, het gaat vaak vanzelf als de betrokkene in paniek raakt en zich in het nauw gedreven voelt.

De dissociatieve identiteitsstoornis werd vroeger niet vaak gezien of niet opgemerkt, omdat er weinig over bekend was en de relatie tussen deze stoornis en seksueel misbruik in de jeugd niet bekend was. Volgens onderzoekers die veel mensen met dit probleem hebben geïnterviewd gaat het bijna altijd om vrouwen die als kind afschuwelijke dingen hebben beleefd en daarbij stelselmatig psychisch en lichamelijk mishandeld zijn. Daarbij zou dissociatie als een soort bescherming dienen tegen emotioneel onverdraaglijke situaties. Het lichaam ondergaat geweld terwijl de persoon die er het slachtoffer van is, er als het ware niet meer bewust bij is. Het bewust beleven is afgesplitst en men komt ook in een andere bewustzijnstoestand. Om te kunnen *overleven* leert het mishandelde angstige kind om bij noodsituaties buiten zichzelf te treden. Op den duur leidt dat ertoe dat het ook een of meer andere identiteiten kan aannemen. Dat helpt de realiteit beter te kunnen verdragen. Volgens de DSM-IV-criteria gaat het bij deze dissociatieve indentiteitsstoornis om twee of meer scherp te onderscheiden identiteiten of persoonlijkheidstoestanden (elk met een eigen betrekkelijk langdurig patroon van het waarnemen van, het omgaan met en het denken over de omgeving en zichzelf). Die identiteiten of persoonlijkheidstoestanden bepalen geregeld het gedrag van de betrokkene.

Draaijer en Boon (1996) melden dat de stoornis vaak gepaard gaat met nog andere dissociatieve stoornissen zoals *geheugenproblemen* en *depersonalisatie*. De cliënt is soms periodes 'kwijt' en weet niet meer wat er toen gebeurd is. Er kunnen ook terugkerende *fugues* worden gerapporteerd zoals in het verhaal van Iris ook aan de orde is.

De cliënt rapporteert vaak een innerlijke strijd. Deze wordt vaak gehoord als stemmen in het hoofd die ruzie maken en allemaal iets anders willen. Ze kunnen iemand tot een suïcidepoging of tot automutilatie aanzetten. Verder vermelden deze auteurs dat DIS vaak met andere stoornissen samengaat. Bijvoorbeeld met: fobieën, paniekaanvallen, depressiviteit, conversie en andere somatoforme stoornissen.

Pseudodement gedrag

Er is nog een vorm van dissociatief gedrag die aandacht verdient. Het gaat hier om het zogenaamde 'Ganser-syndroom' dat niet meer in de DSM-IV, maar wel in de ICD-10 wordt beschreven. Mensen kunnen namelijk tijdelijk de beschikking over hun verstandelijke vermogens verliezen terwijl ze niet dement zijn. Ze doen dan onbegrijpelijk dom en weten schijnbaar niets meer van hun vroegere schoolkennis. De persoon doet dat niet expres. Het is géén simulatie, maar een plotselinge *verstandsverbijstering* als reactie op een zeer onaangename, bedreigende gebeurtenis (zoals arrestatie of ontmaskering als fraudeur). De betrokken persoon maakt op zo'n moment de indruk dat hij 'geen tien kan tellen'. Op de simpelste vragen kan hij geen antwoord geven.

Dit syndroom draagt de naam van de negentiende-eeuwse arts Ganser die het waarnam bij angstige gevangenen die eenzame opsluiting niet konden verdragen. In feite is het een onbewuste demonstratie van zielige *kinderlijke hulpeloosheid*, bedoeld om medelijden te wekken. Ook in onze tijd komt het voor dat bange mensen in een bedreigende situatie plotseling niets meer kunnen en verkeerde antwoorden geven, of dingen zeggen die op het juiste antwoord lijken, maar wel fout zijn. Op de vraag: 'Hoeveel is twee keer twee?' komt dan het antwoord: 'vijf!'

De betrokkene is alle schoolkennis kwijt en kent zelfs namen van bekende personen niet meer. Dit is beslist *geen aanstellerij*, het is paniekgedrag vergelijkbaar met andere dissociatieve verschijnselen zoals conversie en depersonalisatiestoornis. Het gaat altijd om panisch angstige mensen die bang zijn overgeleverd te worden aan willekeur en machtsuitoefening. Ze roepen op deze manier om *genade*.

Literatuur

Beknopte handleiding bij de Diagnostische Criteria van de DSM-IV, (vert. G.A.S. Koster van Groos). Swets en Zeitlinger, Lisse, 1995.

Boon, S. en O. van der Hart, Stabilisatie en symptoomreductie in de behandeling van patiënten met een dissociatieve identiteitsstoornis. *Tijdschrift voor Psychiatrie*, jrg. 38 nr. 2, 1996.

Draaijer, N. en S. Boon, Knelpunten in de differentiële diagnostiek van de dissociatieve identiteitsstoornis. *Tijdschrift voor Psychiatrie*, jrg. 38, nr. 2, 1996.

Faberij de Jonge, I. en A. Visser, Een cliënte met een multipele persoonlijkheidsstoornis. *Maandblad voor de Geestelijke volksgezondheid*, nr. 4, 1995.

Hart, O. van der (red.), *Trauma, dissociatie en hypnose*, Swets en Zeitlinger, Lisse 1995, derde druk.

Jonge, M. de, Met z'n allen in je eentje, overleven met een meervoudig persoonlijkheidssysteem. *Maandblad voor de Geestelijke volksgezondheid*, nr. 4, 1995.

10
Aanpassingsstoornissen

Inleiding

Onder een *aanpassingsstoornis* ('adjustment disorder') verstaat men psychische ontreddering die het gevolg is van stress. Er zijn dingen gebeurd die de persoon emotioneel niet verwerken kan of hij kan zich emotioneel niet aan een veranderde situatie aanpassen. Het gaat om een reactie die, wil men volgens de DSM-IV van een aanpassingsstoornis mogen spreken, binnen drie maanden na de gebeurtenissen of de verandering optreedt en niet langer dan zes maanden duurt. Een aanpassingsstoornis is iets anders dan een *posttraumatische stress-stoornis*. Bij de laatste is de traumatische aanleiding veel erger (men is het slachtoffer van een catastrofaal gebeuren, een ongeluk of een gewelddelict). Er is meer onheil geschied en daarom zijn de gevolgen van het trauma erger. Bij aanpassingsstoornissen is de aanleiding alledaags, denk aan een slepend werkconflict, een echtscheiding of een verbroken liefdesrelatie. De reactie op die gebeurtenissen lijkt meer op 'overspannen-zijn' dan op een depressie of iets dergelijks. Iemand met een aanpassingsstoornis is *aangeslagen*, hij komt nergens toe en heeft de fut niet om aan het werk te gaan. Een student die diep bedroefd is omdat zijn meisje hem in de steek heeft gelaten, kan reageren met een 'aanpassingsstoornis gepaard gaande met een depressieve stemming'. Hij kan de moed niet opbrengen om naar lessen of colleges te gaan. Hij is te labiel om te werken, want hij kan zomaar in tranen uitbarsten. Die jongen zit in de put en verwaarloost daardoor al zijn sociale contacten.
Aanpassingsstoornissen worden in de ambulante psychiatrische hulpverlening vaak gezien. Cliënten melden zich met psychosociale problemen die in feite op aanpassingsstoornissen berusten. Die zijn weer het gevolg van stress door emotionele conflicten op het werk of spanningen in de relaties thuis.

Oorzaken van aanpassingsstoornissen

Er zijn natuurlijk vele oorzaken van stress. Ieder mens ervaart pijnlijke gebeurtenissen op een andere manier. Voor de een gaat het om iets vervelends waar hij zich snel overheen kan zetten en voor de ander gaat het om een onoverkomelijk probleem waar hij de hele dag aan moet denken.

Een aanpassingsstoornis zal vooral optreden bij mensen die kwetsbaar zijn, bijvoorbeeld bij mensen die nog zo jong zijn, dat ze de steun van thuis nog niet kunnen missen of bij mensen die al zo oud zijn, dat ze zich niet meer kunnen verdedigen. Als een jeugdig persoon, zoals de student die in het voorafgaande gedeelte als voorbeeld ten tonele werd gevoerd, voor het eerst op kamers gaat wonen en moeite heeft met het alleen-zijn, kan er makkelijk een aanpassingsstoornis ontstaan. Een oude dame die na een inbraak in haar flat, overstuur is en 's nachts geen oog dichtdoet, kan een aanpassingsstoornis vertonen die vooral door *angst en paniek* gekenmerkt wordt.

Aanpassingsstoornissen komen vooral voor bij mensen die iets rampzaligs hebben meegemaakt dat alleen henzelf betreft. Die mensen zijn sindsdien doodnerveus en kunnen niets meer verdragen. Ze schrikken als de telefoon rinkelt, omdat ze als het ware nog meer onheil verwachten.

Aanpassingsstoornissen kunnen ten slotte ook het gevolg zijn van een invaliderende lichamelijke ziekte of een ongeval waarbij men verwond is of waarbij een van de botten gebroken is. Het zelfvertrouwen is door de aandoening geschokt en de betrokkene leeft voortdurend in angst.

In het volgende gedeelte wil ik drie typen aanpassingsstoornissen met eigen woorden beschrijven. Officieel zijn er meer, maar die doen in dit boek niet terzake, omdat het daarbij vooral om een nadere detaillering van de criteria gaat.

Voorbeelden van aanpassingsstoornissen

Aanpassingsstoornis gepaard met een angstige stemming

Hierbij gaat het om geagiteerde kwetsbare mensen, mensen die rusteloos, zenuwachtig en gejaagd blijven omdat ze een emotionele kwetsing niet van zich af kunnen zetten. Mensen kunnen emotioneel gekwetst zijn omdat ze vergeefs proberen tegenslagen te incasseren. Het gaat slecht met hun werk, hun zaak gaat over de kop of ze krijgen veel narigheid in hun persoonlijk leven te verwerken. Deze mensen zijn *angstig*, omdat ze merken dat de basis onder hun bestaan is weggeslagen en hun toekomst zeer onzeker is geworden. Bij kinderen kan deze angst zich uiten in paniekgedrag. Ze durven niet meer alleen te zijn en klampen zich vast aan hun verzorgers. Bij oude mensen ziet men soms iets vergelijkbaars. Een angstige oude mevrouw belt voortdurend haar kinderen op. Ze is kort geleden na een operatie uit het ziekenhuis ontslagen en moet thuis revalideren. Het alleen zijn valt haar zwaar want ze is onzeker geworden. Haar aanpassingsstoornis is een reactie op eenzaamheid en uit zich vooral in angst voor de toekomst.

Aanpassingsstoornis gepaard met een depressieve stemming

Hierbij gaat het om mensen die neerslachtig en labiel geworden zijn. Hun droefenis kan bijvoorbeeld een reactie zijn op een verhuizing naar een andere stad. Een man krijgt een andere baan en het gezin verhuist. Zijn echtgenote verliest door dit alles in één klap al haar sociale contacten en heeft in die nieuwe omgeving geen enkel aanknopingspunt. Deze vrouw is hopeloos eenzaam en kan de hele dag huilen. In de nieuwe woonplaats staat alles haar tegen en het kost haar buitengewoon veel moeite om niet letterlijk bij de pakken neer te gaan zitten. De aanpassingsstoornis waar zij aan lijdt, wordt vooral gekenmerkt door een *gedeprimeerde stemming*.

Een vergelijkbaar probleem komt voor bij mensen die niet zo lang geleden afgekeurd zijn en zich na het afscheid van het bedrijf niet kunnen aanpassen aan de veranderde dagelijkse routine. Ze hebben geen nuttige functie meer en voelen zich overbodig. Zo iemand is onzeker en is geneigd zich terug te trekken. Zijn stemming is gedrukt en hij heeft nergens zin in. Deze aanpassingsstoornis wordt dus eveneens gekenmerkt door een gedeprimeerde stemming.

Aanpassingsstoornis gekenmerkt door problematisch gedrag

Hiervan hebben vooral jonge mensen last die door de stress en de wanhoop over de rotsfeer thuis of moeilijkheden op school of op hun werk, opstandig en opvliegend zijn geworden. Ze lopen regelmatig van huis weg, spijbelen, maken nodeloos ruzie, geven veel geld uit en komen hun afspraken niet na. Jongeren die onder stress gebukt gaan, rijden vaak te hard, ze drinken te veel bier en geven een grote mond als er iets van gezegd wordt. Ouders hebben met dit soort situaties vaak te maken als zoons of dochters, door onvrede met 'thuis' en met zichzelf, behoorlijk in de knoop zitten. Uit *levensangst* en om hun kwetsbaarheid te maskeren, reageren ze dan met riskant, agressief bravouregedrag.

Bij volwassenen die onder moeilijkheden gebukt gaan, zien we soms hetzelfde. Als er relatie- of werkproblemen zijn, worden ze geprikkeld en zoeken vergetelheid in overmatig drankgebruik. Men laat zich de wet niet voorschrijven en maakt ruzie terwijl dit soort gedrag helemaal niet bij de persoon past. Zo iemand gaat als het ware een 'ramkoers' varen, omdat hij het gevoel heeft dat alles verloren is en niemand het voor hem opneemt. Meestal gaat het probleem, als de betrokkene hulp krijgt, na een paar maanden weer over. Het kan helaas ook de opmaat zijn voor veel ergere problemen.

Literatuur

Beknopte handleiding bij de Diagnostische Criteria van de DSM-IV (vert. G.A.S. Koster van Groos). Swets en Zeitlinger, Lisse, 1995.

Kuilman, M. en R. Sandeman, *Aanpassingsstoornissen en verwante gebieden.* In: Handboek psychopathologie, deel 1. W. Vandereycken e.a. (red.), Bohn, Stafleu, Van Loghum, Houten, 1990.

11
Psychische factoren die een
somatische aandoening beïnvloeden

Inleiding

Het psychiatrische classificatiesysteem DSM-IV heeft het niet meer over 'psychosomatische aandoeningen', omdat er geen wetenschappelijke fundering voor het
bestaan aangetoond kon worden, maar over 'psychische factoren die een somatische aandoening beïnvloeden'.
Het begrip 'psychosomatisch' is verouderd, maar dat neemt niet weg dat het nog
steeds gangbaar is en vooral in de somatische geneeskunde regelmatig wordt
gebruikt. In dit hoofdstuk zal ik proberen duidelijkheid te scheppen aangaande dit
controversiële onderwerp.

Vroeger betekende de toevoeging 'psychosomatisch' dat een ziekte een psychische
oorzaak had. We kennen allemaal wel de verhalen over mensen die een maagzweer
hebben gekregen door spanningen op hun werk. We hebben ook gehoord dat er
mensen zijn die zomaar acuut een hartinfarct hebben gekregen toen ze hoorden dat
een ramp hen getroffen had. Men ziet in films wel eens een man die met een dramatisch gebaar naar zijn hart grijpt als hem wordt medegedeeld dat zijn dochter is
gekidnapt en de boeven uit het verhaal een grote som losgeld eisen.
Zo 'horen' die psychosomatische zaken in elkaar te zitten, maar dat is grotendeels
onzin. Geen onzin is het, dat sommige huidziekten, zoals eczeem en psoriasis,
onmiskenbaar erger worden als de betrokken persoon zich nerveus maakt. Ook
puistjes in het gelaat (*acne*) worden erger als iemand een periode met veel spanning doormaakt.

Psychische factoren hebben dus invloed op lichamelijke ziekten. Door stress worden ze erger of hun genezing wordt erdoor vertraagd. Een depressie kan bijvoorbeeld het herstel van een hartinfarct vertragen en angst kan een astmatische aandoening verergeren. Mensen die geneigd zijn vervelende zaken onder de mat te
vegen, ontkennen dat ze een ernstige ziekte onder de leden hebben. Ze willen het
niet weten en laten zich niet behandelen. Mensen die nogal strijdbaar van aard zijn
en een bestaan leiden dat door spanning en activiteit gekenmerkt wordt, lopen het
risico dat ze hun hart en bloedvaten overbelasten. Stress kan ook van invloed zijn
op maagklachten, hoge bloeddruk, hartritmestoornissen en spanningshoofdpijn.

Het gaat bij de bovengenoemde problemen altijd om lichamelijke ziekten waarbij specifieke, bij die ziekte horende afwijkingen te vinden zijn. Het gaat dus niet om zaken als een somatoforme pijnstoornis of een conversiestoornis waarbij het kenmerkend is dat er géén lichamelijke oorzaak gevonden kan worden.

In het tweede gedeelte van dit hoofdstuk wil ik de aandacht vestigen op psychische problemen bij lichamelijk zieke patiënten die voor onderzoek en behandeling in een algemeen ziekenhuis zijn opgenomen. Het begrip 'psychosomatisch' heeft namelijk in de somatische geneeskunde vaak een andere betekenis. Het wordt dan gebruikt als verzamelnaam voor problemen van patiënten die door hun angstige, verwarde of depressieve gedrag uit de toon vallen en dus extra aandacht behoeven. Voordat we aan die belangrijke problematiek toekomen, wil ik eerst aandacht besteden aan het begrip stress en aan ziekten en aandoeningen die onder invloed staan van psychische stress en emoties. Met 'psychosomatische aspecten' wordt de beïnvloeding van iemands somatische conditie door psychische stress en emoties bedoeld.

Stress

De psychische gevolgen van stress

Het spreekt vanzelf dat psychische spanning met lichamelijk gespannen-zijn samenhangt. Dat is juist kenmerkend voor *stress*. Iedereen kan het bij zichzelf waarnemen: je bent doodmoe en je slaapt slecht als je lange tijd betrokken bent bij conflicten. Het is juist de voortdurend dreigende sfeer die je emotioneel opbreekt. Stress ontstaat altijd onder invloed van zogenaamde 'stressoren'. Psychisch onder druk staan, betrokken zijn bij sociale conflicten en het lijden aan een ernstige ziekte (zoals kanker) zijn zaken die stress veroorzaken. Het zou te ver voeren om het mechanisme van stress hier uiteen te zetten. Het gaat er in elk geval om dat het lichaam, onder invloed van de uitwendige prikkels, in een *alarmtoestand* wordt gebracht. De persoon moet in staat zijn zich tegen stressoren te weer te stellen. Als een stresstoestand te lang duurt, wordt na verloop van tijd het punt bereikt dat het lichaam de voortdurende alarmtoestand niet meer vol kan houden. Het afweersysteem gaat het begeven, organen functioneren niet meer naar behoren, en dat uit zich door het optreden van ziekteverschijnselen. Meestal gaat dit ook gepaard met een voortdurend *paniekgevoel*, er is een uiterste grens bereikt, de laatste verdedigingslinie is ingestort en als er niets gebeurt, in de zin van tot rust komen en veiligheid vinden, kan de persoon zelfs in levensgevaar komen.

De invloed van stress op het lichaam

De invloed van stress op ons lichaam is afhankelijk van een aantal factoren, van onze kwetsbare of 'zwakke' punten.

Een belangrijke factor is de *genetische aanleg*. Ziekten van het vaatstelsel, ingewandsziekten, allergie en astma komen vaak in families voor. Patiënten zeggen soms, als je hen naar de gezondheid van hun familieleden vraagt: 'Mijn vader had vroeger, net als ik ook altijd last van zijn maag' of 'mijn moeder tobde ook altijd met haar dikke darm'.

De invloed van stress op het lichaam heeft ook te maken met het feit dat sommige mensen qua *persoonlijkheid* niet de mogelijkheid hebben om dingen die hen dwars zitten, op een goede manier op te lossen. In de psychologie spreekt men van een gebrekkige 'coping' stijl. Mensen die zich op een gebrekkige manier tegen moeilijkheden te weer stellen, kunnen zich meestal niet goed uiten. Ze lopen net zolang met problemen rond tot het lijf in staking gaat.

De *leefomstandigheden* hebben ook invloed. Mensen die altijd alleen zijn en geen zorgende partner hebben die hen opvangt en steunt, zullen door stress extra belast kunnen worden. Ze 'passen niet goed op zichzelf' en leven daarom misschien een minder gezond bestaan dan gewenst zou zijn.

Ziekten en aandoeningen met een psychosomatisch aspect

Ziekten waar stress of een gebrekkige 'coping' stijl invloed op heeft zijn:
- Hart- en vaatziekten, met name verhoging van de bloeddruk.
- Maagdarmziekten (maag- of dunne-darmaandoeningen, dikke-darmontsteking, diverticulose en 'irritable colon').
- Allergische aandoeningen van de luchtwegen zoals astma.
- Allergische huidaandoeningen zoals eczeem, en niet-allergische huidaandoeningen, zoals psoriasis, die verergeren door stress.
- Schildklierlijden, met name verhoging van de activiteit.
- Pijn die weliswaar op een lichamelijke afwijking berust, maar onder invloed van psychische problemen als volstrekt ondraaglijk wordt beleefd. Denk aan fantoompijnen bij mensen die een lichaamsdeel moeten missen en buikpijn bij patiënten die na voorafgaande operatieve ingrepen *verklevingen* hebben en angstig zijn omdat ze meer onheil vrezen. Denk ook aan 'spanningshoofdpijn'. Mensen die een afwijking aan de rug hebben, reageren vooral bij psychische stress met rugpijn. Niet alleen stress, maar *angst* en soms ook een onbewuste behoefte aan verzorging spelen een rol.

Psychosomatische aspecten van maagaandoeningen

Er is een tijd geweest dat men dacht dat maagzweren alleen maar voorkwamen bij mensen met een zeer kenmerkende persoonlijkheidsstructuur. Dat blijkt echter niet het geval te zijn. Natuurlijk zijn er wel ambitieuze 'binnenvetters' die inderdaad emotionele zaken wegstoppen omdat ze voor hun personeel niet als een 'zwakkeling' willen doorgaan. Door al het gedonder waar ze in verwikkeld zijn, kunnen ze maagklachten krijgen. Arbeidsconflicten kunnen bij zo iemand 'als een steen op de maag liggen'. Iedereen die onder stress staat, merkt trouwens dat zijn spijsvertering daarvan te lijden heeft, maar dat hoeft nog niet te betekenen dat er ook een maagzweer zal ontstaan. Een echte maagzweer wordt door een bacterie veroorzaakt (de Helicobacter pylori). Deze kan toeslaan als de conditie verslechtert omdat de persoon aan te veel stress blootstaat en daarom ongezond leeft. Het kan managers overkomen die tot het 'middle-management' van een bedrijf behoren. Zij moeten de boodschappen van de directie aan de 'werkvloer' doorgeven, terwijl het personeel van de werkvloer in de veronderstelling leeft dat de chef of de coördinator voor hun belangen zal opkomen. Kwetsbare mensen zullen zo'n positie niet goed kunnen verdragen.

Psychosomatische aspecten van hartafwijkingen

Hart- en vaatziekten worden niet door psychosomatische aspecten veroorzaakt. Slagaderverkalking (arteriosclerose) is de oorzaak. De kransslagaderen worden door verkalking te nauw en de bloedvoorziening lijdt daaronder. Hartklachten hebben echter wel met *emoties* te maken. Mensen die aan een vernauwing van de kransslagaderen lijden, kunnen het acuut benauwd krijgen en een stekende pijn voelen als ze zich boos maken of gespannen zijn omdat ze een onaangename emotionele klus moeten klaren. Als ze verzuimen medicijnen in te nemen en niet op tijd rust nemen, kunnen ze door overbelasting een fataal hartinfarct krijgen.
Bij het ontstaan van hart- en vaatziekten spelen allerlei emotionele en psychische aspecten een rol. De kans dat men door zo'n ziekte getroffen wordt, stijgt als men rookt, te veel en te vet voedsel eet en/of onmatig veel alcohol drinkt. Mensen die vanwege hun maatschappelijke positie stress te verduren hebben, kunnen dat roken, drinken en lekker eten vaak niet nalaten omdat ze zonder dat het hectische bestaan niet volhouden. Het voortdurend in gevecht zijn met anderen heeft een somatische prijs. Het lichaam slijt hard en de persoon zal niet oud worden.

Psychosomatische aspecten van darmaandoeningen

Colitis ulcerosa is een aandoening van de dikke darm waarbij diarree met verlies van bloed en slijm het voornaamste verschijnsel is. Door de voortdurende diarree wordt iemand mager en zwak. Het is een hoogst hinderlijke ziekte omdat men er sociaal door gehandicapt wordt. Deze ziekte heeft vooral met de aanleg en met spijsverteringsproblemen te maken, daarnaast kunnen psychische stress en emoties een negatieve invloed hebben.
Er zijn trouwens een heleboel mensen die weliswaar geen colitis hebben maar wel bij tijden last hebben van hun ingewanden. Als er thuis of op het werk iets vervelends is gebeurd of als ze onder spanning moeten werken, is prompt hun ontlasting dun en moeten ze vaak naar de wc. Ook dit is onmiskenbaar een psychosomatische reactie.

Astma

Astma is een veelvoorkomende *longziekte*, gekenmerkt door aanvallen van benauwdheid. *Allergie* (overgevoeligheid) is de belangrijkste oorzaak van astma (bijvoorbeeld allergie voor huisstof, voor plantenstuifmeel en insecten).
Het psychosomatische element bij het ontstaan van astma kunnen we vinden bij de ontwikkelingen van die allergie in de vroege jeugd. Met name worden astma-aanvallen vaak bevorderd door conflicten en stress. Bij angst en spanning krijgt een astmatisch kind het extra benauwd. Omdat het kind zo kwetsbaar is door de astma, zijn de verzorgers ook terecht bezorgd voor de gezondheid van het kind. Overbezorgdheid kan het normale functioneren van het kind bemoeilijken en ziek gedrag in zekere zin ook conditioneren. Op volwassen leeftijd is het verband met deze problematiek uit de jeugd niet meer zo duidelijk te achterhalen. Wel is duidelijk dat stress, conflicten en andere psychische spanningen altijd een ongunstige invloed hebben op de astmatische klachten.

Migraine

Ook bij migraine, een aandoening waarbij iemand regelmatig hevige hoofdpijnaanvallen krijgt, spelen psychosomatische achtergronden een rol. Migraine is typisch een *neurologische aandoening*, maar de aanvallen worden vaak wel bevorderd door emotionele spanning. Als de aanval eenmaal op gang komt, wordt iemand ook misselijk en duizelig en voelt zich ziek.
Dat men door 'spanningen' hoofdpijn kan krijgen is ons allen goed bekend. Bij migraine gaat het alleen nog veel verder en ontstaat er een overgevoeligheidsreactie die dagen achtereen kan duren.
Als iemand al jaren last van migraine heeft gehad, komt er op den duur nog iets anders bij. De drempel voor het optreden van een aanval kan als gevolg van belastende psychosociale omstandigheden verlaagd worden. Er kan zich een soort vicieuze cirkel ontwikkelen, waarbij spanningen steeds slechter worden verdragen en de wetenschap dat men een aanval kan krijgen, doet de vrees voor die spanningen toenemen. Een migraineprobleem kan op die manier het maatschappelijk functioneren van een cliënt steeds meer belemmeren en dat betekent dat men bij een behandeling ook zeker rekening moet houden met de psychosomatische aspecten van het probleem.

Het begrip 'psychosomatisch' in de somatische geneeskunde

Als patiënten in een ziekenhuis problematisch gedrag vertonen of verward raken, zal dat de behandeling van hun ziekte uiteraard alleen maar bemoeilijken. Verpleegkundigen die zo'n patiënt dagelijks meemaken zijn bezorgd omdat ze zien dat het niet goed gaat. Het kan zijn dat ze merken dat behandelende specialisten niet op de juiste wijze met deze patiënten omgaan. 'Somatisch' georiënteerde specialisten hebben nogal eens het gevoel dat klagerige, angstige patiënten 'zeurpie-ten' zijn die niet mee willen werken en onnodig veel van hun kostbare tijd en aandacht opeisen. Een psychiatrisch consulent moet dan op de afdeling komen om aanwijzingen te geven, en als het enigszins mogelijk is kan besproken worden hoe men als 'team' het probleem het beste kan aanpakken. Soms moet de angstige patiënt noodgedwongen wat 'gesedeerd' worden omdat er helaas geen andere mogelijkheden zijn.

Psychiatrische consulenten worden met vele psychische problemen geconfronteerd op de verschillende afdelingen van het ziekenhuis. Ik noem, in aansluiting op wat auteurs als Hengeveld, Huysen en Van der Mast (1989) en Van Alphen (1991) daarover schrijven, enkele voorbeelden.

Angstige mensen die in de war zijn geraakt

In ziekenhuizen komt het vaak voor dat mensen in de war raken of verward binnengebracht worden. Daar kunnen verschillende redenen voor zijn. Allereerst is er het probleem van de verwardheid die op een *delier* berust. Dat is een verwardheid die altijd door hersenfunctiestoornissen wordt veroorzaakt. Denk aan het bekende delirium bij alcoholverslaafden die te veel en te lang hebben gedronken. Het delier is echter niet beperkt tot alcohol- en drugsproblemen. Bij ziekenhuispatiënten gaat het meestal om de gevolgen van een narcose, stofwisselingsstoornissen, koorts, lage bloeddruk en intoxicatie door medicijnen. Het gaat dan om medicijnen die het lichaam niet verdraagt of, gezien de leeftijd van de patiënt, te hoog zijn gedoseerd. Berucht zijn bijvoorbeeld de bèta-blokkers, anti-Parkinson-middelen en digitalis-preparaten omdat ze bij bejaarden delirante verwardheid kunnen veroorzaken. Zo'n delier of delirante verwardheid moet tijdig herkend en behandeld worden. Een delier wordt gekenmerkt door *angstig en onrustig gedrag*. Delirante patiënten zijn niet goed aanspreekbaar en ze luisteren meestal ook niet naar wat anderen tegen hen zeggen. Ze zijn helemaal geobsedeerd door de vreemde dingen die ze beleven. Als gevolg van hun angst en onrust hebben ze de neiging de dekens van zich af te schoppen en proberen ze hun pyjama of nachtpon uit te trekken. Delieren ontstaan vaak na een operatie: 15% van alle patiënten boven de 65 jaar zou postoperatief een delier krijgen. Ook bejaarden die na een valpartij met een collumfractuur worden opgenomen, zijn soms in de war door de pijn en het inwendige bloedverlies als gevolg van de fractuur.

Verward gedrag bij oude mensen is niet altijd het gevolg van een delier, soms heeft het gewoon met *communicatiestoornissen* tussen het team en de bejaarde patiënt te maken. Die heeft het allemaal niet zo goed begrepen en verkeert in *doodsangst*. Dat kan vooral bij oude mensen op de intensive care het geval zijn. Ze worden angstig door het voortdurende lawaai van de apparatuur en de hinder van alle slangen aan en in het lijf. Verwardheid heeft vaak te maken met lichte vergeetachtigheid of een zekere mate van *dementie*. Die verbijsterde en gedesoriënteerde mensen begrijpen vaak helemaal niet wat hen overkomt als ze vanwege een pijnklacht of benauwdheid in het ziekenhuis worden opgenomen.

Stemmings- en aanpassingsstoornissen bij lichamelijke pathologie

Ook de stemmings- en aanpassingsstoornissen bij een lichamelijke ziekte komen betrekkelijk vaak voor. Denk maar aan de patiënten die vanwege kanker of een andere ernstige ziekte behandeld worden en niet kunnen accepteren dat ze iets vreselijks onder de leden hebben. De stress die het verwerken van alle consequenties van het lijden met zich meebrengt, de angst voor wat nog komen moet en de nooit aflatende pijn, maakt mensen soms zeer *depressief*. Ook het ondergaan van chemotherapie, met alle narigheid van dien, maakt patiënten soms depressief. Anderen worden juist opstandig en *ontkennen* wat er aan de hand is. Ze zijn daardoor misschien lastig in de omgang, omdat ze op een verbetering wachten die niet meer mogelijk is.

Ik denk dat het *rouwen* om de gezondheid die verloren ging, om verminking van het lichaam (borstamputaties), om functies die er niet meer zijn (na een baarmoederextirpatie bijvoorbeeld) of het rouwen over een in het ziekenhuis overleden of doodgeboren baby tot een emotionele 'aanpassingsstoornis' kan leiden. Soms gaat het om rouwreacties van mensen die zich niet kunnen neerleggen bij blijvende invaliditeit of het vooruitzicht dat ze spoedig zullen overlijden. In zo'n rouwproces kan men het probleem ontkennen of opstandig en later depressief reageren. In al die gevallen gaat het om psychische moeilijkheden die door de omgeving helaas vaak onvoldoende onderkend worden.

Somatoforme stoornissen die problemen kunnen veroorzaken

Elk ziekenhuis krijgt te maken met patiënten die klachten uiten waarvoor feitelijk geen aantoonbare oorzaak te vinden is. Hun klachten zijn zo ernstig dat uitgebreid onderzoek noodzakelijk geacht wordt omdat men toch niets over het hoofd wil en mag zien. Het zijn vaak patiënten die op grond van psychische problemen veel aandacht vragen, of patiënten die vanwege persisterende pijnklachten behandeld en zelfs herhaaldelijk geopereerd zijn.

In een ziekenhuis krijgt men regelmatig te maken met zaken als conversieverlammingen of andere vreemde somatoforme stoornissen. Zoals we in hoofdstuk 8 hebben gezien, is de beoordeling en de behandeling van somatoforme stoornissen moeilijk. Het gaat om *angstige mensen* die recht hebben op een correcte en vooral deskundige psychiatrische bejegening. Men mag hen niet als 'aanstellers' beschouwen. Er melden zich ook mensen die verslaafd zijn aan medische zorg en om die reden een lichamelijke afwijking voorwenden. Ook zij behoren tot de categorie tragische, gestoorde mensen die men niet mag minachten om hun gedrag.

Zieke verslaafden in het ziekenhuis

Via de EHBO krijgt het ziekenhuispersoneel vaak te maken met verslaafden die veel alcohol, drugs of medicijnen gebruiken en soms na een ongeval in zorgwekkende toestand binnengebracht worden. Het is ook mogelijk dat zij dronken, 'stoned' of in de war zijn door een delier. Tijdens een opname kunnen onthoudingsverschijnselen het verplegen van deze patiënten zeer gecompliceerd maken omdat de betrokkenen zich agressief en ontremd kunnen gedragen.

Ontredderde patiënten na een zelfmoordpoging

Een van de moeilijkste psychische problemen waarmee de medewerkers van ziekenhuizen geconfronteerd worden, zijn de patiënten die na een zelfmoordpoging comateus of zwaar gewond binnengebracht worden. Zoals aan het eind van hoofdstuk 3 al bij de bespreking van de zelfdoding is uiteengezet, wekken deze, vaak nog jeugdige, patiënten weerzin en agressie bij hulpverleners op. Deze patiënten hebben echter wel degelijk psychische problemen en ze moeten dan ook gesteund worden; psychiatrische behandeling is wenselijk. In de praktijk komt daar meestal niet zoveel van terecht omdat velen na 24 uur observatie voldoende hersteld zijn en verdwijnen.

Psychische problemen bij kraamvrouwen in het ziekenhuis

Bij kraamvrouwen kan, direct of enkele dagen na de geboorte van de baby, een depressieve ontstemming (een 'postnatale depressie') of zelfs een psychotische ontregeling voorkomen (zie ook blz. 248). Dit psychische probleem moet tijdig worden herkend want de vrouwen die eraan lijden hebben psychiatrische opvang nodig. Als de hulp ter plekke niet gegeven kan worden, moet de kraamvrouw naar de psychiatrische afdeling (de PAAZ) worden overgeplaatst.

Ondervoede meisjes en vrouwen met eetstoornissen

Uiteraard hoort het probleem van de anorexia (zie blz. 248) ook tot het terrein van de 'psychische problemen die met lichamelijke stoornissen gepaard gaan'. Meisjes die sterk ondervoed zijn, komen in het ziekenhuis terecht omdat hun conditie zo slecht is dat het zorgelijk wordt. Pas als hun gewicht weer enigszins acceptabel is (meer dan 32 kilo), kan aan een voortgezette, psychiatrische behandeling worden gedacht.
Op een interne afdeling is de opvang van deze patiëntes vaak heel moeilijk omdat ze proberen de voedselopname stiekem te saboteren. Voor het beleid is consultatieve ondersteuning door een psychiatrisch verpleegkundige of een psychiater van de PAAZ vaak noodzakelijk.

Alle psychische problemen die in dit hoofdstuk behandeld zijn, hebben de aandacht van de consultatieve en liaisonpsychiatrie. Verpleegkundigen die als consulent werkzaam zijn, geven collega's advies over de opvang van patiënten met psychische problemen.

Literatuur

Alphen, P.J.M. van, Psychiatrische afdelingen van algemene ziekenhuizen. In: *Medisch Contact*, jrg. 46, nr. 10, 1991.

Beknopte handleiding bij de Diagnostische Criteria van de DSM-IV (vert. G.A.S. Koster van Groos). Swets en Zeitlinger, Lisse, 1995.

Hengeveld, M., F. Huysen en R. van der Mast, Consultatieve psychiatrie in Nederland: de stand van zaken. In: *Maandblad voor Geestelijke Volksgezondheid*, nr. 1, 1989.

Keizer, M. de en T. Kuipers, De etiologie van de kraambedpsychose. In: *Tijdschrift voor Psychiatrie*, jrg. 33, nr. 4, 1991.

Kok. F.W., Stress, depressie en het immuunsysteem. In: *Soma en Psyche*, uitgave van Ciba-Geigy, jrg. 17, nr. 1, 1991.

Mast, R.C. van der, en P. Moleman, Het delirium in het algemene ziekenhuis. In: *Nederlands Tijdschrift voor Geneeskunde*, jrg. 132, nr. 14, 1988.

12
Persoonlijkheidsstoornissen

Inleiding

In dit hoofdstuk gaan we een aantal persoonlijkheidstypen bespreken. De typen die aan de orde komen zijn ontleend aan de DSM-IV-diagnostiek, waar ze als 'persoonlijkheidsstoornissen' (personality disorders) te boek staan.

Ik heb grote bezwaren tegen dat woord stoornissen omdat het een negatief stempel drukt op de 'eigenaardigheden' die we beschrijven. Verder moeten we ons ook realiseren dat het zeer de vraag is of we bij de hier te beschrijven 'clusters' van eigenaardigheden wel altijd van 'persoonlijkheid' mogen spreken. Het gaat om een schets van problematisch gedrag. Dat gedrag heeft ook een achtergrond (meestal dezelfde *angst* die we bij de problematiek in het vorige hoofdstuk tegenkwamen) en dat *gedrag wordt ook door een wisselwerking met de omgeving uitgelokt.*

Algemene kenmerken

Mensen die aan een persoonlijkheidsstoornis lijden, gaan meestal op een heel aparte wijze met anderen om en hebben ook een aparte kijk op de wereld. Deze categorie mensen heeft moeite met emoties en kan tegenslagen meestal slecht verdragen omdat men als kind zo weinig liefde en warmte ontvangen heeft en hun bestaan als gevolg daarvan maar een smalle basis heeft. Deze mensen lijden onder hun problemen en voelen zich vaak het slachtoffer van ontwikkelingen die in hun leven plaatsvinden.

Drie persoonlijkheidstypen gekenmerkt door zonderling en achterdochtig gedrag (cluster A)

Mensen die tot deze persoonlijkheidstypen behoren zijn in wezen zeer angstig in het *sociale contact.* Zij beschermen zich, uit kwetsbaarheid en diepgewortelde onzekerheid, door zonderling en/of achterdochtig gedrag tegen mensen die hen te na komen en als opdringerig worden ervaren. Tot cluster A behoren de 'paranoïde persoonlijkheid', de 'schizoïde persoonlijkheid' en de 'schizotypische persoonlijkheid'.

Vier persoonlijkheidstypen die veeleisend zijn en geneigd zijn andere mensen voor hun doeleinden te gebruiken (cluster B)

Deze mensen zijn *niet* op de vlucht voor medemensen, ze zijn juist voortdurend in de tegenaanval. Ook bij hen bestaat diepgewortelde angst, maar die wordt overgecompenseerd en afgereageerd op anderen.

De 'antisociale persoonlijkheid' doet dat met bravoure, intimidatie en agressie.

De 'borderline-persoonlijkheid' claimt aandacht van mensen aan wie hij zich hecht en hij wijst hen af als ze hem teleurstellen. Dan wordt de angst afgereageerd met heftig destructief gedrag.

Het derde type, de 'theatrale persoonlijkheid', compenseert zijn angst door dramatische scènes op te voeren en de schijn op te houden. Men suggereert indrukwekkende capaciteiten om bewonderd te worden of suggereert juist een overdreven zieligheid om op een andere manier de zozeer gewenste *aandacht* te krijgen.

Bij dit cluster hoort ook nog de 'narcistische persoonlijkheid', die zich met een pedante, hooghartige levenshouding staande weet te houden en anderen vaak als instrument gebruikt.

Vier 'neurotische' persoonlijkheidstypen waarvoor angstbeleven en het bezweren van angst een belangrijke drijfveer is (cluster C)

Tot deze persoonlijkheidstypen behoren mensen die in hun leven steeds op dezelfde manier emotionele problemen oplossen, bijvoorbeeld door anderen voor hen te laten zorgen. Dat is hun 'coping' stijl; ze zijn eraan gewend. De persoon heeft het gevoel: 'zo ben ik nu eenmaal', en schaamt zich er niet voor. Hij is nog wel wanhopig door de kwelling van fobische angsten en obsessies, maar hij heeft ermee leren leven. Tot cluster C behoren de 'ontwijkende persoonlijkheid', de 'afhankelijke persoonlijkheid', de 'passief-agressieve persoonlijkheid' en de 'dwangmatige persoonlijkheid'.

De bovenstaande beschrijving van de persoonlijkheidstypen kan misschien negatief overkomen. De lezer kan de indruk krijgen dat het steeds om een waardeoordeel gaat, dat is per se niet mijn bedoeling. Het gaat mij erom dat men inziet dat ook moeilijk, agressief gedrag een achtergrond heeft, het gevolg is van onmacht die wordt overgecompenseerd of afgereageerd.

Ik zal beginnen met de bespreking van de persoonlijkheidstypen waarvoor angstbeleven een belangrijke drijfveer is (cluster C). Het betreft hier dus mensen die op een 'neurotische' wijze omgaan met de gewone problemen die in elk leven voorkomen (zie hoofdstuk 6).

Ontwijkende persoonlijkheid

De ontwijkende persoonlijkheid is de eerste van de vier 'neurotische' persoonlijkheidsstoornissen waarbij *angstvermijding* op de voorgrond staat. Mensen die angst vermijden, zullen proberen conflicten met anderen te voorkomen. Zij zijn verlegen van aard en hebben gauw het gevoel dat ze ergens te veel zijn. Voor hen is het vreselijk kwetsend en vernederend om afgewezen te worden. Mensen die zo zijn voelen zich op een verjaardagsfeestje waar zij tot de genodigden horen, al snel te veel als er niemand naar hen toekomt. Zelf het initiatief nemen om eens met een andere gast te gaan praten durven zij niet, uit angst om een gek figuur te slaan. Mensen die zo weinig zelfvertrouwen hebben en zo gauw op hun tenen getrapt zijn, voelen zich vaak zéér ongelukkig. Zij dromen van grote plannen en succes maar het ontbreekt hen aan werkelijke moed om iets van de grond te krijgen. Ze zullen overal 'beren op de weg zien', denken dat het hun toch niet kan lukken of dat hun gezondheid niet sterk genoeg is voor het uitvoeren van het plan. Vaak is iemand ook te weifelend en te onzeker om contact te zoeken met een vrouw of een man die hij of zij aantrekkelijk vindt. Men fantaseert over liefde, maar doet niets. De gedachte dat er toch wel niets van de relatie terecht zal komen is het excuus voor het feit dat iemand te verlegen is. Op den duur wordt zo iemand een eenling die helemaal geen risico's meer neemt en ook geen geld uitgeeft aan dingen waar hij of zij het directe nut niet van inziet.

Afhankelijke persoonlijkheid

Afhankelijke mensen hebben uiteraard veel eigenschappen gemeen met het ontwijkende type persoonlijkheid. Het onderscheid tussen beide groepen is ook erg kunstmatig. We kunnen hooguit zeggen dat bij hen het afhankelijke gedrag mogelijk nóg uitgesprokener is en de betrokkenen nóg meer geneigd zijn op anderen te leunen. Het gaat over het algemeen om *mensen die erg afhankelijk zijn van de goedkeuring en de leiding van anderen*. Vaak is iemand ook nogal passief en neemt weinig initiatief. Soms blijven mensen op deze manier langdurig afhankelijk van de zorg en begeleiding van familieleden, men zoekt en vindt vaak een partner die vanuit zíjn structuur de neiging heeft dingen te regelen. In diepste wezen heeft dit gedrag te maken met een *grote angst voor liefdesverlies*.

Iemand laat zich liever door een dominant-brute partner de wet voorschrijven dan zelf initiatieven te ontplooien en het risico te lopen dat daar ruzie over kan ontstaan.

Afhankelijke mensen zijn kwetsbaar en voelen zich ongelukkig omdat zij zo weinig durven en zo'n ingeperkt leven leiden. Het schrikbeeld van in de steek gelaten te kunnen worden is echter zo dreigend dat alle andere beroerde dingen daarbij in het niet vallen. Alleen al de gedachte dat iemand boos op hen zou kunnen zijn is absoluut onverdraaglijk. *De angst en het schuldgevoel* doen iemand zich in alle mogelijke bochten wringen om het weer goed te maken. Partners die kwaadwillend zijn, kunnen hen met dat schuldgevoel makkelijk chanteren en hen op een vernederende manier behandelen. Aan de andere kant is het ook zo dat afhankelijke mensen zich soms zo ergerniswekkend ingewikkeld gedragen, dat het niet hoeft te verbazen dat degene met wie zij samenleven er soms genoeg van heeft. Zo kunnen er in de relatie vicieuze cirkels ontstaan waarbij er steeds meer problemen komen en depressiviteit, somatiseren of verslavingsgedrag het gevolg is.

Lijdelijk verzet vanuit het gevoel van onderwaardering

Sommige afhankelijke, onzekere mensen willen voortdurend horen dat ze hun werk goed gedaan hebben. Ze zijn afhankelijk van schouderklopjes en hebben de neiging dwars te gaan liggen als ze maar een zweem van kritiek bespeuren. Hun gedrag is een variant van de 'neurotische' behoefte aan waardering. Zij zijn in wezen snel gekwetste angstige figuren die voortdurend willen horen dat 'het goed komt'. Als er in de werksituatie of thuis spanningen zijn en iemand voor zijn mening zou moeten uitkomen en een eigen duidelijke positie zou moeten innemen, durft hij dat niet aan. Hij gaat het gevecht niet aan en lijkt zich te conformeren, maar dat is schijn. Hij is gekrenkt en gaat lijdelijk verzet plegen. Zulke mensen hebben altijd wat aan te merken, saboteren plannen, kankeren al bij voorbaat en opperen allerlei tegenwerpingen als er iets van hen gevraagd wordt. Het lijdelijk verzet blijkt ook uit hun neiging om zaken die noodzakelijk afgemaakt moeten worden, tot het allerlaatste uit te stellen.

Mensen die zich gekrenkt voelen, hebben voortdurend het idee dat ze overbelast zijn en ze door anderen voor een karretje worden gespannen. Ze klagen en zuchten voortdurend. Daarom ontstaan er voortdurend werkproblemen. Chefs hebben het gevoel dat de betrokkene traag is en zaken die allang gedaan hadden moeten worden, traineert. Die traagheid komt niet uit onwil voort, maar het heeft te maken met *weerstanden* van de man of de vrouw die zich opgejaagd en slecht begrepen voelt. Het ís hen ook echt te veel en men loopt voortdurend op z'n tenen. Het leven van angstige, afhankelijke mensen is één aanhoudende worsteling om het hoofd boven water te houden. Ze kunnen niet vechten en moeten ervoor zorgen dat ze er fysiek en mentaal niet onderdoor gaan.

Dwangmatige persoonlijkheid

Mensen met een dwangmatige persoonlijkheidsstructuur (obsessief-compulsieve persoonlijkheidsstoornis) zijn verslaafd aan orde en netheid, zij moeten *alles wat zij doen perfect en foutloos uitvoeren*. Daarbij gaat het niet meer om een als positief te waarderen eigenschap, namelijk om goed en kwalitatief hoog genoteerd werk af te leveren, maar om *een dwang bepaalde werkzaamheden tot in het absurde te verbeteren*. Men kan hierbij denken aan de dwangmatige behoefte om een huishouden smetteloos te houden; reden waarom de hele dag gepoetst en gewreven moet worden en niemand een voet in de nette kamer mag zetten. In zo'n huishouden mag ook nooit iets weggegooid worden. Dwangmatige mensen bewaren alles en als ze eenmaal bejaard zijn is de dwangmatige neiging alles te bewaren tot een ware verzamelzucht uitgegroeid.

Ook het bijhouden van een bureaucratische administratie, waarvoor in de avonden overgewerkt moet worden omdat die administratie een doel op zichzelf is geworden, hoort bij het perfectionisme van dwangmatige mensen. Wie daar mee bezig is, is de slaaf geworden van zijn zelfgebouwde systeem.

De betrokkene zelf ziet dat helemaal niet en zal van mensen in zijn of haar omgeving dezelfde accuratesse eisen. Iedereen moet zich aan het systeem onderwerpen. Het is werkelijk een ramp als iemand met zo'n structuur macht krijgt over ondergeschikten. Het gaat ook altijd om mensen die heel pedant zijn en *weinig gevoel voor humor* hebben zodat ze niet kunnen lachen om hun systeem.

Het komt vaak voor dat mensen die dwangmatig zijn, bij het ouder worden *zwaartillend* worden. Iemand gaat dan steeds meer opzien tegen de dingen van de dag. Alles moet bij het oude blijven, zelf zitten ze het liefst hun hele leven op dezelfde vertrouwde plek. Zij verzetten zich dan ook hevig tegen reorganisatie en verandering. Zwaartillende mensen gaan ook steeds meer twijfelen aan beslissingen en daarom worden ze aarzelend en te bang om een initiatief te nemen. In een organisatie kan het moeilijk worden als een oude chef noodzakelijke vernieuwingen tegenhoudt omdat hij het niet meer aandurft en ontmoedigd is.

De behoefte aan zekerheid en ordening komt bij hen steeds meer op de voorgrond te staan, ze worden star. Als het op een bepaald punt in hun leven misgaat, bijvoorbeeld omdat de pensionering daar is of omdat zij alleen komen te staan, dan raken zij soms in een diepe depressie. Als de ordening in hun leven verstoord raakt en er niets meer is dat de angst kan indammen, geven zij de strijd om het bestaan soms op.

Mensen met een dwangmatige structuur zijn doorgaans ook overbezorgd wat hun gezondheid aangaat en bestuderen nauwlettend de lichamelijke functies van het urineren en defeceren. Zij onderhouden hun lichaam op een zeer precieze manier volgens een dagelijks terugkerend dwangmatig ritueel. Dit soort *hypochondrische trekken* ontbreekt zelden.

Paranoïde persoonlijkheid

Zoals men dwangmatig met het eigen perfecte systeem of de eigen gezondheid bezig kan zijn, zo kan men ook voortdurend bezig zijn met de vrees door een ander benadeeld of bedrogen te worden. Die afwerende, achterdochtige opstelling kan leiden tot een zeer starre houding in het sociale verkeer, waarbij iemand scherp de gedragingen en uitlatingen van de mensen in de gaten houdt. Deze achterdochtige, paranoïde mensen worden bitter en humorloos, ze wegen elk woord op een goudschaaltje en onthouden exact wat iemand ooit tegen hen heeft gezegd. Elke losse opmerking wordt doordacht en iets wat eens als een grapje was bedoeld kan als een belediging worden opgevat.

Soms zijn het mensen die vanuit hun achterdocht de strijd aanbinden met personen en instanties over al dan niet vermeend onrecht. Zij dienen bijvoorbeeld klachten in bij de politie over overlast door spelende kinderen uit de buurt. Het zijn ook de mensen die ellenlange briefwisselingen op touw zetten, ingezonden stukken in de krant zetten en eventueel processen voeren puur en alleen vanuit een *niet aflatende drang om zich te verdedigen.*

Schizoïde persoonlijkheid

Schizoïde mensen hebben vanaf hun jonge jaren een opvallend gebrek aan emotionele betrokkenheid bij het wel en wee van anderen aan de dag gelegd. Het lijkt alsof contact met anderen hen weinig doet, alsof ze geen behoefte hebben aan een uitwisseling van gevoelens, waar wij zo op gesteld zijn als we ergens gezellig zitten te praten en lekker kunnen roddelen. Schizoïde mensen kunnen zich niet op uitbundige wijze uiten over prettige dingen, maar kunnen wel bijzonder kwaad worden als iemand hen te na komt. Net als bij de schizotypische persoonlijkheid, gaat het eigenlijk om 'zonderlingen' die erg kwetsbaar zijn omdat het leven in sociaal verband hen benauwt. Vandaar hun voorkeur voor zakelijke contacten en een afgemeten korte conversatie. Ze vinden het al erg dat ze noodgedwongen naar een winkel moeten gaan, hun wensen kenbaar moeten maken en zich moeten laten helpen. Schizoïde mensen voelen zich tussen anderen niet op hun gemak en werken daarom liever niet met anderen samen. Vaak zit zo iemand een leven lang in een afgelegen huisje te werken aan een project. Niemand mag hem daar komen storen.

Schizotypische persoonlijkheid

Bij de schizotypische, *zonderlinge* persoonlijkheid staat de buitensporige kwetsbaarheid in het contact met anderen nog meer op de voorgrond dan bij schizoïde mensen. Het gaat om eigenaardige mensen die vaak heel ingewikkeld en vreemd doen in de hoop dat ze op die manier hun medemensen zoveel mogelijk van het lijf kunnen houden. Ik denk dat ze misschien best contact willen hebben, maar er zo bang voor zijn dat ze het afweren door gekke dingen te zeggen en zich als een vogelverschrikker uit te dossen. Het schrikt de mensen af als een zonderling in zichzelf praat en hen strak aankijkt als ze te dicht in de buurt komen.
Mensen met een schizotypische persoonlijkheid zouden zelfs buitensporig angstig zijn in het sociale contact. Ze zijn ook achterdochtig en geneigd van alles en nog wat op zichzelf te betrekken zonder dat er echt aanleiding voor is. Volgens DSM-IV zouden schizotypische personen vaak wonderlijke overtuigingen hebben en geloven in een magische invloed in hun leven. Verder zouden ze het gevoel hebben dat er energie in en uit hen stroomt door zaken die we niet kunnen waarnemen.
Ik denk dat deze mensen zich uit angst, noodgedwongen zenuwachtig en zonderling gedragen en op den duur vanzelf steeds verder vereenzamen en 'verwilderen'. Daardoor worden ze vanzelf 'typisch' of 'schizotypisch'! De negatieve reacties van de omgeving versterken op hun beurt de vervreemding van deze zonderlingen.

In het VPRO-programma *Keek op de week* van Koot en Bie heeft Wim de Bie wel eens Walter de Rochebrune uitgebeeld, dat is precies zo'n schizotypische persoonlijkheid die in een tuinhuisje of in een hol woont.

Theatrale persoonlijkheid

Sommige mensen moeten, door innerlijke noodzaak gedreven, altijd een bijzondere rol spelen. Zij hebben een niet aflatende behoefte om op anderen indruk te maken omdat ze zonder de voortdurende aandacht van die anderen niet kunnen leven. Als er geen bewondering en geen zorg voor hen is, worden zij nerveus en ongedurig.

We hebben ook hier te maken met een vorm van sociaal gedrag dat in oorsprong diende om angst te bezweren. Langzamerhand is het echter tot een tweede natuur geworden de aandacht op zich te vestigen. *De behoefte aan aandacht is een 'zucht' geworden*. Zonder aandacht is er *een gemis en een gevoel van leegte*.

In het vorige hoofdstuk hebben we gesproken over de nood van mensen die zich in paniek aan hulpverleners vastklampen. Op den duur wordt die zielige manier van hulpvragen behoorlijk claimend. Men ziet kennelijk geen kans om zich op een gewone manier te uiten. De hulpverlener denkt dan vaak ten onrechte dat het allemaal nog wel meevalt als de nood op zo'n dramatische manier geëtaleerd moet worden.

Bij de theatrale persoonlijkheid komen we hetzelfde probleem weer tegen, maar nu gaat het om een manier van optreden die tot een vanzelfsprekende gewoonte is geworden, *een tweede natuur*. Waar het als kind nog noodzakelijk was om aandacht te krijgen door dingen te overdrijven, is het bij de volwassen geworden persoon tot een aangeleerd gedrag geworden. Een gedrag dat versterkt wordt door de reacties van de mensen uit de omgeving.

We kunnen een aantal soorten van theatraal gedrag onderscheiden. Er zijn mensen, vrouwen én mannen, die op een dramatische wijze lijden. Soms hebben zij al jarenlang niet meer gelopen en worden zij liggend in een bed in de huiskamer door familieleden liefderijk verzorgd en bewonderd om de wijze waarop zij hun harde lot dragen. Alhoewel het om een psychisch probleem gaat met conversieverschijnselen, is iedereen, de patiënt incluis, overtuigd van het feit dat er sprake is van invaliditeit op lichamelijke gronden. Soms wordt een echte invaliditeit, bijvoorbeeld allergie, voorgesteld als een tragische ziekte die het dragen van sociale verantwoordelijkheid onmogelijk maakt, zodat de betrokkene thuis verzorgd en verpleegd moet worden.

Een andere vorm van theatrale persoonlijkheid vinden we bij mensen die in hun behoefte aan veel sociale contacten een onechte 'warmte' uitstralen en die met hun innemendheid eerst mensen naar zich toe lokken om ze vervolgens aan zich te binden door emotionele chantage. Ik zeg dit niet om deze mensen in een kwaad daglicht te stellen. Het gaat om de herkenning van een probleem dat uit onmacht is geboren. De 'lieve' mevrouw X of de charmante meneer Y is niet in staat om op een gewone manier vriendschappen op te bouwen. Zij moeten zich aantrekkelijk voordoen om *vriendschap te kopen*. Vaak gaat dat werven van vrienden ook gepaard met veel vertoon van charmes. Zo iemand wil er geweldig uitzien en heeft behoefte aan bewonderaars en bewonderaarsters die het onechte niet doorzien en niet bemerken dat zij slechts een functie als lid van de vriendenkring en fanclub hebben. Het gedrag komt overeen met de sterallures van sommige mensen uit de showbusiness. Ook zij kunnen niet zonder het constante applaus, ze verwachten het vierentwintig uur per dag. Kritiek en een verschil van inzicht kunnen zij absoluut niet verdragen en een klein conflict kan bij hen een enorme emotionele ontlading teweegbrengen. Zo gaat het met de theatrale persoonlijkheid ook.

De tragiek van het geheel is, dat in de zeer zeldzame momenten dat iemand zich van zijn kwetsbare zijde durft te laten zien, hij blijk geeft van gevoelens van eenzaamheid omdat hij in wezen *onzeker* is en vaak een niet te verwezenlijken ideaal nastreeft. Vandaar dat mensen die afhankelijk zijn geworden van de schijnwereld die ze om zich heen gebouwd hebben, met een diepe depressie kunnen reageren als het gebouw instort.

Er bestaat ook een soort theatrale persoonlijkheid die leeft van het succes dat zijn zelf verzonnen verhalen bij anderen hebben. Het gaat om mensen die als het ware verslaafd zijn aan fantaseren. Zij zijn daar zover in gekomen dat ze vaak zelf overtuigd raken van de juistheid van hun beweringen. Het gaat daarbij niet zozeer om een soort oplichterschap, maar om een bijna ziekelijke behoefte om indruk te maken. De oude naam voor dit gedrag is *pseudologia phantastica*.

Soms wordt dit gedrag op den duur wel degelijk een soort van oplichterij, zeker als iemand zich als 'psycholoog' of als 'arts' bij argeloze huisvrouwen meldt met de bedoeling een 'onderzoek' te verrichten. Het komt regelmatig voor dat mensen ontmaskerd worden als iemand die zich op een heel geraffineerde manier uitgeeft als een belangrijk persoon die heel charmante verhalen vertelt.

De Engelse auteur Keith Waterhouse heeft in zijn boek '*Billy the Liar*' heel goed beschreven hoe een jonge man die van kinds af aan thuis fantaseerde, later als werknemer en charmeur overal verhalen vertelt. Het wordt zo erg dat hij op geen stukken na meer weet aan wie hij wát heeft verteld, zodat hij een dagtaak heeft om alle leugens weer aan elkaar te breien en op den duur loopt hij sociaal helemaal vast.

Voor mensen met een theatrale persoonlijkheid geldt hetzelfde als voor het probleem van de emotioneel verwaarloosden, er komt een moment dat het iemand niets meer kan schelen wat anderen van hem denken. Op den duur is iemand zo in zijn eigen web gevangen dat het maken van een goede indruk er niet meer toe doet. Het gaat er dan alleen nog maar om mensen aan zich te binden en steun van hen te ontvangen. De behoefte om indruk te maken is over.

Narcistische persoonlijkheid

Ook bij de narcistische persoonlijkheid gaat het om een probleem dat aan het vorige, de theatrale persoonlijkheid, verwant is. Narcistische mensen zijn buitengewoon gespitst op succes en waardering. Zij hoeven daarvoor geen theater te spelen omdat het meestal om competente, perfectionistische personen gaat, die hun carrière doelbewust opbouwen. Zij zijn overtuigd van hun capaciteiten en zijn van plan om hoe dan ook iets in het leven te bereiken.

Dat is op zichzelf mogelijk een te waarderen doel, maar het problematische schuilt in de manier waarop men het nastreeft. Medemensen worden gebruikt voorzover ze nuttig zijn voor de loopbaan van de betrokkene, als zij niet langer van nut zijn of om steun vragen, laat hij ze vallen.

Narcistische mensen hebben een ongebreidelde behoefte aan bewondering en vinden dat die bewondering hen zeker toekomt, ook al zijn hun prestaties niet zo geweldig. Zij schroeven hun zelfbeeld op tot iets ongekends en vandaar dat zij eerbewijzen van anderen in ontvangst nemen als een volkomen vanzelfsprekendheid. Zij eisen beleefdheid van hun ondergeschikten zonder zich te bekommeren om de werkelijke gevoelens van die ondergeschikten. Zij minachten alle mensen die naar hun mening een geringe intelligentie hebben of uit een lagere sociale klasse afkomstig zijn. Macht is het enige waar een narcistisch mens respect voor heeft.

Mensen met een narcistische persoonlijkheid worden soms wel degelijk door twijfels gekweld, maar dat zullen zij slechts zelden aan iemand durven bekennen. Het moet dan een heel speciaal, absoluut toegewijd persoon zijn aan wie zij zich op zulke zwakke momenten durven bloot te geven.

Dit type is in zijn diepste wezen zó kwetsbaar dat hij zijn ego moet opvijzelen tot een absurde hoogte. Het gaat om mensen die ook zeer jaloers en achterdochtig zijn en daarom anderen geen succes gunnen. De vrouw van een narcistische man moet volkomen toegewijd op de achtergrond blijven, zij mag nooit zelf succes hebben want dat kan hij niet verdragen. Hij kan het eigenlijk ook niet verdragen dat zij de zwakke momenten uit zijn leven kent en weet heeft van zijn wanhoopsbuien en zijn paniekreacties.

Dit narcistische gedrag is voortgekomen uit het feit dat iemand in zijn jeugd een verlies heeft geleden waar hij niet overheen is gekomen. Vanuit het emotionele gemis is de drang ontstaan om zichzelf te bewijzen.

Soms is het gedrag een product van een welbewuste opvoeding van hardvochtige narcistische ouders, die hun kind gebruiken voor hun eigen eerzucht.

'Antisociale' persoonlijkheid, de emotioneel verwaarloosden

Het woord antisociale persoonlijkheid is ook afkomstig uit DSM-IV en het hoort dus thuis in het officiële rijtje van persoonlijkheidsstoornissen. Daarom gebruik ik de naam, het gaat echter om een naam die duidelijk een *moreel oordeel* weerspiegelt en dat is niet goed. De oude psychiatrische naam is 'psychopathische' persoonlijkheid. Deze naam heeft men juist uitgebannen omdat hij als een discriminerend scheldwoord werd gebruikt.

In de DSM-IV wordt beschreven dat deze 'antisociale' persoonlijkheidscategorie ook negatieve, criminele kenmerken heeft. Vanuit de psychiatrie gezien moeten we die criminaliteit beschouwen als een mógelijke consequentie van een gestoorde persoonlijkheid. Mensen die in hun jeugd emotioneel verwaarloosd zijn dragen echter daarvan wel de sporen, maar hóeven zich niet crimineel te gedragen.

We zullen van de twee namen die boven deze paragraaf staan dus alleen de tweede gebruiken. Het gaat daarbij om een groep mensen die in hun vroege jeugd nooit een stabiel ouderlijk gezin hebben gekend, zij hebben geen warmte gekend. Sóms was er veel aandacht voor hen en een ander moment werden ze het huis uitge-schopt. Vaak waren zij óf een ongewenst kind dat dientengevolge verwaarloosd werd, óf zij groeiden op bij een moeder die haar eigen frustraties op haar kind afre-ageerde, want moeder had evenmin een thuis gehad. De voor ieder mens noodza-kelijke gevoelsband is op die manier nooit totstandgekomen.

Emotioneel verwaarloosde mensen kunnen daarom moeilijk een relatie met iemand aangaan, want ze hebben als kind te veel slechte ervaringen gehad. Zij heb-ben geleerd uiterst wantrouwig te staan tegenover de medemens want die kan je elk moment laten barsten of je agressief bejegenen. Het kost hun dan ook veel moeite om te geloven in de welgemeende belangstelling van hulpverleners en als die iets zeggen wat verkeerd valt, kan de betrokkene buitengewoon boos worden en zijn frustraties in *acting-out* gedrag op die hulpverlener *afreageren*. Een ambtenaar van de sociale dienst kan een plantenbak naar zijn hoofd krijgen als hij moeilijk doet over een uitkering. Wie als hulpverlener de betrokkene in de kou laat staan, levert het bewijs dat mensen (zoals hij altijd al gedacht heeft) niet deugen en slechts op eigenbelang uit zijn.

Omdat deze cliënten in hun jeugd zo weinig medegevoel hebben ontvangen, heb-ben zij op hun beurt ook niet geleerd om met een ander consideratie te hebben. Het verdriet dat zij anderen in liefdesrelaties soms aandoen, zegt hen betrekkelijk wei-nig omdat zij niet gewend zijn zich in te leven in wat er gevoelsmatig in een ander mens omgaat. Men is kort aangebonden en wil dingen direct voor elkaar hebben en geen emotioneel gezeur.

Mensen met een dergelijke persoonlijkheidsstructuur zijn vaak rusteloos van aard. Ze zijn niet gewend om een rustig leven te leiden en een brave baan te hebben, want ze komen uit een gezin waar het rommelig was. Het goede voorbeeld van een stabiel gezin met vriendelijke 'oppassende' ouders ontbreekt ten enenmale.

Dat iemand met een dergelijke achtergrond nogal eens in de 'antisociale sfeer' wordt aangetroffen en met de justitie in aanraking komt, heeft te maken met *ran-cunegevoelens vanuit hun jeugd*. Voor hen is de gevestigde orde in de maatschappij iets waar ze nooit bij gehoord hebben en nooit profijt van gehad hebben. Ze zijn in hun jeugd agressief bejegend en hebben het gevoel dat anderen de schuld dragen van hun moeilijkheden.

Al op jeugdige leeftijd zijn ze soms met de kinderrechter in aanraking gekomen bij een 'ondertoezichtstelling' vanwege het feit dat hun gedrag daar aanleiding toe gaf. Ook op die manier is iemands leven soms gekenmerkt door een spiraal van botsingen met normen en regels die hij niet als de zijne accepteert, het protest tegen de maatschappelijke eisen is vaak steeds sterker geworden.

Vandaar dat iemand van tijd tot tijd, als hij weer eens wat gedronken heeft, daar best blijk van wil geven. In het verhaal van *Hendrik*, verderop in dit hoofdstuk, komt deze instelling goed tot uitdrukking. In het geval van Hendrik gaat het om een man met een geringe schoolopleiding. Dat is toevallig, meestal gaat het om mensen die een normaal verstand hebben.

Ter vergelijking kan men enkele aspecten van het sociale gedrag van 'neurotische' mensen en emotioneel verwaarloosden als volgt naast elkaar zetten:

Neurotisch	*Emotioneel verwaarloosd*
Neiging tot vluchten	Neiging tot strijd aanbinden.
Minderwaardigheidsgevoelens, zichzelf de schuld geven ('u bent toch niet boos op mij'?).	Neiging bij problemen altijd de schuld bij de ander, bij de 'maatschappij' te zoeken.
Te veel rekening houden met de mening en gevoelens van anderen.	Geen behoefte aan zelfkritiek; weinig invoelend vermogen.
Remmingen in het handelen, remmingen in het contact, verlegen, snel geïntimideerd, neiging een ander maar gelijk te geven. Bang voor geweld.	Neiging tot 'ageren'. Neiging anderen voor eigen doeleinden aan de gang te zetten; dikwijls intimiderend optreden: *'testing the limits'*. Geweld niet schuwend.
Sterke bindingen aan bepaalde mensen, onvermogen deze relaties te hanteren, afhankelijk. Snakken naar gevoelscontact.	Te snel gefrustreerd om langdurige gevoelsmatige banden vol te kunnen houden. In diepste wezen bang voor echte gevoelens.
Geen moed om agressieve gevoelens te uiten: oppotten van frustraties.	Heftige reactie bij kleine frustraties: 'acting-out' gedrag als agressieontlading.
Fantasieën over de toekomst, ambitieuze dagdromen, behoefte aan prestaties.	Veelal zonder duidelijk perspectief: van de ene dag in de andere levend.
Angst voor zelfverlies, angst voor het kwijtraken van controle in bepaalde situaties, te bang om iets te durven ondernemen.	Soms roekeloos optreden; behoefte aan sterke prikkels en opwinding om spanningen af te reageren.

Omgaan met emotioneel verwaarloosden

Omgang met emotioneel verwaarloosde mensen kan in de hulpverlening vaak zeer moeilijk zijn. Het moeilijkst daarbij is het feit dat het pathologische in het contact dikwijls te laat herkend wordt. Hulpverleners zijn onzeker en voelen terecht een behoefte om hun cliënten met veel sympathie tegemoet te treden. De emotioneel verwaarloosde cliënt kan, vanuit zijn dwangmatige behoefte om op anderen indruk te maken, soms intimiderend optreden en wat later weer bijzonder charmant zijn. Het zijn – in het eerste contact, wanneer nog geen meningsverschillen zijn opgetreden – bijzonder aardige mensen. Wanneer echter tijdens een gesprek naar hun gevoel te veel een appèl op hen wordt gedaan, verleggen zij het gespreksterrein naar de persoonlijke sfeer van de hulpverlener. Veel therapeuten merken pas (te) laat, dat zij zich emotioneel hebben laten 'inpakken' en zijn dan niet zo goed meer in staat het contact in therapeutische zin te hanteren. Het is precies als bij iemand die op uiterst charmante manier een encyclopedie aangesmeerd krijgt. Inspelend op de ijdelheid van een therapeut of verpleegkundige, of van een maatschappelijk werkende, 'verkoopt' de cliënt iets dat – naar later blijkt – niet gekocht had moeten worden. Dat is geen 'slechtheid' van de zijde van de cliënt, maar in de eerste plaats een aangeleerde tactiek om het contact met mensen op zodanige wijze te hanteren dat zij op een veilige afstand blijven.

Daarom vergt de omgang met deze cliënten – wil een veranderingsproces mogelijk zijn – uiterste zakelijkheid en duidelijkheid wat betreft het aanbieden van 'structuur'. Ondanks hun wantrouwende en prikkelbare opstelling moet alsnog getracht worden door gedragstraining sociaal gevoel aan te kweken. Een zeer los gestructureerde, op democratische principes opgebouwde therapeutische gemeenschap (zie hoofdstuk 23) geeft deze groep mensen te weinig houvast. De ervaring heeft geleerd dat een meer hiërarchisch georganiseerde setting voor hen noodzakelijk is. De problematiek van de emotioneel verwaarloosden speelt ook een grote rol in instituten van de justitie, in de opvang van zeer ernstig verslaafden en bij wat men in de hedendaagse psychiatrie de SGA-problematiek (sterk gedragsgestoord en agressief) noemt. Maar het probleem is véél en véél groter, ook buiten de psychiatrie, omdat – van tijd tot tijd door de geschiedenis heen – gebleken is, dat mensen met een dergelijke persoonlijkheidsstructuur zeer grote politieke macht kunnen veroveren!

De Amerikaanse schrijver Norman Mailer geeft in zijn boek *The Executioners Song* (1980), over de ter dood veroordeelde delinquent Gary Gilmore, een voortreffelijke beschrijving van de levensgeschiedenis van een man die – zoals wij dat hier hebben genoemd – emotioneel verwaarloosd is.

Hendrik, de reus van Oudewater

Op een avond duwen twee politieagenten een boom van een kerel de hal van een psychiatrische kliniek binnen. Zijn polsen zijn met een grof stuk touw achter zijn rug vastgebonden. De man brult luide verwensingen die zowel aan het adres van zijn begeleiders als aan het witgejaste ontvangstcomité zijn gericht. Dit is weer eens een opname van Hendrik, bijgenaamd de reus van Oudewater. De arts-assistent maakt het touw los en geeft Hendrik een kop koffie, zodat hij weer op verhaal kan komen.

Hendrik vertelt wat er gebeurd is.

Hij was die avond uit balorigheid aan het 'rotzooien' gegaan op het terrein van een bekende koffiefabriek. Hendrik is vroeger jarenlang bijrijder geweest op een van de vrachtwagens van dat bedrijf. Omdat hij geen beste herinneringen heeft aan die periode, komt hij zo nu en dan zijn gram halen op het fabrieksterrein. De bewuste avond waar wij het nu over hebben, heeft hij eerst de portier de stuipen op het lijf gejaagd toen hij de hoofdingang begon te barricaderen met goederen die hij op het terrein vond. Vervolgens heeft hij kans gezien een spoorwegwagon, die bij het laadplatform stond, te laten ontsporen door een verkeerde wissel om te zetten. Het resultaat van deze actie was dat de nachtploeg de fabriek niet in kon.

Het duurde geruime tijd voordat de inmiddels gealarmeerde politie Hendrik kon overmeesteren. Toen dat eindelijk lukte, had hij de grootste schade al aangericht.

Meestal gaat het zo dat Hendrik met wat vrienden in een café bier zit te hijsen. Hij voelt zich dan gevleid door de aandacht die men aan hem schenkt en laat zich op een goed moment overhalen om weer eens een staaltje van zijn krachtsport te laten zien. Onder groot gejoel gaat de troep cafébezoekers dan ergens naar toe om vernielingen aan te richten. Als de politie komt, stellen de vrienden zich verdekt op om te kunnen zien hoe Hendrik een robbertje vecht met de agenten. Hij weet dat de plaatselijke politie bang voor hem is en dat maakt de uitdaging alleen maar groter.

Vlak voordat Hendrik nu weer wordt opgenomen, had hij een baan bij een aannemer van grondwerken. Na een of ander onnozel conflict is hij de vorige dag kwaad weggelopen, omdat hij zich door iedereen besodemieterd voelde. Zijn oude moeder bij wie hij sedert zijn scheiding weer inwoont, had hem bezworen deze avond thuis te blijven omdat zij uit ervaring weet waar zijn ontstemmingstoestanden op uitdraaien.

Hendrik is op dit moment drieëndertig jaar. Toen hij achttien was, is hij voor het eerst in een psychiatrisch ziekenhuis beland. Voordat dit gebeurde was hij in een huis van bewaring gebracht. Omdat de rechter hem op grond van zijn beperkte geestvermogens niet toerekeningsvatbaar verklaarde, kreeg hij als maatregel opgelegd, dat hij zich in een psychiatrische inrichting moest laten behandelen. Deze maatregel had onder andere tot gevolg dat hij voortaan bij nieuwe moeilijkheden, steeds met een zogenaamde 'inbewaringstelling', onder dwang in hetzelfde psychiatrische instituut moest worden geplaatst.

Hendrik heeft als kind weinig aandacht gehad. Op school kon hij sociale problemen altijd maar op één manier oplossen: namelijk door zijn uitzonderlijk grote spierkracht te gebruiken. Dat optreden wekte vrees, het stond tegelijkertijd zijn ontwikkeling in de weg. Hij leerde vrijwel niets, omdat hij zich aan verplichtingen onttrok. Zijn moeder heeft hem altijd zijn zin gegeven omdat ook zij bang voor hem was. Een vader heeft hij niet gekend omdat die jong was gestorven. In het contact is hij geen onaardige man. Hij is duidelijk een man met een grote mond en een klein hart. Hij voelt zich minderwaardig en lijdt eronder dat hij met niemand écht contact heeft, in dat isolement is hij afwerend en achterdochtig geworden.

Spijt van de rel die hij heeft gemaakt, heeft hij niet; voor zijn gevoel moet hij zo nu en dan even stoom afblazen en daar schept hij een zeker genoegen in. Voor een groot deel is hij het gebeurde trouwens vergeten. Dat komt doordat hij vanaf het moment dat hij echt dronken was, in een toestand verkeerde die men een 'pathologische roes' noemt. Van de ongeremde gewelddadigheid kan hij zich niets meer herinneren. Om die reden alleen al is hij niet gemotiveerd om zich te laten 'behandelen'. Hij vindt ook zeker niet dat hij een alcoholprobleem heeft.

Het enige argument waarvoor hij gevoelig is, is het verdriet dat hij zijn oude moeder doet. Als je daarover spreekt, is hij duidelijk geëmotioneerd.

Zijn sociale moeilijkheden kunnen we niet oplossen, vindt hij. Hij wil hooguit enkele weken blijven om 'uit te rusten'. Na die weken is de inbewaringstelling afgelopen, zodat hij zijn vrijheid weer kan opeisen. Door dat alles is Hendrik een cliënt van de Nederlandse 'draaideurpsychiatrie' geworden.

Borderline-persoonlijkheid

Het begrip 'borderline' is tegenwoordig erg populair. Men meent zelfs dat meer dan een derde van alle in psychiatrische ziekenhuizen opgenomen cliënten aan een borderline-problematiek zou lijden. Dat getal is wel erg hoog. Het riekt ernaar dat de diagnose 'borderline' vaak op cliënten met een moeilijke persoonlijkheid wordt geplakt. Als behandelaars zich onmachtig voelen, worden er vaak 'zware' diagnoses als 'borderline' gesteld (want het is hoe dan ook een zware diagnose). Het gaat om cliënten met wie men moeilijk 'afspraken' kan maken en die veel geduld vragen.

Er bestaan tegenwoordig drie opvattingen over borderline-problematiek. De lezer kan ze alledrie in de dagelijkse psychiatrische praktijk tegenkomen. Men is dus gewaarschuwd.

In psychoanalytische zin (volgens Kernberg, 1975) gaat het om een *ontwikkelingsstoornis* bij mensen die als klein kind veel tekort zijn gekomen omdat ze zich onvoldoende hebben kunnen hechten aan een zorggevende moederfiguur. Ze hebben niet voldoende de kans gehad het beeld van een 'goede' moeder in zich op te nemen. Het beeld van een 'slechte' moeder die hen bang heeft gemaakt en in de steek heeft gelaten, overheerst. Ze verlangen hun leven lang naar die ideale, 'goede' moeder die ze niet gekend hebben.

Die jeugdontwikkeling heeft de borderline-persoonlijkheid kwetsbaar gemaakt en hij hanteert daarom het afweermechanisme van de 'splijting' (ook wel 'splitsing' genoemd). Men hanteert als het om het contact met mensen gaat, een 'zwart-wit'-schema: mensen zijn geweldig goed of ze zijn door-en-door slecht. Die neiging tot splijting of splitsing zal gevolgen hebben voor alle relaties die de persoon aangaat. Hij idealiseert te veel en is ook veel te snel teleurgesteld.

Het kind dat op de hierboven geschetste manier zijn leven begint wordt een onzeker persoon met *weinig zelfvertrouwen en een lage dunk van zichzelf* (hij was het immers niet waard dat moeder voor hem zorgde). Hij heeft zich toen niet kunnen hechten, en zal dat nooit meer kunnen als hij het niet alsnog in een therapeutische setting leert. Psychotherapie bij borderline-problematiek gaat vaak zover dat de persoon als het ware de ontwikkeling van het gevoelsleven nog eens over moet doen: hij moet eerst leren van zichzelf te houden om later op de goede manier van anderen te kunnen houden.

De tweede opvatting over borderline-problematiek gaat er meer vanuit dat het een *persoonlijkheidsstructuur* betreft die min of meer vastligt en nauwelijks door inzichtgevende psychotherapie behandeld kan worden. Het gaat eigenlijk om een uitvergroting van eigenschappen die we bij andere persoonlijkheidsstoornissen ook tegen kunnen komen. Ik denk aan impulsiviteit, aan labiliteit als het om emotionele zaken gaat en de neiging zichzelf grote schade te berokkenen als er iets misgaat in het gevoelscontact met andere mensen.

De derde opvatting beschouwt de borderline-problematiek als een *randpsychotische toestand* van permanent *wankel evenwicht*, dat regelmatig verstoord wordt en waarbij onder invloed van psychosociale stress *psychotische* episodes kunnen optreden, die lijken op schizoaffectieve stoornissen.

Voor de behandeling maakt het dus nogal wat uit welke visie een therapeut aanhangt. Persoonlijk ga ik ervan uit dat opvatting twee in elk geval juist is, ook al is de eerste opvatting vaak de aanleiding geweest voor de emotionele ontwikkelingsstoornis en treedt opvatting drie vaak op als de zaak weer uit de hand loopt.

Kenmerken van borderline-problematiek

De kenmerken van de borderline-problematiek zijn:
– Er is sprake van een chronische, diepgewortelde verlatingsangst, waardoor borderline-cliënten kwetsbaar zijn in hun relaties met anderen. Ze voelen zich gauw in de steek gelaten en reageren dan met woede.

- Het is ook mogelijk dat een depressieve ontstemming de overhand krijgt. Deze ontstemmingstoestanden duren meestal niet lang, een paar uur of een paar dagen.
- Bij borderline-cliënten kunnen psychotische verschijnselen optreden als de emoties te hoog oplaaien en ze zichzelf niet meer in de hand hebben. Zij worden dan overspoeld door angstaanjagende visioenen.
- De levensgeschiedenis wordt gekenmerkt door het feit dat veel relaties mislukt zijn. De borderline-cliënt hecht zich op een intense en claimende wijze aan mensen met wie hij veel omgaat. Hij idealiseert hen en verwacht dat zij hem zullen bijstaan en alles zullen accepteren wat hij doet. Hij kan niet inzien dat die anderen maar gewone mensen zijn, die fouten maken en ook niet alles pikken wat hij uitspookt (zoals gokken, overmatig drinken en roekeloos gedrag).
- De woede van borderline-cliënten is vaak mateloos. Zij kunnen hun agressie niet beheersen en zijn geneigd impulsief hun gevoel van onvrede af te reageren op de omgeving. Dit kan ook in de vorm van *autodestructief* gedrag gebeuren, waarbij de persoon zijn agressie tegen zichzelf richt, bijvoorbeeld door een suïcidepoging te doen door pillen te slikken of zich in de polsen of de armen te snijden. Dat laatste is dan bedoeld als zelfverminking (*automutilatie*).
- Die destructieve neiging uit zich ook in het verbreken van therapeutische relaties. Ineens heeft de cliënt er genoeg van en drinkt zich een stuk in de kraag omdat hij toch wel verwacht dat hij uit de kliniek weggestuurd zal worden.

Literatuur

Diekstra, R.F.W., Persoonlijkheidsstoornissen. In: W. Vandereycken (red.), *Handboek Psychopathologie, deel I*. Bohn, Stafleu, Van Loghum, Houten, 1990.

Kernberg, O., *Borderline condition and pathological narcissism*. J. Armson, New York, 1975.

Miller, A., *Het drama van het begaafde kind, een studie over narcisme*. Wereldvenster, Bussum, 1981.

Ouwersloot, G. e.a., Diagnostiek van persoonlijkheidsstoornissen, een evaluatie van Nederlandstalig intrumentarium. *Tijdschrift voor Psychiatrie*, jrg. 36, nr. 8, 1994.

Schwartz, R.V. en D.H. Linszen (red.), *Persoonlijkheidsstoornissen, Diagnostiek, Behandeling, Beleid*. Swets en Zeitlinger, Lisse, 1991.

Teunisse, R.J., Het verloop op lange termijn van borderline-persoonlijkheidsstoornis. In: *Tijdschrift voor Psychiatrie*, jrg. 32, nr. 7, 1990.

13
Psychose?

Inleiding

Verpleegkundig rapport van Marie B., Paviljoen 2, 22.00 uur

Mevrouw kwam vandaag uit E., zij was erg angstig en geagiteerd. Begon direct te vertellen dat de duivel in haar was! God was haar in een droom verschenen en had haar alles laten zien. Velen zouden door haar schuld moeten sterven, ja de helse verdoemenis ingaan omdat zij de duivel was. Mevrouw weigerde te eten omdat dat nergens goed voor was. De hele dag was zij erg angstig, gaf steeds antwoord op alles wat andere patiënten tegen de verpleging zeiden. Ging soms plotseling rechtop zitten, keek dan angstig rond en zei: 'Nu is alles verloren, het is te laat'. Vanmiddag lag mevrouw op haar knieën voor haar bed en beet in haar laken. Toen ik naar haar toeging keek ze mij met grote ogen aan en smeekte: 'Help mij'.

Zoals uit het bovenstaande rapport blijkt, is er bij een psychose sprake van angst, paniek en controleverlies, waarbij ook waanideeën optreden. In dit hoofdstuk komen achtereenvolgens aan bod: de definiëring van een psychose, de mogelijke voortekenen, verschijnselen en kenmerken, de kortdurende psychose en tot slot de oorzaken van een psychose.

Acute psychose

Definitie

Als iemand acuut psychotisch is, is hij niet meer bij machte zichzelf in de hand te houden. Zijn gedrag staat onder invloed van vreemde belevingen die niet met de werkelijkheid zijn te rijmen. Wat iemand overkomt is vaak zeer angstaanjagend.

Om zich voor te stellen wat met bovenstaande definitie wordt bedoeld, kan men zich het best voor een moment inleven in de toestand van iemand die dronken is door alcohol (velen kennen dat misschien wel uit eigen ervaring) of in de toestand van iemand die meer dan 40 graden koorts heeft en dan ijlt (zie de bespreking van het veranderd beleven van zichzelf!).

In dronkenschap is iemand duidelijk onderhevig aan *controleverlies*, zelfoverschatting, bewustzijnsomneveling en een beleven dat de kamer beweegt, dat de stemmen van de andere feestvierenden van heel ver weg komen, dat het eigen lichaam vreemd voelt (desoriëntatie-, derealisatie- en depersonalisatiegevoelens). Iemand die ijlt bij een koortsige ziekte, heeft hallucinatore belevingen (sommige lezers zullen, als zij erg ziek waren, wel eens het gevoel gehad hebben dat hun hoofd heel groot en bonzend was of dat hun voeten heel ver weg in het bed lagen). Iemand die doldriftig is, buiten zichzelf van woede, wie het bloed naar het hoofd stijgt en die dingen zegt waar hij later spijt van heeft, of die schreeuwt 'hou me vast, ik bega een ongeluk', heeft een enkele minuten durende toestand van controleverlies. Ook een paniekaanval is iets dergelijks.

We noemen dit geen echte psychosen, omdat zij zo kort duren. Een echte 'ziekelijke' toestand duurt dagen, weken, maanden. Als deze jaren gaat duren kan men zich gaan afvragen óf er nog wel sprake is van een ziekte, of dat het beter is te gaan overwegen of hier niet veel meer sprake is van een gestoorde aanpassing, of – bij oud geworden inrichtingsbewoners – van overwegend hospitalisatieverschijnselen. Hiermee wordt bedoeld dat het afwijkende gedrag in stand wordt gehouden, niet zozeer door een ziekte, maar door de behoefte aan verzorging en het jarenlang gewend zijn aan een beschermende omgeving. Zo gauw men die bescherming van hen wegneemt, komt het verwarde gestoorde gedrag direct weer terug omdat deze mensen te angstig zijn en zich sociaal niet meer staande kunnen houden.

Als we het psychotisch-zijn vooral bezien als controleverlies en het daarmee samenhangende angstige beleven van overweldigd worden door krachten die men niet meer in de hand heeft, spreken we van een *acute psychose*. In het verhaal over Andries aan het eind van dit hoofdstuk gaat het over zo'n acute psychose. De man is, nadat hij weliswaar al een tijd lang problemen had, heel plotseling in de war geraakt.

Oorzaken en ontwikkeling van een waanidee

In hoofdstuk 3 kwam het verhaal van Anna voor, een oudere vrouw die in haar eenzaamheid geleidelijk aan bang begon te worden. Bij haar ontwikkelden zich waanideeën die eerst alleen maar betrekking hadden op de boze buurman. Na verloop van tijd breidde de waan zich uit en merkte ze dat iedereen seksueel getinte toespelingen maakte, op straat en in winkels.

Wat Anna meemaakte is geen volledige psychotische stoornis, maar een gedeeltelijke waarbij waanbeleven en verkeerde interpretatie van de werkelijkheid op de voorgrond staan. Er is nooit sprake geweest van een compleet controleverlies, ze deed vreemd, maar toch niet zó vreemd dat er geen touw aan vastgeknoopt kon worden. De DSM-IV spreekt in dit geval van een '*waanstoornis*' (zie hoofdstuk 15).

Anna was bang omdat ze in haar eentje was en graag steun wilde hebben van haar buurman. Ze vertrouwde hem niet en dacht dat hij misschien wel 'iets met haar zou willen'. Die gedachte, haar vrees en de twijfel: 'Hoor ik zijn voetstappen of verbeeld ik het mij maar?' kunnen we ons best indenken, maar het is te ver gegaan. Bij Anna is het geen twijfel meer, maar een zeker weten dat ze belaagd wordt. Ze trekt absurde conclusies.

Empathie is soms erg moeilijk

Als we ons proberen te verplaatsen in de problemen van een contactarm psychotisch meisje zoals Evelien (hoofdstuk 2), dat haar ouders tot wanhoop drijft door in huis vernielingen aan te richten, zich ontremd te gedragen en 's nachts niet meer thuis te komen, stuiten we op een groot probleem. Het lijkt alsof haar gedrag en haar belevingswereld volstrekt onbegrijpelijk zijn. Maar het beleven van dat meisje is vanuit háár standpunt bekeken helemaal niet zo onbegrijpelijk. Zij vecht, net als Anna, tegen onzichtbare demonen. Haar gedrag stelt iets voor, het is een uiting van wanhoop en woede.

Vanuit het gezichtspunt van haar ouders en andere mensen uit haar naaste omgeving is dat gedrag absurd, oninvoelbaar en volstrekt onaanvaardbaar. Zij kennen Evelien als een totaal ander meisje dat vroeger lief en gezeggelijk was en nu een verschrikkelijke metamorfose heeft ondergaan. *Men heeft geen contact meer met haar want ze leeft in een andere wereld.*

In het geval van Evelien is er waarschijnlijk sprake van een min of meer chronisch verlopend ziektebeeld. Ze herstelt helaas niet volledig van de acute psychose. Ze blijft een wat vreemd meisje dat niet echt geïnterresseerd is in andere mensen en ook weinig of geen initiatief toont. Zoals we in het volgende hoofdstuk zullen zien, gaat het hier om zogenaamde 'negatieve' verschijnselen die kenmerkend zijn voor de ziekte *schizofrenie.*

Ook sombere mensen, mensen die we depressief noemen, kunnen soms zo door verschrikkelijke gedachten worden gekweld dat zij daar psychotisch van worden. Hun schuldgevoelens, het idee van het totaal mislukt zijn en doodsangst drijven hen in de richting van psychotisch beleven. In die *depressies met psychotisch beleven* ontstaan waanvoorstellingen over lichamelijke vernietiging en helse straffen. Ook zij vertrouwen op den duur niets en niemand meer.

Mogelijke voortekenen van een psychose

Mensen die om een of andere reden geruime tijd met psychische moeilijkheden kampen, hebben soms het gevoel: 'Ik red het niet meer. Hoe kom ik ooit nog uit deze ellende'. Mensen gaan soms lange tijd, maanden, jaren, gebukt onder psychische stress. Ze voelen zich thuis gemanipuleerd en op hun werk vernederd. Zij zijn angstig en hebben het gevoel als een rat in de val te zitten. Alle vluchtwegen zijn afgesloten, ze kunnen geen kant meer op. Zo vechten mensen soms lange tijd tegen het naderend onheil. Zij moeten een psychische last dragen die ver boven hun macht gaat. *Hun draaglast overstijgt hun draagkracht.*

'Overspannen' worden en 'aanpassingsstoornissen'

Als mensen psychisch overbelast zijn, blijkt dat vaak uit 'overspannen' gedrag. Het gedrag is een teken dat iemand psychisch decompenseert. Iemand kan het niet meer volhouden en daarom kan hij zijn emoties ook niet meer in de hand houden. Hij barst zomaar in tranen uit en reageert woedend op een plek waar dat groot opzien baart, in een winkel of op kantoor. Iemand die overspannen is houdt het in een ruimte waar veel mensen druk met elkaar praten, niet uit. Hij krijgt het gevoel alsof zijn oren bol staan en zijn hoofd barst. Wie overspannen is verdraagt geen radiomuziek en geen verkeerslawaai. Hij ligt het liefst in de slaapkamer ver weg van alle drukte. Ook als er thuis visite komt, is het hem onmogelijk om het geprat aan te horen. Een overspannen mens voelt zich soms aangevallen door een onbeduidende opmerking of een argeloze vraag. Overspannen moeders delen om niets draaien om de oren uit aan hun kinderen. Iemand die zo reageert, is zich meestal zeer wel bewust van het feit dat het gedrag afwijkend is. Door het voortdurend gespannen zijn en het niet aflatende piekeren wordt een overspannen mens moe en onhandig, 'stommelig'. Dan laat men zomaar een kopje uit de handen vallen of stoot men tijdens de maaltijd een glas melk om.
Dat het om een psychisch probleem gaat en niet om iets lichamelijks blijkt ook uit het feit dat iemand soms wel energie heeft om keihard, zelfs té hard in de tuin te werken. Als zenuwachtige mensen werk verzetten lijkt het wel of de duivel hen op de hielen zit (zo voelen zij het zelf vaak ook). Rustig lezen of gezellig naar de televisie kijken lukt niet, omdat men daar te rusteloos voor is en omdat men niet in staat is om zich te concentreren. Zeker niet op dingen die ingespannen aandacht vergen. Het meest kwellende van het overspannen zijn is de slapeloosheid. Slecht inslapen, alsmaar aan dezelfde dingen moeten denken en hartkloppingen krijgen omdat men om drie uur 's nachts nóg niet in slaap is gevallen, maakt dat men radeloos wordt en het gevoel heeft gek te worden.

Het hier geschetste beeld komt vaak voor, het is kenmerkend voor een situatie waarbij iemand balanceert op de rand van de afgrond. Meestal lukt het wel weer om tot rust te komen, om de zenuwen tijdig onder controle te krijgen. Hulp van verwanten, een vertrouwde omgeving en een geruime tijd ziekteverlof zijn meestal voldoende om dat te bereiken. Voor de problematiek van het psychotisch worden is het echter belangrijk dat we ons realiseren *dat overspannen zijn de kenmerken heeft van een alarmtoestand.* De psyche die overspannen is, dwingt iemand om ermee op te houden en rust te zoeken. Het is de hoogste tijd!
In hoofdstuk 10, waar de aanpassingsstoornissen werden besproken, kwam dit ook reeds ter sprake. Het gaat om de kenmerken van een alarmtoestand bij iemand die te veel stress te verwerken heeft. Als die persoon *niet* de gelegenheid krijgt om de

broodnodige rust te krijgen en geen afstand kan nemen van de problemen die hij niet aankan, volgt de catastrofale ineenstorting: de *desintegratie* van de persoon. Desintegratie betekent letterlijk: de eenheid van de persoon is in stukken uiteengevallen.

Jonge mensen in de tienerleeftijd lopen soms meer dan een jaar rond met de verschijnselen van overspannen zijn; hun ouders beschouwen hun prikkelbaarheid als 'normale' nukken van opgroeiende 'pubers'. De jongere zelf weet zich geen raad, denkt de afschuwelijkste dingen, heeft het vermoeden dat hij of zij ernstig gestoord is en gaat zich steeds vreemder gedragen omdat er niemand is aan wie men het vreselijke kan bekennen. (Denk aan het verhaal van Koen in hoofdstuk 3.)

Verschijnselen van een psychotische toestand

Aan het begin van dit hoofdstuk staat het rapport van een verpleegkundige over Marie B., een vrouw die kennelijk dezelfde dag was opgenomen in het psychiatrisch ziekenhuis waar dit rapport werd geschreven. Het gaat over iemand die méér in de war is dan gewoon overspannen. Iedereen kan vaststellen dat het om een doodangstige vrouw gaat die waanideeën heeft. Ze weet niet meer waar ze het zoeken moet en smeekt om hulp. Mogelijk hoort zij ook 'stemmen' die haar onheil aanzeggen. Zij betrekt in elk geval alles wat in haar omgeving gebeurt op haar eigen ellende. Ze geeft antwoord aan zaalgenoten die het woord niet tot haar hadden gericht. Uit haar onrustige gedrag blijkt dat ze radeloos is. Het hele toestandsbeeld van deze vrouw wijst op een acute psychotische toestand bij een depressie.

Kenmerken van een acute psychose

Mensen die acuut psychotisch zijn, komen angstig en verbijsterd op ons over; zij zijn rusteloos en gedragen zich afwerend. Zij weren vaak contact af omdat ze zichzelf niet zijn en alles en iedereen als bedreigend op hen overkomt. Zij beleven de leefomgeving als spookachtig en vreemd omdat het normale contact met de werkelijkheid verstoord is. Deze verschijnselen horen bij *depersonalisatie* en *derealisatie*: vervreemding van zichzelf en vervreemding van de omringende werkelijkheid (zie hoofdstuk 3).

Er is ook sprake van een gestoorde 'reality testing'. Met deze Engelse term wordt aangegeven dat de persoon niet meer kan onderscheiden wat werkelijk bestaat en echt gebeurt en wat slechts een 'spookbeeld' is. Psychotische mensen zijn door de gestoorde 'reality testing' geneigd allerlei banale zaken op zichzelf te betrekken; ze worden er achterdochtig van. Iemand denkt bijvoorbeeld: Waarom zitten die mensen te lachen, hebben ze het over mij? Deze betrekkingsideeën kunnen makkelijk tot *waanideeën* uitgroeien. In een waan denkt de persoon zeker te weten dat men over hem praat, hij hóórt het, er wordt een complot tegen hem gesmeed.

Mensen met een *achtervolgingswaan* denken soms: 'Men wil mij doden omdat ik te veel weet'. Na verloop van tijd wordt deze oorspronkelijk angstige gedachte omgezet in de hautaine zekerheid dat men macht over de mensen heeft en te zijner tijd zelfs een wereldheerschappij zal kunnen stichten. Zo iemand lijdt aan een *grootheidswaan*.

In een acute psychose *hallucineren* mensen. Zij horen 'stemmen' die schelden of opdrachten geven (bevelshallucinaties). Soms zijn er twee 'stemmen' die met elkaar spreken en commentaar geven op handelingen van de persoon in kwestie. Ze zeggen bijvoorbeeld: 'Kijk nu tilt hij zijn arm op' of: 'Nu gaat hij naar de wc om een plas te doen'. Soms is hetgeen de stemmen zeggen ook heel onaangenaam, er wordt gedreigd: 'We krijgen hem nog wel als hij straks naar buiten komt'. Psychotische mensen horen hun gedachten soms hardop uitspreken. De 'stemmen' zeggen precies wat zij op dat moment denken.

Het is ook mogelijk dat iemand in een acute psychose last van visuele hallucinaties krijgt en geplaagd wordt door dingen die hij in de kamer ziet, zoals angstaanjagende gedaanten of bloedsporen. Het spreekt vanzelf dat psychotische mensen zich daarom zeer in het nauw gedreven voelen, en uit angst impulsieve daden plegen, agressief worden, radeloos wegvluchten en zelfs de hand aan zichzelf slaan. Psychotische mensen kunnen dingen zeggen die we niet begrijpen omdat we niet weten wat ze denken. Ze komen zo verward over dat we zeggen dat ze *incoherent* spreken.

Kortdurende psychose

De verschijnselen van een acute psychose zijn niet specifiek voor één bepaalde oorzaak. Mensen kunnen door alle mogelijke oorzaken psychotisch worden. DSM-IV onderscheidt een kortdurende reactieve psychose, die bijvoorbeeld optreedt als een *reactie op emotioneel belastende omstandigheden*. De verschijnselen komen overeen met wat in het voorafgaande is beschreven: er zijn wanen en hallucinaties, de persoon spreekt verward (incoherent) en gedraagt zich chaotisch. Bovendien zijn er snel wisselende gevoelsuitingen, waarbij angstige verbijstering en verwarring vooropstaan. Volgens de criteria van DSM-IV gaat het bij kortdurende psychosen om toestandsbeelden die 'enkele uren tot een maand kunnen duren'. Na herstel van zo'n psychose is de persoon psychisch niet achteruitgegaan, hij kan weer op zijn oude niveau functioneren.

De meeste acute psychosen gaan weer over als ze maar op de juiste wijze behandeld worden. Het gaat niet alleen om toediening van antipsychotisch werkende medicijnen, zoals Haldol® of Cisordinol®, het gaat vooral om het bieden van veiligheid en een steunend contact. In de klinische hulpverlening moet men zo min mogelijk dwangmiddelen toepassen. Opsluiten en vastbinden van angstige mensen is heel slecht. Radeloze cliënten worden in de eenzaamheid van een isoleercel (of een separeerkamer of afzonderingskamer, hoe die dingen ook maar heten mogen) vaak nog 'gekker' dan ze al waren. Iemand persoonlijk begeleiden en het gevoel geven dat men hem steunt is de beste methode, hoe moeilijk het ook is om dat vol te houden.

Oorzaken van een psychose

In het voorafgaande hebben we reeds enkele oorzaken genoemd: langdurige ondraaglijke psychische stress, een crisis in de tienerleeftijd of een levensbedreigende operatieve ingreep. Meestal is het niet zo dat er slechts van één oorzaak sprake was. Het gaat altijd om een *samenspel van factoren* waarbij één bepaalde factor het meest in het oog springt. Vandaar ook dat DSM-IV (zie hoofdstuk 4) dwingend voorschrijft dat men bij elke psychiatrische diagnose naast het klinische toestandsbeeld ook de persoonlijkheidskenmerken, de lichamelijke gezondheid, de eventuele psychosociale problemen zoals stressfactoren en levensfaseproblematiek, vermelden moet.

Factoren die een rol spelen bij het ontstaan van een psychose

In het nu volgende overzicht komen alle oorzaken die we in het voorafgaande hebben besproken, terug. We zullen zien dat het steeds gaat om *aspecten van iemands kwetsbaarheid.*

Aanleg
Onder 'aanleg' verstaan we wat iemand met de geboorte heeft meegekregen. Sommige mensen zijn van nature kwetsbaarder dan andere. Dat zit vaak 'in de familie'. Mensen met een beperkt verstand hebben meer ondersteuning nodig, mensen met een *gevoelige natuur* zijn minder assertief in het leven. Soms speelt een erfelijke factor ook mee bij het 'vatbaar' zijn voor psychotische desintegratie. Er zijn bijvoorbeeld families waarin veel zwaarmoedige mensen voorkomen.
In andere families komen gevallen van schizofrenie voor. Men mag dan niet zeggen dat de ziekte erfelijk is, er is in zo'n familie sprake van een grotere kwetsbaarheid voor psychische en sociale stress. Men zegt dan dat *'genetische'* (aanleg) factoren hier een belangrijke rol spelen.

Lichamelijke factoren
We noemden reeds het ondergaan van een operatieve ingreep, maar er is natuurlijk veel meer. Lichamelijk verzwakt en/of onjuist medicijngebruik – iets wat bij oude mensen nogal eens voorkomt – kan iemand vatbaar maken voor een psychose.
Hormonale stoornissen zijn berucht om hun invloed op het psychische evenwicht. Bij deze problematiek gaat het meestal om lichamelijke aandoeningen waarbij *hersenfuncties ontregeld raken.* Maar ook op een andere manier kan een lichamelijke factor grote invloed uitoefenen. Mensen met een ernstig invaliderende handicap of lijdend aan een slopende ziekte, zoals bijvoorbeeld AIDS of multipele sclerose (MS),

kunnen psychische problemen krijgen. Het zijn aandoeningen die de hersenen belasten, iemand kwetsbaar maken en de mentale weerstand ondermijnen.

Levensfaseproblematiek

We hebben vaak over de tienerleeftijd gesproken als een leeftijd waarop een jong mens kwetsbaar is omdat hij in een keer zoveel veranderingen tegelijk moet verwerken. Maar er zijn natuurlijk meer levensfasen waarin belangrijke veranderingen plaatsvinden. *De overgangsjaren* bij vrouwen en mannen en de *beginnende ouderdom* zijn perioden waarin mensen uit hun evenwicht kunnen raken omdat er soms iets gebeurt wat zij emotioneel niet verwerken kunnen. Vaak speelt ook een gevoel van eenzaamheid en desillusie een rol omdat men zich overbodig voelt en er niemand is waarmee men echt gevoelsmatig contact heeft.

Sociale factoren

Onder de sociale factoren die bij kunnen dragen aan een psychische ontregeling, moeten we in elk geval de slechte relationele omstandigheden rekenen. De *slechte sfeer in gezinnen en werkplaatsen en de niet aflatende machtsstrijd waar kwetsbare mensen niet tegen opgewassen zijn.* We hebben daar reeds op gewezen bij de bespreking van het communicatiemodel. Dat de factor sociale omstandigheden zo'n belangrijke rol speelt, blijkt ook uit het feit dat de meerderheid van de mensen die in psychiatrische ziekenhuizen is opgenomen, uit *alleenstaanden* bestaat. Uit dat gegeven kunnen we afleiden dat mensen die niemand hebben om op terug te vallen, blijkbaar kwetsbaar zijn en kwetsbaar blijven. Ze hebben immers geen *'thuiskomst'*, er is eigenlijk niemand die op ze zit te wachten.

Veel mensen leven in een voortdurende angst voor falen, voor kritiek, ze voelen zich bekeken en opgejaagd. Dat gevoel heeft niet alleen met sociale stress te maken, het is ook een gevolg van iemands emotionele ontwikkeling. Welke *levensstijl* heeft hij ontwikkeld? Is iemand altijd geneigd op de vlucht te slaan?

Ingrijpende gebeurtenissen in iemands leven (life-events)

Uiteraard kunnen er in een mensenleven dingen gebeuren die zo vreselijk zijn dat men daar een diepgaande psychische invloed van mag verwachten. We hebben reeds over *psychotraumatische belevingen* gesproken, het is dus niet nodig om dat hier nog eens te herhalen. Ik wil alleen wijzen op de invloed die het verlies van een geliefd persoon kan hebben. Sommige mensen kunnen niet over de slag heenkomen en *blijven rouwen*. Ook gewone gebeurtenissen, zoals het moment waarop het laatste kind het ouderlijk huis verlaat of de pensionering na een leven van hard werken, zijn soms zeer ingrijpend voor kwetsbare mensen. Ze kunnen daarom hun draai niet meer vinden.

Al de hier genoemde zaken zijn elk voor zich misschien niet erg genoeg om een psychose te veroorzaken. Maar *in combinatie* met elkaar kunnen ze, vooral bij mensen die van huis uit kwetsbaar zijn, wél aanleiding geven voor een psychische ontregeling. We zeggen dan dat het om problematiek gaat met een *multicausale achtergrond* (betekent letterlijk: 'meerdere oorzaken').

Herhaling van een psychose of een depressie
Ten slotte moeten we er ook op wijzen dat een eerder meegemaakte psychische decompensatie, ook een psychische ontregeling in de jeugd, iemand kwetsbaar maakt voor stress. Wie eenmaal een psychose heeft doorgemaakt, kan helaas weer ontsporen en dan gaat het sneller mis dan de eerste keer.

Andries

Met Andries, een vriendelijke, tweeënzestigjarige sigarenwinkelier gaat het al een tijd niet goed. Dat komt omdat de winkel begint te verlopen, zodat hij de hele dag voor niks op klanten zit te wachten. Het komt ook omdat hij thuis voortdurend krijgt te horen dat de zaak opgedoekt moet worden. Zijn vrouw ziet met lede ogen dat hun beider spaargeld, als gevolg van het gebrek aan inkomsten, steeds verder slinkt. Hun enige zoon steunt haar standpunt, zodat Andries zich omringd voelt door een muur van haat. Meer en meer wordt het winkeltje de veilige plek waar hij rustig, door niemand gestoord, de dag kan doorbrengen, lezend in de tijdschriften uit zijn eigen handelsvoorraad. Dat is een van de redenen waarom hij geen afstand wil doen van de winkel. Hij heeft zich ook voorgenomen om tot zijn vijfenzestigste door te werken, eerder ophouden zou voor zijn gevoel plichtsverzuim zijn. Tot elke prijs wil hij daarom de laatste drie jaar volmaken. Aan de andere kant is de sfeer waarin hij dit moet doen, zó onaangenaam dat hij zich zeer gespannen voelt en in toenemende mate prikkelbaar en opvliegend begint te worden.
Zomaar op een morgen gaat het ineens helemaal mis. Terwijl er een ruzie ontstaat over een onbenullig misverstand, schreeuwt een boze klant ineens: 'Man, je bent niet goed in je hoofd, ze moesten je opsluiten'.
Het is alsof Andries een klap in zijn gezicht krijgt, hij draait zich om, loopt impulsief de winkel uit. Als zijn vrouw tussen de middag thuiskomt vindt ze hem, heftig huilend, op de slaapkamer. Hij slaat met zijn vuisten op zijn hoofd en is niet tot rede te brengen. Die nacht kan hij geen oog dichtdoen, de vreselijkste dingen spoken door zijn hoofd. Zijn vrouw kan niet met hem praten, zij durft hem ook niet troostend aan te raken want hun relatie is nooit hartelijk geweest en nu is ze bang. Uit vrees dat Andries écht iets griezeligs zal doen, besluit ze de huisarts te waarschuwen. Ook tegen deze wil Andries niets zeggen. Hij trekt vreemde gezichten en doet achterdochtig en afwerend. Nadat alle gesprekspogingen mislukt zijn deelt de huisarts mee dat hij een kalmerende injectie zal toedienen; de enige mogelijkheid om een opname te voorkomen. Dat laatste is voor Andries een bevestiging van wat hij al vreesde, hij zal de catastrofe niet afwachten en rent met geweldige sprongen de trap af. In een minimum van tijd is hij uit het huis verdwenen, spoorloos.

Omdat het 'ergste' wordt gevreesd, zet men met hulp van de politie een speuractie op touw. Andries blijkt echter niet ver van huis te zijn. Op aanwijzing van een van de omwonenden wordt hij in een fietsenschuurtje, achter een berg oude rommel, gevonden. Tegen de politie is hij niet onvriendelijk, maar men begrijpt niet wat hij zegt. Hij spreekt geheimzinnig over 'het einde der tijden' en deelt mede dat hij binnenkort in de hemel zal worden opgenomen. Ter plaatste maakt hij een zeer geëxalteerde indruk, het lijkt alsof hij in een 'andere wereld' is en nauwelijks beseft wat er met hem gebeurt. Zo wordt hij na overleg met de huisarts naar de PAAZ van het nabijgelegen ziekenhuis gebracht.

Daar op de afdeling komt er voor Andries een probleem bij. Door een bijwerking van de toegediende medicijnen kan hij niet meer plassen. Verpleegkundigen moeten hem, om de pijn te verlichten, een catheter inbrengen en dat gaat helaas niet zonder moeite. Hij wordt daardoor weer ontzettend angstig en zéér onrustig. Heel veel later zal blijken dat hij zo reageerde omdat hij in de waan verkeerde dat men als straf voor vroeger begane zonden een vreselijke ingreep aan zijn geslacht wilde uitvoeren. Hij vecht voor zijn leven, maar moet uiteindelijk gedogen dat men hem op zijn bed vastbindt. Omdat hij tegen niemand zegt wat hij denkt, heeft ook niemand enig idee van de reden van zijn agressie. De psychiater vermoedt aanvankelijk dat een ernstige hersenfunctiestoornis hem psychotisch heeft gemaakt. Pas maanden later als er reeds ontstellend veel is gebeurd, komt Andries wat tot rust en komt er iets aan het licht van alle ellende waar deze bange man voor op de vlucht was en nog is. De familie heeft inmiddels thuis de zaken definitief geregeld. Hoe het nu verder met Andries moet gaan is nog voor iedereen onduidelijk.

Het gaat allemaal om angst en paniek

Uit het verhaal van Andries kunnen we een aantal belangrijke zaken leren. Kennelijk was hij al een tijdlang over zijn toeren. Hij probeerde in zijn eentje tegen de bierkaai te vechten en dat heeft hij verloren. Andries is een eenzame, gesloten man met een angst-ontwijkende persoonlijkheid (zie hoofdstuk 12), die geneigd is tot een zekere dwangmatigheid om nervositeit binnen de perken te kunnen houden. Hij heeft nooit geleerd om gevoelens te uiten en daarom leefde hij in een slechte sfeer. Na de zeer brute confrontatie met een klant was de zozeer gevreesde psychische ineenstorting ineens daar.

Een heleboel *factoren* die bij het ontstaan van een psychose een rol kunnen spelen, zien we ook hier optreden: de persoonlijkheid, de levensfaseproblemen, een traumatische gebeurtenis, ongunstige sociale omstandigheden (gezinsproblemen en werkstress) plus een lichamelijke complicatie.

Het allerbelangrijkste is de *enorme angst* die tot paniekgedrag aanleiding heeft gegeven en de daarmee samenhangende *destructieve neiging* van Andries die zichzelf straft voor het feit dat hij in het leven gefaald heeft.

14
Schizofrenie

Inleiding

Schizofrenie is een van de belangrijkste psychiatrische aandoeningen. De naam die letterlijk 'gespleten geest' betekent, is destijds gegeven omdat men dacht dat bij schizofrene mensen verstand en gevoel gescheiden en niet meer op elkaar afgestemd zouden zijn. Dat idee berust op een misverstand. Er is niets 'gespleten' en het gevoel is niet weg. Schizofrene mensen raken in een vreemde gemoedstoestand en leggen allerlei zaken op een eigenzinnige manier uit, maar hun verstand blijft behouden. De constatering dat iemand aan schizofrenie lijdt, betekent wel dat hij het risico loopt chronisch ziek te worden. Schizofrenie is een ernstige geestesziekte die een wisselend verloop heeft, gekenmerkt door psychotische episodes. De ziekte begint soms sluipend of ze ontstaat ineens in de vorm van een acute psychose. De persoon krijgt waanideeën en gaat ook 'stemmen horen' (akoestisch hallucineren); daarnaast is er sprake van een vreemde denktrant, een zeer vreemde manier van spreken en bizar gedrag. In vijfentwintig procent van de gevallen gaat de psychose volledig over, maar ze kan terugkomen en bij de meeste schizofrene mensen gebeurt dat ook. Eveneens vijfentwintig procent blijft *chronisch psychotisch* en houdt dus last van waanideeën en 'stemmen'. Een niet onaanzienlijk deel pleegt *suïcide* en doet dat al tijdens de eerste psychose. De meeste schizofrene cliënten vertonen na een eerste of tweede psychose 'restverschijnselen'.

Er is sprake van een gebrek aan initiatief, de interesses zijn weg en men komt nauwelijks meer in actie. Ook op gevoelsmatig gebied is de persoon veranderd, hij is gereserveerd en uit geen gevoelens. Vaak zijn schizofrene mensen die kort geleden zo'n psychotische episode hebben meegemaakt, angstig en depressief en dit kan de aanleiding zijn tot een suïcide. Als de psychose sluipend begint en pas in een laat stadium behandeld wordt, is de prognose meestal slecht, terwijl de prognose veel beter is als er sprake is van een acute psychose die snel behandeld wordt. Met het oog op dat laatste is het van groot belang dat de mensen direct bij het begin van de ziekte, als de eerste psychotische episode is uitgebroken, onder deskundige behandeling komen en medicijnen toegediend krijgen. Na zo'n eerste psychose moet men minstens twee jaar medicijnen gebruiken en als de psychose onverhoopt weer uitbreekt, moet men er op zijn minst vijf jaar mee doorgaan. Schizofrene mensen dienen vooral beschermd te worden tegen stress en spanningen. Ook de ouders en de eventuele partner hebben veel behoefte aan steun en begeleiding.

Ontstaan en verloop van schizofrenie

De geschiedenis van het begrip 'schizofrenie'

Het ziektebeeld was aan het begin van de negentiende eeuw bekend. De Belgische psychiater Morel beschreef in 1860 'dementia praecox' als een psychiatrische ziekte bij *jonge mensen*, die een vreemd en totaal onbegrijpelijk gedrag vertoonden. De Duitse psychiater Hecker beschreef het ziektebeeld in 1871 opnieuw, ditmaal onder de naam 'Hebefrenie' en zijn landgenoot Kahlbaum vestigde in dezelfde periode de aandacht op de zogenaamde 'katatonie' ('Spannungs-irresein' noemde hij dat). Het was uiteindelijk Kraepelin die tot de conclusie kwam dat het om hetzelfde ziektebeeld ging, dat zich echter in verschillende vormen kon manifesteren. Bleuler gaf in 1911 een duidelijke beschrijving van de ziekte en verving de oude namen 'dementia praecox' door een nieuwe naam: *'schizofrenie'*.

Sindsdien is naarstig gezocht naar de oorzaak van het probleem. Ook al gaat men er tegenwoordig vanuit dat er iets mis is met bepaalde hersenfuncties, veel is nog niet duidelijk. In de jaren zeventig is de diagnose 'schizofrenie' in onbruik geraakt, omdat men ten onrechte meende dat het om hospitalisatieverschijnselen of de gevolgen van een slechte gezinssituatie ging. Het zou geen ziekte zijn, maar een product van sociale wantoestanden. In de jaren negentig, toen bleek dat klinische psychotherapie toch niet kon bereiken dat schizofrene mensen beter werden, is de gedachte aan psychosociale oorzaken weer losgelaten. Men legt tegenwoordig de nadruk op het feit, dat het niet de schuld van de ouders is dat hun opgroeiende kind schizofreen wordt. Natuurlijk is er in de gezinnen die tobben met een schizofrene zoon of dochter veel aan de hand, maar dat is in belangrijke mate het gevòlg en niet de oorzaak van de stoornis.

Omdat antipsychotica psychotisch beleven op een effectieve manier kunnen onderdrukken, is men tot de conclusie gekomen dat het om een (genetisch bepaalde) ziekte gaat, waarbij er iets mankeert aan de overdracht van prikkels in de hersenen. De 'neurotransmitters' *dopamine* en *serotonine* zouden een rol spelen. De medicijnen blokkeren in bepaalde hersengedeelten (onder andere het 'limbische systeem' en de 'prefrontale' gebieden) de 'receptoren' voor die stoffen. Men kan tegenwoordig ook met behulp van beeldvormende apparatuur de activiteit van die hersengebieden zichtbaar maken.

Men beschouwt schizofrenie als een ziekte die het gevolg is van een kwetsbaarheid voor stress. Het brein van schizofrene mensen is kwetsbaar, omdat ze aanleg hebben voor een psychose en omdat hun brein waarschijnlijk voor de geboorte of in de babytijd al, beschadigd is door een (virus)infectie of iets dergelijks. Dit is op het ogenblik de gangbare biologisch-psychiatrische theorie. Bewijzen voor deze theorie moeten nog gevonden worden en het is best mogelijk dat het verhaal over een paar jaar herschreven moet worden.

Het verloop van schizofrenie

De ziekte schizofrenie kan als een acute psychose beginnen, maar bij veel mensen is er juist een sluipend begin, waarbij het lange tijd niet duidelijk is wat er aan de hand is. Het kan om jonge mensen gaan tussen de achttien en de twintig jaar, of om iemand tussen de dertig en de veertig jaar. De persoon gaat zich steeds vreemder gedragen en daardoor komen de relaties tussen hem en de familie onder druk te staan. Hij trekt zich niets aan van afspraken en verplichtingen. Er zijn ook emotionele problemen, maar men kan hem – hoe de familie ook zijn best doet – niet meer bereiken. Alles wat er gezegd wordt, valt verkeerd en kan plotselinge boosheid veroorzaken. Ook Evelien in hoofdstuk 2, vertoont dit gedrag. Vaak gingen er al heel veel moeilijkheden aan de crisis vooraf. Het meisje of de jongen was al eenzaam en kon zich vroeger met moeite handhaven. Op het moment dat de zaak echt uit de hand loopt, blijkt dat er sprake is van 'psychotische verschijnselen', zoals waandenkbeelden en 'stemmen horen'.

Psychotisch gedrag en schizofrenie

Als jonge mensen psychotisch worden, hoeft dat niet onmiddellijk te betekenen dat ze aan schizofrenie lijden. Psychosen kunnen kort duren, een paar weken of maanden. Dat is bijvoorbeeld het geval bij sommige jonge vrouwen die na de bevalling van een kind over hun toeren zijn geraakt. Ze worden geteisterd door waanbeleven en andere obsessionele gedachten en ze zijn doodsbang omdat ze zichzelf niet meer onder controle hebben. Ik denk ook aan een wat oudere man zoals Andries (in het verhaal in hoofdstuk 13), die na een traumatische gebeurtenis helemaal van de kaart is. Als de psychose over is, herstelt men ook zonder blijvende psychische schade of 'restverschijnselen'.
Bij mensen die aan schizofrenie lijden is *meer* aan de hand, het gedrag van de betrokkene is vaak oninvoelbaar, vreemd en bizar. Dat komt omdat er een waanidee achter zit. De persoon maakt magische gebaren om beïnvloeding af te weren. Hij heeft het idee dat wij met onze aanwezigheid een ongunstige invloed uitoefenen. We dringen in zijn privacy door en dat kan hij, vanwege zijn kwetsbaarheid, niet hebben. Buitenstaanders hebben dat meestal niet door, zij zien alleen een jongere die in zichzelf mompelt, vreemde gezichten trekt en misschien met de armen zwaait. Ze kunnen geen gevoelsmatig contact krijgen, omdat de betrokkene achterdochtig en afwerend is. Een misverstand of een schijnbaar onbelangrijke gebeurtenis kan ineens als een affront opgevat worden en kan aanleiding zijn tot grote opgewondenheid. De angstige persoon schiet overeind, loopt pijlsnel weg en sluit zich op in zijn kamer.

Het paranoïde type

Soms is, dankzij een medicamenteuze behandeling, de paranoïde waan 'verbleekt'. De cliënt praat er niet meer over, maar hij heeft die ideeën niet losgelaten en er geen afstand van genomen. Wat hij tijdens de psychotische periode beleefd heeft, koestert hij zelfs als iets kostbaars, dat alleen hem aangaat en niemand anders. Ook bij latere psychotische periodes zal dat zo blijven. Wat wij hulpverleners 'ziek' noemen, heeft voor die cliënt vaak een andere betekenis. Voor hem is dat psychotische beleven ook een vorm van 'inzicht' in zaken waar hij bang voor is. Ik zeg dit niet omdat ik een romantische opvatting over schizofrene mensen wil propageren, maar om lezers te waarschuwen voor het idee dat het allemaal ziekelijke onzin is wat mensen beleven. Vaak zijn schizofrene cliënten, in vergelijking met vroeger, gereserveerd en kunnen ze de indruk wekken wat uit de hoogte op mensen neer te kijken. Dat is geen hoogmoed en geen 'gekte', maar een uiting van kwetsbaarheid. Zij moeten afstand bewaren omdat anderen niet in hun leefwereld mogen binnendringen en de sluizen van hun emoties niet geopend mogen worden.

Wat ik hier beschrijf is het gedrag van mensen die aan het zogenaamde '*paranoïde type*' van schizofrenie lijden. Vaak vertonen zij behalve paranoïde verschijnselen nauwelijks veranderingen. In veel gevallen wonen zij na het doormaken van een psychotische periode, weer thuis bij hun partner of hun ouders en kunnen zij ambulant behandeld worden. Een voorwaarde is wel dat men bereid is medicijnen te gebruiken. Medicijnen kunnen ingenomen worden of men kan om de paar weken op een polikliniek een depotinjectie toegediend krijgen. De laatste vorm van behandelen heeft het voordeel dat de betrokkene regelmatig door de behandelaar wordt gezien en begeleid kan worden. Zonder die steun kunnen cliënten het thuis niet redden.

Gedesorganiseerd gedrag

Bij jonge mensen die vaak al een uitgebreide voorgeschiedenis hebben, verloopt het ziekteproces soms ongunstig. De ziekte wordt manifest als reeds bestaande gedragsproblemen – zoals opstandig gedrag en zich onttrekken aan sociale verplichtingen – een bizar karakter krijgen. Het gaat niet meer om het normale opstandige gedrag van een boze puber, die het zat is dat zijn ouders hem de wet voorschrijven, maar om *onbegrijpelijke eenzelvigheid*. Soms berokkent iemand zichzelf schade, spullen waar men op gesteld is worden zomaar uit het raam gesmeten. Relaties met mensen worden verbroken. Op school of op het werk is men vrijwel nooit meer aanwezig. Het *psychotische gedrag* wordt niet alleen door angst, paniek, waandenkbeelden en achterdocht gekenmerkt, er is ook op gevoelsmatig gebied het een en ander mis. Gevoelens komen niet over en de ouders begrijpen niet wat de jongen of het meisje zegt, want hij of zij spreekt niet of zegt alleen dingen die in een soort *geheimtaal* verpakt zijn. De familie is wanhopig omdat de betrokkene verslonst, onvoldoende gevoed wordt en zich niets aan de lichaamsverzorging gelegen laat liggen.

Dit beeld hoort bij het zogenaamde '*gedesorganiseerde type*' ('desorganised type' DSM-IV). Jongeren die hieraan lijden zijn vaak moeilijk te behandelen. Het lukt wel om contact met ze te krijgen, als men het geduld ervoor heeft en ook structuur in het leven van de betrokkene kan aanbrengen. Uit onderzoek is gebleken dat in gezinnen met een hoge 'expressed emotion' – dat wil zeggen ouders of partners reageren zeer heftig op wat de psychotische persoon doet – extra veel problemen voorkomen. Als het gezin door de hulpverlening begeleid en opgevangen kan worden, kan men leren op een andere manier met het problematische gedrag om te gaan. Vaak is het niet te voorkomen dat er na een psychotische periode 'restverschijnselen' zijn. Restverschijnselen worden ook wel met de term 'negatieve verschijnselen' aangeduid. Men verstaat er dus onder: initiatiefverlies, een neiging tot inactiviteit en gebrek aan belangstelling voor andere mensen. Zo iemand zegt uit zichzelf erg weinig en laat meestal niet merken wat hij denkt en voelt. Soms is er nog sprake van achterdocht en zijn de vreemde ideeën niet helemaal verdwenen. De aanwezigheid van 'negatieve' of 'restverschijnselen' betekent *niet* dat er aan deze situatie niets meer gedaan kan worden. Cliënten die daar last van hebben, kunnen gerevalideerd en gestimuleerd worden. Tegenwoordig bestaan er speciale behandelprogramma's, zoals een sociale vaardigheidstraining en een 'cognitieve' training voor cliënten die met deze problemen kampen.

Het katatone type

Het komt een enkele keer voor dat motorische verschijnselen op de voorgrond staan. De cliënt heeft de andere schizofrene problemen ook, maar in zijn geval, zijn vreemde houdingen, vreemde gebaren en zwijgzaamheid het meest opvallend. Het is alsof deze mensen die vreemde houdingen en gebaren nodig hebben om hun innerlijke chaos te beteugelen. Ze geven hiermee anderen een signaal in de trant van: '*Kom niet bij mij, want ik kan contact met jou niet verdragen*'. Een katatoon iemand kan als een standbeeld op zijn stoel blijven zitten en kan dat uren volhouden. Het is mogelijk dat hij tegelijkertijd ritmische bewegingen met zijn bovenlichaam maakt. De cliënt kan ook volkomen verstard in bed liggen, het hoofd net even boven het kussen geheven. Hij kan een ingewikkelde mimiek vertonen en – als niemand kijkt – vreemde grimassen maken, zoals de lippen tuiten en de wenkbrauwen optrekken en fronsen. Katatone verschijnselen kunnen in zeer lichte mate bij alle schizofrene cliënten voorkomen. Als men overwegend katatone verschijnselen vertoont, is er sprake van '*schizofrenie van het katatone type*'. Het volgende voorbeeld gaat hierover:

Arnold

Arnold is een magere, sombere man van veertig jaar. Hij heeft nooit gewerkt want hij kon niet met 'bazen' opschieten. Hij is altijd thuisgebleven en woont bij zijn bejaarde ouders. Moeder was 37 toen Arnold geboren werd en zijn komst ging met veel problemen gepaard. Als baby lachte Arnold nooit en hij groeide op tot een vreemde, schichtige jongen die last had van angstbuien. Moeder moest hem beschermen, want de grote jongens uit de buurt vonden het leuk

---

om 'gekke Nollie' op te tillen en op een hoge muur te zetten, waar hij niet zonder hulp meer af kon komen. Toen Arnold volwassen werd, ontstonden er conflicten tussen hem en zijn vader, omdat vader de 'fratsen' van zijn zoon niet meer kon verdragen. Hun ruzies hadden tot gevolg dat Arnold vaak in bed bleef liggen, een veilige plek waar moeder hem zijn eten bracht, omdat zij genoeg had van die spanningen in de huiskamer.

In de loop der jaren ging het steeds slechter en na lang beraad werd via de huisarts, de RIAGG ingeschakeld. Van ambulante hulp kwam niets terecht, want Arnold sprak niet met de sociaal-psychiatrisch verpleegkundige. Hij hield zich niet aan 'afspraken' en hij nam geen medicijnen in. Daarop werd besloten dat Arnold in een kliniek behandeld moest worden. Hij ging 'vrijwillig', dat wil zeggen, hij bood geen weerstand toen de broeders van de ambulance hem ophaalden, maar hij voelde zich verkocht en verraden.

Tijdens zijn verblijf in de opnameafdeling zat hij stokstijf op een stoel, geen vin verroerend. Verpleegkundigen brachten hem 's avonds naar bed en haalden hem er 's morgens als een houten klaas weer uit. Uit eigen beweging deed hij niets. Als men een van zijn armen optilde, bleef die als een wegwijzer recht vooruit staan tot iemand de arm weer in de normale stand had teruggezet.

Arnold zat soms stil te huilen. Hij voelde zich in de steek gelaten en rouwde waarschijnlijk, omdat hij zijn moeder miste. Hij voelde zich beroerd omdat hij vermoeid was door de medicijnen die hij moèst innemen. Als de ouders 's woensdags op bezoek kwamen, ontstond er steevast een scène. Arnold smeekte jammerend of hij naar huis mocht, zijn ouders stonden er wanhopig bij. Als ze dan op aandringen van een verpleegkundige eindelijk weggingen, bleef hij radeloos voor de gesloten afdelingsdeur staan, met zijn hoofd bonkend op het hout. De ouders hielden deze kwelling zes weken vol, maar toen konden ze er niet meer tegen. Pa gaf toe en nam Arnold – tegen het uitdrukkelijk advies van het team – mee naar huis.

De traumatische ervaring van de opname had hem nog achterdochtiger gemaakt dan hij al was. Hij liep vaak met afgemeten passen door het huis, controleerde wat er in de kasten lag en voelde aan de deuren of ze niet op slot waren. Hij sprak nauwelijks met zijn ouders. Ze hoorden wel dat hij 's nachts hardop uit de bijbel las en soms plotseling luid schreeuwde. Arnold ontwikkelde de rare gewoonte om, aangekleed, op de vloer te slapen. Na een jaar hielden de ouders de spanning niet meer uit. Ze verzochten de RIAGG om een heropname, maar zover is het niet meer gekomen. Arnold had kennelijk door wat hem te wachten stond, hij is naar de zolder gegaan en heeft gedaan wat hij al zo lang van plan was.

Oud geworden schizofrene cliënten

Bij oudere schizofrene cliënten die al vele jaren *een scala van 'negatieve' verschijnselen* vertonen, spreekt men (ten onrechte) wel van een '*resttype*' ('residual type' DSM-IV). Het gaat vooral om oudere psychiatrische cliënten die er slordig uitzien en door een gebrek aan energie een zeer beperkt bestaan leiden. In de biologische psychiatrie wordt in dit opzicht ook wel gesproken van 'schizofrenie van het type II'. Men neemt aan dat bij deze mensen hersenafwijkingen aangetoond kunnen worden. Iets wat zeker *niet* het geval is bij mensen die nog maar kort aan schizofrenie lijden.

Wat beleeft iemand die aan schizofrenie lijdt?

Mensen die door een psychose in een mentale chaos terechtkomen, voelen zich volkomen verlaten. Alles is totaal vreemd geworden, niets is meer normaal. Gewone dingen worden als spookachtig beleefd en veroorzaken fobische angst. Iemand durft zich niet meer op straat te vertonen of ervaart een grote huivering bij het betreden van het huis waar hij al zoveel jaren heeft gewoond. Overal loert gevaar. De betrokkene meent te horen dat er over hem wordt gepraat en ziet vreemde voortekenen of ziet mensen die hem bedreigen. Hij kan ook het paranoïde waanidee ontwikkelen dat er een complot gesmeed wordt en denkt dat er via radio en televisie op hem wordt ingewerkt. Hij luistert bijvoorbeeld naar een gesprek op de radio en constateert: 'Dat gaat over mij'.
Het is belangrijk dat mensen die zo'n vreselijke ervaring meemaken, tijdig hulp krijgen. Het lukt echter niet altijd om een angstig persoon over te halen zich onder behandeling te stellen. Mensen die over hun toeren zijn, denken dat ze 'gepakt' worden en zijn net als Arnold doodsbenauwd voor een opname. Ze zijn ook doodsbenauwd voor medicijnen, omdat ze het gevoel hebben dat die hen van hun verstand zullen beroven. Hulpverleners worden in zo'n situatie als afgezanten van de duivel beschouwd en kunnen rekenen op verzet. Daarom is het prettig als er een vertrouwenspersoon gevonden kan worden, die de betrokkene begeleidt en bemiddelt ten opzichte van de hulpverleners. Soms is ambulante hulp niet mogelijk omdat de betrokkene hulp weigert of niet bereid is naar een spreekuur te komen. In zo'n geval moet gewacht worden tot de situatie vastloopt en er redenen zijn voor een gedwongen opname. Radeloze cliënten verdwijnen soms uit het gezichtsveld en niemand weet waar ze zijn. De vermiste zoon, dochter of echtgenoot is gaan zwerven, gebruikt misschien drugs en is tot de groep van 'zorgvermijders' gaan behoren.

De afweer doorbreken

Als schizofrene mensen eenmaal onder behandeling zijn, is het vaak wel mogelijk om de muur van afweer te doorbreken. Het is beslist niet zo dat de ziekte het gevoelsleven en het verstand geruïneerd heeft. Ik denk bijvoorbeeld aan mijn ervaring met schizofrene cliënten die tijdens een vakantie in een bungalowpark een heel ander gedrag bleken te vertonen. Ze namen deel aan gezellige activiteiten, konden lachen om grappen en waren ook in staat de helpende hand te bieden. In het ziekenhuis of in het beschermende tehuis waar hulpverleners de baas zijn, gedraagt de cliënt zich – ondanks de goed bedoelde informaliteit – toch formeel, afwezig en achterdochtig. Die cliënt houdt zich daar wat meer gedeisd. Vandaar ook dat men tegenwoordig – door middel van revalidatie en rehabilitatie – werkt aan een zo groot mogelijke zelfstandigheid. Cliënten kunnen in een woongroep geplaatst worden, waar ze geen 'patiënt', maar *huisgenoot* zijn. Ook al heeft een cliënt als gevolg van zijn ziekte niet voldoende energie om initiatieven te kunnen ontplooien, onder begeleiding van medewerkers kan er toch van alles en nog wat ondernomen worden.

Schizofreen gedrag hangt ook samen met omgevingsfactoren, dat moeten we goed voor ogen houden. Het recidiveren van psychotische episodes heeft vaak met de leefomstandigheden te maken. Er wordt dan te veel van de betrokkene gevraagd en er wordt veel te weinig rekening gehouden met zijn kwetsbaarheid. Het is ook mogelijk dat cliënten de voorgeschreven medicijnen niet innemen en daarom in toenemende mate gespannen worden. Als er spanningen zijn, reageren schizofrene mensen vaak met hallucineren en met afwerend en achterdochtig gedrag. Men kan er niet tegen en voelt zich terecht bedreigd.

De voornaamste kenmerken van schizofrenie

Geleidelijk aan toenemende onrust

De familie merkt dat de betrokkene vooral 's nachts in de weer is en onbegrijpelijke dingen doet. Hij verwaarloost zichzelf en wil daar geen woord over horen. Het gevoelscontact wordt door veelvuldige misverstanden bemoeilijkt, ouders kunnen een psychotisch kind niet meer bereiken. Partners van een schizofrene man of vrouw merken dat er sprake is van toenemende vijandigheid en achterdocht, omdat de betrokkene meent dat er iets duisters beraamd wordt. Men moet machteloos toezien dat het misgaat. Bij vlagen is er nog wel contact, vooral als de persoon zeer wanhopig en verdrietig is. Op zulke momenten wordt pas goed duidelijk hoe radeloos de betrokkene is. Soms heeft men even de gelegenheid een troostend gebaar te kunnen maken. Er zijn ook momenten waarop de schizofrene persoon lacht, terwijl er niets te lachen valt of boos wordt, terwijl er ogenschijnlijk geen aanleiding voor is. Soms kijkt hij tijden lang strak naar één punt in de kamer en men kan er niet achter komen waarom hij dat doet en wat hij daar waarneemt.

'Stemmen' horen

Schizofrene cliënten horen vaak '*stemmen*' die hen iets influisteren of hardop hun gedrag beschrijven. Ze zeggen bijvoorbeeld: 'Kijk hij gaat naar de wc!' De 'stemmen' kunnen de persoon ook opdrachten geven. De invloed van 'stemmen' kan verbijsterend zijn, omdat ze bijvoorbeeld kunnen zeggen dat hij er maar een eind aan moet maken. Ze kunnen ook zeggen dat hij een destructieve daad moet uitvoeren die hij niet wil. Cliënten kunnen last hebben van 'stemmen' die met elkaar over hen spreken. De 'stemmen' zeggen nare dingen of ze fluisteren scheldwoorden als:

'Je bent een zwijn'! Later, als dit akoestisch hallucineren al geruime tijd bestaat, krijgt het fenomeen 'stemmen horen' soms nog een andere betekenis. De 'stemmen' kunnen ook steunen. De persoon luistert attent naar de 'stemmen' omdat die hem raad geven en zeggen wat hij moet doen. Een jongeman vertelde mij eens – op een moment dat het wat beter met hem ging – dat hij geen antwoord mocht geven omdat mijn tafel tot hem sprak. Uit de tafel die tussen ons beiden in stond, kwam een 'stem' en die zei: 'Henk hou je mond, kijk uit!' Vaak was hij zo geboeid door wat de tafel zei, dat hij niet merkte dat ik ook tegen hem sprak. Hij zat dan afwezig, met een in zichzelf gekeerde blik, naar de tafel te staren en was niet meer te bereiken.

Paranoïde waandenkbeelden

Schizofrene cliënten hebben vaak *paranoïde waandenkbeelden* zoals een achtervolgingswaan. Men denkt via machines 'bestraald' te worden of door middel van giftig voedsel, gemanipuleerd te worden. Men 'voelt' het in het lichaam dat een geheimzinnige kracht inwerkt. De persoon denkt ook dat 'ze' (dat zijn de belagers) hem machteloos willen maken en hij bedenkt 'tegenmaatregelen' om de kwalijke invloed weer teniet te doen. Men kan ook van mening zijn zelf macht te hebben en vijanden te kunnen verslaan. Soms meent een schizofrene cliënt dat hij Jezus is, omdat hij net als Jezus slachtoffer is van bespotting en mishandeling, terwijl hij uiteindelijk onoverwinnelijk zal blijken te zijn.

Incoherentie

De *gedachtegang* van schizofrene cliënten is moeilijk te volgen omdat ze van de hak op de tak springen en dingen denken en zeggen die voor hen diep symbolisch zijn, maar op ons als wartaal overkomen. Een gesprek verloopt wonderlijk als een cliënt spreekt. Hij maakt zinnen niet af en zegt iets dat symbolisch bedoeld is, of als een hint opgevat moet worden. Deze vreemde manier van spreken heet *incoherentie*. Een schizofrene cliënt voelt zich gauw bedreigd en vindt het meestal zéér onaangenaam als je hem tijdens een gesprek te nadrukkelijk aankijkt of op een andere manier te dichtbij komt. Aanraken is helemaal uit den boze.
Het komt ook wel voor dat schizofrene mensen niets meer zeggen en zwijgend door het leven gaan. Men spreekt dan van *mutisme*.

Katatonie

Soms maken schizofrene cliënten stereotiepe bewegingen. Dat wil zeggen: ze herhalen steeds dezelfde bewegingen of nemen een bepaalde houding aan en blijven in die houding staan, liggen of zitten. Deze typische motorische verschijnselen noemt men *katatonie*. Vroeger, toen mensen nog niet met antipsychotica behandeld werden, was katatoon gedrag niet zo zeldzaam. Denk aan het voorbeeld van

Arnold. Tegenwoordig ziet men katatonie alleen in de vorm van bepaalde vreemde gebaren of een zekere vormelijkheid wanneer men iemand een hand geeft. Wie niet weet wat het is, valt het niet op.

Dwangmatig gedrag

Het valt, in vergelijking met katatonie, wèl op dat schizofrene cliënten soms erg *dwangmatig* zijn geworden. Er mag niets worden veranderd, want dat maakt hen angstig. Opruimen van hun kamer of iets aan hun kleding veranderen verstoort een soort magisch evenwicht. Familieleden of hulpverleners die even snel iets willen opruimen, kunnen de betrokkene zeer ontstemd maken omdat men zijn systeem ontregeld heeft. Vaak weten die mensen niet wat ze misdaan hebben en begrijpen niet waarom de betrokkene zo reageerde. Wie hem echt goed kent weet het precies en zegt bijvoorbeeld: 'Je mag nooit zijn hoofdkussen dwars op zijn bed leggen, daar kan hij niet tegen'.

Nervositeit en gespannenheid

Schizofrene mensen voelen zich vaak nerveus en gespannen. Daarom liggen ze graag op hun bed omdat het een veilige plek is waar men zich kan terugtrekken. Als het niet mogelijk is om zich terug te trekken, zit de persoon gespannen voor zich uit te staren of loopt rusteloos heen en weer en rookt voortdurend sjekkies. Anderen willen naar bed omdat ze vermoeid zijn. Het gebruik van psychiatrische medicijnen veroorzaakt vermoeidheid. Sommige 'negatieve verschijnselen' die als typerend voor schizofrenie worden beschouwd, hebben ook te maken met onge-wenste bijwerkingen van antipsychotica.

Samenvatting

In aansluiting op de criteria van DSM-IV, wil ik een aantal kenmerken van schizo-frenie kort samenvatten.
- De cliënt heeft wanen en hoort 'stemmen' (hallucinaties); spreekt incoherent, associeert zaken die niets met elkaar te maken hebben en zegt soms volstrekt onlogische dingen.
- Men vertoont ernstig chaotisch, bizar en katatoon gedrag.
- Er zijn 'negatieve' symptomen zoals 'vlakke' en vaak onbegrijpelijke gevoels-uitingen, spraakarmoede of apathie.
- De persoon kan al geruime tijd niet meer werken en/of studeren, hij is onver-zorgd. Er is soms sprake van een duidelijke 'knik' in zijn levenslijn. De beroepsmatige en intellectuele ontwikkeling die de naaste omgeving verwacht had, is afgebroken en men kan niet meer bereiken wat eerst nog mogelijk was.
- De verschijnselen moeten minstens zes maanden achtereen aanwezig zijn en daarbij moet men ook gedurende één maand typische verschijnselen van een acute psychose hebben vertoond. In deze ziekteperiode van zes maanden kun-nen de onheilspellende (prodromale) voortekenen en de 'negatieve' restver-schijnselen inbegrepen zijn.

Opvattingen over schizofrenie

Er wordt nog steeds verschillend gedacht over schizofrenie en dat komt omdat deskundigen – op grond van de Amerikaanse DSM-IV-criteria – de diagnose tegenwoordig *vroeg* stellen. Zij hechten er veel waarde aan dat de ziekte tijdig en krachtig behandeld wordt. Vroeger waren clinici gewend de diagnose schizofrenie *laat* te stellen, men deed het als bleek dat een psychose onomkeerbaar was geworden. De keuze voor een snel en actief behandelbeleid heeft grote voordelen, maar mag niet betekenen dat de aandacht voor de levensgeschiedenis en de emoties op de achtergrond raakt. Men moet aandacht besteden aan wat schizofrene mensen meemaken. Voor alle duidelijkheid vat ik samen wat in het voorafgaande over de biologisch-psychiatrische opvattingen en de ontwikkeling van een schizofrene stoornis is gezegd. Het lijken twee opvattingen die met elkaar in tegenspraak zijn, maar dat is niet zo. Voor de behandeling is er geen verschil. De visies vullen elkaar aan.

1 Schizofrenie is een *hersenziekte* die op den duur de persoonlijkheid van de zieke aantast. De oorzaak moet gezocht worden in een aanlegstoornis (aangeboren en/of voor en vlak na de geboorte ontstaan). Door die stoornis is er een afwijkende ontwikkeling van bepaalde structuren in de hersenen. Het zou leiden tot verhoogde *kwetsbaarheid voor schizofrenie*. Volgens deze opvatting moeten we schizofrenie zien als een hersenziekte die een zeker voorspelbaar verloop zal hebben. Kenmerkend voor deze kwetsbaarheid is een verminderd vermogen informatie te verwerken. Op indrukken en prikkels wordt te heftig gereageerd en daarom raakt men dan overprikkeld. Informatie die 'te veel' is zou onvoldoende 'weggefilterd' worden. Deze theorie beschouwt hallucineren en waanbeleven als stoornissen die veroorzaakt worden door afwijkingen in het hersenapparaat.

2 Schizofrenie is het gevolg van een ontwikkelingsstoornis die bij jongeren in de adolescentiefase of bij jonge volwassenen tot een ernstige crisis leidt. Het gaat om – van kinds af aan – onevenwichtige mensen die de grote veranderingen in hun leven – zoals de zich ontwikkelende seksualiteit en de noodzakelijke verbreking van de veel te enge band met het ouderlijk huis – niet kunnen bijbenen. Men had al vanaf de vroegste jeugd angstproblemen en is van huis uit *emotioneel kwetsbaar*. Door de spanningen ontstaat er een vicieuze cirkel. De toenemende onevenwichtigheid veroorzaakt sociale conflicten en door die conflicten neemt de onevenwichtigheid alleen maar toe. Dat gaat net zo lang door tot een breekpunt is bereikt en een kleine gebeurtenis de aanleiding kan zijn voor psychisch afknappen en 'psychotisch' worden. Het waanbeleven en 'stemmen' horen kunnen worden opgevat als *dissociatie van ondraaglijke angstgevoelens*. Zaken waar de persoon bang voor is, worden in de buitenwereld geprojecteerd en alledaagse ervaringen krijgen een betekenis die ze niet toekomt.

Een ontwikkelingsproces

Opvatting nummer 1 is momenteel toonaangevend. Men spreekt van een zogenaamd *kwetsbaarheid-stress-model*, waarbij de kwetsbaarheid samenhangt met
een gestoorde aanleg en vaak ook nog het gevolg is van een aandoening die de
betrokkene als kind vlak voor of na de geboorte heeft opgelopen.

De voorwaarden voor het schizofreen-worden zijn ongetwijfeld te vinden in de
genetische aanleg van de persoon (men is 'nerveus' aangelegd), maar de jeugd en
de interacties met de omgeving zijn ook van belang. Scheefgroei van emotioneel
kwetsbare kinderen kan – zoals hierboven door mij is geschetst – catastrofale
gevolgen hebben. Die scheefgroei mag de ouders niet verweten worden. Ze voeden
een moeilijk kind op dat emotioneel vaak héél apart reageert. Het gaat om kwetsbare kinderen waarvoor men zich juist buitengewoon verantwoordelijk voelt en die
dus uit voorzorg ontzien worden, omdat ze op school en in de buurt geplaagd worden. Zulke kinderen gaan zich vaak als tiener steeds wonderlijker gedragen en de
ouders weten dan niet wat ze moeten doen.

Véél ouders van pubers weten trouwens niet wat ze met hun bokkige, zwijgzame
zoon of dochter aan moeten. Het gedrag van psychisch ontregelde kinderen wordt
volstrekt raadselachtig, soms volslagen passief, soms zeer provocerend. In alle
gevallen kan dat gedrag niet meer beïnvloed worden, opvoedkundige maatregelen
sorteren geen effect.

In veel gezinnen tobt men als ouders jarenlang met een probleemkind, uit schaamte durven moeders en vaders geen hulp te vragen, men praat er liever niet met
anderen over dat het contact met dochter of zoon al jaren volslagen zoek is. Men
moddert met het probleem in zijn eentje voort, maar vroeg of laat loopt het dan
toch spaak.

Adri

Op een vrijdag in november, laat in de middag, is Adri, een 22-jarige student uit
Amsterdam, op weg naar een studieweekend in Brabant. In Den Bosch, waar hij
moet overstappen, krijgt hij tijdens het spitsuur een paniekaanval. In de zich
voortspoedende menigte op het perron krijgt hij plotseling een vreselijk angstig
gevoel, waarbij hij zich door de mensen om hem heen zeer bedreigd voelt. Het
is alsof alles om hem heen ten onder gaat in één grote catastrofe. De metalige
stem die uit de luidsprekers klinkt, doet pijn in zijn oren, het is of zijn eigen
ondergang wordt aangekondigd. Een trein met gele koplampen komt uit de verte het station binnenrijden, recht op hem af. Hij krijgt een haast onweerstaanbare neiging om op de rails te springen, vlak voor het naderende gevaar. Volkomen
verbijsterd vlucht hij, voor zijn gevoel nog net op tijd, het station uit.
Zonder te weten wat hij doet, rent hij de inmiddels donker geworden stad in.
Tijdens het lopen zakt de angst enigszins, maar het gevoel 'gek te worden' blijft.
Ook het idee dat alle mensen op straat naar hem kijken en hem vijandig gezind

---

zijn, kan hij niet meer kwijtraken. Hij is zo radeloos, dat hij nergens binnen durft te gaan. Na uren rondlopen belt hij tenslotte in een café naar zijn ouders, met de mededeling dat hij plotseling niet goed is geworden. Zijn vader komt met de auto en neemt hem mee naar huis.
Deze psychische ineenstorting van Adri is de slotfase van een zich gedurende de laatste maanden langzaam ontwikkelende gespannen toestand.

Adri is een stille, timide jongen die al een hele tijd twijfelt aan zijn eigen mogelijkheden. Hij twijfelt aan zijn vermogen om een belangrijk examen te halen. Hij wordt ook in de war gebracht door zijn gevoelens voor een meisje dat hij vaag kent maar nooit heeft benaderd. Eigenlijk twijfelt Adri aan alles. Hij lijdt onder de verstikkende sfeer in zijn ouderlijk huis, waar altijd spanning heerst en niemand ooit zegt wat hij precies denkt of voelt. Hij is afhankelijk van dit gezin en voelt zich niet in staat zelfstandig op kamers te gaan wonen. Juist die machteloosheid en de schaamte over de onzelfstandigheid hebben hem zo wanhopig gemaakt.
Aan zijn ouders vertelt hij na de paniek in Den Bosch niet veel meer dan dat hij zich toen ineens erg ziek voelde. Dat hij vooral erg nerveus is, merken zij ook wel. Maar zij schrijven dat toe aan 'overwerkt' zijn door hard studeren. Zij durven niet verder te informeren en zijn ook niet bij machte tot een wezenlijk diepgaand gesprek met hun enige zoon te komen. Zo zijn de verhoudingen nooit geweest. Adri zelf kan zijn nu losgewoelde angstgevoelens niet meer kwijtraken. Steeds komen dezelfde afschuwelijke gedachten weer in zijn hoofd opzetten. Hij blijft zich bedreigd voelen en denkt dat onbekenden hem in de gaten houden. Ook de manier waarop mensen uit zijn eigen omgeving met hem omgaan, verontrust hem. Zij wisselen aan tafel, tijdens de maaltijd, blikken uit en kijken hem onderzoekend aan. Als hij een winkel betreedt, meent hij in de blik van het bedienend personeel een zekere minachting te bespeuren. Zij kijken veelbetekenend en hij vraagt zich af wat er voor bijzonders aan hem te zien is. In elk geval gaat hij nu het oogcontact met anderen vermijden. De schokkende gedachte dat zijn seksuele problemen, met name zijn veelvuldige zelfbevrediging, op een of andere manier aan hem te zien zijn, verontrust hem. Teneinde dat tegen te gaan, besluit hij maatregelen te nemen. Voortaan kleedt hij zich alleen nog maar in het zwart, een zwarte spijkerbroek en een zwarte coltrui. Om zijn lichaam weerbaarder en zuiverder te maken, gaat hij enkele malen per dag gymnastische oefeningen doen en meet zich een strenge en afgemeten manier van lopen aan. Vaak staat hij voor de spiegel en kijkt lang en vorsend in zijn eigen ogen.

Ondanks al zijn pogingen de situatie weer onder controle te krijgen, neemt zijn gevoel van belaagd zijn niet af. Elke avond ziet hij, sinds kort, een bepaalde rode auto door de straat rijden. Na verloop van tijd merkt hij meer van dit soort dingen die, in zijn beleven, niet zonder betekenis kunnen zijn. Langzamerhand vat het idee bij hem post, dat hij in een complot is verwikkeld. Hij praat daar met niemand over, ook met zijn ouders niet. Hij houdt alles nauwkeurig in de gaten en gedraagt zich behoedzaam. Een groot deel van de dag brengt hij trouwens in zijn bed door; 's nachts staat hij op om het een en ander in zijn kamer te regelen. Met zijn ouders onderhoudt hij alleen nog het allernoodzakelijkste contact. Zij verwonderen zich zeer over zijn gedrag, maar hebben niet de moed om te informeren wat dat allemaal te betekenen heeft.

Na verloop van tijd vreest Adri ook dat hij wordt afgeluisterd. Hij vreest dat het ventilatieroostertje in de wc en de stopcontacten in zijn kamer wel eens gebruikt zouden kunnen worden voor het verbergen van elektronische apparatuur. Soms, in de stilte van de nacht, lijkt het ook of er aan de andere kant van de muur zachtjes gepraat wordt. Praat men over hem? Omdat hij ook vreest dat hij vanuit het huis aan de overkant van de straat bespioneerd wordt, plakt hij op het onderste deel van zijn ramen aluminiumfolie. Dat kan 'straling' tegenhouden.

Zo ontwikkelt zich langzaam maar zeker een heel waansysteem. In dat systeem neemt hij uiteraard de centrale plaats in. Hij denkt dat zijn belagers het op hem gemunt hebben, omdat hij in deze wereld een belangrijke, misschien wel een zeer belangrijke figuur is. Iemand wiens ware identiteit en missie nog onthuld moeten worden. Zolang 'zijn tijd' nog niet gekomen is, moet hij ervoor zorgen dat hij voor zijn belagers onkwetsbaar wordt. Om dat laatste te bereiken, bedenkt hij talloze middelen. Zo kan hij nu ook hun invloed tegenwerken door bepaalde gebaren te maken. Als hij 's nachts 'stemmen' hoort, kan hij door te wuiven met de hand voor zichzelf weer rust brengen. Als iemand hem aanspreekt, iets wat zelden voorkomt omdat hij vrijwel niet meer buiten komt, kijkt hij, het lichaam iets naar rechts gedraaid, over de ander heen strak naar boven. Dat is een stereotiepe houding van hem geworden.

Zo ontwikkelt Adri zich in de loop van een paar jaar tot een zich zeer vreemd gedragende jongeman. Nervositeit is niet meer aan hem te merken. Hij leeft, afgesloten van de anderen, in een eigen denkwereld waarin hij naar zijn beleven een zekere macht over de omgeving uitoefent.

Dat er iets zéér mis is met hun studerende zoon, die zich daar boven als een kluizenaar verschanst heeft, realiseren de ouders zich pas heel laat. Uit vrees voor eventuele woedende reacties van zijn kant hebben zij niet de moed opgebracht deskundige hulp in te roepen.

Pas als er een crisistoestand in huis ontstaat doordat moeder plotseling ernstig ziek wordt, ontdekt de huisarts wat er met Adri aan de hand is. Niet alleen is moeder, mede door haar problemen met de van hen vervreemde zoon, ziek geworden; men kan zeggen dat het hele gezinssysteem ziek geworden is. Dat vraagt om ingrijpende therapeutische maatregelen. Zonder een opname zal Adri waarschijnlijk niet te veranderen zijn.

Behandeling van schizofrenie

Bij de behandeling van schizofrene cliënten zijn de volgende aspecten van belang.

Medicamenteuze behandeling met antipsychotica

Men gebruikt meestal voor de behandeling van een acute psychotische episode het middel haloperidol (of een ander middel dat een vergelijkbare werking heeft) in een tamelijk hoge dosis. Na de acute psychose is een onderhoudsmedicatie nodig om terugval te voorkomen en dan kan men vaak volstaan met de helft van de aanvankelijke dosis. Haloperidol is zoals gezegd, niet het enige werkzame middel, er bestaan meerdere 'klassieke' middelen die acute psychosen bestrijden en er bestaan enkele nieuwere middelen die vooral helpen de 'negatieve' verschijnselen op te heffen. De middelen Leponex® en Risperdal® zijn voorbeelden van de laatste categorie. Als de behandeling van een schizofrene psychose soms op veel bezwaren stuit, wordt wel eens een combinatie van een antipsychoticum met lithiumcarbonaat toegepast.

De invloed van antipsychotica

Antipsychotica kunnen vooral het waanbeleven en het hallucineren verminderen. Ze kunnen angst en onrust onderdrukken en bewerkstelligen dat de cliënt zijn gedachten weer kan ordenen en niet langer door waanzinnige invallen geobsedeerd wordt. Daardoor voelt hij zich minder bedreigd en kan hij het contact met andere mensen beter verdragen. Er zal minder reden voor achterdocht zijn. Antipsychotica moeten meestal langdurig worden gebruikt omdat de psychose, zeker bij schizofrenie, na het staken van het medicijngebruik weer terug kan komen. De medicijnen zijn dus ook bedoeld om een terugval in het psychotische gedrag te voorkomen.

Bijwerkingen van antipsychotica

Door langdurig medicijngebruik veranderen cliënten helaas wel. Hun motoriek wordt wat trager, de mimiek van het gelaat is geringer en men ervaart dat de spieren stijver worden. Sommige cliënten hebben last van bevende handen. Dit alles hoort bij parkinsonisme dat vaak optreedt als gevolg van het gebruik van een antipsychotisch middel. Deze bijwerkingen worden tegengegaan door bijvoorbeeld de dosis te verlagen of een anti-Parkinson-middel voor te schrijven. Mensen die antipsychotica gebruiken, kunnen ook last krijgen van plotselinge spierkrampen, zodat men het hoofd niet meer bewegen kan omdat de nekspieren verkrampt zijn. Cliënten die geruime tijd antipsychotica gebruiken, kunnen last krijgen van zogenaamde 'tardieve dyskinesie'. Men vertoont dan ongecontroleerde gelaats- en rompbewegingen (10-15% van de mensen krijgt er last van). Mensen die deze medicijnen gebruiken, voelen zich ook om andere redenen vaak niet goed omdat ze moe zijn en merken dat gevoelsmatige zaken hen niet meer raken. Wat er om hen heen gebeurt dringt ook niet goed tot hen door.

Gezien de opzet van dit boek is het niet mijn bedoeling om alle bijwerkingen ten tonele te voeren. Ik wil de lezer alleen attent maken op de invloed van deze sterk werkende middelen.

Omdat schizofrenie een ernstige ziekte is, moet men deze negatieve bijwerkingen helaas voor lief nemen, want voortdurend angstig zijn en door een psychose in de war zijn, is nog erger.

Ondersteuning

Schizofrene mensen hebben veel steun nodig want zij zijn kwetsbaar en kunnen geen stress en conflicten verdragen. Hun leefomgeving moet zo optimaal mogelijk zijn en het gezin dient hierbij gesteund te worden. De cliënt en de familie moeten weten waar ze aan toe zijn en dat betekent goede voorlichting en 'opvoeding' om te leren hoe men op een juiste manier met het schizofrenieprobleem kan omgaan. Men noemt dat *psycho-educatie*. De cliënt moet weten dat het van het grootste belang is dat de eerste psychotische episode grondig behandeld wordt. Hij moet weten wat de consequenties zijn van te lang met een schizofrene psychose rond te lopen. Cliënten die een of meer psychotische episodes hebben meegemaakt, lopen immers een grote kans chronisch ziek te worden. Die cliënten hebben vaak een grote hekel aan medicamenten omdat ze zich na het innemen van die pillen moe en suf voelen. Er kleven ook nadelen aan en cliënten voelen zich soms een soort gevangene die onder de 'dope' gehouden wordt. Vandaar dat de behandeling op de vertrouwensrelatie met de hulpverleners moet berusten. Als die niet bestaat, hebben pillen of injecties soms een averechts effect. Hulpverleners moeten de cliënten dus via 'psycho-educatie' duidelijk maken waar ze voor dienen. Ze moeten hen verzoeken niet met de pillen te sjoemelen, ze niet in de wc te gooien en ze niet bij de kamerplanten op de vensterbank te deponeren.

Revalidatie

Vaak is na een acute psychotische episode een *revalidatie* noodzakelijk. Door de 'negatieve' verschijnselen is de cliënt te inactief geworden. Hij moet gestimuleerd en geactiveerd worden, een *sociale vaardigheidstraining* en een *cognitieve training* kunnen nuttig zijn. Niet dat die trainingen het gebrek aan energie en initiatief kunnen verhelpen, ze hebben vooral nut omdat er aandacht aan de cliënt besteed wordt en er goede hoop bestaat dat hij geresocialiseerd kan worden. Vroeger bleven schizofrene mensen langdurig in een inrichting en dat hoeft tegenwoordig niet meer.

Georganiseerde 'zelfhulp'

Er bestaat een vereniging van chronisch psychotische schizofrene mensen (Anoiksis) die de belangen behartigt van mensen die aan de ziekte lijden. Er bestaan ook organisaties die door en voor familieleden van schizofrene mensen

232

zijn gesticht (Ypsilon). Deze organisaties kunnen voorlichting geven en kunnen ook hulp bieden door naar de juiste instanties te verwijzen en ze kunnen contacten leggen tussen mensen die graag over de moeilijkheden die ze ondervinden, willen praten. Soms richt men zich speciaal op 'zelfhulp' (Labyrint). Voor adressen wijs ik op de lijst die achterin het boek staat.

Schizofreniforme stoornis

Psychosen die weliswaar met schizofrene verschijnselen gepaard gaan maar waarbij de gevoelsuitingen niet zo gestoord zijn en die ook binnen zes maanden weer genezen, worden een 'schizofreniforme stoornis' genoemd.

De schizofreniforme stoornis is in DSM-IV een psychose waarbij *het verloop anders is dan bij schizofrenie*. De psychose duurt korter dan zes maanden en aan het begin van de psychose kunnen er al tekenen zijn van gunstige vooruitzichten. Gunstige tekenen zijn:

– de persoon functioneerde vóór het uitbreken van de acute psychose niet meer dan een week of vier abnormaal;

– tijdens de acute fase vallen vooral verbijstering en verwarring op. Waanbeleven en 'stemmen horen' staan *niet* op de voorgrond;

– gevoelsuitingen en gevoelscontact zijn niet 'vlak' zoals bij schizofrenie. Dat is erg belangrijk.

Schizoaffectieve stoornis

De schizoaffectieve stoornis is een wat vreemde categorie. Cliënten die aan een depressie (in engere zin) lijden, kunnen soms ineens opvallende waanideeën vertonen en hallucineren, waarbij het dan om zaken gaat die niet passen in de depressieve gedachtewereld. Cliënten die opgewonden zijn vanwege een manische toestand, kunnen ook ineens een tijdlang psychotisch gedrag vertonen dat enigszins op schizofrenie lijkt.

Ik noem dit probleem, omdat het naar mijn ervaring wel voorkomt dat diep depressieve mensen plotseling katatone verschijnselen gaan vertonen en dan ook over wonderlijke, onbegrijpelijke, zelfs bizarre waanvoorstellingen praten. Zelfs het gevoelscontact met hen raakt periodiek vertroebeld door verbijsterende psychotische belevenissen van deze cliënten.

Literatuur

Beknopte handleiding bij de Diagnostische Criteria van de DSM-IV. (vert. G.A.S. Koster van Groos). Swets en Zeitlinger, Lisse, 1995.

Bosch, R.J. van den, Schizofrenie: eenheid in verscheidenheid. *Nederlands Tijdschrift voor Geneeskunde*, jrg. 137, nr. 21, 1993.

Hoek, H.W. en R.S. Kahn, Erfelijkheid en omgevingsfactoren in de etiologie van schizofrenie. *Nederlands Tijdschrift voor geneeskunde*, jrg. 139 (10), 1995.

Meer, R. van der, *Schizofrenie van nabij*, Eburon, Delft, 1991.

Iersel-Hamakers, I.A.J. van, en G.H.F. van der Most, Het behandelplan van een jonge schizofrene adolescent. *Tijdschrift voor Psychiatrie*, jrg. 37, 5, 1995.

Noll, R.L., E. Hoencamp en W.A. Nolen, Subjectieve bijwerkingen van neuroleptica. In: *Nederlands Tijdschrift voor Geneeskunde*, jrg. 135, nr. 45, 1991.

Romme, M., A. Escher en V. Habets, *Stemmen horen (omgaan met)*. Vakgroep sociale psychiatrie, RL, Maastricht, 1988.

Nederlandse Vereniging voor Psychiatrie, *In gesprek over Schizofrenie*, voorlichtingsfolder. Utrecht, 1994.

Schizofrenie Stichting Nederland, *Consensusdocument Minimumvoorwaarden voor de Behandeling van Schizofrenie*, 1996.

Wiersma, D., e.a., Schizofrenie en verwante psychotische stoornissen: het 15-jarig beloop van een incidentiecohort. *Tijdschrift voor Psychiatrie*, jrg. 37, 9, 1995.

Woonings, F.M.J., en R.J. van den Bosch, Cognitief-neuropsychologische stoornissen bij schizofrenie. *Tijdschrift voor Psychiatrie*, jrg. 36, 10, 1994.

234

15
Waanstoornis

Inleiding

Onder een waanstoornis (*'delusional disorder'*) verstaan we de aanwezigheid van waanbeleven bij iemand die verder geen opvallend gestoord gedrag vertoont. Met die persoon kan een heel redelijk gesprek worden gehouden, als men maar niet over de inhoud van de waan spreekt. Soms gaat dit waanbeleven ook gepaard met hallucinaties. Iemand hoort vreemde geluiden, ruikt een verdachte geur of ziet iets wonderlijks dat niet bestaat. De waanstoornis wordt vanwege het waanbeleven en de eventuele aanwezigheid van hallucinaties tot de groep van de *psychotische stoornissen* gerekend.

De achtergrond van waanbeleven

Waanbeleven ontstaat meestal sluipend, pas na verloop van tijd wordt duidelijk, dat iemand er wonderlijke ideeën op nahoudt. Het waanbeleven ontstaat niet zomaar, het heeft een geschiedenis. De persoon heeft een waanverhaal bedacht om een verklaring te hebben voor ervaringen die hem beangstigen. Hij zoekt bewijzen voor zijn waanidee en die vindt hij ook, want bange mensen zien overal 'spoken'. Zo'n idee is vervelend, maar het schept ook duidelijkheid. Men hoeft niet onbestemd angstig te zijn, want men denkt te weten waar de dreiging vandaan komt. De persoon kan nu slimme dingen gaan bedenken om de vermeende belagers af te schudden en hen te misleiden. Deze mensen zijn doodeenzaam, contacten met familie, buren en kennissen zijn verbroken en nieuwe contacten komen niet meer tot stand. Toch voelt iemand zich vaak in zijn eenzaamheid getroost door de wetenschap dat hij *de enige is die weet hoe het zit*. Alle andere mensen zijn sukkels.

Behalve een achtervolgingswaan en een betrekkingswaan, bestaat er ook jaloersheidswaan en een grootheidswaan. Bij de grootheidswaan staat iemand ook alleen, maar dat hindert hem niet. Hij is immers zo belangrijk dat hij torenhoog boven andere mensen uitsteekt. Niemand is zoals hij en niemand kan begrijpen wat hij allemaal denkt. Gewone mensen zijn niet belangrijk want hij heeft geheime contacten met mensen die belangrijk zijn en macht hebben.

Zo'n waanidee is ook ooit als een soort dagdroom begonnen en het is uitgegroeid tot de overtuiging dat men over bijzondere gaven beschikt.

Een enkele keer komt het voor dat iemand in de waan verkeert dat een hooggeplaatst of zeer bekend persoon verliefd is en heimelijk speciale aandacht aan hem schenkt.

Paranoïdie

Paranoïdie of 'ziekelijke' achterdocht is in de voorafgaande hoofdstukken herhaaldelijk aan de orde geweest. Voor de goede orde herhaal ik nog even waar het om gaat: paranoïde mensen zijn wantrouwend en zoeken een 'bewijs' voor vermoedens die feitelijk nergens op slaan. Het wantrouwen is voortgekomen uit *angst*, men was bevreesd voor de invloed van mensen in de naaste omgeving en heeft geprobeerd zich tegen die invoed af te schermen. Mensen die met paranoïde waandenkbeelden rondlopen, merken vaak niet dat zij zelf de oorzaak zijn van gereserveerde reacties bij de omgeving. Als iemand uit achterdocht de aangeboden koffie niet wil drinken (omdat hij denkt dat de buurvrouw er vergif in heeft gedaan) zal men hem niet voor een tweede keer uitnodigen en dús denkt hij: 'Zie je wel dat ik gelijk had, ze heeft iets tegen me!'

Paranoïde waanideeën vindt men juist bij angstige mensen die hun hele leven al afwerend zijn geweest. Een gezelschap maakte hen nerveus en ze wisten niet wat ze tegen vreemden zeggen moesten. Soms bestaat de stoornis al lang, zonder dat het de buitenwacht is opgevallen. Waanideeën kunnen gevoed worden door *akoestische* of *visuele hallucinaties*, men hoort dan bijvoorbeeld een verdacht geluid bij de achterdeur of ziet plotseling dat de schone was, die buiten op het balkon hangt, besmeurd is. Dat wasgoed is niet vies, men denkt het vanwege achterdocht jegens de bovenburen. De buren worden van figuurlijke en letterlijke 'vuilspuiterij' verdacht.

Bij mensen die aan een achtervolgingswaan lijden, kunnen ook wel *gevoels-* of *reukhallucinaties* voorkomen. Men ruikt dat de buren gifgas door de brievenbus hebben gespoten of men 'voelt' aan de huid dat vijanden met 'röntgenstraling' bezig zijn. Anderen proeven vergif, omdat ze het idee hebben dat hun buurvrouw het in hun koffie doet om hen uit de weg te ruimen. De buurvrouw wil zeker het 'prachtige' ouderwetse huisraad stelen.

Vormen van waanbeleven

Achtervolgingswaan

Wat hierboven is beschreven gaat dus over mensen die een achtervolgings- of *benadelingswaan* koesteren. In het verhaal over Anna in hoofdstuk 3 ging het ook over zo'n waan. Anna meende dat de mensen in het dorp minachting voor haar hadden.

Als zij ergens binnenkwam, werd er volgens haar gelachen en gefluisterd. Natuurlijk werd ze ook wel vreemd aangekeken, maar ze legde het gedrag van de dorpsgenoten verkeerd uit en ze trok conclusies die nergens op gebaseerd waren. Vaak begint zo'n achterdocht met een klein misverstand, dat door de betrokkene als een grote belediging wordt opgevat. De persoon krijgt een rekening gepresenteerd voor iets wat hij niet heeft ontvangen of hij koopt iets dat bij nader inzien niet deugt. De moeizame afwikkeling van de affaire maakt dat hij nerveus wordt en hij kan zich zo kwaad maken dat hij er *'gek'* van wordt.

Alle mensen krijgen van tijd tot tijd een onaangename ervaring te verwerken, maar deze mensen kunnen er absoluut niet tegen. Ze denken dat men uit minachting en een gebrek aan respect extra onaangenaam tegen hen doet. Ze gaan boze brieven schrijven en gaan bij officiële instanties klagen. Als ze daar onvoldoende gehoor krijgen, zoeken ze het 'hogerop'. Deze mensen 'zoeken' ook problemen, omdat ze achterdochtig zijn geworden, ze vinden overal misstanden omdat ze die al verwacht hadden. Men denkt: 'Dat stelletje corrupte ambtenaren heeft de koppen bij elkaar gestoken en wil mij het leven zuur maken. Blijkbaar weet ik te veel en zie ik te veel en dat kunnen ze niet hebben'.

In dit stadium van de ontwikkeling gaat het nog steeds om een achtervolgingswaan. Men kan ook op het idee komen een belangrijke politieke rol te spelen en vanwege die gewichtige positie door een geheime dienst, zoals de BVD, de CIA of de KGB, achtervolgd te worden.

Kwetsbare oude mensen zijn soms wantrouwend geworden ten aanzien van kennissen, hulpvaardige buren en argeloze hulpverleners. Een bejaardenverzorgster die namens de Thuiszorg een oude dame komt helpen, kan van een juwelendiefstal beticht worden. Het idee van die diefstal is volledig uit de lucht gegrepen en de verdenking is zeer krenkend. De mevrouw is echter *geobsedeerd door bezit en geld*. Ze koestert een scala van achterdochtige ideeën en ziet overal belagers. Iedereen die haar – om wat voor reden dan ook – te na komt, is reeds een potentiële dief en moordenaar. Ook bij slechthorende oude mensen kan soms, als gevolg van *sociaal isolement* en negatieve ervaringen, een paranoïde waan tot ontwikkeling komen. Die ontredderde mensen vragen voortdurend: 'Wat zèggen jullie' of: 'Ik versta niets van al jullie gepraat'. De familie geeft – heel onaardig – geen antwoord, omdat ze geen zin meer hebben om alles twee keer te moeten zeggen. De bejaarde denkt: 'Ze doen dat expres om mij buitenspel te zetten en straks met de spullen aan de haal te gaan, ik zie wel hoe ze met elkaar smoezen en gemeen lachen'. Ook hier geven *eenzaamheid en angst* aanleiding tot een toenemende achterdocht en dat alles kan de voedingsbodem zijn voor waanbeleven.

Jaloersheidswaan

Jaloersheidswaan is een stoornis waarbij een achterdochtig iemand die op grond van vermeende waarnemingen ('Hoe komt die rare vlek op je blouse? of:'Waarom stond je met die rare man te praten?') de partner wantrouwt en gaat beloeren. De man of de vrouw die jaloers is, is ervan overtuigd dat de ander overspel pleegt. Uiteraard gaat het hier ook om achterdocht, maar die is het gevolg van persoonlijke problemen. Het is mogelijk dat het om een man gaat die een seksueel probleem, zoals impotentie, heeft en daarom geobsedeerd is door alles wat met seks te maken heeft. Op grond van absurde veronderstellingen gaat hij zijn echtgenote bespioneren. Er is niet de geringste aanleiding voor deze jaloersheid, toch is hij ervan overtuigd dat zijn reeds bejaarde vrouw een geheim liefdesleven heeft. Ook in dit geval speelt *angst* een belangrijke rol, de man is eigenlijk bang dat zij hem in de steek zal laten. De vrouw heeft aanvankelijk niet door, waarom hij zo achterdochtig en ontstemd is. Ze begrijpt niet waarom hij zo nadrukkelijk vraagt wat de postbode heeft gezegd en plotseling informeert met welke mensen ze in de supermarkt heeft gepraat. Een volgende stap is, dat ze genoemde personen niet meer mag groeten: 'Wat moet je met die man'. Ze mag 's avonds ook niet meer naar haar dierbare zangkoor. Op deze manier wordt hun beider leven totaal onmogelijk gemaakt.

Erotomane vorm van waanstoornis

De erotomane waanstoornis uit de DSM-IV heette eerst '*erotische betrekkingswaan*'. Die naam geeft beter aan waar het om gaat, iemand betrekt namelijk het gedrag van andere mensen in de eigen gedachtespinsels en dicht hen allerlei liefdegevoelens toe. Zo'n waan heeft iets droevigs omdat het in wezen om bestrijding van eenzaamheid gaat. Een mevrouw kan in de waan verkeren dat een knappe presentator verliefd op haar is en dat via de beeldbuis aan haar kenbaar maakt. Hij lacht haar toe en zegt zulke aardige dingen.
Bij een dergelijke waan gaat het meestal om vrouwen bij wie een fantasie tot een waan is uitgegroeid. Men ontleent aan het idee dat een of ander belangrijk persoon op hen verliefd is, steun en troost. Het is ook een middel om de harde werkelijkheid wat te verdoezelen. Het subject van de waan – bijvoorbeeld de chef bij wie de betrokkene in dienst is – weet van niets en zal ook niets merken. Alles wat hij zegt of doet wordt echter zodanig uitgelegd dat het in de waan past. Als hij bijvoorbeeld 's morgens vriendelijk goedendag zegt is dat natuurlijk een positief bewijs van zijn liefde. Als hij echter zonder groeten langsloopt is dat óók een bewijs dat hij van haar houdt. Zij zegt bij zichzelf: 'Hij wil geen opzien baren, maar ik zag aan zijn ogen dat hij echt heel veel van mij houdt'. Kortom, het gaat om een tragische, absurde verliefdheid op iemand die onbereikbaar is. Verliefdheid is een waan geworden, namelijk de waan dat vooral de ander erg verliefd is.
Meestal zwijgen de mensen over dit soort geheime liefdes, zogenaamd omdat ze de aanbedene niet in moeilijkheden willen brengen, maar in feite is het een vorm van zelfbescherming. Men weet diep in zijn hart wel dat niemand het geloven wil. Het komt vrijwel nooit voor dat de persoon in kwestie ook actie onderneemt en een poging waagt om de vermeende geliefde een bezoek te brengen. Als dat wèl gebeurt, is er waarschijnlijk sprake van een heel ander probleem. Dan gaat het om een agressief persoon die een bekende Nederlander lastigvalt, omdat hij in de waan verkeert dat deze iets belangrijks voor hem kan doen. De aanhoudende schriftelij-

ke en/of telefonische liefdesbetuigingen en het eventueel 'hinderlijk volgen' hebben een bijbedoeling die niet bepaald vriendelijk is.

Grootheidswaan

Bij grootheidswaan gaat het om mensen die het idee hebben dat ze heel belangrijk zijn. Ze doen er, net als de mensen die denken dat ze een 'geliefde' hebben, heel geheimzinnig over en alleen tijdens een vertrouwelijk gesprek zal blijken, dat de betrokkene meent dat hij van hoge afkomst is en bijzondere macht heeft. Het is ook mogelijk dat hij geniale gaven meent te bezitten. Het gaat hier niet om een waanbeleven dat – zoals bij schizofrenie – bij een uitgebreide psychotische stoornis hoort en er is ook geen sprake van zelfoverschatting door een opgewonden stemming zoals die bij manische mensen voorkomt. De persoon wil mensen genezen of de wereld verbeteren. Hij kan ook denken dat hij door God gezonden is, over profetische gaven beschikt en die moet uitdragen. Iemand kan er ook van overtuigd zijn dat hij met het koninklijk huis in verbinding staat en de vorstin dagelijks van advies mag dienen. Hij merkt aan haar activiteiten dat zij naar hem luistert en zijn raad opvolgt.

Waan met een somatische inhoud

Er zijn mensen die de waan koesteren dat ze door een ernstige lichamelijke ziekte of een misvorming afstotelijk zijn geworden. Dit is geen hypochondrie in de zin van een ziekelijke bezorgdheid voor de eigen gezondheid. Het gaat om de gruwelijke gedachte dat men misvormd wordt en te gronde gaat door een dodelijke ziekte als AIDS of kanker. Dat idee wordt niet gesteund door medische bevindingen, het is nergens op gebaseerd want het is een waan. Zo iemand laat zich echter niet overtuigen want hij 'voelt' het aan zijn lichaam en hij 'ziet' het aan zijn evenbeeld in de spiegel. Hij denkt dat de artsen zich vergissen of expres de waarheid verzwijgen en hem met valse hoop willen misleiden. In feite gaat het dus ook weer – net als bij de andere waanstoornissen – om een probleem dat gebaseerd is op *wanhoop en achterdocht*. Zo iemand weet letterlijk niet waar hij het zoeken moet.
Een dergelijke waan veroorzaakt grote problemen, de familie weet niet hoe te reageren. Ze voelen zich voor het blok gezet en denken de ene dag: 'Het is allemaal onzin' en de volgende dag: 'Stel je voor dat hij toch gelijk heeft!'

Gedeelde psychotische stoornis

Deze waanstoornis heette vroeger: inductiepsychose. Na de invoering van de DSM-IV heeft ze de vreemde naam: 'gedeelde psychotische stoornis' ('shared psychotic disorder') gekregen. Het gaat om waanvorming waarbij twee partners elkaar verkeerd beïnvloeden doordat de een *de ander in zijn wanhoop meesleurt*. De ene persoon is met het waanidee begonnen, de andere, die eerst zeer sceptisch was, gaat er na verloop van tijd ook in geloven. Men noemt dit verschijnsel, met een Franse term, een 'folie à deux' (waanzin van twee mensen). Een man krijgt het idee dat zijn baas hem kwijt wil en gemene dingen beraamt om hem ten val te brengen. De echtgenote, die de hele tijd zijn vreselijke verhalen moet aanhoren, wordt zo angstig dat ze de spoken ook gaat zien. Ze denkt net als haar man dat er geheimzinnige dingen gebeuren en neemt de tekenen ervan in en om het huis waar. Het paar is ervan overtuigd dat ze met videocamera's bespioneerd worden en ze zien in de straat voor het huis, keer op keer vreemde mannen uit zwarte auto's stappen.

Bij deze psychotische stoornis is er dus meer aan de hand dan alleen het koesteren van een waanidee. De partners versterken elkaars *paniek* en ze houden elkaar in de ban. Het overnemen van de waan van de ander voorkomt een breuk tussen beide partners.

Behandeling van waanstoornissen

Het is meestal niet zo eenvoudig om mensen met een waanstoornis te behandelen omdat de stoornis – zoals we in het voorafgaande zagen – *een functie* heeft. Die mensen beschouwen zichzelf niet als 'ziek'. Ze verdedigen zich of ze koesteren een idee dat hen dierbaar is. Dat laten ze zich niet zomaar afpakken. Het komt in de ambulante zorg vaak voor dat hulpverleners met een eenzame, achterdochtige man of vrouw in contact komen nadat de buren of de familie geklaagd hebben. Argeloze hulpverleners denken dan dat ze met behulp van een dosis medicijnen het probleem de kop in kunnen drukken, maar zo gaat dat niet. De cliënt weigert.

Er zal eerst – heel voorzichtig – een vertrouwensband opgebouwd moeten worden. Soms duurt het maanden voordat men een entree heeft. Als er eenmaal contact is, zal de cliënt misschien bereid zijn de volgende stap te maken. Een snelle directieve aanpak is hier altijd uit den boze. Een vorm van psycho-educatie kan wel heel nuttig zijn. Als hulpverlener moet men de omgeving leren hoe met de cliënt om te gaan. De mensen in de naaste omgeving zijn meestal best bereid steun te verlenen als ze eenmaal gehoord hebben wat het probleem is en ook op de hoogte zijn van een niet provocerende benaderingswijze. Concreet betekent dit dat men met de meest betrokken familieleden, de buren en de huisarts om de tafel moet gaan zitten en samen met hen een goed plan moet maken.

Literatuur

APA, *Diagnostic and Statistic Manual of Mental Disorders* DSM-IV, Fourth Edition, Washington, 1994.
Beknopte handleiding bij de Diagnostische Criteria van de DSM-IV (vert. G.A.S. Koster van Groos). Swets en Zeitlinger, Lisse, 1995.
Bosch, R.J. van den, *Schizofrenie en andere functionele psychotische stoornissen.* In: W. Vandereycken e.a. (red.), Handboek Psychopathologie, deel I. Bohn, Stafleu, Van Loghum, Houten, 1990.

16
Stemmingsstoornissen

Inleiding

Dit hoofdstuk gaat over langdurige buien van ziekelijke somberheid (langer dan zes weken durend) en over langdurige buien van een onnatuurlijke opgewekte stemming. Bij zeer sombere mensen spreken we van een *depressie* of een *depressieve episode*. In de vorige editie van de DSM, de DSM-III-R, sprak men nog van een 'depressie in engere zin', die term is in de DSM-IV vervangen door: 'depressieve episode'. Dat is lastig en daarom gebruik ik hier en daar voor het gemak het woord 'depressie'. Alleen als het om een depressie gaat die een onderdeel is van een manisch-depressieve of bipolaire stoornis, spreken we van een 'depressieve episode'.

Bij opgewonden, drukke mensen spreken we van een *manie* of een *manische episode*. De DSM-IV onderscheidt namelijk stemmingsepisodes te weten: depressieve, manische, gemengde en hypomane episodes. Als iemand een depressieve episode meemaakt, is er sprake van een: *depressieve stoornis* (*eenmalig* of *recidiverend*). Er kan ook sprake zijn van een *bipolaire stoornis*, waarbij mensen zowel aan manische als aan depressieve episodes lijden. Ook de DSM-IV spreekt hier van een '*bipolaire stoornis*', waarbij bipolair betrekking heeft op de tegengestelde 'polen' van de stemming (te somber of veel te opgewekt). Bipolair is een nieuw woord voor *manisch-depressief*.

De DSM-IV kent een hele staalkaart van episodes en stoornissen, te veel en te vervelend om in dit boek te behandelen. Ik moet mij al excuseren voor de verwarrende terminologie die hier uiteengezet moet worden.

Depressieve episode

Depressiviteit kan van alles betekenen. Mensen kunnen aan een gedeprimeerde stemming lijden omdat ze iets vervelends hebben meegemaakt. Ze zijn een tijdlang in de put en kunnen de nare herinneringen niet uit hun hoofd zetten. Dat is echter iets heel anders dan het meemaken van een depressieve episode. Het eerste gaat meestal vanzelf weer over, het laatste is veel erger, want men is ziek en moet behandeld worden. Bij een depressieve episode gaat het om een sterke verandering van de stemming, waarbij men zeer somber wordt en zich volkomen machteloos

241

voelt. Het komt voor dat iemand somber is en 'overspannen' lijkt te zijn, omdat hij na een verandering van zijn leefomstandigheden uit zijn doen is en zich bedrukt voelt omdat hij het emotioneel niet meer kan bijbenen. Het is ook mogelijk dat hij in een omgeving werkt waar veel spanning heerst en dat hij op een goed moment niet meer tegen de stress opgewassen is. In dat geval kan er sprake zijn van een *aanpassingsstoornis met depressieve verschijnselen* (zie ook hoofdstuk 10). Zo'n aanpassingsstoornis kan ook na een schokkende ervaring optreden. De 'aangeslagen' persoon is een tijdlang in de put.

Bij mensen met een gedeprimeerde stemming kan ook sprake zijn van een *dysthyme stoornis*, waarbij men meer dan twee jaar achtereen te somber is en zelfs aan een *ontstemming* lijdt. De ontstemming heeft meestal met misnoegen over verstoorde relaties en met een permanente staat van innerlijke onvrede te maken. Verderop in dit hoofdstuk komen we nog terug op dit probleem.

Ontstaan en verloop van een depressieve episode

Bij het ontstaan van *depressieve episodes* spelen biologische factoren vaak een belangrijke rol, iemand krijgt zo'n episode als hij er aanleg voor heeft. Daarnaast spelen allerlei psychosociale factoren ook een belangrijke rol. Bij een depressieve episode gaat het dus altijd om een abnormale toestand. Gedeprimeerde mensen kunnen hun naargeestige beslommeringen wel even van zich afzetten, als er iets leuks gebeurt en anderen voor wat afleiding zorgen. Depressieve mensen kunnen dat niet meer, zij blijven de hele dag in hun bed liggen of zitten in somber gepeins verzonken voor zich uit te staren. Ze kunnen onmogelijk in actie komen en worden voortdurend geplaagd door obsessies die allemaal over hetzelfde gaan. De persoon voelt zich volkomen waardeloos en maakt zich nodeloos zorgen over geldzaken, hij piekert zich suf over wat hij fout gedaan heeft en is op een goed moment zover heen dat hij zelfs niet meer gewoon over iets kan nadenken. Deze mensen herhalen dag in dag uit hetzelfde neerslachtige verhaal en de familie wordt daar stapelgek van. Men zegt: 'Hou nu eens op met dat gezeur over wat je verprutst hebt, je wéét toch dat alles best in orde is!'

Die obsessies over wat men fout gedaan heeft, zijn vaak zeer *beangstigend*. Vanwege dat getob kunnen depressieve mensen niet meer slapen en liggen ze nachtenlang wakker. Niets kan hen een genoegen doen en er is ook niets dat hen enigerlei afleiding kan bezorgen. Het is juist zeer kenmerkend dat àlle interesses weg zijn, men hoeft de krant niet meer in te zien en men kijkt niet meer naar de televisie. Het is allemaal veel te beangstigend. Een advies om samen eens 'gezellig' op reis te gaan is verkeerd, want in het buitenland zal de paniek alleen nog maar groter worden.

Aart is een veertigjarige man die nog niet zo lang geleden de leiding van het bedrijf van zijn vader heeft overgenomen en het daar vreselijk moeilijk mee heeft. Het is een goed lopende importfirma waar dagelijks talloze orders binnenkomen. Aart heeft altijd onder de plak gezeten bij zijn autoritaire vader, en hij wil graag bewijzen dat hij net zo goed is als die man. Aangezien Aart een bange man is die slecht kan delegeren en chaotisch werkt, ontstaan er al snel moeilijkheden. De trouwe medewerkers uit vaders tijd vangen veel op, maar dat neemt niet weg dat er langzamerhand toch een crisissfeer ontstaat. Aart loopt op zijn tenen, 's nachts slaapt hij slecht en overdag is hij te moe om geconcentreerd te werken. Hij verliest het overzicht over het geheel en merkt dat de medewerkers wachten op de finale klap.

Op een nacht bedenkt Aart zich met schrik dat hij zonder goed na te denken veel te dure dingen heeft ingekocht, die dus onverkoopbaar zijn. Hij ziet het al voor zich: de zaak zal voor miljoenen het schip in gaan en dat allemaal door zijn stomme schuld.

De volgende morgen, een donderdag, ging hij links en rechts telefoneren om nog te redden wat er te redden viel, maar aan de schande viel niet meer te ontkomen.

Zaterdagmorgen was het dieptepunt bereikt: Aart kon niet meer, hij zat te huilen in de badkamer omdat hij wanhopig was. Het hele weekend bleef hij maar steeds over de zaak door malen zonder een uitweg te vinden. Voor zijn gevoel was het duidelijk dat zijn leven een fiasco was, hij liep geagiteerd heen en weer en kon nergens rust vinden. De inderhaast geroepen huisarts schreef hem op verzoek van zijn echtgenote medicijnen voor, maar dat hielp niet. Drie dagen later nam Aart alle pillen tegelijk in met de bedoeling er een eind aan te maken. Gelukkig was zijn vrouw er tijdig bij. Aart belandde in een bed op de PAAZ van het plaatselijke ziekenhuis. Daar lag hij, wezenloos en diep depressief, denkend: 'Wat zou mijn vader hiervan zeggen?'

Algemene kenmerken van een depressieve episode

Hieronder volgt een aantal algemene kenmerken van een depressieve episode:
- Iemand is al geruime tijd continu depressief gestemd, dat blijkt uit zijn gevoelsuitingen en zijn gedrag.
- Hij heeft geen enkele interesse voor of plezier in dingen en bezigheden waar hij anders wel naar omkeek en genoegen in had. Ook dit is voor iedereen die hem goed kent, een zeer opvallend verschijnsel. Een grootvader doet lelijk tegen de baby van zijn dochter, omdat hij in deze toestand zelfs niet meer in een lief kleinkindje geïnteresseerd is.
- De persoon wordt, zonder dat hij dat wil, mager door gebrek aan eetlust. Het is ook mogelijk dat iemand juist veel te dik wordt omdat hij door de depressie geneigd is onmatig veel te eten.

243

- Hij heeft voortdurend last van ernstige slapeloosheid en kan de slaap niet vatten. Soms geldt het omgekeerde: hij slaapt erg veel.
- De depressieve persoon is voortdurend angstig, geagiteerd en gejaagd en loopt handenwringend rond, of hij is zeer geremd en komt – uit angst en onvermogen – niet meer uit zijn stoel of blijft de hele dag in bed liggen.
- Hij is te moe om ergens aan te beginnen. Alle energie en alle vitaliteit is weg.
- Hij wordt geobsedeerd door absurde schuldgevoelens en geeft blijk van zelfverwijten die buiten proporties zijn. Hij gaat zover dat hij de schuld op zich neemt voor zaken waar hij niet verantwoordelijk voor is. Dit ernstige tobben kan de vorm van waanbeleven aannemen.
- Een depressief persoon kan zich niet meer op een taak concentreren en kan zijn gedachten niet meer ordenen. Dat maakt hem besluiteloos.
- Hij is (door verlangen naar verlossing uit zijn wanhoop) steeds bezig met gedachten over de dood en overweegt ook suïcide, zonder dat hij daarvoor duidelijke ideeën of een plan heeft.
- De depressieve persoon is wanhopig en lijdt onmiskenbaar. De verschijnselen zijn zo ernstig dat het onmogelijk is dat hij op sociaal of beroepsmatig terrein nog kan functioneren.

Depressies kunnen verergerd worden doordat er sprake is van bijkomende melancholische en/of psychotische kenmerken. Er kunnen perioden voorkomen dat men als het ware verstard is (katatonie). Een depressieve episode kan ook een chronisch verloop krijgen, waarbij het soms lijkt alsof de cliënt 'dement' is geworden omdat hij voorgeeft helemaal niets meer te weten. Die indruk is echter onjuist!

Bijkomende melancholische (vitale) kenmerken

Tijdens het dieptepunt van een depressieve episode kunnen er verschijnselen voorkomen die erop duiden dat zowel de geestelijke als de lichamelijke *vitaliteit* verminderd zijn. De energie is weg en alle plezier is weg. Wat men eet smaakt niet en vaak taalt men niet naar voedsel. Het is volstrekt onmogelijk om nog een activiteit te bedenken waar de persoon plezier in heeft. Verder is de *gevoelskwaliteit* van de depressieve stemming heel anders dan wat men gewoonlijk na een droevige gebeurtenis of het verlies van een geliefd persoon ervaart. De depressieve persoon is *radeloos* en die radeloosheid kunnen we waarnemen in de blik waarmee hij ons aankijkt. Die angst is invoelbaar, terwijl de depressieve gedachten en uitspraken – door hun absurde inhoud – vaak niet invoelbaar zijn. Bij een depressie met melancholische (vitale) kenmerken is de stemming doorgaans 's morgens het slechtst en tegen de avond knappen de mensen iets op. Het slapen gaat heel slecht, depressieve mensen zijn zeer vroeg in de morgen wakker en kunnen dan niet meer in slaap komen. Als ze uitgenodigd worden om zich te gaan wassen, zijn ze (begrijpelijk!) doorgaans zeer ontstemd en geërgerd.
Geremde mensen zitten voor zich uit te staren en kunnen ook niet in actie komen als de situatie daarom vraagt. Als men een plas moet doen wordt zo lang gewacht

totdat het echt pijn gaat doen en een ander, een familielid of een verpleegkundige, moet opmerken dat er hoge nood is. Geagiteerde mensen lopen vaak heen en weer en ze stellen op een stereotiepe wijze, zinloze vragen of ze klagen tegenover de familie over zaken waar men geen oplossing voor weet. Zo iemand maakt de zin niet af die hij wou zeggen en blijft steken in: 'Wat moet ik...?' of: 'Ik kan niet...!' Wedervragen worden niet beantwoord. Deze radeloosheid komt voort uit buitensporige schuldgevoelens. Men beschuldigt zichzelf van de meest absurde wandaden met de bedoeling iedereen die het maar horen wil ervan te overtuigen dat men zeer slecht is en straf verdiend heeft.

Ernstig depressieve mensen worden vaak opvallend mager doordat hun eetlust zo sterk verminderd is. Een belangrijk kenmerk van depressies met melancholische of vitale kenmerken is dat de depressie bij vorige gelegenheden zo goed op een antidepressieve therapie heeft gereageerd en dat de depressie toen weer helemaal verdwenen is. De stemming kan ook zomaar plotseling opklaren. Een cliënt die driekwart jaar diep depressief geweest is, kan op een morgen opstaan en aan de verbaasde verpleegkundigen meedelen: 'Het is over'.

Stemmingscongruente psychotische kenmerken bij depressies

Bij ernstige depressies komen ook psychotische kenmerken voor. Een radeloze cliënt verkeert bijvoorbeeld in de *waan* dat hij alles verknoeid heeft en voor straf doodgeschoten zal worden. Een andere cliënt wordt gekweld door het waanidee dat zijn ingewanden versteend zijn en is bang dat de rest van zijn lichaam ook aan verstening ten prooi zal vallen. Deze ideeën worden vaak door *hallucinaties* gevoed.

In de DSM-IV maakt men onderscheid tussen psychotische kenmerken die 'stemmingscongruent' zijn en kenmerken die 'stemmings*in*congruent' zijn. Congruent wil zeggen dat de wanen en de hallucinaties bij de depressieve gevoelens passen. Een zondewaan of hypochondrische waan is dus *stemmingscongruent*. De waan dat men betrokken zou zijn bij een geheime organisatie, wordt als incongruent beschouwd want zij zou niet passen bij een depressieve gedachtegang.

In het volgende gedeelte zullen enkele typische voorbeelden van depressief waanbeleven en psychotische kenmerken de revue passeren.

Hypochondrisch waanbeleven en een nihilistische waan

Depressieve mensen kunnen gekweld worden door de obsessie dat hun lichaam niet meer functioneert zoals het behoort. Zij hebben het gevoel dat ze eigenlijk al dood zijn, dat delen van hun lichaam verstijfd en gevoelloos zijn geworden. Soms meent iemand dat hij eigenlijk niet meer bestaat en alleen nog een schijngestalte is. Hij roept wanhopig uit: 'Ik ben niets, kijk maar, ik ben dood!' Dit gedrag hoort bij een nihilistische waan.

Als hulpverlener moet men deze uiting van radeloze depressieve mensen zeer serieus nemen. Zij stellen zich niet aan, dit is de werkelijkheid zoals zij die gevoelsmatig beleven. Soms berust een hypochondrische waan op de veronderstelling dat het voedsel dat men heeft gegeten, niet meer verteerd kan worden omdat het darmstelsel verstopt is. De persoon denkt stellig dat in zijn buik een prop ontlasting vastzit, die de spijsvertering onmogelijk maakt. Hij durft niet meer te eten omdat hij bang is dat hij tot aan zijn keel 'vol' zal raken en dan zal stikken.

Men kan zich nauwelijks voorstellen hoe verschrikkelijk dit is en hoe angstaanjagend zo'n gedachte is. Vaak wordt er helaas te weinig naar de jammerklachten van depressieve mensen geluisterd omdat het zo absurd is wat ze zeggen. De *angst* is reëel en de persoon verlangt werkelijk naar verlossing door de dood.

Armoedewaan

De zorg voor de toekomst en de onzekerheid of men, gezien het gevoel van onmacht, ooit nog in zijn levensonderhoud zal kunnen voorzien, kan uitgroeien tot een absurde en kwellende angst dat niets meer zal lukken en dat er helemaal geen geld meer zal zijn. De depressieve persoon raakt in paniek omdat hij het gevoel heeft dat er een enorme schuld vereffend zal moeten worden. Doordat hij zo schandelijk nalatig is geweest, zullen straks kinderen, kleinkinderen en achterkleinkinderen moeten zuchten onder de schulden die hij heeft gemaakt. Depressieve mensen willen dan ook soms niet eten omdat daarvoor volgens hen *geen geld meer* is.

Zondewaan

Mensen die zeer gelovig zijn (of in deze traditie zijn opgevoed), kunnen in een depressieve toestand gekweld worden door angst voor de hel en angst voor het eeuwig verloren gaan van de ziel. Sommigen baseren hun angst op het feit dat ze de 'zonde tegen de Heilige Geest' hebben begaan en dus niet op vergeving hoeven te rekenen. Deze vreselijke gedachten horen bij de ziekte. Het is dus fout als goedbedoelende pastores in discussie gaan met de cliënt, die behoefte heeft aan troost en absolutie en beslist géén vermaning moet krijgen.

Er zijn depressieve cliënten die zeggen: 'Ik ben zo slecht dat u maar liever niet meer met mij moet praten, anders wordt u het ook'. Het kan zijn dat iemand nog een soort treurige waardigheid ontleent aan het gevoel de slechtste mens ter wereld te zijn; hij is een satan en dat moeten ze dan maar accepteren.

Zeer sombere mensen zeggen vaak dat ze *niet ziek*, maar slècht zijn en dus in de gevangenis thuishoren. Vaak komt de vraag: 'Wanneer komt de politie mij halen?'

Katatone kenmerken bij depressieve en manische episodes

Het begrip katatonie kwam bij de bespreking van de schizofrenie al aan de orde. Het is een psychotisch verschijnsel dat vaker voorkomt dan men denkt.

Een cliënt die ernstig depressief is en toch al een geremd gedrag vertoont, kan plotseling verstarren en helemaal niets meer zeggen. De verpleegkundigen moeten hem als een ledepop uitkleden en naar bed brengen, want hij verroert geen vin. Soms wordt het verplegen extra moeilijk omdat de persoon niet meewerkt en een zeer negativistisch gedrag vertoont. Als men probeert hem uit een stoel omhoog te trekken of uit zijn bed te tillen, begint hij luid te jammeren en verzet zich tegen deze goedbedoelde handreiking. Dat verzet is geen kwaadaardigheid, maar *pure paniek*. De stijve houding is meestal een afweerreflex die paniek moet voorkomen. Wij doorbreken die afweer en krijgen dan de volle laag.

Een ander katatoon kenmerk is het herhalen van bewegingen of het herhalen van geluiden en woorden. Iemand kan bijvoorbeeld de hele dag: 'O mijn God' of 'Help mij toch' roepen. Men doet dit als een litanie die uit pure wanhoop voortkomt. Soms antwoordt iemand op een vraag als: 'Wilt u een boterham' met een herhaling van die vraag en zegt: 'Wilt u een boterham?' Dit katatone gedrag noemt men: *echolalie*.

Suïcide

De drang om van dit lijden verlost te worden, desnoods door zelfdoding, neemt tijdens een depressie vaak toe. Mensen die besluiten om er een eind aan te maken, doen dat vaak op drastische wijze, bijvoorbeeld door verdrinking of ophanging, door van een flatgebouw te springen of zich voor een trein te werpen. Zo'n vreselijke daad past bij de behoefte aan *vernietiging* en straf, omdat men walgt van zichzelf en een agressieve daad wil stellen. Vaak gebeurt de suïcide juist op een moment dat niemand het meer verwacht had. Dat gevaar dreigt vooral als cliënten dankzij de behandeling wat minder geremd en dus minder besluiteloos zijn. Dan wordt de daad uitgevoerd die men al zolang van plan was. Sociaal gezien is dat altijd een schok, omdat het familie en hulpverleners confronteert met een harde afwijzing van hun hulpaanbod.

Depressieve mensen kunnen ook heel lelijk doen tegen hun partner en hun kinderen. P.C. Kuiper beschrijft dat duidelijk in zijn boek '*Ver heen*'. Deze mensen zeggen soms: 'Ga maar weg en kom nooit meer terug'. Het is *niet* hun bedoeling dat de familie echt wegblijft, ze worden alleen maar op de proef gesteld. De betrokkene hoopt dat ze hem juist *niet* in de steek zullen laten. Het afwijzen van contact is een vorm van zelfkwelling. Men snakt juist naar warm menselijk contact, maar staat het zichzelf niet toe.

Seizoensgebonden depressieve episodes

Het is algemeen bekend dat sommige mensen vaak last hebben van stemmingswisselingen. 'Als de blaadjes van de bomen vallen' verandert er iets. Met de komst van de herfst of de winter worden deze mensen somber en klaaglijk, terwijl ze met de komst van de lente weer wat opfleuren. Deze stemmingswisselingen zijn meestal niet ernstig, alleen bij sommige mensen gaat het om echte depressieve episodes. Men spreekt dan bijvoorbeeld van een *winterdepressie*.

Voor dat soort depressies zijn speciale therapeutische methodes bedacht. Mensen die aan een winterdepressie lijden, krijgen *lichttherapie* omdat gebleken is dat het regelmatig verblijf in een helder verlichte ruimte een positief effect heeft op de stemming van de cliënten. Men meende aanvankelijk dat dit soort winterdepressies een typisch biologisch-psychiatrische oorzaak hadden. Inmiddels is gebleken dat juist 'steunzoekende' mensen gevoelig zijn voor depressies van deze aard. Het gaat dus, zoals bij alle stemmingsstoornissen, om kwetsbare mensen die emotioneel niet sterk in hun schoenen staan.

Depressieve episode in het kraambed

In de DSM-IV wordt de bevalling als een mogelijke aanleiding voor een depressieve episode in het kraambed (post partum), apart vermeld. Daarom behandel ik dit probleem hier op deze plaats.

Er is nogal wat spraakverwarring over de betekenis en de naam van een depressieve reactie in het kraambed. Veel mensen spreken van een 'postnatale depressie', maar dat is eigenlijk geen juiste benaming. Men bedoelt te zeggen dat de kraamvrouw een tijdlang labiel is en gauw in tranen, omdat ze de situatie nog niet aankan.

Als reactie op het ingrijpende gebeuren kunnen vrouwen soms ècht depressief worden. De gedrukte stemming gaat dieper dan gewoon de eerste dagen na de bevalling wat labiel en zenuwachtig zijn. Bij een depressieve episode in het kraambed is er altijd een heleboel aan de hand. Vaak zijn er verschijnselen van een dissociatieve stoornis. De kraamvrouw beleeft het alsof *'het gevoel er niet bij is'*, het is of allen, het kind en de opgewonden familie, ver weg en onbereikbaar zijn. Een vrouw in die toestand voelt zich zeer somber en ongelukkig, omdat zij niet duidelijk kan maken wat ze beleeft. Ze kan geen vreugde voelen en kan niet huilen. Wat ze meemaakt is zeer angstaanjagend en vervreemdend.

Het kan zijn dat op een goed moment paniekgevoelens doorbreken. De vrouw krijgt dan last van hallucinaties en vreemde gedachten. Ze loopt radeloos rond, bang dat er iets heel vreselijks met de baby of met haar zal gebeuren. Er is dan sprake van grote agitatie als gevolg van een typische *depressieve episode met psychotische kenmerken.*

Dit probleem is zó ernstig dat het niet thuis behandeld kan worden. De behandeling zal in de eerste plaats moeten bestaan uit een warme, veiligheid biedende opvang, daarnaast zijn medicamenten onontbeerlijk. Het is noodzakelijk dat de vrouw haar kind zelf kan blijven verzorgen, opdat de band met de baby behouden blijft en verstevigd wordt. Soms was het kind niet gewenst en dan is het extra belangrijk om die band te bevorderen.

In veel gevallen heeft de vrouw de bevalling ervaren als een verbijsterende en pijnlijke gebeurtenis waar zij niet echt op voorbereid was en waarbij zij ook slecht begeleid is. Vandaar dat achteraf, in de psychische ontreddering, gevoelens van agressie op komen zetten. Gevoelens die zich richten op het kind en op de man die het kind heeft verwekt. Agressieve gevoelens die de vrouw zichzelf niet toe kan staan omdat ze zich heel schuldig voelt. Deze verwarrende gevoelens veroorzaken dus een enorme spanning en kunnen aanleiding zijn voor een depressie.

Ik heb vrij uitvoerig stilgestaan bij een depressieve episode in het kraambed, omdat de gebruikelijke combinatie van oorzakelijke factoren hier vaak zo duidelijk aan het licht komt. Het gaat om: onzekerheid, te veel stress en weinig opvang bij iemand die qua persoonlijkheid en aanleg niet sterk in de schoenen staat.

Manische episode

Een manische episode (manie) hoort dus ook bij de stemmingsepisodes. Manische episodes worden gekenmerkt door opwinding en druk, ontremd gedrag. Officieel is de stemming verhoogd, maar in de praktijk zijn manische mensen niet vrolijk, maar geprikkeld en opgewonden en vol tomeloze energie. Zo iemand vertoont een expansief gedrag en heeft zichzelf niet meer onder controle. Manische episodes kunnen na een depressieve episode optreden en als het ware de 'nawee' zijn; ze kunnen ook zomaar ontstaan. In dat geval heeft iemand dan al eerder een manische episode meegemaakt.

Zoals we al eerder hebben gezien, zijn manische episodes meestal een onderdeel van een *bipolaire stoornis*. Iemand die aanleg heeft voor een manie, kan na een tijd van emotionele belasting, waarbij de grenzen van de psychische draagkracht overschreden worden, 'doorschieten' in ontremming en dadendrang. Waar men eigenlijk neerslachtigheid en besluiteloosheid verwacht had, ontstaat een vreemd soort kritiekloosheid. Het kan hem allemaal niets meer schelen wat anderen zeggen. Hij ziet ineens glashelder voor zich hoe 'de moeilijkheden' op het werk en thuis 'even' opgelost kunnen worden, hij voelt zich 'prima' en heeft geen rust nodig, terwijl de familie het gevoel heeft dat het nu écht goed misgaat omdat elk beroep op zijn redelijkheid mislukt en hij geen moment meer rustig is. Zo iemand wordt gedreven door een geweldig almachtsgevoel. Hij kan alles, wil alles en doet alles wat in zijn hoofd opkomt. Slapen 's nachts is er nu niet meer bij omdat hij zich daarvoor geen tijd gunt. Hij heeft het veel te druk. Hij praat aan een stuk door, schrijft de hele dag brieven in een veel groter handschrift dan men van hem gewend is. Alles wat hem in handen komt wordt volgeschreven, ook de bedrukte bladen van de krant. Ze komen vol ingewikkelde berekeningen en aantekeningen.

Bij momenten breekt het inzicht dat hij ziek is even bij hem door. Ineens zijn er tranen omdat hij zich ongelukkig voelt en rusteloos is. Maar die momenten van inzicht duren slechts enkele minuten, meestal wordt het zojuist gezegde direct ontkend en overschreeuwd. Hij is ook achterdochtig geworden en zal in eerste instantie elke vorm van hulp afwijzen. 'Ik laat mij niet pakken' is het parool. De aanbeveling om zich in vredesnaam toch te laten behandelen, wordt na urenlang redeneren eerst overgenomen en dan vervolgens weer afgewezen. Vaak heeft de betrokkene er ook een soort diabolisch genoegen in om de hulpbieders zo lang mogelijk aan de praat te houden. Hij is zich zeer wel bewust van de macht die hij heeft. Als een gedwongen opname wordt voorbereid, houdt hij zich tijdens het beoordelingsgesprek met de RIAGG-psychiater even rustig, zodat deze laatste meent dat er géén grond is voor een inbewaringstelling (IBS). Maar zo gauw deze figuur weer in zijn auto is gestapt, breekt in huis de hel los.

Later als de manie weer over is, krijgt de betrokkene het gevoel dat hij heel gek heeft gedaan, dan komt de kater en de schaamte. Vaak wordt iemand dan tot overmaat van ramp ook nog een tijdlang depressief.

Algemene kenmerken van een manische episode

De algemene kenmerken van een manische episode (manie) zijn:
- Iemand is abnormaal druk en opgewonden. Zijn stemming is te opgewekt; zijn gedrag is te uitbundig en hij kan prikkelbaar reageren. Hij is in elk geval overmoedig en bij tegenspraak zeer geïrriteerd. Soms zijn manische mensen alleen boos en niet opgewekt.
- Gedurende deze drukke periode heeft de betrokkene het idee dat hij een geweldig iemand is die alles aan kan. In zijn zelfoverschatting onderneemt hij dingen die onverantwoord zijn. Hij doet aan de lopende band onzinnige aankopen, geeft ongehoord veel uit aan fooien en schenkt ook zomaar geld aan wildvreemden. Hij knoopt contacten aan met rare mensen met wie hij zich onder normale omstandigheden nooit zou inlaten.
- Hij heeft een verminderde behoefte aan slaap en is voortdurend in actie. Die behoefte aan actie blijkt ook uit het schrijven van talloze brieven aan Jan en Alleman. De brieven worden ongeremd opgeschreven en hebben vaak een inhoud waar de betrokkene zich wellicht later over zal schamen.
- Hij is ook onvoorstelbaar spraakzaam en voelt een dringende behoefte om ononderbroken aan het woord te blijven.
- Zijn denken is versneld en de gedachten jagen zo snel door zijn hoofd dat hij ze al pratende niet meer kan bijbenen. Hij kan de gedachtevlucht niet meer stoppen, hij pikt alles op wat hij hoort en kan het niet meer uit zijn hoofd zetten.
- Hij wordt zeer snel afgeleid, elk onbetekenend geluid trekt zijn aandacht en lokt een reactie uit.
- Het probleem van de te opgewekte stemming en de dadendrang is zo ernstig dat hij overal moeilijkheden veroorzaakt. Hij kan zich niet meer op zijn werk vertonen en ook in de buurt waar hij woont wordt zijn gedrag als zeer storend ervaren.

Een manische episode kan met psychotische kenmerken gepaard gaan. In dat geval wordt het toestandsbeeld door waanbeleven en hallucinaties gecompliceerd. Net als bij een depressieve episode kunnen er stemmingscongruente of stemmingsincongruente kenmerken voorkomen. Bij het eerste – het meest voorkomende geval – gaat het om waanideeën die typisch bij de manische zelfoverschatting passen. Iemand verkeert bijvoorbeeld in de waan dat hij grote macht of geniale gaven heeft. Zijn gedrag kan worden ingegeven door de waan dat hij van goddelijke afkomst is en door iedereen gehoorzaamd moet worden. Soms beroept hij zich op een 'stem' die hem openbaart wat hij moet doen en wat anderen geacht worden voor hem te doen.
Bij manische mensen kan ook een katatone stuportoestand ontstaan, waarbij het

250

gedrag plotseling is verstard. De persoon reageert dan afwerend op toenaderings-
pogingen en ligt in een gespannen toestand, doodstil in bed. Het is als het ware een
stilte voor de storm, want er kan plotseling een heftige emotionele uitbarsting
komen. Dit soort psychotische complicaties is gelukkig zeldzaam. Een manische
toestand is op zichzelf al erg genoeg. Meestal moeten manische mensen in een kliniek opgenomen worden, omdat ze niet te handhaven zijn en door hun drukke en
provocerende gedrag zichzelf en anderen schade berokkenen. Een ambulante
behandeling is meestal alleen mogelijk als de bui voorbij is en een herhaling voorkomen moet worden. Tijdens een manische episode moeten mensen meestal met
een hoge dosis *antipsychotica* behandeld worden.

Verpleging van manische mensen

Voor de verpleging en behandeling van manische mensen is het belangrijk dat zij
niet voortdurend opgejut en gestimuleerd worden. Men moet voorkomen dat de
cliënt als clown optreedt en door het dolle heen raakt. Discussiëren en de manische
persoon op zijn verantwoordelijkheid wijzen is meestal ook zinloos en lokt ongewenste reacties uit. Aan manische mensen moeten wel grenzen gesteld worden en
ze moeten ook – binnen de bepaalde grenzen – gelegenheid hebben om zo nu en
dan wat stoom af te blazen. Te veel restricties maakt hen kwaad en leidt tot een zinloze machtsstrijd.
Ten overvloede misschien, moge nogmaals gezegd worden dat een manische episode een reactie kan zijn op een psychotrauma op langdurige stress. Meestal heeft
men dan ook aanleg voor een bipolaire stoornis en heeft het trauma of de stress de
stoornis losgemaakt. Vaak wisselen manische en depressieve episodes elkaar af. In
het volgende voorbeeld gebeurt dat ook.

Kees

Kees is het jongste kind uit een onderwijzersgezin. Toen Kees werd geboren had
moeder, tweeënveertig jaar oud, al drie kinderen. In haar drukke gezin werd de
zorg voor dit nakomertje een net te grote aanslag op haar draagkracht. Ze was
vaak gedeprimeerd en leed aan allerlei kwalen. Kees kreeg in die periode weinig
aandacht, wat helaas tot gevolg had dat hij een lastige baby werd die veel huil-
de. Om Kees zoet te houden werd hij met duur speelgoed verwend. Later, in zijn
puberteitsjaren, ontstonden er veel autoriteitsconflicten, vooral met vader, die
zich eraan ergerde dat Kees zijn gezag niet als vanzelfsprekend accepteerde.
Op school deed Kees steeds minder; ook de verzorging van zijn uiterlijk liet duidelijk te wensen over. Hij bleef vaak dagenlang somber op zijn bed liggen, luisterend naar treurige muziek. Als iemand hem op dat bed eten kwam brengen,
reageerde hij afwerend en het leek soms alsof hij gehuild had. Hij wilde echter
met geen woord spreken over zijn moeilijkheden. Ook dit gedrag leidde weer tot
conflicten met vader, die omwille van moeders labiele gezondheid deze wan-

---

toestand niet langer tolereren wilde. Toen Kees op een avond in een zeer sombere toestand het huis uitliep, was de maat vol. Zeker toen Kees, nadat zijn ouders de hele nacht in grote angst op hem hadden zitten wachten, in de vroege morgen natgeregend thuiskwam en zonder één woord te zeggen naar zijn kamer verdween. Door bemiddeling van de huisarts werd Kees op een psychiatrische afdeling van een algemeen ziekenhuis opgenomen (PAAZ). De psycholoog hield een aantal moeizame gesprekken met Kees en hij kreeg antidepressieve medicijnen toegediend. Op een morgen, zes weken na opname, gebeurde er iets vreemds met Kees. Bij het opstaan had hij zomaar ineens het gevoel dat alle zorgen van hem waren afgevallen, zonder dat er een wezenlijke oplossing voor zijn moeilijkheden was aangereikt. Hij kreeg een geweldig opgewekte stemming en hij voelde zich tot alles in staat, zelfs op het overmoedige af. Die uitgelaten toestand duurde een kleine week. Vrij snel daarna ging hij in een redelijk evenwichtige stemming weer naar huis.

In de nu volgende jaren ging het wel goed met Kees, maar hij bleef zich altijd schamen voor de periode dat hij overspannen was geweest. Hij sprak er met niemand meer over en trachtte het te vergeten.
Op zijn achtentwintigste trouwde hij met Joke, een aardig meisje dat hij op het laboratorium, waar hij inmiddels alweer een aantal jaren werkte, had ontmoet. Het was vooral Joke die Kees over allerlei aarzelingen en twijfels over de toekomst had heengeholpen. Dan gebeurt er, nadat zij twee jaar getrouwd zijn, op een kwade dag iets vreselijks.
Op een zaterdagavond was er een kerkconcert. Kees had die week een hoop problemen op zijn werk gehad en hij was vrijdagavond nerveus thuisgekomen. De hele zaterdag kon hij geen rust vinden. Toen ze die avond in de kerk naar het concert zaten te luisteren, had Joke al het gevoel dat er met hem iets vreemds aan de hand was. Hij zat strak en gespannen voor zich uit te staren en weerde de hand af die zij zachtjes in de zijne legde. In de pauze, terwijl er koffie werd geschonken, liep Kees naar een meisje uit het orkest. Hij begon haar op een opgewonden manier vragen te stellen. Dat hij zomaar een wildvreemde vrouw aansprak, was voor Joke volkomen onbegrijpelijk en pijnlijk om aan te zien. Ook na de pauze bleef hij op een vreemde gefascineerde manier naar dat blonde meisje zitten kijken. Later op de avond kostte het Joke de grootste moeite om Kees mee naar huis te krijgen. Hij was uit die kerk niet weg te slaan.
Thuisgekomen kregen ze ruzie over het gebeurde. Joke ging huilend naar bed, Kees bleef tot diep in de nacht beneden platen draaien. De volgende zondagmorgen hoorde Joke bij het wakker worden dat Kees heel vroeg, het was nog maar zeven uur, in de huiskamer druk bezig was. Zij vond hem te midden van een grote chaos. Hij had alle schilderijtjes van de muren gehaald en was druk in de weer om hun meubels op een andere plaats te zetten.
Hij vertelde dat van nu af aan alles anders zou worden. Hij had genoeg van het saaie bestaan, genoeg van zijn nederige plaats op het laboratorium en hij had vooral genoeg van Jokes betuttelarij. Kees sprak aan een stuk door en Joke kreeg geen kans hem ook maar enigszins te benaderen. Het was haar in elk

geval duidelijk dat er nu iets grondig mis was, iets dat veel erger was dan een gewone ruzie.

Tot overmaat van ramp besloot Kees die morgen dat hij met de auto naar vrienden in Amsterdam wilde gaan. Joke durfde hem in deze toestand niet alleen te laten vertrekken, dus ging zij vol angst met hem mee. Onderweg werd Kees steeds overmoediger. Per minuut veranderde hij zijn plannen. Ineens herinnerde hij zich dat hij die nacht in een tijdschrift een foto van prinses Juliana had gezien. Hij besloot nu dat hij bloemen aan deze lieve moeder in Soestdijk wilde brengen, zij zou hem helpen in al zijn moeilijkheden. Tot Jokes grote opluchting veranderde Kees op de snelweg tussen Zwolle en Harderwijk plotseling van plan. Hij wilde eerst ook nog een neef in Putten bezoeken. In het huis van die neef belde Joke een van Kees' broers op met het verzoek te komen helpen om Kees weer naar huis te loodsen. Het was levensgevaarlijk hem nog langer door Nederland te laten racen. Nadat zij met heel veel moeite eindelijk zondagavond weer thuis waren gekomen, duurde het nog twee lange dagen voordat Kees overgehaald kon worden zich te laten behandelen. Hij voelde zich prima, hij had het gevoel nu eindelijk weer de macht en de energie te hebben om een heleboel aan te pakken. Toch waren er in die voor Joke zo wanhopige toestand thuis, ook momenten dat Kees even voor haar bereikbaar was. Hij gaf dan onder tranen toe dat hij te druk was en dat hij niet meer op kon houden met denken en praten.

Dinsdags werd hij door de psychiater van de RIAGG overreed om zich te laten opnemen. Bij binnenkomst in een psychiatrische observatiekliniek blijkt hij een niet onvriendelijke man te zijn die voortdurend op luide toon spreekt. Hij deelt mee dat hij zich nog nooit zo goed gevoeld heeft als nu. Hij ontvouwt veel plannen en wij moeten begrijpen dat hij hier alleen komt als 'medewerker' en niet als patiënt. We moeten niet denken dat hij 'gek' is, hij is dus ook niet van plan om medicijnen in te nemen. Dat moeten we goed onthouden, zegt hij met enige dreiging in zijn stem. Uit die laatste opmerking blijkt ook dat achter zijn ogenschijnlijk zo opgewekte stemming een zekere geprikkeldheid schuilgaat. Ook speelt wantrouwen een onmiskenbare rol in zijn ellenlange betogen. Tijdens het praten loopt hij voortdurend gesticulerend door het vertrek heen en weer.

Gelukkig is het mogelijk Kees te overtuigen van de noodzaak wél medicijnen in te nemen. Aangezien hij nachten niet geslapen heeft, is hij zelf ook wel aan enige rust toe. Drie maanden later is Kees weer thuis. Joke en hij zullen ambulante poliklinische begeleiding krijgen.

Hypomane episodes en cyclothymie

Mensen die aanleg hebben voor manische en/of depressieve stemmingswisselingen kunnen soms buien vertonen waarin ze niet echt manisch zijn en dus niet de controle over hun handelen kwijt zijn, maar wel iets tè daadkrachtig en iets tè uitbundig zijn. Tijdens zo'n bui kunnen ze bergen verzetten en presteren ze vaak meer dan men normaal verwachten zou. Voor de omgeving is het echter uiterst vermoeiend om met een opgewonden huisgenoot te moeten optrekken. Iemand die nooit naar bed gaat omdat hij door een tomeloze energie voortgedreven wordt. We spreken bij zo'n drukke en tè daadkrachtige bui van een *hypomane episode*. Sommige mensen hebben voortdurend van die drukke buien en als hun energieke bui weer over is zijn ze een tijdlang uitgeput en zeer mismoedig. Bij hen is er sprake van een soort golfbeweging in de stemming. Dit wordt *cyclothymie* genoemd.

Oorzaken van stemmingsstoornissen

Mensen die aan stemmingsstoornissen lijden, weten meestal wel dat het bij hen 'in de familie zit'. Er is sprake van een erfelijke aanleg. Volgens de biologisch-psychiatrische opvatting wordt het ontstaan van stemmingsstoornissen bevorderd door een tekort aan de *neurotransmitters* serotonine en noradrenaline, die in bepaalde – voor de emoties belangrijke – hersengebieden de overdracht van prikkels verzorgen. Een tekort aan deze neurotransmitters maakt mensen kwetsbaar voor stress. Hoe het precies zit met de biologische achtergronden is een ingewikkelde zaak, ik ga er verder niet op in omdat ze voor de praktische zorg niet terzake doet.

Vaak is er voor het ontstaan van een 'stemmingsepisode' wel een bepaalde aanleiding, maar die kan de familie meestal niet meer achterhalen. Soms is er sprake van *psychosociale problemen* en ontstaat een depressieve episode, als mensen in emotioneel opzicht te lang op hun tenen hebben gelopen. Dat zij met een depressie reageerden zegt ook iets over hun incasseringsvermogen. Het gaat hierbij niet alleen om hun 'aanleg', maar ook om hun 'coping' stijl. Mogelijk zijn het afhankelijke mensen die andermans steun niet kunnen missen en diep in de put raken als een relatie om wat voor reden ook, verbroken wordt. Zij ervaren bijvoorbeeld het overlijden van een steunfiguur als in de steek gelaten worden en kunnen dat trauma niet verwerken. Anderen zijn kwetsbaar omdat ze altijd de schijn hebben opgehouden en steeds voorgewend hebben dat het thuis en op hun werk goed ging. Zij leefden echter onder een voortdurende spanning en de omgeving heeft te laat onderkend dat het niet goed ging. Het kaartenhuis is plotseling ingestort. Vaak is 'overspannen' gedrag en slapeloosheid de voorbode van zo'n depressieve episode.

Uit de levensgeschiedenis van mensen die aan depressies lijden, blijkt vaak dat zij al op jeugdige leeftijd schokkende dingen hebben meegemaakt. Soms hebben ze te lijden gehad omdat een van de ouders jong overleden is. De eerste depressieve episode was het gevolg van fikse stress, de daaropvolgende depressieve episodes komen, zoals ik hierboven reeds aangaf, 'zomaar' na een geringe aanleiding. Bij die mensen gaan de episodes steeds langer duren en als ze bejaard zijn, gaat het soms helemaal niet meer over.

De prognose van recidiverende stemmingsstoornissen is helaas minder goed dan men denkt. Men kan depressieve episodes tegenwoordig goed behandelen, maar het is vaak niet te verhinderen dat ze weer terugkomen. Bij oude mensen gebeurt dat soms al na drie tot zes maanden. Zij kunnen zich niet meer handhaven omdat ze geen perspectief hebben en hun leven zo vreugdeloos geworden is. Een medicamenteuze behandeling van mensen zonder toekomstperspectief en zonder familieleden of vrienden die van hen houden, heeft meestal *geen blijvend effect.*

Behandeling van stemmingsstoornissen

Depressies worden dus in de eerste plaats met *antidepressiva* behandeld, dat zijn medicijnen die op een effectieve manier de stemming kunnen beïnvloeden. De namen van de bekendste medicijnen komen in hoofdstuk 24 aan de orde, hier noem ik alleen de groep. Depressieve cliënten krijgen niet alleen antidepressiva, maar ook kalmerende middelen en slaapmiddelen om hun angst en hun slapeloosheid te kunnen bestrijden. Het is heel belangrijk dat er iets aan de *angst* wordt gedaan, en dat mag niet alleen gebeuren met behulp van medicijnen. Angstige mensen hebben vooral behoefte aan een empathische en steunende begeleiding waarbij zij, ik heb het al eerder gezegd, het gevoel moeten krijgen dat de wanhoop serieus wordt genomen.

Manische mensen worden primair met *antipsychotica* behandeld, maar dat is niet het enige. Voor alle stemmingsstoornissen geldt namelijk dat de mensen die eraan lijden ook psychotherapeutisch behandeld moeten worden. Eerst zal die therapie voornamelijk uit steunen en begeleiden bestaan, later kan er gewerkt worden aan de verwerking van de problemen die de aanleiding waren tot de depressieve of de manische episode. Cliënten moeten ook leren wat de ziekte betekent en hoe ze ermee kunnen omgaan en het verloop kunnen beïnvloeden. Ze moeten de depressieve of manische episodes voorkomen door hun leven op een verstandige manier in te richten. Hier is *psycho-educatie* ook belangrijk. De familie moet ook leren op een juiste wijze met de problemen om te gaan. In het voorbeeld van Kees en Joke kwam dit duidelijk naar voren.

Mensen die lijden aan een bipolaire stoornis, krijgen tegenwoordig het middel *lithiumcarbonaat.* Dat middel helpt een te sterke schommeling van de stemming te voorkomen; het vlakt een opgewekte stemming wat af en het voorkomt sombere buien. Het middel lithium moet voorkomen dat mensen 'doorschieten' in een diepe depressieve episode of plotseling manisch worden. Mensen die met lithiumcarbonaat behandeld worden, moeten dit middel jarenlang gebruiken en dat is voor velen een onaangename zaak! Het is namelijk niet prettig als je merkt dat je gevoelsleven door het innemen van medicijnen wordt gedempt. Daarom moeten bij iedere cliënt de voor- en nadelen van een eventuele behandeling met lithium goed tegen elkaar afgewogen worden. Veel hangt af van *de motivatie* van degene die ermee moet leven. Psycho-educatie kan ertoe bijdragen dat de motivatie verhoogd wordt. Bij sommige mensen die aan een bipolaire stoornis lijden, is de wens om weer eens een keer manisch te worden, de reden waarom ze zich soms expres laten afglijden naar zo'n toestand. In het verhaal over Kees zien we hoe een man die zwaar aan het leven tilt en altijd een beetje treurig is, het niet onaangenaam vindt om weer eens door 'het dolle heen' te zijn en de schade van jaren onderwerping, in één keer in te halen. Zulke mensen laten wel eens uit balorigheid hun medicijnen staan (dus ook de lithium!). Altijd als een 'patiënt' te moeten leven en altijd onder controle te staan van familie en dokters, maakt mensen opstandig en dat willen ze wel eens even uiten.

Dysthyme stoornis

Onder een dysthyme stoornis verstaat men voortdurend gedeprimeerd zijn en altijd maar klagen dat men 'het niet meer ziet zitten' en geen leven heeft. Die stoornis bestaat al minstens twee jaar. Het gaat nadrukkelijk niet om een langdurige depressieve episode maar om 'chronisch' in de put zijn, waarbij de persoon niet alleen klaagt, maar anderszins ook blijk geeft van een mismoedige stemming en onvermogen om te genieten. Bij kinderen of jongeren kan de dysthyme stoornis zich uiten in een prikkelbare stemming en valt het voortdurend gedeprimeerd-zijn niet zo duidelijk op.

Een dysthyme stoornis gaat gepaard met een gebrek aan eetlust, met slapeloosheid of juist een overmatige behoefte om in bed te gaan liggen. Er is ook een voortdurend gevoel van vermoeidheid. Iemand voelt zich minderwaardig en uit dat gevoel, soms door veel en herhaaldelijk te klagen over wat men in het leven gemist heeft en over de kansen die men niet benut heeft. Hij heeft geen hoop dat zijn levenssituatie ooit anders zal worden. Hij heeft ook moeite zich op een taak te concentreren en is vaak onzeker en besluiteloos.

DSM-IV onderscheidt een vroeg en een laat type dysthyme stoornis. Het eerste type is al voor het eenentwintigste jaar ontstaan en het tweede type ontwikkelt zich pas veel later op de volwassen leeftijd. Vaak gaat een dysthyme stoornis gepaard met een persoonlijkheidsstoornis van het afhankelijke (neurotische) type. Men snakt naar steun van anderen en is steeds in de put omdat die steun onvoldoende voorhanden is, of voor het gevoel van de persoon expres aan hem of haar onthouden wordt. De dysthyme stoornis kan ook samengaan met een borderline-persoonlijkheidsstoornis. In dat geval is men zo mismoedig en voortdurend depressief ontstemd omdat er zoveel innerlijke onvrede is en er zoveel tegenstrijdige gevoelens zijn jegens andere mensen.

Dysthyme stoornis en incest

Er is tegenwoordig veel aandacht voor wanhopige vrouwen die met een geheim over incest rondlopen. Er is in hun jeugd iets vreselijks gebeurd en dat heeft de emotionele ontwikkeling en de ontwikkeling van het zelfvertrouwen erg negatief beïnvloed. Vaak zijn ze zich niet eens bewust van het feit dat hun voortdurende wanhoop iets te maken heeft met een zeer problematische relatie met één of met beide ouders. Dat is verdrongen en weggestopt.

Het gaat bij incest meestal om seksuele omgang tussen vader met één of meer dochters. Helaas is dat nog maar een deel van het probleem, want er wordt – zoals uit krantenpublicaties blijkt – kinderen nog veel meer ellende aangedaan.

Ik wil hier ook niet ingaan op het feit dat de getallen over het voorkomen van incest soms erg overdreven worden en het feit dat het moeilijk is om incest te definiëren. Ik bedoel hier met incest vooral *het traumatische seksuele misbruik*, waarbij zelfs geweld en intimidatie niet geschuwd wordt. Dat soort zaken geeft enorme spanningen in een gezin. De ene ouder heeft het gedaan en de andere ouder wist er meestal van, heeft niet ingegrepen en is dus min of meer medeschuldig. Daardoor heeft een kind het gevoel gekregen dat het door iedereen in de steek is gelaten.

Het zal duidelijk zijn dat incest ruïneus is voor een kind, vooral als de incest gedurende een lange periode heeft plaatsgevonden en het kind doodsangsten heeft uitgestaan, omdat het met straf en geweld is bedreigd wanneer het een mond open zou doen over wat er is gebeurd. Die angst blijft, en de mogelijkheid om ooit nog een goede relatie met een partner aan te kunnen gaan, lijkt voor altijd verkeken. Men durft op seksueel gebied niemand meer te vertrouwen. Meestal gaat de ruïneuze invloed nog verder. De vrouw die het is overkomen, is later voortdurend depressief en is geneigd zichzelf te straffen voor iets waar ze in feite niets aan kon doen, bijvoorbeeld door suïcidepogingen. Het zijn het schuldgevoel, de minderwaardigheidsgevoelens en de diep gewortelde boosheid die haar het leven vergallen. Door dat alles kan een dysthyme stoornis ontstaan.

Meisjes die een incestervaring hebben, komen meestal uit gezinnen waar veel meer aan de hand was. Er heerste een slechte, onveilige sfeer. De kinderen uit die gezinnen hebben psychisch allemaal een tik gekregen door het psychische en lichamelijke geweld in hun jeugd. Het hierna volgende verhaal over Els handelt over een dergelijke traumatische ervaring uit de jeugd.

Els

Els is een achtentwintigjarige verpleegkundige die al jaren depressief gestemd is. Na het overlijden van haar vader is het begonnen en ze is daarna steeds dieper in de put geraakt. Ze woonde toen nog thuis en zijn plotselinge dood plaatste haar voor allerlei problemen. Moeder, altijd al een zeurderige sombere vrouw, deed niets anders dan klagen en leunde helemaal op Els. Daardoor werd de sfeer in huis nóg benauwender dan voorheen.

Langzaam maar zeker werd het voor Els duidelijk dat ze daar weg moest, weg uit het benepen dorp waar iedereen elkaar kende. Maar weggaan betekende ook dat ze haar goede baan als wijkzuster op moest geven en dat ze voor het eerst op kamers moest gaan wonen.

Na de zoveelste ruzie met moeder hakte Els de knoop door en solliciteerde op een baan in Amsterdam-Noord. Twee maanden later zat ze er met haar spulletjes en dacht: 'Waar ben ik in vredesnaam aan begonnen?' Overdag werkte ze zich een ongeluk om maar niet te hoeven nadenken en zoveel mogelijk onder de mensen te zijn, 's avonds was de eenzaamheid een verschrikking. Van thuis kreeg ze voortdurend noodsignalen, moeder zag het zonder Els helemaal niet zitten. In december van dat jaar kreeg Els een dramatisch telegram: 'Moeder ernstig ziek, kom direct naar huis'. Zij had onmiddellijk het gevoel dat ze nu in de val zou lopen en dat gevoel bleek juist te zijn. Maar moeders ziekte was niet de val waar ze inliep, het was haar eigen vreugde over de thuiskomst die haar emotioneel de das omdeed. Ze schaamde zich voor haar falen en voor haar afhankelijk-zijn van de (schijn)geborgenheid thuis.

Toen werd Els zelf ziek, ze kreeg buikpijn en sliep 's nachts niet meer. Haar stemming was somber en op een dag slikte ze uit wanhoop een handvol slaaptabletten. Tot haar diepe ellende werd ze wakker in het ziekenhuis waar ze destijds haar A-opleiding had gedaan. Mede daardoor was ze radeloos en boos. Boos op zichzelf en boos op de wereld waarin ze de weg kwijt was geraakt. Els wilde zich niet meer verzorgen, ze wilde niet uit bed komen en ze wilde ook met niemand praten. Men vond haar depressief, ontstemd, negativistisch en suïcidaal en dus kreeg ze geen toestemming om de afdeling te verlaten.

Els had het gevoel dat zij en het team elkaar niet begrepen en dat maakte haar nóg treuriger. Overdag zat ze lusteloos voor zich uit te staren en 's nachts lag ze te huilen. Om het behandelteam te pesten zei ze dat ze zeker een eind aan haar leven zou maken. Ze dacht: 'Zitten jullie ook maar lekker in de piepzak'. Maar het team dacht: 'We kunnen niéts met Els, ze moet maar worden overgeplaatst naar een psychiatrisch ziekenhuis'.

Zo kwam Els in het voorjaar in paviljoen Berkenrust op een zaaltje met vier dames. Overdag moest ze naar de therapie om te handwerken. Els dacht: 'Dit is dus mijn leven voortaan, ik heb het verpest, mijn eigen schuld'. Die gedachten over schuld en mislukking speelden steeds vaker door haar hoofd. Ze sprak het ook uit tegen de psychiater: 'Ik had een prima baan, alles leek goed te gaan en toen ineens was het door mijn eigen schuld helemaal mis, nu kan het ook nooit meer goed komen'. Ondanks antidepressieve medicijnen bleef Els depressief. Ook in dat paviljoen bleef haar gedrag moeilijk.

In augustus, tijdens een weekend, nam ze nog eens een keer een hoeveelheid opgespaarde pillen in.

Gesprekstherapie bracht Els evenmin een stap verder, ze wist niet wat ze tegen de goedwillende, maar niet begrijpende, arts zeggen moest. Hij deed haar aan haar vader denken en dat was ergerlijk.

Op een dag ontstond er 's avonds een conflict in de huiskamer. Els kreeg ruzie met een ander meisje en er vielen klappen. Toen de jongen die late dienst had haar hardhandig de kamer uit wilde zetten, raakte ze met hem in gevecht. Hij deed haar per ongeluk behoorlijk pijn en op een goed moment schreeuwde ze: 'Vuile verkrachter.' Dat woord en die scène maakten een enorme huilbui los. Ineens kwam er iets naar boven wat misschien wel vijftien jaar begraven was geweest. In die nacht vertelde ze aan de zuster die haar kwam troosten, onder veel tranen, het hele verhaal van alle vreselijke dingen die vroeger thuis waren gebeurd. Dingen met vader waarover zij zich na al die jaren nóg schuldig voelde. Ze had er nooit over kunnen praten maar ergens op de achtergrond was het altijd aanwezig geweest. Moeder had het óók geweten, maar zij had Els op geen enkele wijze steun gegeven. Nu pas bleek, ook voor Els, met wat voor gevoelens haar droevige toestand te maken had.

Met het uitspreken van haar ellende was Els natuurlijk niet meteen uit de put. Ze moest ook leren dat ze niet schuldig was aan de catastrofale gebeurtenissen in haar leven en zichzelf niet moest straffen voor wat haar was overkomen. Het ging er nu om een halt toe te roepen aan haar destructieve neigingen. Els had vooral behoefte aan zelfvertrouwen en had behoefte aan contact met mensen die haar welgezind waren. Daarom ging het hier niet om behandeling van een depressie, maar om psychotherapie bij iemand die nog een heleboel schade moest inhalen.

Of zo'n doelstelling haalbaar is, hangt voor een groot deel af van het feit of een vrouw als Els inderdaad contacten opbouwt met haar welgezinde mensen. Ze moet niet blijven wachten op de liefde van haar moeder, want van die kant is niets meer te verwachten.

Depressieve stemming of lichte depressie

Depressieve stemming in de 'overgang'

Voor veel vrouwen is de *overgang* (het climacterium) een moeilijke periode. Niet alleen vanwege lichamelijke bezwaren en het gevoel van oud te worden, maar vooral vanwege de sociale veranderingen in iemands leven. Voor vrouwen die kinderen hebben opgevoed, komt de tijd dat die volwassen kinderen afstand van haar nemen. Ze vinden het vervelend als zij nog steeds voor hen wil zorgen en met tassen vol etenswaren op bezoek komt. De kinderen hebben moeder niet meer nodig. De actief zorgende rol is voorbij, de relatie met de kinderen moet ànders worden. Moeder moet leren te wachten tot de kinderen bij hààr komen. Nu worden partners, die gewend zijn om niet veel meer tegen elkaar te zeggen, op elkaar teruggeworpen en ze worden ook gedwongen het 'oud-worden' onder ogen te zien. Vaak is er dan desillusie en veel wanbegrip. Werkende vrouwen met een baan buitenshuis krijgen, als ouder wordende werkneemster, problemen in de competitie met de nieuwe, jongere collega's. Zij zuchten vaak onder de vermoeienis van het hele dagen moeten werken, terwijl je je niet fit voelt. Al die dingen kunnen ertoe bijdragen dat men gedeprimeerd wordt. Ook al zijn er goede mogelijkheden om met andere vrouwen in zelfhulpgroepen gevoelens uit te wisselen, soms kan iemand het niet redden. Die heeft dan deskundige hulp nodig om uit de put van een 'depressieve episode' te komen.

Depressieve gevoelens bij een 'midlifecrisis'

Mannen hebben soms een *midlifecrisis*. Ze merken dat ze niet jong meer zijn en hebben het gevoel dat ze het in hun leven 'niet gemaakt' hebben. Vooral het idee

dat dit waarschijnlijk ook niet meer gebeuren zal, benauwt hen zeer. Men is gedes-
illusioneerd in hetgeen wel bereikt is, de sfeer op het werk wordt langzamerhand
als zeer benauwend en bedreigend ervaren en er is geen moed meer om iets anders
te beginnen. Vooral mannen die nogal narcistisch en perfectionistisch van aard zijn,
voor wie presteren en succes hebben erg belangrijk zijn, vallen soms in een diep
gat. Zij kunnen 'overspannen' worden en soms ontstaat een depressieve reactie die
gepaard gaat met hypochondrische klachten, slapeloosheid en angstige gedachten
over de toekomst, over hun falen en over geldzorgen.

Een dergelijke crisis komt vaak voor, mannen èn vrouwen kunnen er last van hebben. Vooral bij kwetsbare mensen, die al lang op hun tenen lopen, kan zo'n crisis
beginnen als een soort 'aanpassingsstoornis met depressieve kenmerken'. Als de
problemen toenemen, bijvoorbeeld omdat men troost zoekt in drankgebruik en
daardoor ruzie krijgt met de partner die er schoon genoeg van heeft, kan deze
stoornis zich op den duur voortzetten in een echte depressieve episode.

Het is van groot belang dat de depressie dan op een juiste wijze behandeld wordt
en er ook voor voldoende 'nazorg' gezorgd wordt. Deze depressieve episodes kunnen zich op oudere leeftijd herhalen, waarbij de depressie dan ernstiger en ook
langduriger zal zijn.

Depressieve of manische stemming bij een somatische aandoening

Bij alle problemen van psychosociale aard, wil ik ook de aandacht vestigen
op – soms chronische depressies – die het gevolg zijn van een ernstige lichamelijke ziekte of een handicap. Dit probleem kan zich bijvoorbeeld voordoen bij mensen die aan de ziekte van Parkinson lijden. Hun depressieve stemming heeft een
dubbele achtergrond. Zij heeft met de hersenfunctiestoornis te maken die de ziekte
heeft veroorzaakt, en ze heeft te maken met de reële wanhoop van de persoon die
zich niet meer kan bewegen. Bij mensen die door een beroerte gehandicapt zijn,
kan hetzelfde gebeuren. De angst en de ontreddering staan bij hen voorop. Zij huilen vaak en zoeken voortdurend steun bij huisgenoten omdat ze zo bang zijn en
niet meer alleen gelaten willen worden. Ik wil ook wijzen op mensen die pas een
hartinfarct hebben doorgemaakt. Na het infarct zijn zij angstig en depressief
gestemd omdat hun bloedcirculatie niet in orde is èn omdat de confrontatie met de
dood hen diep geschokt heeft.

Het zou ons te ver voeren om alle lichamelijke ziekten te noemen waarbij een
stemmingsstoornis kan optreden. Alle fysieke zaken die mensen benauwen en angstig maken, kunnen aanleiding zijn voor emotionele reacties en sombere stemmingen. Soms slaan mensen door naar de andere kant en overschreeuwen ze hun angst
door een druk gedrag en een, niet bij de situatie passende, opgewekte stemming.
Het is goed om bij oudere mensen met een depressieve stemming of een vreemde
manische bui, ook een eventuele somatische oorzaak te overwegen.

Lichte depressie als vluchtgedrag

Veel mensen voelen zich soms down, als ze op een onaangename wijze met hun zwakke kant worden geconfronteerd. Als het in het leven tegenloopt en iemand er geen gat meer inziet, gaat hij somber in bed liggen en meldt zich ziek. Soms neemt ook het drankgebruik flink toe en neemt hij voortaan als gewoonte een slaappil bij het naar bed gaan. We kunnen in dit soort gevallen nog niet van een echte depressie spreken, al doet de betrokkene dat wél. Hij deelt aan zijn kennissen mee dat hij erg 'depri' is door alle tegenslagen van de laatste jaren.

Bij mensen met een afhankelijke persoonlijkheid in de zin van 'angstvermijdend gedrag' of bij het in sterke mate van anderen 'afhankelijk' zijn, kan het gedeprimeerd zijn en het lusteloos in bed gaan liggen een gewoonte worden. Elke keer dat er weer iets vervelends is gebeurd, vlucht de betrokkene in depressief gedrag. Vaak is dit gedrag op te vatten als een appèl op de omgeving. Als het lang gaat duren zijn de huisgenoten daar niet meer tegen opgewassen en zullen ze erop aandringen dat de betrokkene zich psychiatrisch laat behandelen. Via deze weg komen veel vrouwen en mannen eerst bij de RIAGG terecht en, als de ambulante hulp niet aanslaat, worden ze soms ook nog in een PAAZ opgenomen. Vaak is zo'n opname niet goed want het bevestigt het ziek-zijn en verergert juist het depressieve gevoel, omdat het niet leuk is om door iedereen als de 'patiënt' te worden behandeld. Soms komen zulke mensen in een psychotherapeutische gemeenschap terecht, omdat zij aangeven dat ze wel gemotiveerd zijn om aan zichzelf te werken. Meestal wordt dat door de partner en de naaste familie krachtig gesteund. Men heeft namelijk tijdens de weekenden dat hij thuis was, al gemerkt dat het klaaggedrag niet over is en men wil er niet meer dagelijks mee geconfronteerd worden. De persoon om wie het gaat, zoekt zijn geborgenheid voortaan bij de 'groep' en het zal het team de grootste moeite kosten om een mens die zo angstig is en die op de vlucht is, weer op gang te krijgen.

Behandeling

De behandeling van gedeprimeerde, licht depressieve of dysthyme mensen is verre van eenvoudig. Als de betrokkene namelijk het gevoel heeft niet serieus genomen te worden, kan het gedrag ernstiger vormen aannemen. Omdat iemand zich uitgestoten voelt zal hij zeggen dat hij het 'niet meer ziet zitten', er worden ook doodswensen geuit en soms doet iemand die zich echt in een hoek gedreven voelt, een poging tot zelfdoding. In hoofdstuk 3 hebben we reeds een voorbeeld van een dergelijke ontwikkeling gegeven.

Een mens in nood wordt als het ware gedwongen om zijn wanhoop nog eens te onderstrepen. *De ware achtergrond van het gedrag is toch wanhoop*! Hij is zich bewust van het feit dat zijn leven verknoeid is en heeft de neiging zichzelf steeds te straffen voor het feit dat anderen hem niet 'lief' vinden.

Voor de behandeling is een veiligheid biedende structuur nodig. Binnen die structuur kan men gelegenheid krijgen om langzaamaan weer moed te verzamelen. De structuur kan geboden worden door middel van een therapie waarbij volgens een vast schema gewerkt wordt en de cliënt opdrachten krijgt. Het is de bedoeling stap voor stap weer uit de misère te komen. Men moet leren andere, positievere denkbeelden op te bouwen. Soms moet, zoals bij Els, de oorzaak van het negatieve zelfbeeld eerst besproken worden, om vervolgens ook het schuldcomplex te kunnen ontmantelen.

Verkeerde cognities

Vanuit moderne psychologische opvattingen wordt 'gewoon' in de put zijn (gedeprimeerd) en lijden aan een depressieve ontstemming (zoals bij de dysthyme stoornis), toegeschreven aan *disfunctionele cognities*, dat wil zeggen: mensen hebben geleerd veel te negatief over zichzelf en hun mogelijkheden te denken. Ze houden er veel te negatieve denkbeelden op na, die langzamerhand tot een vast 'schema' zijn uitgegroeid. Als een vader altijd gezegd heeft: 'je bent een stommerd die voor galg en rad opgroeit', dan gaat het kind daarin geloven. Het kan moedeloos worden en dat gevoel wordt door negatieve levenservaringen steeds weer opnieuw bekrachtigd.

De cognitieve gedragstherapie (bedacht door Aaron Beck) wil bij cliënten de negatieve gedachtegang *afleren*, om hen op die manier van hun depressieve ideeën te bevrijden. In hoeverre het zinvol is, hangt van de ernst van de stoornis af. Bij een 'depressieve episode met psychotische kenmerken' is het zinloos om mensen op hun verkeerde denktrant te wijzen. Men kan zich goed voorstellen dat het bij een cliënt met een dysthyme stoornis wel zinvol is om de vicieuze cirkel te doorbreken. Dat kan de cliënt ook trainen in sociale vaardigheden zodat hij weer meer zelfvertrouwen kan opbouwen. De gezinsleden van de cliënt moeten meehelpen aan een oplossing. Ze moeten samen uit de negatieve spiraal komen en aan het werk gaan. Met aan het werk gaan bedoel ik: via 'opdrachten' wegen vinden om het probleem thuis aan te pakken en het negatieve gedrag te voorkomen.

Men moet niet voortdurend achterom kijken en met elkaar verwijten uitwisselen over wat er allemaal in het verleden fout is gegaan. Dat is een nutteloze en deprimerende bezigheid waarmee men elkaar gevangen houdt.

Samenvatting

In dit hoofdstuk zijn veel droevige levens ter sprake gekomen en het lijkt misschien alsof er niets anders bestaat. Gelukkig is dat niet altijd zo. Dit hoofdstuk gaat over de ontwikkelingen die aanleiding geven tot het ontstaan van stemmingsstoornissen. Zo'n ontwikkeling moet liefst tijdig voorkomen worden, er moet gewerkt worden aan het doorbreken van vicieuze cirkels.

Het gaat bij de stemmingsstoornissen niet alleen maar om ziektes die men eenvoudigweg met medicijnen tot verdwijning kan brengen. Het gaat ook niet alleen maar om een verkeerde gedachtegang die afgeleerd kan worden. Een behandeling moet vooral gebaseerd zijn op contact en bestrijding van wanhoop.

Literatuur

APA, *Diagnostic and Statistic Manual of Mental Disorders*. Fourth Edition. Washington, 1994.

Angold, A., Childhood and Adolescent Depression. In: *British Journal of Psychiatry*, jrg. 153, 1988.

Beknopte handleiding bij de Diagnostische Criteria van de DSM-IV (vert. G.A.S. Koster van Groos). Swets en Zeitlinger, Lisse, 1995.

Bouhuys, A.L., e.a., Winterdepressie II: gedrag en coping voorspellen de respons op lichttherapie en het begin van een nieuwe depressieve episode. In: *Tijdschrift voor Psychiatrie*, jrg. 37 nr. 2, 1995.

Meyer, J.E. en R. Meyer, Self-Portrayal by a Depressed Poet: A Contribution to the Clinical Biography of William Cowper. In: *The American Journal of Psychiatry*, 1442, Fe bruary 1987.

Goekoop, J.G. en L. van Londen, Relaties tussen depressie en persoonlijkheid. *Nederlands Tijdschrift voor Geneeskunde*, jrg. 139, nr. 4, 1995.

Goekoop, J.G., Slechte prognoses van depressies op langere termijn. In: *Nederlands Tijdschrift voor Geneeskunde*, 1992, 136, nr 48.

Hoencamp, E., e.a. Het effect van lithium-additie bij cyclische antidepressiva. In: *Tijdschrift voor Psychiatrie*, 33, 8, 1991.

Honig, A. en H.M. van Praag, Manie: oorzaak, kliniek en behandeling. *Nederlands Tijdschrift voor Geneeskunde*, jrg. 138, nr 18, 1994.

Hoofdakker, R.H. van den, F.A. Albersnagel en H. de Cuyper, 'Stemmingsstoornissen'. In: W. Vandereycken, e.a (red.), *Handboek Psychopathologie, deel 1*. Bohn, Stafleu, Van Loghum, Houten, 1990.

Kuiper, P.C., *Ver heen, verslag van een depressie*. Sdu, 's-Gravenhage, 1988.

Nederlandse Vereniging voor Psychiatrie, *In gesprek over Depressie*. Voorlichtingsfolder, Utrecht, 1994.

Ree, F. van en A.W. Goedhart, *Verdriet, Zwaarmoedigheid, Opvoeding, diagnostiek, theorie, onderzoek*. Swets en Zeitlinger, Lisse, 1989.

Willige van de, G., J. Ormel en R. Giel, Etiologische betekenis van ingrijpende gebeurtenissen en langdurige moeilijkheden voor het ontstaan van depressie en angststoornissen. In: *Tijdschrift voor Psychiatrie*, 37, 9, 1995.

Wils, V. en J. Godderis, *Depressief na een beroerte*. Tijdschrift voor Psychiatrie, 33, 3, 1991.

17
Organische stoornissen

Inleiding

In dit hoofdstuk gaat het over stoornissen die met *het verstand* te maken hebben. Men spreekt van *cognitieve stoornissen*. Als de zogenaamde cognities, zoals waarnemen en denken en begrijpen (het 'snapvermogen') gestoord zijn, kunnen mensen de wereld niet goed verkennen en kunnen ze niet begrijpen wat er gebeurt. Het meest opvallende is dat ze niets kunnen onthouden en onhandig worden. Omdat hun denkvermogen het laat afweten, kunnen ze de werking van apparaten niet meer begrijpen en kunnen ze zelfs de lamp niet meer aansteken omdat ze niet weten waar het knopje voor dient.

Soms is een dergelijke stoornis het gevolg van een *tijdelijke afwijking*, zoals een vergiftiging. De stoornis kan weer overgaan als de oorzaak verholpen kan worden. Als die stoornis echter het gevolg is van blijvende hersenbeschadiging gaat het niet meer over.

Bij een tijdelijke verwardheid spreken we van *delier* (of delirium) en bij een onomkeerbare verwardheid spreken we van *dementie*. Soms zijn de cognitieve functies nog redelijk intact en is er alleen maar sprake van geheugenstoornissen. Dit probleem draagt de naam: *amnestische stoornis*.

Delier

Een delier (delirium) kan in korte tijd ontstaan en kan ook snel verdwijnen. Delieren kunnen een symptoom zijn van een infectieziekte of een intoxicatie. Bij het begrip vergiftiging moet men denken aan de gevolgen van het innemen van een gevaarlijke toxische stof of het overmatig gebruik van drugs of het verkeerd gebruik van bepaalde medicijnen.

Kenmerken van het delier

Hieronder volgt een lijst van kenmerken, waarin de DSM-IV-criteria verwerkt zijn:
– Het bewustzijn van de delirante persoon is niet helder en hij ziet zijn omgeving voor iets anders aan dan ze is. Hij maakt een verdwaasde indruk. Deze bewustzijnsverandering heeft tot gevolg dat men moeilijk de aandacht van deze per-

soon op iets kan vestigen. Hij luistert niet meer want hij is te veel afgeleid door wat hij allemaal in zijn hoofd heeft. Hij kan zich niet meer op iets concreets concentreren en kan zich niet afwenden van zaken die hem intens bezighouden.

- Als gevolg van de bewustzijnsstoornis is hij gedesoriënteerd. Hij weet niet meer waar hij zich bevindt en hoe laat het is. De gedachtegang is verward en hij spreekt chaotisch en onsamenhangend.
- Soms is iemands bewustzijn zo sterk verlaagd dat hij tijdens een gesprek of een onderzoek nauwelijks wakker kan blijven.
- Hij neemt vreemde dingen waar, hij hoort of ziet dingen die er niet zijn (hij hallucineert).
- Er is soms sprake van onrust en agitatie, of hij komt nauwelijks meer in actie omdat hij mentaal te 'ver weg' is.
- Delirante mensen zijn niet helder en kunnen dus niets onthouden. Later herinneren ze zich niet meer dat ze vreemd gedaan hebben.
- De verschijnselen kunnen in wisselende mate aanwezig zijn. Soms merkt men er een groot deel van de dag bijna niets meer van en dan ineens komt het 's avonds of 's nachts weer in alle hevigheid opzetten.

Delirante mensen worden dus in beslag genomen door dingen die ze in de kamer zien of menen te zien en hebben geen aandacht voor anderen. Aan hun blik kan men zien dat zij 'niet bij de tijd' zijn en hallucineren. Ze kunnen ineens voorover bukken om een niet bestaand voorwerp van de grond op te rapen. Op een ander moment plukken ze schijnbaar 'iets' uit de lucht, een pluisje of een voorwerpje dat een ander niet kan waarnemen. Delirante mensen kunnen ook een gestalte in de hoek van de kamer zien staan en ze praten tegen die onbekende gast.

Bejaarden die voor een operatie in een algemeen ziekenhuis zijn opgenomen, krijgen vaak last van een delier. Het zou zelfs in veertig procent van de gevallen voorkomen. In hun onrust maken deze delirante personen vaak ook tastende gebaren, de hand glijdt daarbij zoekend langs de randen of de spijlen van het bed. In bed plukt een delirante zieke eindeloos aan de dekens en rolt de zoom van de pyjamajas of de rand van het laken steeds weer op en strijkt het dan weer glad. Vooral de urenlange herhaling van dit soort handelingen is opvallend. Delirante mensen kleden zich vaak helemaal naakt uit, omdat ze zo vreselijk onrustig zijn en het meestal ook benauwd hebben.

Het delier is een vaak voorkomende stoornis. Bejaarden die na een operatie uit de narcose wakker worden, zijn vaak in de war omdat ze aan een delier lijden. Ze zijn onrustig en zien spookgestalten in de ziekenkamer rondlopen. Datzelfde geldt voor mensen die zeer ernstig ziek zijn en tijdens een koortspiek gaan ijlen.

Delirante toestanden zijn niet voorbehouden aan ouderen, ze kunnen ook bij jonge mensen voorkomen.

Bij verslaafden die door drugsgebruik in de war zijn geraakt, kan men ook van een delirium spreken. Deze mensen kunnen in die toestand gevaarlijke dingen doen, omdat het voorkomt dat een 'stem' hen bijvoorbeeld een waanzinnige opdracht geeft, in de trant van: 'Spring maar uit het raam'. Mensen die aan stimulerende middelen zoals cocaïne of aan amfetamine verslaafd zijn, kunnen in een delirante toestand achterdocht en agressie vertonen.

Oorzaken van een delier

Enkele oorzaken van een delier zijn:
- *Intoxicaties.* Mogelijk zijn: een medicijnvergiftiging of een alcohol- of drugs-vergiftiging. Hallucinogene drugs (LSD), cocaïne, XTC en amfetamine kunnen bijvoorbeeld een delier veroorzaken.
- *Onthouding van medicijnen of drugs.* Het staken van stoffen die een verdoven-de werking op de hersenen uitoefenen, kan een acuut *onthoudingsdelier* ten gevolge hebben. Dat kan al gebeuren als iemand die geruime tijd regelmatig een flinke dosis Seresta® of een andere tranquillizer slikt, daar ineens mee stopt.
- *Stoornissen in de hormoonstofwisseling,* zoals diabetes en hyperthyreoïdie. Suikerzieken die door een te hoge dosis insuline een te laag suikergehalte in hun bloed hebben, kunnen in de war raken. Dit is een gevolg van ernstige *hypoglykemie,* een voorstadium van een coma. Deze mensen herstellen direct na het drinken van een glas zoete limonade.
- *Infectieziekten,* zoals een ernstige longontsteking, gepaard gaande met hoge koorts.
- *Stofwisselingsziekten* waarbij er zich in het bloed stoffen ophopen die niet afgebroken kunnen worden (uremie). Een delier kan ook ontstaan als de stof-wisseling verstoord is door een tekort aan onmisbare bouwstoffen, zoals vita-mines en mineralen (*deficiëntie*).
- *Hart- en vaatziekten.* Bij stoornissen in de bloedsomloop krijgen de hersenen te weinig zuurstof en te weinig voedsel voor hun stofwisseling. Zoiets kan bij een hartinfarct of een beroerte gebeuren.
- *Schedeltrauma's.* Na een ongeluk kunnen mensen een tijdlang delirant zijn omdat er dan sprake is van *hersenkneuzing.*
- *Dementie* als gevolg van *degeneratie* van hersenweefsel. Veel oude mensen die reeds last hebben van dementie, kunnen daarnaast op bepaalde perioden van de dag in de war zijn. Bij oude mensen ontstaan vooral 's avonds en 's nachts delirante perioden.

Deze lijst van oorzaken is niet volledig, zij geeft alleen een globale indruk van mogelijke oorzaken. Een delier komt namelijk vaak voor.

Behandeling van een delier

Zoals uit de bovenstaande lijst van oorzaken is gebleken, is er bij een delier altijd iets lichamelijks aan de hand.

De lichamelijke aandoening die aan het delier ten grondslag ligt is bijvoorbeeld een intoxicatie, een koortsende ziekte, een beroerte of een reactie op een narcose. Het constateren van zo'n delirante toestand moet dus ook altijd gevolgd worden door een grondig medisch onderzoek, teneinde de oorzaak van het delier op te sporen. De behandeling van een delier berust op het wegnemen of bestrijden van de oorzaak en het onderdrukken van de psychotische verschijnselen.

Bij het bekende delirium tremens, een gevolg van ernstig alcoholisme, zal de behandeling bestaan uit de toediening van het vitamine B_1 (thiamine), omdat een tekort hieraan mede de oorzaak is van het probleem, en daarnaast toediening van een antipsychoticum (haloperidol) of een hoge dosis tranquillizers.

Dora

Dora is een dikke, zestigjarige mevrouw die al enkele malen in verband met een dysthyme stoornis opgenomen is geweest. Ze heeft niet zo'n makkelijk leven gehad; bij het ouder worden komen er lichamelijke handicaps bij. Twee jaar geleden kreeg ze een hartinfarct dat haar behoorlijk heeft aangepakt. Sindsdien moet ze tot haar ongenoegen bloeddrukverlagende medicijnen (zogenaamde bèta-blokkers) gebruiken. Omdat de stemming altijd gedrukt is, krijgt ze bovendien al sinds jaar en dag een antidepressivum voorgeschreven.

Zo is de toestand als Dora na een huiselijke crisis weer in het psychiatrisch ziekenhuis wordt opgenomen. Haar stemming is niet alleen down, ze is ook opstandig en boos, en weigert te eten en te drinken. De afdelingsarts meent er goed aan te doen de medicatie nog wat op te voeren om haar zo uit de put te halen. Na enkele dagen wordt Dora echter steeds onrustiger en spreekt ze ook zeer verward. De dokter denkt dat Dora uit protest tegen de opname 'ageert' en hij kondigt aan dat er 'maatregelen' getroffen zullen worden als ze zo doorgaat. Na het dreigement spreekt Dora helemaal niet meer en blijft in bed liggen, rusteloos woelend, almaar met het hoofd heen en weer draaiend. Tegen iedereen die iets voor haar wil doen, is ze zeer afwerend en ze slaat van zich af.

Een consulent-arts die geroepen wordt om overplaatsing naar de gesloten afdeling te regelen (de maatregelen!), merkt op dat zij zeer wijde pupillen heeft en dat haar lippen en mond erg droog zijn. Het koude zweet staat op Dora's voorhoofd. Er is geen gesprek mogelijk. Ze ziet eruit als iemand die giftige paddestoelen heeft gegeten, en zoiets is het ook eigenlijk.

De toestand is het gevolg van een overdosis medicijnen bij een hartpatiënte die bovendien onvoldoende vocht heeft binnengekregen. Bloeddrukverlagende middelen en antidepressiva hebben elkaars (bij)werking versterkt. Dora heeft in enkele dagen tijd een delirium ontwikkeld, dat gepaard gaat met een verlaagd bewustzijn en een stupor.

Door toediening van voldoende vocht en Valium® gaat het delier weer over. Later als ze weer bij haar positieven is gekomen, kan ze zich niets meer herinneren van wat er is gebeurd.

Dementie

Definitie

Dementie betekent aftakeling van verstandelijke vermogens. Het is geen ziekte maar een mentale toestand die gekenmerkt wordt door *cognitieve stoornissen* en verandering van de persoonlijkheid. Dementie is ook een veelvoorkomend probleem omdat het aantal oude mensen zo is toegenomen en een niet onaanzienlijk deel van hen dement wordt. Zeker 40% van de mensen die negentig jaar en ouder zijn, krijgt ermee te maken.

Dementie kan *reversibel* zijn, dat wil zeggen: als de oorzaak wordt weggenomen kunnen de verschijnselen verdwijnen. Zoiets komt voor bij mensen die door een goedaardig hersengezwel of een subduraal hematoom een dement gedrag vertonen. Onder een subduraal hematoom verstaat men een bloeduitstorting onder het harde hersenvlies. Als zo'n 'ruimte-innemend proces' snel genoeg verwijderd wordt, kan het demente gedrag nog overgaan. Het verhaal van Albert (verderop in dit hoofdstuk) gaat over zo'n soort probleem. Iets dergelijks is ook mogelijk bij mensen die lange tijd aan een tekort aan schildklierhormoon of een tekort aan vitamine B_{12} of foliumzuur hebben geleden. Ook hun demente gedrag zou reversibel zijn. Helaas is dit vaak niet het geval. Meestal heeft het demente gedrag met onherstelbare schade te maken en het zal dus niet meer overgaan.

Dementie is niet alleen een ouderenprobleem

Verkeersslachtoffers en verslaafden die te veel alcohol of drugs hebben gebruikt, kunnen ook dement worden. Ook de ziekte AIDS is een belangrijke oorzaak van dementie omdat het eindstadium met hersenafwijkingen gepaard gaat.

Oorzaken van dementie

De oorzaken van dementie zijn:
- Ongelukken (*hersentraumata*), door auto- en motorongelukken!
- Langdurige *vergiftiging*, bijvoorbeeld door giftige stoffen als lood of alcohol.
- *Vaatziekten*, vaatafsluiting en een of meer beroertes.
- *Gezwellen* (hersentumoren).
- *Hersenontstekingen* (encefalitis), bijvoorbeeld door virus- of bacteriële infectie.
- *Degeneratieve ziekten* zoals de ziekte van Alzheimer, de ziekte van Parkinson.

Vormen van dementie

Belangrijke en veel voorkomende vormen van dementie zijn:
- Ziekte van Alzheimer, de vroege en de late vorm.
- Vasculaire dementie.
- Frontaalkwabdementie.
- Dementie bij de ziekte van Parkinson.

Ziekte van Alzheimer

De ziekte van Alzheimer kan op verschillende tijdstippen beginnen. Het is mogelijk dat iemand al vóór het zestigste jaar aangetast wordt, het is ook mogelijk dat de ziekte zich pas na het tachtigste jaar openbaart.

Vroeger werd er een onderscheid gemaakt tussen de zogenaamde *preseniele* dementie van Alzheimer, die dan op jongere leeftijd begon, en de reeds genoemde 'seniele' dementie die op hoge leeftijd kon toeslaan. Dit onderscheid is in zoverre juist dat de ziekte betrekkelijk jonge mensen en zeer oude mensen kan treffen.

Vooral bij de vroege vorm van Alzheimer is er dikwijls sprake van een *familiair* voorkomen van deze ziekte. In de literatuur wordt zelfs aangegeven dat dit in circa 40% van de gevallen zo zou zijn. Het EEG toont meestal afwijkingen in de zin van een verlaging van het grondpatroon en afwijkende golfvormen. Deze verschijnselen wijzen op een algemene afbraak van hersenweefsel. Op de CT-scan of andere vormen van *beeldvormend onderzoek*, kan zichtbaar worden gemaakt dat het hersenweefsel gekrompen is. Er is meer ruimte rondom de hersenen en de hersenholten zijn duidelijk vergroot.

Pathologisch-anatomisch worden er specifieke afwijkingen gevonden in de hersenen van overledenen. Er zijn *amyloïdafzettingen* in de vorm van *plaques* en *tangles*. Deze afwijkingen komen bij hoogbejaarde mensen ook voor, maar bij de ziekte van Alzheimer zijn ze wel zeer opvallend en karakteristiek. Er vinden ook biochemische veranderingen plaats, blijkend uit een vermindering van bepaalde neurotransmitters, zoals acetylcholine.

Behandelmogelijkheden

De therapie zal zeker meer op *ondersteuning* dan op training van vaardigheden gericht moeten zijn. Het gedrag is zeer afhankelijk van sociale omstandigheden en wordt vooral beïnvloed door het *emotionele klimaat* waarin iemand verkeert. Hoe groter de stress is waaronder de betrokkene gebukt gaat, des te sneller verloopt het dementieproces. In een gezellige omgeving gaan mensen die aan Alzheimer lijden, vaak veel beter functioneren. Aan het proces kan helaas niets gedaan worden. Het toedienen van geneesmiddelen die het ziekteproces kunnen tegenhouden en/of de hersenen activeren, heeft geen enkel effect.

Vroege vorm van de ziekte van Alzheimer

Soms gaan de intellectuele vermogens dus al vóór het zestigste jaar verloren. De vroege aandoening kan zich aankondigen door vergeetachtigheid en concentratieproblemen. Er is sprake van een verandering van de persoonlijkheid in de zin van decorumverlies, toenemende nonchalance en prikkelbaarheid. Een vroeg ontstane dementie veroorzaakt vaak grote sociale problemen, in het gezin of op het werk. De mensen die eraan lijden, beseffen heel goed dat er iets vreselijks geschiedt en worden depressief èn *opstandig*. Het geeft dan ook moeilijkheden als een echtgenote of echtgenoot de betrokkene wil weerhouden van onverantwoordelijke daden zoals alleen gaan fietsen, om van autorijden en rode lichten negeren nog maar niet te spreken. Vaak worden mensen die dement worden, ook zeer angstig en onrustig. Het verzorgen en verplegen van vrij jeugdige demente personen die lichamelijk nog sterk en vitaal zijn, is niet eenvoudig. Zij passen niet goed tussen de hoogbejaarde bevolking van een psychogeriatrisch verpleeghuis, terwijl ze vanwege hun dementie toch intensieve begeleiding behoeven. Dat heeft tot gevolg dat hun onrustige gedrag door middel van medicatie onderdrukt moet worden. Daardoor worden ze suf en dat versnelt weer het proces van de geestelijke aftakeling.

Men kan zich vergissen!

Het is een altijd reden voor grote ongerustheid als mensen op een betrekkelijk jonge leeftijd blijk geven van een achteruitgang van hun verstandelijke vermogens. Het kan hierbij om een vroege vorm van de ziekte van Alzheimer gaan, maar het kan ook het gevolg zijn van een andere, ook sluipend verlopende hersenaandoening. In het volgende voorbeeld gaat het om een man die schijnbaar aan de ziekte van Alzheimer leed, pas toen hij neurologische verschijnselen – zoals loopstoornissen – ging vertonen, werd duidelijk dat er iets heel anders aan de hand was.

Albert, 62 jaar oud

Albert is een forse man, joyeus en openhartig in de manier waarop hij je tegemoet treedt. Hij en zijn vrouw fokken rashonden. In die wereld is Albert een bekende keurmeester bij concoursen. Op zekere dag merkte zijn vrouw voor het eerst op dat hij tijdens een belangrijke keuring niet zag dat een, overigens fraaie hond een opvallende afwijking had. Gelukkig kon zij hem nog net op tijd influisteren dat het dier niet in aanmerking kwam voor een van de prijzen. In de daaropvolgende weken bleek haar dat hij veel méér missers maakte. Zijn volkomen gebrek aan schaamte over de fouten die hij maakte, verbaasde haar nog het meeste. Hij was altijd een zeer precieze man die er prat op ging dat hem niets ontging. Deze nonchalance was nieuw en vreemd; ook de rare manier waarop hij om alles lachte begreep zij niet van hem. Het leek haar raadzaam dat hij, nu zijn oordeelsvermogen zo achteruit was gegaan, geen afspraken voor keuringen zou maken. Helaas bleek zijn inzicht hierin volkomen tekort te schieten. Buiten haar medeweten nam hij opgewekt uitnodigingen aan voor belangrijke tentoonstellingen in het buitenland.

Haar zorgen namen toe toen zij merkte hoe slordig hij ging autorijden. Hij negeerde stoplichten en lachte hartelijk als zij daar iets van zei. Ook de zorg voor zijn uiterlijk kon hem niets meer schelen, hij waste zich nauwelijks en liep zonder enige schaamte met zijn gulp open de kamer binnen. Verder zat hij overdag veel in zijn stoel te suffen, het lezen van de krant interesseerde hem niet meer. Het bleek ook dat hij allerlei rare grapjes maakte, grapjes die soms schunnig waren en soms gewoon nergens op sloegen. Er ontstonden echt grote moeilijkheden thuis toen zijn vrouw hem van het autorijden wilde weerhou-

---

den. Hij werd prikkelbaar en neigde ertoe agressief te worden, iets wat zij absoluut niet van hem gewend was.

Die moeilijkheden bij elkaar waren aanleiding tot een observatie in een psychiatrische kliniek. Een observatie waar hij overigens ook weer heel gemoedelijk mee instemde, zonder het nut ervan in te zien. Hij bleek een gezellige, vriendelijke en op de afdeling heel behulpzame man te zijn, die onmiskenbaar vergeetachtig was. Na een week opname werd zijn manier van lopen wankel. Hij liep wijdbeens en soms moest hij zich even aan de muur vasthouden. Ook het spreken ging niet meer als voorheen, hij verhaspelde woorden alsof zijn kunstgebit niet goed in zijn mond zat. Tot overmaat van ramp werd hij incontinent voor urine, iets waar hij zich nu wel erg voor schaamde.
Er werd toen met spoed een elektro-encefalogram (EEG) gemaakt. Dat onderzoek wees al uit dat er een aanzienlijke stoornis in het voorste deel van de schedel zou kunnen zijn. Bij de hierna gemaakte X-foto's volgens de methode van de zogenaamde computertomografie (CT-scan) werd aangetoond dat er sprake was van een hersentumor ter grootte van een kippenei, liggend in de voorhoofdshersenen. Albert T. werd kort daarop in een universiteitskliniek geopereerd. De goedaardige tumor kon in zijn geheel verwijderd worden en hij herstelde in de weken daarna voorspoedig.
De verschijnselen die Albert vertoonde werden veroorzaakt door een tumor, maar het ziektebeeld leek sprekend op een vroegtijdige dementie type Alzheimer. Hij heeft geluk gehad dat er nog wat aan te doen was.

Voornaamste kenmerken van de ziekte van Alzheimer

De persoonlijkheid verandert
Vaak begint het proces met een geleidelijke gedragsverandering. De oude interesses verdwijnen, men wordt nonchalant en inactief. Er ontstaat ook een bepaalde traagheid van begrip en traagheid in het handelen. Wie geestelijk achteruitgaat, zit het liefst de hele dag in een makkelijke stoel en heeft geen zin meer om ergens op bezoek te gaan. Hij is nerveus geworden en schiet zomaar om niets uit zijn slof. Hij zegt dingen die men in de familie niet aangenaam vindt. Vaak is dat een van de eerste tekenen dat er iets misgaat. De emoties worden niet zo goed meer beheerst. Het kan hem niet zoveel meer schelen wat er gebeurt en hij is niet meer geïnteresseerd hoe hij eruitziet. Zijn kleding wordt morsig en slordig. Men noemt dit *decorumverlies*.
Het is opvallend dat hij zijn verstandelijk falen verbloemt. Hij gaat vaak expres wandelen als zijn vrouw hem dringend heeft verzocht dat niet meer te doen omdat hij verdwaalt en ook onder een auto kan komen omdat hij niet uitkijkt.

Stoornis in het kortetermijngeheugen
Een stoornis in het kortetermijngeheugen is de opvallendste geheugenstoornis. Dingen die twee minuten geleden gebeurd zijn, kan men niet meer onthouden.

Iemand die net een boterham heeft opgegeten, beweert met grote stelligheid dat er voor hem geen maaltijd is klaargezet. Iedereen heeft iets te eten, maar hij niet. Hij weet ook niet meer waar hij twee minuten geleden geweest is en raakt steeds hopeloos verdwaald. Als hij in de gang van een gebouw de hoek omgaat, weet hij al niet meer waar hij vandaan kwam. Na elk wc-bezoek loopt hij te dwalen. Soms is hij al incontinent omdat hij de wc niet meer op tijd kon vinden.

Desoriëntatie in tijd, plaats en persoon

Desoriëntatie betekent *het spoor bijster zijn*. Gedesoriënteerde mensen weten niet meer hoe laat het is en waar ze zich bevinden. Ze herkennen andere mensen niet meer, zelfs niet als ze hen jarenlang regelmatig ontmoet hebben. Door die desoriëntatie kan iemand in een uur tijd wel honderdmaal vragen: 'Wanneer gaan we naar huis?' of: 'Hoe ben ik hier gekomen?' terwijl de betrokkene toch in een voor hem goed bekende omgeving verblijft.

Het valt dan ook op hoe gering het besef van de tijd is; men kent het vanzelfsprekende van 'bedtijd' en 'etenstijd' niet meer, de dag is eindeloos en de tijd kómt niet om, of de dag lijkt in één morgen vervlogen te zijn. Meestal gaat die stoornis in het tijdsbesef (de *biologische klok* doet het niet meer) gepaard met het onvermogen om op de klok in de kamer te kijken.

Personen worden alleen nog herkend als er een *emotionele band* met de betreffende persoon bestaat. Een moeder zal dus haar kinderen herkennen, ook al weet ze de namen niet meer. Soms zal ze haar dochter aanzien voor haar eigen moeder omdat die dochter zo vertrouwd is en zij verheugd is haar weer te zien. Datzelfde geldt vaak voor de herkenning van verpleegkundigen en verzorgenden; demente mensen zijn verheugd hen weer te zien als ze na een vakantie of vrije dagen weer aan het werk gaan. De bewoner weet absoluut niet hoe het meisje heet, maar zij is vertrouwd.

De desoriëntatie doet demente mensen vaak vruchteloos zoeken als ze niet 'thuis' zijn in hun eigen vertrouwde omgeving. Vooral aan het einde van de dag, als de duisternis gaat komen, beginnen ze te zoeken. Ze zijn angstig en gaan dan op weg naar hun moeder. Dat moeder lang geleden overleden is, zijn ze vergeten. Vruchteloos aan deuren voelend of dat soms de gewenste uitgang is, lopen ze te dwalen.

Bij dit tragische zoeken blijkt altijd dat iemand dus op weg is naar het *ouderlijk huis*, naar moeder die met warm eten op hem wacht. Het gaat daarbij niet alleen om desoriëntatie in plaats en tijd, maar ook om hallucineren. Het is vooral een uiting van *existentiële nood*. Vanuit een verbijsterende verwarring zoekt iemand het oude vertrouwde. Bij dit panische gedrag hoort ook het herhalen van de vraag: 'Wanneer gaan we naar huis?'

We noemen dat herhalen van steeds hetzelfde: *persevereren*. Het is niet alleen een teken van een hersenfunctiestoornis, het is ook een *geruststellingsritueel*. Op de regelmatig herhaalde vraag moet een regelmatig herhaalde geruststelling komen. Iemand wil (als een kind) horen: 'Ja, het is goed, ik ben bij je'. Dáár gaat het om!

273

Die onrustige mensen kalmeren vaak vanzelf als je een tijdje, hand in hand met hen door de gang wandelt.

Stoornis van het korte- en langetermijngeheugen

Bij dementie ontstaat er altijd eerst een stoornis in het kortetermijngeheugen, het onthouden van dingen die nét zijn gebeurd lukt niet meer. Alles wat lang geleden is gebeurd kan iemand nog wel vertellen, ook al wordt niet altijd het juiste tijdstip van de gebeurtenis vermeld. Oude mensen praten graag over het verleden, vooral kinderherinneringen worden steeds belangrijker. Op den duur kunnen ze hun levensgeschiedenis ook niet meer vertellen. Dat is rampzalig omdat men daardoor ook niet meer weet wie men is en wat men gedaan heeft. De *identiteit* gaat verloren.

Taalstoornissen

Door *afasie* kunnen mensen de bekende woorden niet meer vinden als zij iets willen zeggen of iets willen hebben. In plaats van het juiste woord komt er iets vreemds uit hun mond, een lepeltje wordt bijvoorbeeld een 'roerseltje' genoemd. Op den duur verdwijnen steeds meer woorden uit het geheugen en kan iemand geen zinnen meer maken. Het wonderlijke is dan dat tijdens het zingen van een bekend lied veel van die 'vergeten' woorden toch weer te voorschijn komen.

Het is gebruikelijk om een onderscheid te maken tussen *motorische afasie* (niet meer kunnen spreken) en *sensorische afasie* (het gesproken woord niet meer kunnen begrijpen). Mensen die het gesproken woord van een ander niet meer begrijpen, reageren vaak niet op een vraag. Als een verzorgende vraagt: 'Wilt u aan tafel komen'? kijkt de aangesprokene vriendelijk glimlachend en doet niets. Soms wordt een dergelijk gedrag ten onrechte op rekening van hardhorendheid geschoven. De man die iets niet begrijpt wordt dan toegeschreeuwd, met als enig resultaat dat hij verschrikt en afwerend reageert. Demente mensen moeten vooral emotioneel worden aangesproken. Daarvoor is het nodig hen goed aan te kijken, dan vervolgens een vriendelijk gebaar te maken en ten slotte de gewenste handeling voor te doen. De non-verbale communicatie moet de gestoorde verbale communicatie vervangen.

Apraxie

Bij apraxie gaat het om een verlies van handvaardigheden. Iemand kan allerlei 'praktische' dingen niet meer voor elkaar krijgen. Hij is niet alleen onhandig, hij weet ook de volgorde van de handelingen niet meer. 's Morgens bij het aankleden weet hij niet welk kledingstuk het eerst aan moet, het hemd of de bloes. Vandaar ook dat men vier onderbroeken over elkaar aantrekt zonder te merken dat er iets mis is. Dit heet *kledingapraxie*. Apraxie blijkt ook uit knoeien tijdens de maaltijd omdat het hanteren van lepels en vorken niet meer lukt; soep wordt met een vork gegeten.

Agnosie

Onder het verschijnsel agnosie verstaat men het verloren gaan van het vermogen om *voorwerpen op de tast te herkennen*. Een sleutel die in de hand wordt gegeven kan niet herkend worden; hij wordt afgetast en met bevreemding bekeken want het doel waarvoor het ding dient is onbekend.

Apraxie en agnosie gaan vaak samen. Ook de vertrouwdheid met het eigen lichaam gaat bij apraxie verloren, het verschil tussen linker en rechter lichaamshelft is niet meer bekend. Vandaar dat demente mensen soms met verbazing naar hun eigen handen kijken en ze betasten.

Samenvatting kenmerken

Samenvattend zijn de kenmerken van de ziekte van Alzheimer:

- *De persoon verandert*. Hij houdt weinig rekening meer met de anderen in huis. Bepaalde trekken, zoals dwangmatigheid en egocentriciteit, komen nu steeds scherper naar voren.
- Er zijn aantoonbare stoornissen van zowel het *korte-* als het *langetermijnge-heugen*. Demente mensen kunnen informatie niet meer onthouden en zijn na vijf minuten vergeten wat ze gezien of gehoord hebben. Feiten uit hun levens-geschiedenis, zoals hun geboortedatum of beroep, weten ze niet meer. Er is sprake van *desoriëntatie* in tijd, plaats en persoon.
- Het *abstracte denken* is gestoord, het is niet meer mogelijk om in gedachten een eenvoudig probleem op te lossen. De persoon kan de gelijkenis en het ver-schil tussen verwante woorden niet meer bedenken en kan ook niet op de bete-kenis van woorden komen.
- Het *oordeelsvermogen* is gestoord, daardoor merkt de persoon niet dat hij iets onbehoorlijks gezegd of gedaan heeft. Hij zal zomaar een drukke straat over-steken of een brandende lucifer in de prullenmand gooien, omdat gevaar niet meer wordt onderkend.
- *Afasie*. Door afasie lukt het niet meer om de juiste woorden te vinden of ze te begrijpen, omdat het vermogen om taal te gebruiken gestoord is.
- *Apraxie*. Iemand kan, ondanks het feit dat zijn motorische functies ongestoord zijn, allerlei gewone handelingen zoals schoenveters strikken of een bloes dichtmaken, niet meer uitvoeren.
- *Agnosie*, een stoornis waarbij de persoon gewone voorwerpen zoals sleutels of een lepeltje niet meer herkent, terwijl hij ze toch goed kan zien.

Chris

Chris en zijn vrouw zijn al een eind in de tachtig en wonen nog steeds zelfstan-dig. Vroeger was hij een rustige, precieze man, maar sinds een jaar is hij dat niet meer, hij takelt af en vergeet alles. Hij 'rommelt' in huis en verstopt huis-

---

houdelijke dingen die zijn vrouw nodig heeft. Ze heeft gemerkt dat hij dingen verzamelt en in zijn kast heeft opgeborgen. Chris kan ook de namen van de kinderen en kleinkinderen niet meer onthouden. Hij heeft ook geen belangstelling voor hun bezoekjes want hij snapt niet waar ze het over hebben. Hij zit in zijn stoel en rookt een sigaartje terwijl de as op zijn pak valt. Hij is op allerlei terreinen onhandig en slordig geworden en over het aan- en uitkleden doet hij uren. Zich scheren kan hij allang niet meer en hij vergeet steevast een overhemd aan te trekken. De toenemende vergeetachtigheid, de onhandigheid en het niet meer begrijpen wat anderen zeggen, is nog tot daar aan toe, het ongeremde en onredelijke gedrag is het ergste. Hij houdt geen rekening met zijn vrouw en negeert alles wat zij zegt. Als de huisarts langskomt en zij iets voor zichzelf vraagt, zegt hij achteraf: 'Wat heb je die ellendeling verteld?'

Chris is achterdochtig geworden en als zij aanstalten maakt om naar de bakker te gaan, begint hij te schreeuwen: 'Wat ga je doen, waar is dat voor nodig, wanneer kom je weer terug?' Hij kan niet onthouden dat ze maar tien minuten weg is. Hij denkt dat ze de stad in gaat en uren wegblijft en dat maakt hem angstig. Hij kan de situatie niet meer overzien en denkt dus dat men tegen hem samenspant. Hij voelt intuïtief aan dat het misgaat en hij is bang dat er iets te gebeuren staat. 's Nachts wordt hij in paniek wakker en hallucineert dan. Hij hoort dreigende 'stemmen' die het over hem hebben en ziet ook schimmen. Hij denkt dat het boeven zijn die hem komen halen.

Chris lijdt aan de ziekte van Alzheimer en het wordt geleidelijk aan erger. Het echtpaar heeft ambulante begeleiding van de RIAGG en hulp van de 'Thuiszorg' nodig. Wellicht is *dagopvang* in een verpleeghuis mogelijk, dat helpt de man en ontlast de vrouw van de ergste stress. De volgende stap is een verpleeghuis-*opname*.

Vasculaire dementie

Bij mensen die dementieverschijnselen hebben gekregen door stoornissen in de bloedcirculatie, spreekt men van vasculaire dementie. Het belangrijkste gevolg van veranderde en verkalkte bloedvaten is het feit dat de eertijds soepele bloedvaten zich nu niet goed meer kunnen verwijden als dat bij inspanning direct nodig is. Dat heeft voor de hersenen tot gevolg dat de benodigde zuurstof en voeding niet in voldoende mate kunnen worden aangevoerd naar de zenuwcellen.

Men neemt namelijk tegenwoordig ook aan dat de verschijnselen van de vasculaire dementie berusten op een verminderde doorbloeding van het hersenweefsel, die is ontstaan nadat kleine vaten zijn afgesloten. Het is ook mogelijk dat er op allerlei plaatsen kleine of grotere bloedingen in het hersenweefsel hebben plaatsgevonden. Dit heeft tot gevolg dat er geleidelijk aan een dementieproces op gang is gekomen. De manier waarop zich dat proces in de loop van enkele jaren ontwikkelt, is meestal zo dat er na elk vaataccident (CVA), dat door afsluiting of barsten van een bloedvaatje ontstaat, een tijdelijke toestand van verwardheid is, met daarna verergering van het geheugenverlies. Soms worden vaataccidenten door de omgeving niet eens opgemerkt, omdat zij niet ernstig waren en niet met opvallende verlammingsver-schijnselen gepaard gingen. Omdat de plaatsen waar beschadiging optreedt heel willekeurig in de hersenen verspreid kunnen liggen, zullen de afwijkingen heel verschillend van aard zijn. Vaak is de persoonlijkheid in de beginfase nog redelijk intact en reageert de betrokkene verdrietig en angstig op het feit dat hij in toene-mende mate gehandicapt raakt. Vooral de na elke beroerte erger wordende spraak-stoornissen *(afasie)* kunnen een ramp zijn. Op den duur wordt de dementie steeds erger en is er geen verschil meer met de Alzheimerse dementie.

Bij de vasculaire dementie is het belangrijk om belastende omstandigheden zoveel mogelijk te vermijden. Na een beroerte moet men revalideren, er moet ook reke-ning gehouden worden met afasie. Fysiotherapeutische, ergotherapeutische en logopedische hulp zijn nuttig en noodzakelijk bij het trainen van vaardigheden. Het gaat er vooral om dat het contact met de cliënt behouden blijft. Ook hier geldt dat een warme emotionele begeleiding een absolute voorwaarde is.

Kenmerken van een vasculaire dementie
De kenmerken van een vasculaire dementie zijn:
– *De ernst van de toestand is wisselend*, vooral in het begin. Voor de familie is dat vaak zeer misleidend omdat men denkt dat het wel meevalt, terwijl het toch om een voortschrijdend proces gaat. Er zijn vrij goede perioden die soms vrij lang kunnen duren en plotselinge verergeringen.
– Vrijwel altijd zijn er *neurologische verschijnselen* te vinden. Soms in de vorm van reflexafwijkingen, wat krachtsvermindering in een van de benen of in een arm, soms zijn er onmiskenbare verlammingsverschijnselen. Heel vaak heeft iemand ook moeite met spreken (afasie) en zijn er ook slikstoornissen (dit als gevolg van een *pseudo-bulbaire paralyse*, een aandoening die kenmerken ver-toont van een verlamming van motorische hersenzenuwen).
– Ook hier vormen *geheugenverlies* en *desoriëntatie* en onvermogen logisch te kunnen denken, op den duur de voornaamste handicaps.
– Bij een vasculaire dementie zijn de mensen vaak zeer angstig en zelfs panieke-rig. Ze zoeken vaak vruchteloos naar woorden en lijden onder de fysieke han-dicaps. Gedurende de dag kan het gedrag sterk wisselen. Een kleine aanleiding kan paniek veroorzaken.
– *Er is sprake van een wisselende stemming.* Men is gauw in tranen en ook gauw geïrriteerd en woedend. De betrokkene is zo'n woedeaanval vaak meteen ver-geten, terwijl de partner er meestal nog de hele dag beroerd van is. Vooral men-sen die aan afasie lijden en daardoor niet goed meer uit hun woorden kunnen komen, zijn soms wanhopig als zij zich niet duidelijk meer kunnen maken. Niet zelden reageren zij dan woedend op de niet-begrijpende omgeving, waarbij het dan tot ieders verbazing wel lukt een aantal krachttermen te berde te brengen.
– Met EEG-onderzoek en een CT-scan kan worden aangetoond dat iemand in het verleden één keer of meerdere keren door een hersenbloeding of een hersenin-farct is getroffen.

Factoren die dement gedrag versterken

Bij een vasculaire dementie is *de plaats en de omvang van de hersenschade* natuurlijk van grote invloed op het verloop van het ziektebeeld.

Als een hersenbloeding of een vaatafsluiting op een plaats zit waar zich belangrijke hersenbanen bevinden, is de schade enorm. Er zullen dan veel uitvalsverschijnselen zijn en de dementie is ineens veel erger geworden. Als een bloeding of een afsluiting in een '*stille zone*' plaatsvindt, merkt men er soms niet veel van en blijven de intellectuele functies nog redelijk intact.

Bij alle gevallen van dementie geldt dat stress de ernst van de toestand verergert. Ziekten die de bloedsomloop extra belasten, zoals een longontsteking of een acute hartzwakte, kunnen maken dat de betrokkene erg in de war raakt. Nachtelijke onrust kan ook veroorzaakt worden doordat het *oedeem*, dat overdag onder andere in de dikke benen en voeten zat, door de liggende houding tijdens de slaap weer in de bloedbaan opgenomen wordt. Door de toegenomen hoeveelheid vocht in het bloedcirculatiesysteem wordt het hart overbelast. Dat heeft op zijn beurt weer tot gevolg dat deze mensen het 's nachts benauwd krijgen en onrustig worden. Toediening van een extra dosis slaapmiddelen maakt de zaak alleen maar erger!

Als oude mensen te weinig drinken en last hebben van *uitdroging*, darmfunctieproblemen hebben of vergiftigd zijn door een overdosis medicijnen (slaappillen en hartmedicijnen bijvoorbeeld), kunnen ze niet goed meer denken en worden ze suf. Zintuigproblemen die het contact met anderen bemoeilijken zijn ook dementiebevorderend.

Kwaliteit van de leefsfeer

Op plaatsen waar een slechte sfeer heerst, waar veel ruzie gemaakt wordt, zullen mensen zich bedreigd voelen. Wie in een tehuis woont waar permanent een dergelijke pestsfeer heerst, zal niet veel meer kunnen doen dan zijn 'verstand op nul' zetten en zal zoveel mogelijk proberen de dag slapende door te brengen. Die mensen leggen vaak hun hoofd op de tafel.

Alleen in een gezellige levenssfeer, waar persoonlijke aandacht is, blijven mensen geestelijk actief. Het gaat vooral om emotioneel contact, om de vriendelijke aanraking, als praten niet meer lukt.

Frontaalkwabdementie

Frontaalkwabdementie is ook geen aparte ziekte, maar een verzamelnaam voor vormen van dementie waarbij afwijkend gedrag en emotionele reacties op de voorgrond staan. Bij frontaalkwabdementie is er sprake van een schrompeling van de voorkwabben van de hersenen. Omdat de rest van de hersenen nog redelijk functioneert, zijn het geheugen en de andere cognitieve functies nog intact. Er zijn dus nauwelijks geheugenproblemen. Het grove gedrag staat op de voorgrond en dat veroorzaakt sociale moeilijkheden. De naaste omgeving onderkent pas laat dat het hier om pathologie gaat en niet om wangedrag. De persoon is nonchalant en grof geworden en trekt zich weinig aan van sociale conventies. Zijn totale onverschilligheid ten opzichte van wat anderen van hem vinden of denken, is heel kenmerkend. Er is dus vooral sprake van een *veranderde persoonlijkheid*.

De ziekte van Pick is een van de belangrijkste vertegenwoordigers van deze frontaalkwabdementie, maar ze komt op zich betrekkelijk zelden voor. Zij is, net als de vroege vorm van de ziekte van Alzheimer, een preseniele dementie die bij mensen van zestig of nog jonger voorkomt. De diagnose moet bevestigd worden door middel van beeldvormend onderzoek. Daarmee kan zichtbaar gemaakt worden waar de kenmerkende hersenlaesies zich precies bevinden.

Dementie bij de ziekte van Parkinson

Bij de ziekte van Parkinson bestaat er een toenemende verstijving van de motoriek omdat de spiertonus niet goed meer beheerst kan worden. De gelaatsmusculatuur wordt strak en onbeweeglijk en het kost grote moeite de ledematen spontaan te bewegen. Men heeft last van beven en trillen in het hele lichaam. Vooral de handen trillen zodat men geen kopje vast kan houden. Het lopen wordt op den duur bezwaarlijk omdat men nog maar kleine schuifelpasjes kan maken. Later wordt de lichaamshouding krom en kan de cliënt een ander mens niet meer recht aankijken. Als de ziekte eenmaal in een vergevorderd stadium is gekomen, wordt de spraak erg zacht en moeilijk verstaanbaar. Mensen die aan de ziekte van Parkinson lijden, zijn vaak *angstig* en dat kan de stijfheid en het beven nog verergeren. Soms worden ze ten onrechte als dement beschouwd. Ze zien er immers zo tragisch uit en zijn zo volslagen hulpeloos aan hun rolstoel gekluisterd. Voorbijgangers denken dan dat ze dement zijn en aaien hen. Dat wordt als zeer krenkend ervaren.

Bij twintig procent van de lijders aan de ziekte van Parkinson ontstaan echte *dementieverschijnselen*. Er komen geheugenproblemen en andere cognitieve stoornissen. Het toestandsbeeld kan verergerd worden door toenemende achterdocht en visuele of akoestische hallucinaties. Deze mensen zijn zeer paniekerig omdat ze zich niet kunnen bewegen en dus ook niet kunnen vluchten als er gevaar dreigt. Zij komen vaak tekort en lijden onder het feit dat men geen tijd en geen geduld heeft om wat aandacht aan hen te besteden. Vandaar de vaak *gedeprimeerde stemming*.

Dementie bij de ziekte van Creutzfeldt-Jacob

Dit is een zeer zeldzame ziekte die gekenmerkt wordt door een snel verlopende dementie. Ik vermeld haar omdat ze, naar aanleiding van de 'gekke koeienziekte' in Engeland, grote bekendheid kreeg. De ziekte van Creutzfeldt-Jacob is vooral bijzonder omdat is aangetoond dat het om een infectieziekte gaat. Een *prion*, een klein eiwitachtig deeltje, is verantwoordelijk. Of er werkelijk verband bestaat tussen de koeienziekte (een soort encefalitis) en Creutzfeldt-Jacob moet nog steeds aangetoond worden. Met nadruk wil ik stellen dat de veelvoorkomende vormen van dementie zoals de ziekte van Alzheimer niets met infecties te maken hebben.

Amnestische stoornis

Een amnestische stoornis is een gedeeltelijke geheugenstoornis. Bij deze geheugenstoornis gaat het om een onvermogen om iets te leren en iets in te prenten *(anterograde amnesie)*. Er is óók een totaal onvermogen om ook maar iets te onthouden wat nèt gebeurd is.

Dingen die lang geleden gebeurd zijn kan men meestal nog wel uit het geheugen opdiepen, maar de persoon weet vaak niet meer op welk tijdstip ze precies plaatsgevonden hebben *(retrograde amnesie)*. Hij kan soms iets vertellen dat jaren geleden gebeurd is, maar hij vertelt het op een manier alsof het pas gisteren plaatsgevonden heeft.

Soms vertellen mensen die aan een amnestische stoornis lijden ook verhalen die niet kunnen kloppen. Ze vullen als het ware de gaten in het geheugen. Een mevrouw die in een tehuis woont en als gevolg van een amnestische stoornis alles onmiddellijk weer vergeet, zal bijvoorbeeld niet zeggen dat ze niet weet waar ze is en wat ze daar doet. Ze zegt beleefd: 'Ik ben hier op visite, dit zijn allemaal vriendinnen'.

De DSM-IV vermeldt het niet, maar dit 'confabuleren' is in mijn ervaring toch een veelvoorkomend verschijnsel. Het is geen fantaseren, maar een nette manier om de conversatie op gang te houden. De mevrouw uit het voorbeeld is *niet dement*, ze heeft alleen een storende geheugenstoornis die het gevolg is van een verkeersongeluk. Ze is toen geruime tijd bewusteloos geweest.

Amnestische stoornis na schedeltrauma

De amnestische stoornis kan voorkomen bij jonge slachtoffers van verkeersongelukken. Het zijn mensen die door een schedeltrauma een hersenkneuzing hebben opgelopen. De stoornis is meestal maar tijdelijk en gaat na een aantal maanden weer over. Alleen in zeer ernstige gevallen is er sprake van blijvende schade. Er zijn dan ook neurologische problemen en persoonlijkheidsveranderingen waarneembaar.

Amnestische stoornis na encefalitis

Encefalitis betekent hersenontsteking, deze is het gevolg van een bacteriële of een virusinfectie. Een encefalitis komt vaker bij kinderen dan bij volwassenen voor. Het is een ramp als men erdoor getroffen wordt. Als men de ziekte overleeft, zal namelijk blijken dat deze veel schade heeft aangericht.

Het verhaal van Aart is een voorbeeld van deze ernstige ziekte.

Aart

Aart, een musicus van vijftig jaar, dirigent van een orkest, krijgt 'griep'. Aangezien hij het erg druk heeft gaat hij 's morgens toch naar de gebruikelijke repetitie. De orkestleden valt het op dat hij erg vreemd reageert en eigenlijk te ziek is om te werken. Men is ongerust en een van hen belt zijn vrouw. Zij troont hem mee naar huis, de huisarts komt en schrijft de patiënt bedrust voor. De toestand verslechtert echter zienderogen en het is duidelijk dat de situatie ernstig is en dat hij niet thuis kan blijven. In het ziekenhuis wordt de diagnose herpes-encefalitis gesteld. Wekenlang zweeft de patiënt tussen leven en dood en men vreest dat hij het niet zal halen. Door uitputting en verwardheid is hij niet meer aanspreekbaar en men vraagt zich dus ook af wat straks – mocht hij ooit nog beter worden – de late gevolgen van deze ziekte zullen zijn. Na twee maanden wordt hij beter, maar hij is zo zwak, dat hij een langdurige revalidatie nodig heeft. Een half jaar later kan de balans worden opgemaakt. Hij lijkt goed, maar er is wel iets ergs aan de hand: *hij kan niets meer onthouden!*
Dingen uit het verleden weet hij nog wel, maar recente gebeurtenissen kan hij niet meer vasthouden. Hij vraagt steeds hetzelfde, omdat hij alles na een minuut vergeten is. Hij kan goed pianospelen, maar hij herhaalt elk stuk, omdat hij vergeet dat hij het zojuist gespeeld heeft. Een toehoorder moet er een eind aan maken, want anders blijft hij als een machine doorgaan. Hij is ook gedesoriënteerd in plaats en tijd en verdwaalt als men hem even aan zijn lot overlaat. Aart is beslist niet dement want hij heeft geen afasie en apraxie. Hij kan lezen en schrijven, maar hij ontkent – als gevolg van de geheugenstoornis – dat de dingen die hij geschreven heeft van hem zijn. Het is merkwaardig dat hij niet of nauwelijks beseft wat er met hem aan de hand is. Het gaat hier om een amnestische stoornis die zich niet meer herstelt en een blijvende geestelijke invaliditeit veroorzaakt. De stoornis is vaak zo ernstig dat de betrokkene ook niet thuis verzorgd kan worden.

Amnestische stoornis bij alcoholisme

Mensen die aan een vitamine-B-tekort lijden omdat ze gedurende lange tijd grote hoeveelheden alcohol hebben geconsumeerd, kunnen een sterke mate van vergeetachtigheid gaan vertonen. Het is een vergeetachtigheid die nog niet op dementie hoeft te berusten. Ze kan ook wel met meer of minder succes behandeld worden. De stoornis is zo opvallend, omdat het om relatief jonge mensen gaat bij wie men dit niet zou verwachten. Het is dan heel vreemd om een redelijk opgewekt iemand te ontmoeten, die geen idee van tijd heeft en gemakkelijk verdwalen kan omdat hij niet precies weet waar hij zich bevindt. De mensen vertonen een opvallend gebrek aan initiatief en doen vaak ook onverschillig over hun ernstige probleem. Bij deze cliënten spreekt men van het *Korsakoff-syndroom*, naar de Russische arts Korsakoff die het probleem in de vorige eeuw voor het eerst heeft beschreven.

Stemmingsstoornissen

Een te opgewekte stemming als gevolg van een hersenfunctiestoornis kwam vroeger wel voor bij lijders aan *dementia paralytica*. Het ging om een vreemde stoornis die met ontremmingsverschijnselen en grootheidswanen gepaard ging. Omdat het om levendige mensen van een vrij jeugdige leeftijd ging die onmiskenbaar vergeetachtig en ontremd waren, blijft het beeld mij altijd bij. Sinds de veroorzaker van dit manische toestandsbeeld, de luesinfectie, met antibiotica behandeld wordt is het probleem (hopelijk) voorgoed voorbij.

Veel belangrijker is de *depressiviteit* en de ontstemming bij mensen met een beginnende dementie. Ook bij een lichte stoornis van de geestvermogens kan men langdurig en ernstig depressief zijn. Dat depressief worden heeft vaak meer met het verwerken van het onheil te maken. Men mag het niet afdoen als een logisch gevolg van de slechte werking van sommige hersencentra. Het besef dat het verstand niet meer werkt en het idee dat men volledig afhankelijk zal worden, maakt oude mensen vaak wanhopig en depressief.

Persoonlijkheidsveranderingen

Een persoonlijkheidsverandering als gevolg van hersenafwijkingen komt – we hebben het in het voorafgaande kunnen zien – vaak voor. Soms heeft het met een vroege vorm van de ziekte van Alzheimer of met de ziekte van Pick te maken. Het kan ook met een amnestische stoornis samengaan, dat is met name het geval bij mensen die na een ernstig *schedeltrauma* gehandicapt blijven. Soms vertonen de slachtoffers van een schedeltrauma alleen een verandering van de persoonlijkheid en hebben ze geen last van een geheugenstoornis. Zulke mensen zijn sterk veranderd, ze zijn de oude niet meer omdat er iets is gebeurd met de hersengedeelten die de emoties en de activiteiten regelen. De meest opvallende verschijnselen zijn:
- Iemand is *egocentrischer* geworden en minder met een ander bewogen.
- Hij is *dwangmatiger* geworden, alles moet precies hetzelfde blijven. Hij is *niet soepel* meer, maar star in zijn ideeën en wensen. Er is ook een opvallend gebrek aan inzicht in de eigen situatie. Men noemt dat *een gebrek aan ziekte-inzicht*.
- Hij is vaak ook prikkelbaar geworden en reageert *soms achterdochtig*.
- Iemand is *gauw kwaad* of verdrietig omdat hij zijn gevoelens niet meer beheersen kan en omdat hij ook *geen frustraties verdraagt*. Hij *kan niet wachten* tot men tijd voor hem heeft. Hij is *dwingend*, wat hij wenst moet direct gebeuren.
- Heel vaak valt het op dat iemand op een andere, lijzige toon gaat spreken. Hij is *breedsprakig* geworden en als hij iets vertelt, komen er eindeloos veel details en uitweidingen.

Deze persoonlijkheidsverandering wordt toch nogal eens miskend. Mensen worden dan ten onrechte als 'lastpakken' beschouwd, die men nog eens moet 'opvoeden'. Een slechte bejegening leidt dan tot drama's die voorkomen hadden kunnen worden als men de ware achtergrond van het probleem had geweten. Dan had men met *tact en geduld* de betrokkene beter kunnen helpen.

Bij andere persoonlijkheidsveranderingen blijkt vooral *nonchalance*, een gebrek aan gedragsnormen en *seksuele ontremming* op de voorgrond te staan. Iemand maakt grapjes die niet door de beugel kunnen en doet dingen die de familie niet verwacht van deze eens zo keurige vader of moeder.

Zo'n persoonlijkheidsverandering kan de voorbode van iets ergs zijn, het kan het begin van een dementie zijn of zelfs het eerste teken van een hersentumor. In het verhaal over Albert komt dat duidelijk naar voren. In veel gevallen zijn de veranderingen gevolg van een ernstig schedeltrauma, mensen hebben soms in coma gelegen. Soms is de persoonlijkheidsverandering dermate ernstig dat we van een '*gedragsgestoorde*' persoonlijkheid moeten spreken.

Epilepsie

Epilepsie (lijden aan toevallen) is een veelvoorkomend probleem dat op zich niets met psychiatrie van doen hoeft te hebben. De meeste mensen die wel eens een toeval krijgen, leiden een volstrekt normaal leven. Toevallen kunnen echter ook voorkomen als een *complicatie* van een dementieproces of een hersentrauma. Het is mogelijk dat cliënten, die vanwege een stemmingsstoornis met tricyclische antidepressiva worden behandeld, een toeval krijgen als die medicatie te abrupt wordt gestaakt. Iets dergelijks kan gebeuren als iemand een lange tijd behoorlijke hoeveelheden tranquillizers heeft geslikt, en plotseling deze middelen niet meer inneemt. Er komt dan een zogenaamd *onthoudingsinsult*.

Psychomotore aanvallen

Voor de psychiatrie is het belangrijk dat mensen van wie bekend is dat zij ooit toevallen hebben gehad, ook andersoortige epileptische aanvallen kunnen krijgen. Aanvallen die gepaard gaan met vreemd gedrag en daarom *ten onrechte* voor een psychose of aanstellerij worden aangezien. We noemen dat soort aanvallen: *psychomotore aanvallen*. Meestal raakt men vrij plotseling in een vreemde bewustzijnstoestand. De persoon kan bizar gedrag vertonen. Soms worden ineens allerlei heftige emoties geuit, gelachen, gehuild of geschreeuwd. Soms wordt iemand plotseling achterdochtig. Hij is dan niet meer voor rede vatbaar omdat hij in een vreemde bewustzijnstoestand verkeert. Tijdens zo'n aanval vertonen mensen allerlei vreemde gebaren en handelingen (*automatismen*). Iemand begint bijvoorbeeld met de hand op de tafel te tikken of ritmisch heen en weer te bewegen. Soms gaat iemand zich plotseling uitkleden. Dit soort aanvallen duurt meestal maar kort en de betrokkene weet er achteraf niets meer van (*retrograde amnesie*).

Voor het epileptische karakter van de aanval is kenmerkend dat iemand altijd precies dezelfde verschijnselen krijgt, die altijd even lang duren. Het gaat ook vrijwel altijd om mensen van wie bekend is dat zij vroeger reeds complete toevallen hebben gehad. Ten slotte moet de diagnose epilepsie altijd bevestigd worden door een EEG-onderzoek.

Sommige mensen zijn na afloop van zo'n aanval nog een tijdlang wat afwezig en in de war, een enkele maal is iemand gedurende langere tijd ontstemd. De psychomotore epileptische verschijnselen zijn goed te behandelen met medicijnen zoals Tegretol® en Rivotril®.

Trees

Trees is een zeventigjarige, heel aardige mevrouw die enkele jaren geleden haar heup heeft gebroken. Sindsdien loopt ze zeer moeilijk, want de revalidatie is door haar enorme omvang en haar geringe motivatie mislukt. Ze was toentertijd ook te angstig, ze was bang om te vallen en ze was angstig omdat ze aan epilepsie lijdt.

Die angst was veertig jaar geleden ontstaan toen ze na de geboorte van een baby voor het eerst een toeval had gekregen. Sindsdien moest ze medicijnen gebruiken. Ze was altijd bang dat ze iets ergs mankeerde. Naar de oorzaak van haar epilepsie werd, vreemd genoeg, destijds geen onderzoek gedaan. Ze kreeg Luminal® en daarmee was de kous af.

Tientallen jaren is het redelijk goed gegaan, maar in de overgang werd zij een vreemde vrouw. Een vrouw die wel hartelijk en vrolijk was, maar bij tijden ook behoorlijk achterdochtig kon zijn.

Omdat het vanwege haar invaliditeit thuis niet langer ging, is Trees in een rusthuis gekomen, maar helaas was dat geen verbetering want de 'dames' daar blijken zich hoog boven haar verheven te voelen en bekijken haar minachtend. Door de spanningen die dat geeft, is het nu regelmatig mis en krijgt ze 'aanvallen'. Meestal is een nerveus soort giechelen de voorbode van een aanval; tijdens de maaltijd begint ze ineens strak voor zich uit te staren en barst plotseling in een luid en grof schelden uit. De mensen in de eetzaal schrikken zich lam omdat ze van de prins geen kwaad weten en ook niet weten waar zij kijken moeten. Tijdens het gescheld begint de rechterarm van Trees te schokken en dit gaat over in een ritmisch slaan van de rechterhand op de leuning. Zo'n aanval duurt eigenlijk nooit langer dan vijf minuten, meestal brengen de verzorgenden haar direct naar bed waar ze dan nog urenlang rustig ligt. Na afloop weet ze absoluut niet meer wat er gebeurd is, alleen uit het feit dat ze gekleed op bed ligt maakt zij op dat het weer 'zover' was. Elke aanval verloopt op precies dezelfde wijze en duurt altijd even lang.

De oorzaak van dit probleem ligt niet alleen aan spanningen in huis, maar ook aan een onregelmatig medicijngebruik. De psychomotore aanvallen van Trees zouden niet meer optreden als zij haar Tegretol® regelmatig innam. Er zijn tijden dat ze zo genoeg heeft van het leven dat ze uit balorigheid de pillen in de wc gooit.

Literatuur

Beknopte handleiding bij de Diagnostische Criteria van de DSM-IV (vert. G.A.S. Koster van Groos). Swets en Zeitlinger, Lisse, 1995.

Derix, M.M.A., A. Hijdra, W.A. van Gool (red.), *Dementie: de stand van zaken*. Swets en Zeitlinger, Lisse, 1994.

Jonker, C., D.H. Postma en H.C. Weinstein, Frontaalkwabdementie. In: *Nederlands Tijdschrift voor Geneeskunde*, jrg. 135, nr. 8, 1991.

Poels, P.J.E., R.J. Teunisse en W.H.L. Hoefnagels, Reversibele dementiesyndromen. In: *Nederlands Tijdschrift voor Geneeskunde*, jrg. 135, nr. 34, 1991.

Reedijk, J.S., *Psychogeriatrie*. Lemma, Utrecht, 1995, 4e druk.

Schaik, J.M. van, Het geriatrisch delirium. In: *Nederlands Tijdschrift voor Geneeskunde*, jrg. 133, nr. 24, 1989.

18
Ouderenpsychiatrie

Inleiding

De ouderenpsychiatrie (*gerontopsychiatrie*) is niet zoals de psychogeriatrie primair op de opvang van demente bejaarden gericht. Zij houdt zich meer met andersoortige psychische problematiek bezig. Het gaat om mensen met angststoornissen, depressieve stoornissen en psychotische stoornissen. Soms zijn de mensen die eraan lijden hun hele leven al angstig en kwetsbaar geweest. De ouderenpsychiatrie behandelt ook de cliëntsystemen, zoals echtparen die elkaar niet meer kunnen verdragen omdat de een steeds vreemder wordt en de ander onder de voortdurende spanning bezwijkt.

Psychiatrische ziekenhuizen hebben een speciale afdeling voor ouderenpsychiatrie. Er is ook een *polikliniek* en een afdeling *deeltijdbehandeling* voor ouderenpsychiatrie.

RIAGG's hebben een afdeling ouderenpsychiatrie met verschillende teams die behandelingen uitvoeren, de cliënten en hun familie begeleiden en het personeel van zorginstellingen kunnen coachen.

Omdat dit hoofdstuk niet bedoeld is om àlle problemen van ouderen uit de doeken te doen, beperk ik mij tot een aantal zaken die aansluiten bij de inhoud van de voorafgaande hoofdstukken.

Psychische problemen in de derde levensfase

Depressief

In de derde levensfase, als mensen meestal geen baan meer hebben en ook geen vaste taak meer waarvoor ze verantwoordelijk zijn, worden ze soms depressief. Ze missen die verantwoordelijkheid en ze missen de structuur van het dagelijkse werk. Men kan ook depressief worden na een traumatische ervaring. Het overlijden van de levenspartner is zeker zo'n trauma. Anderen raken in de put als ze te horen krijgen dat ze aan een ongeneeslijke ziekte lijden. Ze zijn geschokt en worden onzeker omdat ze zich afvragen hoe lang ze nog te leven hebben.

Overvallen en beroofd worden is een andere traumatische ervaring die ouderen uit hun evenwicht kan brengen. Na zo'n gebeurtenis is men voortdurend angstig. Men kan de gedachten aan het weerzinwekkende voorval niet uit het hoofd zetten en de *paniek* komt steeds terug. Hier is sprake van een *posttraumatische stress-stoornis* die maanden kan duren en soms nog een vervolg krijgt in de vorm van een langdurige depressie.

Kwetsbaar worden

Oude mensen die sociaal geïsoleerd leven, hebben vaak problemen omdat niemand naar hen omziet. Ze voelen zich kwetsbaar en zijn dat meestal ook. Hun kwetsbaarheid heeft vooral met *een gevoel van machteloosheid* te maken. Ze zouden wel hulp willen, maar dat mag niet betekenen dat alles wordt 'overgenomen'. Men vindt het vernederend en deprimerend om vanwege fysieke en/of psychische handicaps afhankelijk te worden. Die mensen willen onder geen beding betutteld worden. Ze zijn bang dat anderen macht over hen gaan uitoefenen en maatregelen nemen die ze absoluut niet willen. Natuurlijk hoeft een relatie tussen een hulpbehoevende en degene die zorg aanbiedt niet gebaseerd te zijn op macht en zich onderwerpen aan die macht. Ik beschrijf het op deze manier omdat angstige oude mensen het aanvaarden van hulp soms zo beleven. Ze zijn bang geworden en voelen zich te kwetsbaar voor inmenging van anderen. Hun angst heeft een pathologische achtergrond: ze voelen zich '*aangevallen*' als iemand hen hulp aanbiedt of medewerking vraagt voor een hulpproject. Ze willen wel verzorgd worden, maar dan door een lieve moederfiguur die alle moeilijkheden wegneemt.

Mensen die eerder in hun leven psychische moeilijkheden hebben meegemaakt, zijn extra kwetsbaar. Het is niet de hoge leeftijd die hen kwetsbaar maakt, maar de levensstijl die men gewend is. Een afwerende angstige levensstijl is een handicap. Sommige mensen zijn als kind te vroeg aan hun lot overgelaten en het gemis aan moederlijke zorg is nooit meer goedgemaakt. Op hoge leeftijd zoeken ze nog steeds troost en dat maakt hen kwetsbaar. Ingrijpende dingen die mensen in hun vroege jeugd hebben meegemaakt of gemist, hebben blijvende invloed en werken door in de psychische problematiek van oude mensen.
Uit onderzoek is gebleken dat 19% van de bewoners in verzorgingshuizen last heeft van depressieve klachten. Dat komt niet omdat het in die verzorgingshuizen zo slecht toeven is, maar omdat daar veel kwetsbare oude mensen verblijven die het niet of nauwelijks kunnen rooien.
Depressieve mensen zijn vaak *wanhopige* mensen die het gevoel hebben dat ze in de val gelopen zijn. Ze voelen zich *gedwongen* hun zelfstandigheid op te geven. Ook als men in het eigen huis blijft wonen moet men een deel van de zelfstandigheid opgeven als hulp van de wijkzorg en de thuiszorg noodzakelijk wordt. Angstige mensen willen zich niet bij het onvermijdelijke neerleggen. Ze kunnen dan met paranoïd, depressief of regressief gedrag reageren. Ze verzetten zich actief of ze plegen lijdelijk verzet en laten het afweten.

Zich 'gepakt' voelen!

Kwetsbare oude mensen vechten soms nog voor hun zelfstandigheid, terwijl er geen hoop meer is. Het zijn wanhopig depressieve mensen die dwarsliggen en het hulpverleners onmogelijk maken hun werk goed te doen. Verzorgers hebben dat gedragspatroon vaak niet door en gaan de strijd met hen aan. Ze proberen hen een bepaalde 'structuur' op te leggen die de bejaarde persoon niet wil. In zo'n situatie is verzorgen en verplegen net *oorlog*. Cliënten vechten soms met je omdat ze zich willen handhaven, terwijl ze al zo broos zijn geworden dat er feitelijk niets meer te handhaven is.

Aanpassingsstoornis tijdens en na ziekenhuisopnamen

Er worden tegenwoordig veel oude mensen in ziekenhuizen verpleegd. De meesten doorstaan al het onderzoek en de onaangename ingrepen zonder problemen, maar er zijn ook mensen die het allemaal niet kunnen bijbenen en *in paniek* raken. Vooral kwetsbare mensen die de situatie niet kunnen overzien, krijgen het erg moeilijk. Zij reageren soms – zoals we in hoofdstuk 17 al zagen – op een operatieve ingreep met delirant gedrag. Dat heeft dan niet alleen met hersenfunctiestoornissen te maken, het berust ook op paniek. Deze mensen zijn emotioneel geschokt en kunnen het paniekgevoel niet meer kwijtraken. Als ze thuiskomen zijn ze nog aangeslagen. Er ontstaat een *aanpassingsstoornis met angstige en depressieve stemming* (DSM-IV). Dat is een voortzetting van de verwardheid die in het ziekenhuis reeds bestond. Een collumfractuur, een hartoperatie of een betrekkelijk geringe ingreep als een oogoperatie kan zo'n stoornis teweegbrengen. Het volgende voorbeeld gaat over een dergelijk probleem.

Arend

Arend is een 79-jarige man die een lange loopbaan als boekhouder bij een schoenfabriek achter de rug heeft. Hij is getrouwd en heeft drie kinderen die allen zelf ook gezinnen hebben. Op het moment dat dit verhaal zich afspeelt, ligt Arend vastgebonden in bed op de neurologische afdeling van een algemeen ziekenhuis. Een maand geleden onderging hij een oogoperatie wegens ernstige staar. Na die operatie kon hij inderdaad veel beter zien, maar helaas was hij spoedig daarna totaal in de war. De angst voor de ingreep, het verblijf in het ziekenhuis, ver van huis en haard, waren te veel geweest voor zijn gestel. Pas na een week begon zijn toestand enigszins op te klaren. Hij wist toen weer waar hij was en hij herkende zijn familie gelukkig.

Kort daarna werd hij naar huis ontslagen. Zijn geheugen liet hem van tijd tot tijd in de steek, maar overigens ging het redelijk. Zijn vrouw die hem altijd met liefde op al zijn wenken bediend had (hij was nooit een gemakkelijke man), kreeg nu helaas grote problemen met hem.

In de nacht was hij angstig en zocht steun en troost bij haar in het echtelijk bed. Daarbij wilde hij ook gemeenschap met haar hebben. Voor haar was dit gedrag van haar warrige echtgenoot niet zonder meer acceptabel. Hij begreep haar afwerende houding niet en legde het helaas in zijn onbegrip verkeerd uit. De angstig huilende oude vrouw moest van hem horen dat zij zeker een vriend had. Haar ontkenning leidde tot agressie tegen haar en in haar wanhoop belde zij de volgende dag eén van de kinderen met de mededeling dat het met vader helemáál niet goed ging. De kinderen overlegden samen en riepen vervolgens de hulp in van de huisarts, met de mededeling dat hun vader ernstig in de war en agressief was.

Het eind van het liedje was dat de oude baas woedend en wel, onder het voorwendsel dat hij naar aanleiding van de operatie nog eens goed nagekeken moest worden, weer het ziekenhuis in werd gemanoeuvreerd. Daar eenmaal beland, bleek hij zeer opstandig te zijn. Hij was er nu helemaal zeker van dat zij hem bedonderde en dacht: 'Ze laat me zeker opsluiten omdat zij dan vrij spel heeft met die ander'. De behandelende artsen gaven hem druppeltjes ter kalmering, maar dat werkte averechts omdat hij zich bleef verzetten. Hij merkte dat hij suf begon te worden en omdat hij de boel niet vertrouwde, poogde hij op alle manieren te voorkomen dat hij in slaap zou vallen. Hij bleef onrustig en ten langen leste belandde hij met een spuit in zijn bil, vastgebonden in de Zweedse band, in bed. Zijn toch al niet zo best meer werkende hersenen konden die slag niet meer verdragen.

Bij het ontwaken was hij geheel gedesoriënteerd in tijd, plaats en persoon. Hij wist niet eens meer wat er was gebeurd.

Arend bevond zich op het moment dat we hem daar uitgevloerd in dat ziekenhuisbed aantroffen in een hachelijke situatie. Als hij niet snel overgeplaatst werd naar een plek waar hij op zijn minst weer rond kon lopen en waar men geen strijd met hem voerde, moest gevreesd worden dat het misging. Een dementie-ontwikkeling was niet onmogelijk. In een rustige omgeving zou blijken dat zijn geheugen nog best meeviel en dat het vooral *de emoties waren die hem te pakken hadden.*

Factoren die de psychische ontregeling bij ouderen bevorderen

Persoonlijkheid
- Vooral mensen die hun hele leven weinig plooibaar waren en een wat *dwangmatige persoonlijkheidsstructuur* vertoonden, zullen het bij het ouder worden moeilijk krijgen. Omdat zij, om in evenwicht te blijven, juist altijd alles keurig op orde en precies geregeld moesten hebben, wordt een beetje vergeetachtigheid een ramp. Als je niet meer weet waar je dingen gelaten hebt, raak je als dwangmatig iemand in paniek.
- Mensen met een *afhankelijke persoonlijkheid*, die een voortdurende steun niet konden missen, omdat ze anders te paniekerig werden, zullen het wegvallen van de steunfiguren die hen overeind hielden, niet kunnen verdragen.

- Mensen met een *narcistische persoonlijkheid* zullen op een andere manier niet kunnen verwerken dat zij de greep op hun leven dreigen te verliezen. Zij vechten voor het behoud van hun zelfstandigheid en proberen soms een claim op anderen te leggen. Ze hebben wel relaties, maar die zijn problematisch. In wezen heeft de persoon van hen weinig of geen effectieve steun te verwachten en dat maakt kwetsbaar.

Ingrijpende gebeurtenissen
- *Schokkende gebeurtenissen* kunnen het zelfvertrouwen sterk ondermijnen. Hieronder valt alles wat van levensbedreigende en/of angstaanjagende aard is.
- *Het lijden aan een chronische ziekte* kan iemand wanhopig maken, zodat hij er psychisch niet meer tegenop kan.
- *Een beginnende vergeetachtigheid* maakt dat men onzeker wordt en vaak ook in emotioneel opzicht het overzicht dreigt te verliezen.

Voorgeschiedenis van psychische problemen
- Op de oude dag als men op zichzelf teruggeworpen wordt, komt oud zeer vaak weer boven en gaan mensen tobben. Wie al eens een keer een depressie heeft gehad, kan er in de derde levensfase nog een krijgen.

Angststoornissen bij ouderen

Het begrip angststoornissen dat in hoofdstuk 7 al aan de orde is geweest, gaat over paniekaanvallen, claimend gedrag, fobische angst, obsessies, dwanggedrag en posttraumatische stress-stoornis. Deze zaken komen ook op oudere leeftijd vaak voor.

Paniekaanvallen

Mensen die vroeger betrekkelijk rustig van aard waren, blijken op hun oude dag soms erg nerveus te worden. Het zelfvertrouwen is verdwenen. Ze zijn bang dat ze 'het niet goed meer voor elkaar kunnen houden' en ze hopen dat anderen niet merken dat ze soms steken laten vallen. Alle ouderen doen van tijd tot tijd domme dingen, dat is geen teken van dementie, maar het gevolg van een concentratiestoornis. Men is gauwer afgeleid. Mensen laten in gedachten hun portemonnee in een winkel liggen en ze bergen hun kostbaarheden zo goed op, dat ze onvindbaar zijn geworden. Zenuwachtige, oude mensen kunnen in paniek raken als iemand onverwachts bij hen op bezoek komt. Ze denken dat ze 'niets in huis hebben' voor de bezoekers en ze schamen zich voor de chaos. Voor alles wat ze doen hebben ze een lange voorbereidingstijd nodig, en het kost hen ook veel energie.

Oudere mensen kunnen paniekaanvallen krijgen bij de gedachte dat er gevaar dreigt. Die gevaren zijn vaak reëel, maar men hoeft en moet er niet de hele dag aan denken. Het moet geen *obsessie* worden. Zenuwachtige mensen halen zich van alles en nog wat in hun hoofd en kunnen die gedachten niet meer van zich afzetten. Het is een obsessie geworden, die kan uitmonden in een voortdurend om hulp vragen. Men gaat de familie en vrienden opbellen vanwege vage klachten. Die familie wordt gek van dat *claimende gedrag*. Ze realiseren zich echter niet voldoende dat paniek de oorzaak is. Daardoor verergeren ze het gedrag door boos te reageren.

Fobische verschijnselen

Een alledaags voorbeeld van een fobisch verschijnsel is de claustrofobie die vooral bewoners van een verzorgingshuis soms vertonen. Ze zijn angstig en klagen erover dat de '*muren op hen afkomen*'. Ze kunnen het niet langer uithouden in hun kamer en gaan uit wanhoop op de gang heen en weer lopen. Dit in de hoop dat er iemand is die zich over hen zal willen ontfermen. Vaak proberen oude mensen door middel van een somatische klacht de aandacht van het personeel te trekken. Het gaat dan niet om de hartkloppingen (door angst) en ook niet om de pijn in de buik (ook vanwege 'zenuwen'), maar omdat men het niet meer uithoudt. Ze hopen vooral dat een van de meisjes even bij hen komt zitten zodat de paniek overgaat. Meestal pakt het echter anders uit, er is geen tijd voor praatjes en het fobische gedrag wordt als 'onrust' geregistreerd.

Compulsieve verschijnselen

Zoals een eekhoorntje voor de winter zijn hol vol sleept met eikels om in de winter niet van honger om te komen, zo stopt menige bejaarde zijn huis vol. Niet zelden gaat het om rotzooi, zoals zilverpapier, lege flessen, kranten, oude kleren. Ik heb een oude meneer gekend die zijn hele huis volgestopt had met oude fietsonderdelen. Die had hij op straat verzameld onder het motto: 'Je weet toch maar nooit waar het goed voor is'.
Veel erger wordt het als oude mensen etenswaren gaan verzamelen en vergeten waar ze die verstopt hebben. Hun dochter vindt dan de beschimmelde resten in de linnenkast en begrijpt waarom het zo stinkt in huis. Bij al die zaken gaat het om een soort van *verslavingsgedrag* dat zijn oorsprong vindt in de behoefte bezit te vergaren. Een echte therapie is er niet, als het de spuigaten uitloopt moet het huis in overleg met de bewoner weer eens een keer grondig schoongemaakt worden.
Absurde zaken verzamelen is een dwangverschijnsel, ook wel compulsieve stoornis genoemd. De *vrekkigheid* van oude mensen en het geobsedeerd worden door het verzamelen van geld, is ook zo'n dwangverschijnsel. Het geld verschaft de bejaarde persoon veel genoegen en bezit geeft hem een *veilig gevoel*. Dwangmatigheid komt ook naar voren uit de obsessie dat er niets meer veranderd mag worden. Zulke mensen worden radeloos als iemand vanuit de gedachte: 'We zullen die troep eens even opruimen', er de bezem doorhaalt.

Posttraumatische stress-stoornis

Het overlijden van de partner, een vriendin of vriend kan voor *afhankelijke mensen* rampzalige gevolgen hebben. De steunfiguur regelde altijd alles en nam alle zorgen weg omdat hij of zij er vanuit ging dat de zwakste van de twee dat zelf niet kon. Ook een verhuizing uit een vanouds bekende buurt, waarbij het eigen, geborgenheid biedende huis moest worden verlaten, kan een schok teweegbrengen. Vooral *perfectionistische mensen* die hun veiligheid vonden in dat huis, kunnen er niet tegen.

Een opname in een verzorgings- of verpleeghuis kàn, als het onder min òf meer gedwongen en misleidende omstandigheden gebeurt, iemand totaal uit balans brengen. Plotseling ontstaan er gedragsstoornissen, zoals woedend reageren en dwarsliggen, als de personeelsleden van het huis om medewerking verzoeken.

Riek

Riek, tachtig jaar oud, woont tegen haar zin in de 'Lijster', een keurig rusthuis te H. Ze is daar gekomen omdat haar vriendin met wie ze meer dan twintig jaar heeft samengewoond, erg dement werd en in een verpleeghuis moest worden opgenomen. Omdat ze zelf ook het een en ander mankeerde, kon ze niet meer in haar eigen huis blijven en moest er voor haar ook een oplossing worden gezocht. Ze 'kreeg' een kamer in de 'Lijster' en was daar niet blij mee. Riek voelt zich daar 'gedumpt'. Ze mist haar vriendin erg, ze kan nog wel op bezoek gaan, maar het is niet meer zoals het geweest is. Haar vriendin is erg afwezig en reageert nauwelijks op haar komst. Ze kenden elkaar al van de tijd dat ze als leerlingen in het diaconessenhuis werkten. Riek is woedend omdat ze zich door haar vriendin in de steek gelaten voelt en ze schaamt zich over deze onredelijke gevoelens, want ze weet best dat die arme ziel het veel beroerder heeft dan zij. Eigenlijk voelt ze zich ook schuldig over het feit dat zij het verzorgen van haar vriendin niet meer vol kon houden. Ze kan vooral niet accepteren dat ze nu niet meer zelfstandig is. Ze wil geen hulp aanvaarden en doet uiterst onvriendelijk, terwijl ze dolgraag contact wil hebben. Over dit gedrag schaamt ze zich ook en het deprimeert haar bovenmatig. Gelukkig klikt het wel met de sociaal-psychiatrisch verpleegkundige (SPV) van de RIAGG die trouw op bezoek komt. Tegenover haar stort ze haar hart uit en geeft ze toe dat ze *rouwt* om het verlies dat ze geleden heeft. Na dit gesprek wordt het contact tussen haar en de meisjes van het huis ook beter. De SPV heeft hen namelijk duidelijk gemaakt dat Rieks woede een gevolg is van verdriet. Men moet meer geduld met haar hebben en niet geïrriteerd worden als ze boos uitvalt en onaardig doet.

Rouwverwerking en pathologische rouw

In dit voorbeeld gaat het om een rouw bij een vrouw die zowel haar vriendin, als haar huis en haar zelfstandigheid kwijt is. Haar boosheid gaat vooraf aan het echte uiten van verdriet. Ze kan niet geloven dat het noodzakelijk was dat zij van elkaar gescheiden moesten worden en ze is geneigd het te ontkennen.

Rouwverwerking hoeft niet altijd met het overlijden van een geliefd persoon te maken te hebben. Het kan ook om een ander ingrijpend verlies gaan. Men spreekt van *pathologische rouw* als de rouwperiode erg lang gaat duren en er sprake is van onmiskenbare depressieve of zelfs psychotische verschijnselen.

Bij Riek is haar woede en haar negativisme een pathologisch depressief verschijnsel.

Verschijnselen van pathologische rouw
Verschijnselen van pathologische rouw bij ouderen zijn:

Ontreddering
Een kwetsbare bejaarde kan door het plotselinge verlies van een belangrijke steunfiguur totaal *ontreddered achterblijven*. Zo iemand kan het nergens vinden en is niet in staat om voor zichzelf te zorgen en niet in staat om over het rampzalige met anderen te praten.

Ontkenning
Vaak is er ook sprake van *ontkenning van het gebeurde*. Het 'kan niet waar zijn,' 'het bestaat niet dat hij (of zij) dood is'. 'Ze houden me voor de gek!'

Regressie
Mensen die door de ramp die hen getroffen heeft emotioneel verslagen zijn, reageren soms ook met *regressief gedrag*. Het lijkt ineens of ze niets meer kunnen. Mensen die tot nu toe zelfstandig waren, laten zich als *een hulpeloze* naar bed brengen en geven hun kinderen het gevoel dat zij alle verantwoordelijkheid voor moeder of vader over moeten nemen. Mensen die reeds in een verzorgingstehuis verblijven lopen radeloos in hun kamer rond en laten zich soms zo gaan, dat het personeel hen volledig moet verzorgen, wassen en aankleden. Iemand geeft soms op de simpelste vragen geen antwoord meer en maakt de indruk volslagen hulpeloos te zijn. We kunnen die reactie op de emotionele catastrofe soms als een vorm van pseudodement gedrag beschouwen.

Woede en opstandigheid
Bij anderen (zoals Riek) komen juist *woede en opstandigheid* naar boven. Zij kunnen zich niet in het onvermijdelijke schikken en gaan achterdochtig reageren ten opzichte van de mensen in hun naaste omgeving. Mensen die proberen hen te helpen, worden beschuldigd van het najagen van grof eigenbelang. Zij menen dat de kinderen alleen maar uit zijn op geld en bezittingen, met als gevolg dat de meest

onredelijke verwijten worden geuit. Het kan voorkomen dat mensen zich *uit woede niet meer willen verzorgen*, zij laten de boel als het ware gewoon in het honderd lopen. Weer anderen gaan doelloos de straat op en sjouwen urenlang rond zonder dat iemand weet waar zij zijn. Door dit gedrag maken zij de kinderen en de hulpverleners ongerust. Vaak is dat precies de bedoeling, ook al hebben zij dat niet bewust zo opgezet. Weer anderen zenden door middel van het voortdurend opbellen van hun kinderen *noodsignalen* uit, met als gevolg dat zij een grote *claim* leggen op die relaties.

Depressieve episode
Al deze emotionele reacties op een ramp kunnen de aanloop zijn tot het doormaken van een *langdurige depressieve episode*. Na de aanvankelijke radeloosheid of de aanvankelijke boosheid komt de totale machteloosheid. Bij de mensen die zich regressief gedroegen, gaat de hulpeloosheid niet over maar wordt nog erger. Iemand wil dan soms ook niet meer eten en uit soms (reële) doodswensen.

Depressieve stoornissen bij ouderen

De verschijnselen van de depressieve stoornissen bij ouderen zijn in principe niet verschillend van de depressies die in hoofdstuk 16 zijn behandeld. De reden waarom men depressief wordt, heeft wel met specifieke leeftijdsproblemen te maken. Oude mensen tobben vaak omdat ze iets niet meer kunnen goedmaken. Er zijn zaken waar men zich voor schaamt en die men niet meer in orde kan maken. De verzoening die men zo graag gewenst had, komt helaas niet meer tot stand. Verloren contacten worden meestal ook niet meer door nieuwe vervangen.
Soms zeggen hoogbejaarde mensen weloverwogen, dat zij niet meer verder willen leven en geen zin meer hebben in eten en drinken. Dat dient men als familie en hulpverleners te respecteren, want het gaat hier niet om een officiële depressieve stoornis. Het zijn mensen die aan het einde van hun Latijn zijn, ze zijn levensmoe. Het is ook mogelijk dat een oude man of vrouw *wèl* een depressie heeft en vanuit een pathologisch motief (schuld of vrees voor straf) doodswensen uit. In zo'n geval moet er zeker met de cliënt gepraat worden. Hij moet psychotherapeutische hulp ontvangen en medicamenteus behandeld worden. Het kan heel erg moeilijk zijn om uit te maken wàt er aan de hand is en hòe men een depressieve bejaarde moet behandelen. Het komt vaak voor dat ouderen merken dat zij wat vergeetachtig worden en dat niet kunnen verdragen. In zo'n geval gaat het niet zozeer om de behandeling van een depressie, maar om het zoeken naar een mogelijkheid de *kwaliteit van het leven te verbeteren*, de geest wakker te houden en emotionele steun te bieden. Bij deze problemen staat *angstbestrijding* voorop.

Depressie en eenzaamheid

Alleen zijn is nooit gemakkelijk, men moet leren om zichzelf te vermaken. Kwetsbare mensen die altijd last hebben gehad van angstgevoelens en die angst hebben bezworen met steun van anderen, kunnen als hoogbejaarde panisch worden omdat ze noodgedwongen een groot deel van de dag alleen moeten doorbrengen. Mensen die in een tehuis wonen, laten daarom de deur van hun kamer open, dan horen ze ten minste nog de voorbijgangers passeren. Bij mensen die in hun eigen huis zijn, moeten de buren voor de nodige steun zorgen; vaak worden de kinderen frequent gebeld. Die kinderen en die buren ervaren dat, zoals ik al eerder zei, als een grote belasting.

Ook hier speelt paniek een grote rol, ze kan het begin zijn van een *geagiteerde depressie*.

Depressie en afhankelijkheid

Sommige, wat pedante mannen zijn zeer afhankelijk van de zorg van hun echtgenote omdat die ervoor gezorgd heeft dat zij op hun voetstuk konden blijven staan. Het succes in zijn leven is mogelijk gemaakt doordat zij zich altijd belangeloos heeft opgeofferd. Zelfs toen ze ziek was, streek ze nog zijn overhemden omdat hij er onberispelijk uit moest zien. Als deze vrouw wegvalt, door ziekte of door overlijden, stort zijn wereld in. Zonder haar is hij niets en hij kan geen kant op. Uit machteloosheid en wanhoop wordt hij ernstig depressief. De verkropte woede over het verlies dat hij geleden heeft, richt hij tegen zichzelf. Hij eet niet meer, verzorgt zich niet meer en wijst alle hulp af. Vaak gaat het hier om een ernstige depressieve reactie, waarbij ook gevaar voor suïcide bestaat.

Omgekeerd kan ook een zeer afhankelijke vrouw depressief worden omdat ze een man heeft gehad die letterlijk álles deed, en in al haar ups en downs haar op handen heeft gedragen. In zijn liefdevolle, doch machteloos makende zorg, is hij er de oorzaak van dat ze nu met twee linkerhanden in het leven staat. Die vrouw zal na zijn heengaan *in paniek* achterblijven, vruchteloos wachtend op een redding die niet meer mogelijk is. Als haar paniek aanhoudt, ontstaat een ernstige geagiteerde depressie. Ze loopt radeloos, handenwringend rond, letterlijk niet wetend waar ze het zoeken moet.

Psychotische stoornissen bij ouderen

Schizofrenie

Het is mogelijk dat er op oudere leeftijd nog een schizofrene psychose ontstaat, maar dat is bijzonder zeldzaam. Acute psychosen bij oude mensen zijn over het algemeen zeldzaam. Als iemand duidelijk psychotische verschijnselen vertoont in de zin van waanbeleven en hallucineren, gaat dat vaak met een delier of met een vitale depressie samen, of de psychotische verschijnselen horen bij een waanstoornis. Ik wil ook wijzen op de problemen van oudgeworden schizofrene mensen die al een lange psychiatrische voorgeschiedenis hebben. In psychiatrische ziekenhuizen wonen ze vaak in units die zo ingericht zijn dat men, onder begeleiding, min of meer zelfstandig kan functioneren. Anderen wonen buiten in een sociowoning. Hulpbehoevende bejaarde schizofrene mensen kunnen in een unit van de sector 'Ouderenpsychiatrie' verzorgd worden. Helaas zijn er tegenwoordig ook schizofrene mensen die helemaal geen contact meer met de psychiatrie hebben. Ze hebben zich aan de zorg onttrokken en zijn een 'thuisloze' geworden.

Waanstoornis

De ambulante zorg en de politie worden vaak geconfronteerd met het probleem van bejaarde dames (het gaat zelden om een heer) over wie een buurt klaagt. De dame zelf gaat naar de politie om aangifte te doen van bedreigende geluiden die ze gehoord heeft of inbraken in haar huis die ze opmerkt. De buurtbewoners klagen over stankoverlast en eventueel brandgevaar. Ze vinden de oude mevrouw gewoon een griezel die opgenomen moet worden. Het komt wel voor dat zo'n mevrouw 'stemmen' hoort die ze wegjaagt door 's nachts met haar strijkijzer op de verwarmingsbuizen te slaan zodat een heel flatgebouw wordt wakker gemaakt.
Wie als RIAGG-medewerker een huisbezoek probeert af te leggen merkt dat men daar niet zomaar binnen mag komen, want de betrokkene heeft zich verschanst en kijkt argwanend door het luikje in de voordeur. Met geduld en vriendelijkheid lukt het uiteindelijk altijd wel om contact te krijgen, en dan blijkt het om een *angstige*, afwerende dame te gaan die daar met haar katten leeft in een verwaarloosd huis. Zij heeft een *achtervolgingswaan* ontwikkeld. Het is de kunst om niet alleen met de oude dame contact te onderhouden en haar angst te bestrijden, maar ook om de buren zover te krijgen dat zij zich voor de kwetsbare mevrouw inzetten, in plaats van haar te bedreigen.

Literatuur

Godderis, J., *Gerontopsychiatrie*. Acco, Leuven, 1985.
Reedijk, J.S., *Psychogeriatrie*, Lemma, Utrecht, 1995.
Reedijk, J.S., *Psychische problemen, waardoor ontstaan ze*. Lemma, Utrecht, 1992.
Willige, G. van de, J. Ormel en R. Giel, Etiologische betekenis van ingrijpende gebeurtenissen en langdurige moeilijkheden voor het ontstaan van depressie en angststoornissen. In: *Tijdschrift voor Psychiatrie*, 37, 9, 1995.

19
Verslavingsproblematiek

Inleiding

Dit hoofdstuk gaat over alcohol en drugs. Alcohol wordt sociaal geaccepteerd als een roesverwekkend middel dat de gezelligheid verhoogt. Het gebruik kan schadelijk voor de gezondheid zijn, maar dat deert ons niet. Een feestje zonder drank is ongezellig. Over drugs bestaan er uiteenlopende meningen. Sommigen zijn van mening dat het om genotmiddelen gaat, die in principe voor sociaal gebruik beschikbaar zouden moeten zijn. Anderen daarentegen zijn zeer bevreesd voor een verdere uitbreiding van het omvangrijke drugsgebruik en propageren een verscherpt vervolgingsbeleid.

In Nederland wordt onderscheid gemaakt tussen soft- en harddrugs. Cannabis, een product van de hennepplant, is de voornaamste softdrug. Softdrugs worden als betrekkelijk onschuldig beschouwd omdat ze geen echte verslaving veroorzaken, dat wil zeggen: lichamelijk raakt men er niet aan verslaafd. Op grond van deze medische veronderstelling worden in Nederland de softdrugs 'gedoogd'. De gebruiker wordt niet vervolgd. De 'coffeeshops', waar ze meestal verkrijgbaar zijn, zullen geen last krijgen zolang ze maar geen harddrugs verkopen. Bizar genoeg wordt de aanvoer van de softdrugs naar de coffeeshops wel opgespoord en vervolgd, maar de verkoop laat men oogluikend toe. Jongeren die wel eens als experiment een 'joint' willen roken, gaan naar een 'coffeeshop' en hoeven dan niet per se met het zeer criminele harddrugcircuit in aanraking te komen. De overheid hoopt (!) door het liberaliseren van het gebruik van softdrugs, de handel en het gebruik van harddrugs, zoals heroïne en cocaïne, tegen te gaan. Vooral door het gebruik van softdrugs uit de criminele sfeer te halen, wil men kwetsbare jongeren behoeden voor afglijden naar het gebruik van harddrugs. Gebruikers van harddrugs die reeds verslaafd zijn, worden om dezelfde redenen zoveel mogelijk in de medische sfeer getrokken en worden niet als criminelen beschouwd. Ze kunnen daarom op medische indicatie het heroïne-vervangingsmiddel methadon krijgen, in de hoop dat ze dan geleidelijk aan van de drugs bevrijd zullen worden en het stelen van autoradio's en andere kostbaarheden zullen nalaten.

Het is niet mijn bedoeling om hier op de voors en tegens van de alcoholbestrijding en het antidrugsbeleid in te gaan, ik wil alleen de verschillende opvattingen over het alcohol- en drugsgebruik laten zien.

Dit hoofdstuk gaat vooral over de *pathologie* die het gevolg kan zijn van het gebruik van zowel drugs als alcohol. De oude opdeling in softdrugs, die minder gevaarlijk zijn en geen verslaving zouden veroorzaken, en harddrugs die wel gevaarlijk en verslavend zouden zijn, is inmiddels weer verlaten. De termen worden nog wel gebruikt, maar we weten dat het gebruik van softdrugs bij jongeren uit de hand kan lopen en rampzalige gevolgen kan hebben.

Bij het gebruik van middelen wordt ook onderscheid gemaakt tussen *sociaal* gebruik, *incidenteel* gebruik en *problematisch* gebruik. Problematisch betekent hier dat de gebruiker problemen heeft en het middel gebruikt om die problemen de kop in te drukken. Hij gebruikt het dan te vaak en ook in een te grote hoeveelheid. Als iemand eenmaal van een middel afhankelijk is en 'onder invloed' moet zijn om nog te kunnen functioneren, spreken we van *verslaving*.

Mensen die dagelijks een paar glaasjes drinken zijn nog geen alcoholist. Wie zich regelmatig een stuk in de kraag drinkt, heeft wel een *alcoholprobleem*. Verslaving is een ouderwets woord, maar het geeft wel precies aan waar het om gaat. De verslaafde is 'hooked', hij zit eraan vast en is de slaaf van zijn gewoonte geworden. 'Koning alcohol' is de baas geworden of, zoals een drugsgebruiker het zegt: 'Coke is the King'. Hij bedoelt dan niet de frisdrank Coca Cola, maar cocaïne.

Bij verslaving denken mensen vanzelfsprekend aan alcohol en drugs, maar er zijn méér dingen waar men aan verslaafd kan raken. Mensen kunnen aan (lustbevredigende) gewoonten verslaafd zijn, ze kunnen dan geen weerstand bieden aan een 'zucht'. Er is niet alleen drankzucht maar ook gokzucht, snoepzucht en vraatzucht. Vandaar dat consultatiebureaus voor alcohol en drugs (de CAD's) ook mensen met een *gokverslaving* of mensen met een *eetverslaving* behandelen. Misschien komen er op den duur ook behandelprogramma's voor mensen met verzamelzucht. Wie weet!

Wat is verslavingsgedrag?

Definitie

Bij verslaving gaat het in elk geval om gedrag dat niet of nauwelijks door de betrokkene op redelijke wijze onder controle gehouden kan worden. De 'zucht' of het 'verlangen' is zo dwingend geworden dat men niet meer bij machte is om weerstand te bieden.

Iemand móet het gewenste 'middel' hebben omdat hij zich anders zo beroerd voelt. Dan wordt hij doodnerveus en trillerig en het zweet breekt hem uit. We zeggen dan dat hij onthoudingsverschijnselen heeft. Pas als de betrokkene weer een dosis van zijn middel heeft genomen, komt er een weldadig gevoel over hem.

Bij mensen die al een tijdlang verslaafd zijn, is ook hun lichaam aan het middel gewend; we zeggen dan dat er 'gewenning' is opgetreden. Het lijf heeft zich op het gebruik ingesteld en het komt in opstand als het zonder alcohol, zonder heroïne, cocaïne of zonder nicotine de dag moet zien door te komen. Iemand is dan namelijk *afhankelijk* (drug-dependent) geworden. Met opzet noem ik ook de nicotine omdat velen zo *aan roken zijn verslaafd* dat ze zonder sigaretten niet weten waar ze het zoeken moeten.

Theorieën over het ontstaan van verslavingsgedrag

Er bestaan twee verschillende benaderingswijzen van het verslavingsprobleem. De eerste benadering is typisch *biologisch-psychiatrisch.*
Bij die *eerste theorie* gaat men ervan uit dat mensen die aan een middel verslaafd raken, daartoe *lichamelijk voorbestemd* zijn. Ze zouden in hun hersenen een biochemisch tekort hebben aan bepaalde stoffen (endorfinen) en daarom na kennismaking met een stof als heroïne gemakkelijk verslaafd raken. Het zou ook om een aangeboren, erfelijke neiging tot verslaving gaan (er zou een genetische afwijking zijn). Alcoholisme zou op die manier ook *genetisch bepaald* zijn.
De *tweede theorie* ziet het probleem van de verslaving meer als een verschijnsel dat met *persoonlijke problemen* samenhangt. Mensen zijn vanuit hun structuur of door hun levensmoeilijkheden kwetsbaar geworden en vinden troost en ontspanning bij het gebruik van middelen. Deze theorie ziet de zaken ook veel meer in een *sociaal verband.* Relatieproblemen of het feit dat een mens helemaal niemand heeft en eenzaam is, beïnvloeden het gedrag.
Het gebruik van middelen kan soms ook het gevolg zijn van *groepsbeïnvloeding.* Jonge mensen gaan, omdat ze dolgraag in een groep geaccepteerd willen zijn, meedoen met het gebruiken van alcohol of drugs en kunnen zo in de problemen komen. Ook hier gaat het voornamelijk om eenzaamheid en de zucht naar verlossing uit neerdrukkende levensomstandigheden.
Persoonlijke en relationele problemen zijn doorgaans *aanleiding* tot misbruik. Het middel beïnvloedt door zijn speciale eigenschappen het ontstaan van de 'zucht' en de verslechterende sociale omstandigheden van de verslaafde maken vervolgens dat iemand gevangen raakt in een wirwar van problemen.

Niet het middel maakt verslaafden
Van alle gebruikers gaat slechts een klein percentage over tot overmatig gebruik en van die overmatige gebruikers raakt ook maar een deel volledig afhankelijk van één of meerdere middelen. *De omstandigheden en de persoonlijke kwetsbaarheid zullen uiteindelijk bepalen of er verslavingsgedrag zal ontstaan.* Als in een schoolklas een sfeer heerst waarin bepaalde figuren die 'gebruiken' de toon aangeven, kan een labiel kwetsbaar kind bezwijken onder de sociale druk, maar dat hóeft nog geen verslavingsgedrag te worden. Na verloop van tijd haken de meeste gebruikers wel weer af. Het probleem van het 'misbruik van middelen' neemt bij mensen die weinig perspectief zien in hun leven soms destructieve vormen aan.

Ontwikkeling van verslavingsgedrag

Bij de ontwikkeling van verslavingsgedrag zien we een groot verschil tussen alcoholverslaving en drugsverslaving. Ook het type mens dat aan een van beide verslaafd raakt is verschillend, maar het proces van verslaafd-worden, de geleidelijke neergang is niet wezenlijk verschillend. Men begint met een *experimenteerfase*, het 'middel' wordt alleen incidenteel gebruikt, bijvoorbeeld als men met vrienden onder elkaar is.

Als een middel zoals alcohol 'goed valt', geeft het een prettig gevoel en laat het de persoon even alle misère vergeten. Vervolgens gaat hij regelmatig gebruiken en in tijden van stress, neemt hij een extra dosis. Er treedt een bepaalde gewoontevorming op en het wordt een vanzelfsprekend gebaar om naar het middel te grijpen. Men kan de '*glaasjes troost*' niet meer missen. Er ontstaat nu ook *gewenning*, omdat het lichaam steeds meer nodig heeft om de gebruiker het gewenste prettige gevoel te verschaffen. Als een artiest voor het verdrijven van de plankenkoorts eerst aan één borreltje genoeg had, zal hij na verloop van tijd misschien minstens vier borrels nodig hebben om zonder zenuwen op te kunnen treden.

In de *tweede fase* van het verslavingsprobleem gaat het niet meer in de eerste plaats om *het onderdrukken van een gedeprimeerde stemming en/of vergetelheid zoeken voor persoonlijke problemen*. Drinken is ook geen genoeglijke bezigheid, maar een middel om snel dronken te worden. Het is *een gewoonte* geworden en mensen die een alcoholprobleem hebben drinken hun glaasjes heel snel, ze slaan ze in rap tempo achterover. Ze krijgen in dit stadium ook last van black-outs, iemand weet na het 'stappen' de volgende dag echt niet meer wat hij gedaan heeft. Na verloop van tijd ontstaat er ook *controleverlies* tijdens het drankgebruik. Men wordt elke keer zo stomdronken dat men niet meer weet wat men doet. Vaak begint iemand de dag reeds met drinken. Hij staat ook absoluut niet realistisch tegenover zijn verslavingsprobleem. Dat wordt ontkend: 'Er is niets aan de hand, morgen hou ik op als jullie dat van mij vragen'. Hij vertoont vaak een opvallend gebrek aan zelfkritiek en heeft ook niet genoeg doorzettingsvermogen, om er een punt achter te zetten. Die slappe houding heeft ook al te maken met een getroebleerd denkvermogen. Het is het gevolg van een chronische alcoholintoxicatie. De persoon vergeet wat hij in een berouwvolle stemming heeft toegezegd. Omdat hij van het middel *afhankelijk* is geworden, zal hij, bij het staken van het gebruik, last van onthoudingsverschijnselen krijgen. Vrees voor die verschijnselen weerhoudt hem van abrupt stoppen.

De *derde fase* van het verslavingsgedrag wordt gekenmerkt door het voortdurend verwikkeld zijn in *sociale problemen*. Problemen die op een goed moment leiden tot uitstoting uit de familie. Natuurlijk zijn er al vanaf het begin van het verslavingsproces sociale problemen, vaak waren ze de aanleiding tot het geheel. Nu gaat het echt om de gevolgen van het verslaafd zijn. Alcoholisten komen in conflict met hun werkgevers, ze komen door verkeersdelicten met de politie in aanraking. In de familiekring leidt het stiekeme gedrag van de verslaafde en de hoge drankrekeningen tot een ruziesfeer thuis.

Drugsgebruikers die echt verslaafd zijn, hebben zoveel geld nodig voor hun 'habit' dat ze er niet meer op een normale manier aan kunnen komen. Stelen, dealen of prostitutie kan soms een logisch gevolg zijn van het verslavingsprobleem. Het proberen om aan het geld voor drugs te komen kan langzamerhand *een bezigheid worden die de hele dag vult*. Door deze problematiek raken alcohol- en drugsverslaafden zo in de knoei dat ze op de lange duur voor hun sociale contacten alleen nog maar op lotgenoten aangewezen zijn. De 'ouwe jongens' in de kroeg zijn de enigen die nog begrip op kunnen brengen voor de drinker; ze zeuren tenminste niet. Voor de drugsverslaafde zal er vaak zelfs geen 'ouwe jongens'-groep zijn. Velen hebben elke dag slechts incidentele contacten met lotgenoten, de aard van hun probleem brengt met zich mee dat men niet gezamenlijk optrekt.

Ten slotte komt er een fase waarin het lichaam kennelijk het voortdurend vergiftigd zijn niet meer verdraagt. De *leverfunctie* raakt gestoord en de hersenfunctie wordt steeds slechter. Mensen krijgen last van *hersenfunctiestoornissen*. Deze komen tot uiting in de vorm van een *delier* of een *amnestische stoornis* en in sommige gevallen in een dementie.

Een *alcoholdementie* is helaas geen zeldzaam verschijnsel. De alcoholverslaafde krijgt vaak last van zenuwontstekingen *(polyneuritis)*. De verslaafde drugsgebruiker heeft in dat stadium meestal ook allerlei infectieziekten gekregen omdat hij ondervoed en slecht verzorgd is. De combinatie verslaafd zijn en AIDS hebben komt ook voor.

Kenmerkende onthoudingsverschijnselen

We hebben in het voorafgaande reeds enkele malen gesproken over onthoudingsverschijnselen die het gevolg zijn van de beëindiging van het gebruik van een middel. Onthoudingsverschijnselen zijn zeer algemeen en kunnen zowel bij het alcoholisme als bij het langdurig gebruik van tranquillizers of drugs voorkomen.

De verslaafde die last heeft van onthoudingsverschijnselen, voelt zich uitermate beroerd en ziek. Hij heeft *hoofdpijn*, is *misselijk en duizelig*, het *koude zweet* staat hem op het voorhoofd. Bij sommige verslaafden gaat de onthouding ook gepaard met het optreden van een *delier*. De betrokkene is dan zeer angstig en onrustig en heeft last van waandenkbeelden en hallucinaties. Niet zelden krijgt een verslaafde met onthoudingsverschijnselen ook een epileptische *toeval*. Vooral bij de verslaving aan tranquillizers en slaapmiddelen zoals Rohypnol® is dit berucht.

Indeling van verslavende middelen

Roesverwekkende middelen

Alcohol en drugs zijn 'roesverwekkend'. De gebruiker neemt ze om in een bepaalde bewustzijnstoestand te komen. Hij wil niet meer normaal denken, maar verdoofd worden of hij wil juist opgepept worden en iets buitengewoons beleven.

Kalmerende middelen
Middelen die ontspanning en een gevoel van welbehagen geven, zijn alcohol, slaapmiddelen, tranquillizers, opium (heroïne en morfine) en andere pijnstillers. Ook cannabis (marihuana en hasjiesj) hoort tot deze groep.

Stimulerende middelen
Middelen die gebruikt worden omdat ze stimulerend werken, zijn amfetamine, cocaïne, XTC, (ecstasy), MDEA, enzovoort.

Hallucinogene middelen
Hallucinogene middelen zijn LSD, mescaline, psylocybine, enzovoort.

Alcoholisme

Oorzaken van alcoholisme

De oorzaken van alcoholisme zijn:
- *Alcoholisme veroorzaakt door persoonlijke en relationele problematiek.*
- *Alcoholisme als beroepsprobleem.* Sommige beroepen, we bespraken het reeds, kunnen ertoe leiden dat overmatig drankgebruik tot de persoonlijke gewoonten gaat horen. Mensen in de horeca, in het artiestenvak die voor een groot publiek moeten optreden of mensen die als vertegenwoordiger werken, lopen risico's.
- *Alcoholisme als acting-outgedrag* bij mensen die van tijd tot tijd behoefte hebben om zich af te reageren. We zien bij mensen met een persoonlijkheidsstoornis in de zin van emotionele verwaarlozing, dat ze tijdens een ontstemmingstoestand hun onlustgevoelens afreageren. Zie het verhaal van Hendrik in hoofdstuk 12.
- *Alcoholmisbruik en pathologische roes bij mensen die reeds hersenafwijkingen hebben.* Het gaat om mensen bij wie de persoonlijkheid veranderd is na een ernstig schedeltrauma. Zij kunnen geen alcohol verdragen en worden na het drinken van een betrekkelijk geringe hoeveelheid alcohol zeer vreemd in hun gedrag en kunnen zelfs gewelddadig gedrag vertonen. We spreken hier van een zogenaamde *pathologische roes.*

Relatieproblematiek en alcoholverslaving

Bij de doorsnee verslaafde die getrouwd is of met iemand samenwoont, ontstaat er een relationele problematiek. Een problematiek die soms bijdraagt aan de bestendiging van het verslavingsgedrag. Voor de verslaafde man is die echtgenote of vriendin een soort moeder aan wie hij op een zeer ambivalente wijze is gebonden. In dronkenschap wordt hij agressief tegen haar terwijl hij in nuchtere toestand heel lief kan zijn. De vrouw kijkt op hem neer omdat hij zo onvolwassen is. Zijn gedrag bevestigt haar mening dat zij degene is die het gezin overeind houdt. Zij heeft recht op bewondering omdat ze het óndanks alles toch nog uithoudt met deze slappe kerel. De man leeft met de gedachte: 'Ik ben eenzaam, ik ben slap en ik ben niet in staat om mijzelf in dit rotleven staande te houden en het kan haar toch niets schelen wat ik voel'.

Zo is er in hun relatie sprake van *een interactie die op een bepaald rolpatroon berust*. Het alcoholisme van de man wordt de inzet van een *machtsstrijd*. Beiden zijn op hun manier bezig. Hij maakt het huishoudgeld op en slaat haar. Zij zwijgt verachtelijk als hij nuchter is. Ze haalt de soort hulp in huis die hij niet wenst: haar familieleden komen helpen en de huisarts komt met dreigementen.

Vanwege de hier geschetste problematiek is het dus niet voldoende dat een verslaafde man een ontwenningskuur ondergaat, maar er moet meer gebeuren. Er mag helemaal geen alcohol in huis komen (zij moet ook niet meer drinken!). Er moet ook iets aan de relatie gedaan worden. De mensen willen niet uit elkaar, maar ze willen ook niet op deze manier verder. Een therapie waarin men leert op een meer realistische wijze met elkaar om te gaan, is zinvol. Die man meent dat hij tot de gesjochten hoort en geen kans heeft om uit de put te komen. Dat idee moet veranderen. Die vrouw voelt zich misbruikt en dat moet ook veranderen. Aan een diepgravende, inzichtgevende therapie hebben deze mensen vaak geen behoefte. Als men er met te veel enthousiasme aan begint wordt ze ontijdig beëindigd. Het is zeker nodig dat de kinderen steun krijgen, bijvoorbeeld door middel van gespreksgroepen met lotgenoten.

Alcoholisme komt vaak in families voor

Uit onderzoek is gebleken dat alcoholisten vaak kinderen van alcoholisten zijn. Men is het patroon van thuis gewend. Vader dronk of moeder dronk. Het zou logisch zijn dat een kind denkt: 'Dat wil ik later voorkomen, mijn kinderen zal ik dat niet aandoen'. Helaas is het tegendeel vaak waar. Mensen maken dan dezelfde fouten. In een moeilijke levensperiode, als men zich eenzaam voelt, treedt men in de voetsporen van de ouders en zoekt troost in drankmisbruik. Met kinderen wordt dan geen rekening gehouden zoals er ook vroeger, toen de betrokkene kind was, geen rekening met hem of haar werd gehouden. Dochters van alcoholisten trouwen vaak mannen die hetzelfde karakter als hun vader hebben en dus hetzelfde soort gedrag zullen vertonen. Ze gaan ook op dezelfde manier met hun man om zoals hun moeder dat deed. Daarom herhaalt de alcoholproblematiek zich steeds.

Hulpverlening aan alcoholverslaafden

In dit land bestaat, net als in andere West-Europese landen, een aanzienlijk alcoholprobleem en helaas neemt het probleem-drinken ook onder jongeren toe. Er zijn meer dan 40 000 alcoholverslaafden bij de Nederlandse consultatiebureaus in behandeling. Dit zijn alleen de ergste gevallen, het is maar een topje van de ijsberg. Er zijn vele honderdduizenden probleemdrinkers.

Bij de behandeling van een alcoholprobleem moet iemand beginnen met een *ont-wenningskuur*. Vroeger werd dat ontwennen niet zelden met de nodige dwang opgelegd. Men ging ervan uit dat de verslaafde ziek was en dus niet langer verantwoordelijk kon zijn voor zijn gedrag. Op medische gronden werd (onder dwang) een behandeling ingesteld, waarbij het als vanzelfsprekend gold dat er een afkeer van alcohol moest worden opgewekt. Men deed dat dan door de toediening van een middel (Refusal®) dat de verslaafde die iets gedronken had, zou doen braken.

Tegenwoordig denkt men in de hulpverlening iets genuanceerder. Het is van het allergrootste belang dat iemand meewerkt of beter nog dat hij *kiest voor verandering van zijn gedrag*. Om zover te komen moet men als hulpverlener een vertrouwensband opbouwen, het uitoefenen van dwang en het dreigen met dwang werkt volslagen averechts. Voor de verslaafde wordt het dan een sport om de hulpverlener om de tuin te leiden.

Ernstig verslaafden kunnen in een verslavingskliniek worden opgenomen ten behoeve van hun *detoxificatie* (ontgifting). Ter ondersteuning kunnen de verslaafden die ernstige onthoudingsverschijnselen hebben, een *tranquillizer* als Librium® of Seresta® of een neurolepticum krijgen. Uiteindelijk is het natuurlijk de bedoeling dat ze het leven zonder alcohol of drugs weer aankunnen. Om in staat te zijn weer een gewoon leven te leiden moet men ook werken aan de persoonlijke problematiek; vaak gebeurt dat samen met anderen in een groepspsychotherapie. De behandeling van de gezinsproblematiek bespraken we reeds.

Voor veel alcoholisten kan de opvang in een gemeenschap en het sociaal begeleid worden een grote steun zijn. Bij de AA (anonieme alcoholisten) of Addicts-Anonymous en andere zelfhulpgroepen probeert men via onderlinge steunverlening elkaar voor terugval te behoeden.

Hansje

Hansje komt uit een gezin met drie kinderen. Zij was de jongste. Haar beide broers hebben kunnen studeren en zijn nu werkzaam in leidinggevende functies. Hansje heeft dat niet gekund en is altijd al jaloers geweest op deze broers die veel meer mochten dan zij. Zij was thuis balorig en kreeg daarom vaak straf. Toen zij negentien was, ontmoette zij Herman op een feestje. Hij was direct weg van haar. Hij vond haar een knap meisje met een goed figuur.

Al spoedig na het begin van hun relatie ging Herman haar verbeteren bij alles wat zij deed en zei. Zij mocht van hem geen Bouquetreeks-romannetjes meer lezen. Omdat zij graag wilde voldoen aan het ideaalbeeld dat Herman haar voorhield, kleedde zij zich ook precies zoals hij dat wilde.

Toen Herman klaar was met zijn studie, kreeg hij een baan als leraar Engels. Een jaar daarna konden ze trouwen en in hun derde huwelijksjaar kwam baby Peter.

Het kostte Hansje van het begin af aan wel moeite om haar huishoudentje èn de babyverzorging op een ordelijke manier te regelen. Het gebeurde wel eens dat zij in paniek raakte omdat zij de boel niet meer overzag, waarbij ook de spanning om vooral niet te falen in de ogen van Herman, haar het leven moeilijk maakte. Inderdaad was Herman veel handiger dan zij. Hij kon 's avonds na zijn werk met gemak nog even het huis opruimen en de was doen. Daardoor werd haar minderwaardigheidsgevoel alleen maar groter.

Zo ontstonden er langzamerhand spanningen in huis, zodat ruzies niet te vermijden waren. In die ruzies kon Herman haar altijd met woorden compleet in een hoek drijven. Vaak ging zij machteloos huilend naar bed.

Zij had steeds minder verweer tegen de vernederingen die zij moest ondergaan en dat maakte haar gedrag nerveuzer en onzekerder.

Hansje merkte dat zij zich wat rustiger en vooral moediger voelde nadat zij een glaasje sherry had gedronken. Om de vaak ellendige morgen door te komen, nam zij soms om een uur of elf al een 'opkikkertje'. Daaruit begon geleidelijk aan een gewoonte te ontstaan, die uitgroeide tot het nuttigen van vele glaasjes per dag.

Toen Herman dat voor het eerst ontdekte, omdat hij toevallig door uitgevallen lesuren al om vier uur thuiskwam, drong het allemaal nog niet zo goed tot hem door. Hansje zat met een rood hoofd op de bank, terwijl het kind buiten in de zandbak zat te blèren. Pas toen hij bij een volgende gelegenheid de sherrylucht rook, terwijl hij zich over haar boog om een kus te geven, ontstak hij in woede.

Aan de stijgende bedragen die voor het huishouden nodig waren, merkte Herman dat zij vrij fors dronk. Hansje bleef dit echter met klem ontkennen. Als zij gedronken had werd zij moediger en durfde zij ook flinker tegen hem op te treden, zodat hun ruzies heftiger en boosaardiger werden. Hij eiste dat zij zou ophouden met drinken en dat zij een behandeling zou ondergaan. Zij verweet hem dat hij aan een ziekelijke achterdocht leed. Hij moest zelf maar eens in therapie gaan.

Uiteindelijk liep de zaak zo hoog op dat hij haar voor de keus stelde: 'Je laat je voor een ontwenningskuur opnemen of ik ga scheiden en eis het kind op'. Dat zou voor haar betekenen dat zij alles kwijt zou zijn.

Onder die morele druk bezweek ze.

Bij de opname in de kliniek kwam zij, gekleed in een leuke rode mantel, uitdagend en strijdlustig binnen. Haar verschijning mocht er wezen.

Tijdens het eerste gesprek met het behandelteam deelde ze mee dat haar probleem best meeviel en dat zij niet lang zou blijven. In de weken die volgden bleek inderdaad dat zij nauwelijks onthoudingsverschijnselen vertoonde. Ten dele kon dat worden toegeschreven aan de Librium® die zij had gekregen. Misschien ook had Herman de zaak gedramatiseerd omdat hij boos was.

Wat niet meeviel, was Hermans bereidheid om mee te werken aan een therapie waarin hun beider moeilijkheden besproken konden worden. Hij ging er volledig vanuit dat zij degene was die moest veranderen. Pas als zij getoond had dat ze zich weer behoorlijk kon gedragen, wilde hij praten. Dat er iets met hun relatie mis was en dat hij daar ook een aandeel in had, wilde er bij hem niet in.

Uiteindelijk, na heel veel praten, liet hij zich overhalen tot echtpaargesprekken. Tijdens dat praten nam hij een heel rationeel-theoretisch standpunt in, waarbij het vaak leek alsof hij de leiding van het geheel vooral in handen wilde houden. Dat was zijn manier om met gevoelens om te gaan.

Als Hansje op een goed moment, vijf weken na het begin van de opname, een weekend naar huis gaat, loopt de boel, ondanks de opdrachten van de therapeut, prompt mis. Tijdens de maaltijd (bereid door schoonmoeder) drinkt Herman een glas wijn, terwijl Hansje van hem een glas druivensap krijgt. Alleen al de manier waarop hij dit voor haar heeft geregeld, maakt haar woest. Ook de dwangmatig-keurige ordening die hij in háár huishouden heeft aangebracht, heeft haar al verbitterd. Pas na dit weekend wordt het voor de therapeut duidelijk dat ook Herman stevig drinkt. Elke avond neemt hij uit zijn wijnkelder een fles, die hij tijdens het werken op zijn studeerkamer alleen leegdrinkt. Als dan de gedachte wordt geopperd, dat het niet zo gek zou zijn dat er door niemand in huis alcohol wordt genomen, zolang een van hen een probleem op dit gebied heeft, reageert hij met grote verbazing en ergernis.

Vanaf dat moment gaan de therapeutische gesprekken, via een langzame en moeizame weg, voornamelijk over de manier waarop zij met elkaar omgaan. Het wordt daarbij ook duidelijk dat het onmogelijk is Hansje apart te behandelen, terwijl Herman alle voordelen van zijn vrije bestaan blijft behouden. Zij moeten samen klinisch of samen ambulant behandeld worden. Dat laatste moet mogelijk zijn nu Hansje haar ontwenningsperiode heeft gehad.

Uiteraard kiezen zij voor het laatste. Daarbij is het een open vraag of hun relatie stand zal houden.

Hulpverlening aan vrouwen met een drankprobleem

Verslaving aan alcohol verloopt bij vrouwen anders dan bij mannen, en daarom hebben zij ook een ander soort begeleiding nodig. Hoewel vrouwen eerder onderkennen dat ze een alcoholprobleem hebben, duurt het vaak veel langer voordat ze hulp zoeken. A. Wevers, stafmedewerker van het Boumanhuis in Rotterdam, zegt in een interview in het dagblad *Trouw* (1991): 'Een man die te veel drinkt kan nog altijd een prima vakman of een goede vader zijn. Een vrouw die te veel drinkt is meteen ook een slechte moeder en een slechte vakvrouw. Mannen zijn tijdens een behandeling ook heel anders dan vrouwen, ze zijn vaak extrovert, reageren agressief en presenteren zich duidelijk. Vrouwen zijn meer introvert, richten hun woede meer op zichzelf, voelen zich depressief en vertonen (auto)destructief gedrag. Tegen mannen kun je tijdens een behandeling zeggen: 'Probeer eens te luisteren'. Vrouwen moeten daarentegen te horen krijgen: 'Praat eens, je hebt je hele leven al naar anderen geluisterd'.

Het zal duidelijk zijn dat de behandeling voor alcoholisme niet alleen bestaat uit 'afkicken', maar ook een psychotherapie moet omvatten om iets aan de onderliggende problemen te doen. Bij vrouwen speelt behalve het gevoel van eenzaamheid ook de *sociale positie als vrouw* een belangrijke rol. In het verhaal over Hansje komt dat zeker tot uitdrukking.

Cannabis

Marihuana en hasjiesj

Cannabis is de Latijnse naam voor de (Indische) hennepplant. Uit de bladeren wordt marihuana gemaakt en uit de bloemen wordt een sap gewonnen, dat in ingedikte vorm hasjiesj (of hasj) oplevert. Hasjiesj is veel sterker werkend dan marihuana en wordt daarom dus meer gebruikt. Marihuana en hasjiesj (softdrugs) worden in het gebruikersjargon aangeduid met namen als: shit, weed, tea, stuff en pot. Beide stoffen worden *gerookt* (blowen) in de vorm van een speciale sigaret (een *joint*), vaak met shag gerold. Het is ook mogelijk om het in een speciaal pijpje of in een waterpijp te roken. Een andere manier van gebruik is het verwerken van hasj in een space-cake.

Het roken van hasj is de eerste keer vaak onaangenaam, men wordt er misselijk van. Pas na verloop van tijd ervaart iemand de gewenste sensaties. Het roken gebeurt daarom vooral in een omgeving waar men zich prettig voelt, liefst in gezelschap van gelijkgezinden.

Het roken moet een bepaalde *sfeer* oproepen. Soms zijn mensen in het begin van de roes wat lacherig en ontremd. Het effect lijkt wat op een alcoholroes. Als de roes doorzet wordt de gebruiker ontspannen en hij kan zich niet meer concentreren. Iemand krijgt het gevoel dat hij intenser waar kan nemen en dat muziek beter tot hem doordringt. In feite gaat het toch om een vorm van ontremming en bewustzijnsverandering waarin iemand minder kritisch is. Sommige mensen kunnen, als ze veel hasj hebben gebruikt, inderdaad ook echte visuele hallucinaties krijgen. Iemand die onder invloed is van hasj noemt men *stoned* (dat woord wordt trouwens voor alle mogelijke vormen van drugsgebruik gebezigd). Wie stoned is heeft wijde pupillen en ziet er wat wazig uit. Vaak zijn de ogen van mensen die hasj roken wat geïrriteerd, blijkend uit het rood worden van het oogwit. Vandaar dat men dan behoefte heeft aan een zonnebril om de ogen te beschermen tegen te fel licht.

Psychisch afhankelijk

Alhoewel er, zoals in het begin van dit hoofdstuk reeds werd gemeld, hasj- en marihuanagebruik niet tot een verslaving zouden leiden, is dat echter relatief. Jonge *depressieve mensen* kunnen er wel psychisch van afhankelijk worden, misschien niet door de lichamelijke gevolgen van het hasjgebruik, maar door het feit dat ze het middel gebruiken om aan de realiteit te ontkomen. Het kan gebeuren dat iemand bij het regelmatig gebruiken van hasj of marihuana in een toestand van voortdurende lethargie terechtkomt *(amotivational syndrome)* en sociaal niet meer kan functioneren, het kan ook gebeuren dat iemand echt '*geflipt*' raakt. Bij dat laatste treden er angst- en paniekverschijnselen op, die de betrokkene het gevoel geven dat hij gek gaat worden.

Het regelmatig gebruik van cannabis heeft op jongeren die door welke oorzaak dan ook, randpsychotisch zijn, vaak een ruïneuze invloed (zie hoofdstuk 17).

Slaapmiddelen

Slaapmiddelen zijn altijd belangrijke 'drugs' geweest. In de vorige eeuw werd opium als slaapmiddel gebruikt (laudanumdruppels bijvoorbeeld). Daarna kwamen de barbituraten als belangrijke slaap- en kalmeringsmiddelen. Toen bleek dat ze sterk verslavend werkten, zijn deze barbituraten als slaapmiddel in onbruik geraakt. Ze worden nu alleen nog als anti-epilepticum toegepast (fenobarbital). De roes die bij een overdosis barbituraten optreedt, is herkenbaar aan het 'dronken' gedrag. De persoon spreekt zeer lallend en loopt wankelend, hij kan zijn ogen nauwelijks openhouden en heeft nauwe pupillen.

De slaapmiddelen uit de benzodiazepinengroep (tranquillizers) zijn tegenwoordig veel belangrijker en worden ook als 'drug' helaas zeer gewaardeerd.

Slaapmiddelen uit de benzodiazepinengroep

Slaapmiddelen uit de benzodiazepinengroep (tranquillizers) worden tegenwoordig in grote hoeveelheden voorgeschreven. Omdat men aanvankelijk meende dat dit onschuldige, niet-verslavende medicijnen waren, heeft het zover kunnen komen dat er massaal gebruik van wordt gemaakt. Ze zijn echter helemaal niet onschuldig en mensen raken wel degelijk afhankelijk van hun slaappillen. Bekende slaapmiddelen uit de benzodiazepinengroep zijn: Normison®, Lendormin®, Mogadon®, Noctamid® en Loramet®.

De benzodiazepinen die een gelijksoortige werking hebben maar over het algemeen meer voor gebruik overdag worden verstrekt, zijn bijvoorbeeld Temesta®, Lexotanil®, Seresta®, Valium®, Stesolid® en Librium®.

Deze groep benzodiazepinen werkt *ontspannend* en in lichte mate sederend. Ze maken iemand vooral onverschillig en minder attent. Dat laatste maakt gebruikers van benzodiazepinen tot een gevaar in het verkeer. Helaas zijn er zeer velen in Nederland die overdag Seresta® gebruiken en toch aan het verkeer deelnemen. Mensen die 's nachts een tablet Mogadon® hebben gebruikt zijn de volgende morgen ook niet wakker genoeg om een auto te kunnen besturen, toch doen velen dat wél.

Psychische en later lichamelijke afhankelijkheid ontstaat vooral als iemand gedurende langere tijd (maanden) een vrij grote hoeveelheid van een benzodiazepine heeft gebruikt. Iemand die geruime tijd meer dan 50 mg Seresta® of meer dan 6 mg Temesta® per dag heeft gebruikt, zal zeker last krijgen van *onthoudingsverschijnselen* als hij te plotseling stopt met het gebruik.

Het slaapmiddel Rohypnol®, ook een benzodiazepine, bleek op een goed moment onder drugsverslaafden zo populair te zijn dat het als slaapmiddel in een kwade reuk is komen te staan. Verslaafden gebruiken sterk werkende slaapmiddelen om een opwindingstoestand te bereiken. Wie een groot aantal tabletten tegelijk inneemt kan een paradoxaal effect opwekken. Men wordt niet suf, maar manisch en opgefokt. Pas veel later komt het sufmakende effect en kan men zijn roes gaan uitslapen.

Opiumpreparaten

Opium is al heel lang bekend als pijnstiller en kalmeringsmiddel. Het werd en wordt gewonnen uit de onrijpe zaadbollen van een bijzonder soort papaverplant (de papaver *somniferum*). Morfine is een van de belangrijkste van opium afgeleide geneesmiddelen. Het is als pijnstiller bij de bestrijding van ernstige pijn bij kanker onovertroffen.

Als *drug* was morfine vroeger vooral in trek bij artsen en verpleegkundigen, omdat zij de enigen waren die er betrekkelijk gemakkelijk aan konden komen. Die vorm van drugsverslaving, het morfinisme, komt nog maar zelden voor. Tegenwoordig is *heroïne* het belangrijkste opiumpreparaat dat door verslaafden wordt gebruikt.

Er bestaan ook stoffen met eenzelfde werking als opium en heroïne die men synthetisch kan maken. Het gaat zelfs om stoffen die nog veel sterker pijnstillend werken dan morfine (Burgodin®, Fentanyl®) of het gaat om een vergelijkbare werking (*Symoron*®). Symoron® is de fabrieksnaam voor *methadon* en methadon wordt gebruikt als vervangingsmiddel voor heroïne. In de hulpverlening aan drugsverslaafden wordt om een aantal redenen aan die verslaafden methadon verstrekt. We komen daar bij het bespreken van de hulpverlening nog op terug.

Heroïne

De heroïneverslaving heeft in ons land een aanzienlijke omvang aangenomen. Mensen gebruiken heroïne omdat het een ontspannen, prettig gevoel geeft. Het bewustzijn wordt gedempt en er komt een soort onverschilligheid over de gebruiker. Meestal wordt heroïne door middel van een injectie rechtstreeks in de aderen gespoten; men doet dat om een zeer snel effect te verkrijgen (het *flash-effect*). De verslaafde voelt plotseling een krachtig gevoel van warmte door het lichaam vloeien, wat een zeer aangename sensatie geeft. Daarna komt er een loom gevoel, men wordt slaperig en de aandachtsconcentratie daalt omdat het bewustzijn verlaagd is. Heroïneverslaafden zijn vaak eerst begonnen met hun drug te roken en later zijn ze overgegaan op het spuiten. Het roken van heroïne gebeurt door het poeder op een zilverpapiertje te verhitten. De witte rook die dan opstijgt, snuift men op door een kokertje. Deze methode heet in het jargon: 'Chinezen'.

Het grote probleem voor de heroïneverslaafde is het verkrijgen van het middel. Omdat de prijzen hoog zijn, moet een verslaafde vaak honderden guldens per dag uitgeven voor zijn heroïne. Men zegt dat hij moet 'scoren', dat wil zeggen dat hij zijn portie heroïne moet hebben (veroveren) om zich weer prettig te kunnen voelen. Voor ernstig verslaafden is het bij elkaar krijgen van een behoorlijke hoeveelheid geld en de aanschaf van heroïne elke dag weer een grote opgave. Vandaar dat men bij de drugsbestrijding de allerergste gevallen tegemoet wil komen door ze het middel op een gecontroleerde wijze te verschaffen. Daarmee voorkomt men de noodzaak van crimineel gedrag en men kan tevens verhoeden dat de verslaafde om het leven komt.

Alle mensen die aan heroïne verslaafd zijn, raken geleidelijk aan in een slechte lichamelijke conditie, ze krijgen vaak overal ontstekingen en hun gebit wordt zeer slecht. Veel verslaafden die al lange tijd een middel als heroïne gebruiken, gaan op den duur ook andere stoffen, zoals slaapmiddelen, cocaïne of alcohol nemen. Het cocaïnegebruik is de laatste jaren toegenomen.

Stimulerende middelen

Cocaïne

Cocaïne is een drug die in de kringen van drugsgebruikers snel populair is geworden. Cocaïne wordt bereid uit de bladeren van de cocastruik die in Zuid-Amerika, in het Andesgebergte, voorkomt. Als drug werkt cocaïne vooral stimulerend en het verhoogt de stemming. Bij het gebruik ontstaat een snel optredend gevoel van gelukzaligheid en daadkracht. Mensen gebruiken het ook vanwege de vermeende stimulering van seksuele gevoelens. Waarschijnlijk gaat het daarbij meer om het beleven van *ontremming* en zelfoverschatting. Verslaafden gebruiken zowel cocaïne als heroïne. Cocaïne wordt soms, net als heroïne in water opgelost en daarna ingespoten om een heel bijzonder soort 'flash' te krijgen. Omdat de flash maar zo kort duurt spuiten sommige verslaafden zich opnieuw in om het nog eens mee te maken. De kater die men daarna krijgt moet weer met heroïne weggewerkt worden.

Cocaïne wordt ook wel gerookt door een pijpje of het wordt als poeder opgesnoven (een 'lijntje' cocaïne). Cocaïne is duur, zodat de problematiek die we bij de heroïneverslaving reeds vermeldden (stelen om aan geld te komen) bij cocaïneverslaving net zo groot is. Langdurig cocaïnegebruik leidt tot psychotisch gedrag waarbij achterdocht op de voorgrond staat. Men gaat hallucineren, 'stemmen' horen of men krijgt het gevoel dat er iets over de huid kruipt. Kortom, er ontstaan verschijnselen die we bij de bespreking van het *delier* reeds zagen. Soms gaat dat alles ook gepaard met paranoïde waanvorming.

Amfetamine

De amfetaminen staan bekend onder de naam *pepmiddelen*, ze 'peppen' iemand op tot meer zelfvertrouwen en een agressiever gedrag. Ze versnellen het denken en het handelen, vandaar de naam *speed*. Iemand die aan amfetaminen is verslaafd, werd vroeger een 'speedfreak' genoemd.

Amfetaminen zijn oorspronkelijk geneesmiddelen die als antidepressief middel óf als vermageringspil werden voorgeschreven. Sinds men gemerkt heeft dat amfetaminen als drug worden gebruikt, is men in de geneeskunde voorzichtig geworden. Het middel wordt nog wel bij de zeldzame ziekte narcolepsie of bij kinderen met aandachtstekortstoornis toegepast. Het heeft echter lang geduurd voordat men erachter kwam dat een middel als Dexedrine® of Pervitine® (in de oorlog gebruikten piloten het om wakker te blijven) in verkeerde handen een gevaarlijke drug is. Amfetamine wordt meestal in tabletvorm gebruikt, maar het wordt ook wel gespoten. Bij die laatste methode krijgt iemand uiteraard een enorme flash van opwinding. Door amfetamine word je 'opgefokt'. Verslaafden die opgefokt zijn, nemen dan weer een tranquillizer in om rustig te worden. Amfetaminegebruik kan ernstige psychosen veroorzaken. De gebruiker kan er zeer achterdochtig van worden en hij kan plotseling vreemde dingen gaan doen.

XTC

Een drug die de laatste jaren via zogenoemde 'houseparty's' populair is geworden, is XTC ('ecstasy') of MDMA. Deze laatste letters staan voor: methyleendioxymetamfetamine. MDEA is een modern broertje van MDMA. Het zijn in feite chemisch aan amfetamine verwante pepmiddelen die remmingen opheffen en de gebruiker een heel ontspannen gevoel geven. Door XTC worden de gebruikers energiek; ze denken dat ze alles aan kunnen. XTC werkt minder heftig dan sommige andere drugs van dit type en is ook wat eerder uitgewerkt (na vier tot acht uur). De combinatie XTC en alcohol kan de stemming in een agressieve richting ombuigen.

XTC is niet ongevaarlijk. Het zou door 40% van de bezoekers van houseparty's worden gebruikt. Er wordt daar langdurig gedanst op housemuziek en de mensen die XTC gebruikt hebben, denken dat ze eindeloos veel energie hebben. Ze merken soms niet meer dat ze doodmoe zijn. Mensen die veel pillen hebben geslikt, gaan soms door tot ze er letterlijk bij neervallen en naar het ziekenhuis gebracht moeten worden. Er kan sprake van een acute noodtoestand zijn, waarbij niet alleen hyperthermie (oververhitting) maar ook hartproblemen en een leverstoornis opvallen. Dit beeld lijkt wat op het 'maligne neurolepticasyndroom' dat mensen als bijwerking van psychiatrische medicijnen kunnen krijgen. Het acute beeld van een XTC-vergiftiging kan dodelijk aflopen. XTC-bijwerkingen zijn vooral van psychiatrische aard, er komen paniekaanvallen voor en depressieve ontstemmingen en/of psychotische of delirante toestanden.

Hallucinogene drugs

In het voorafgaande hebben we drugs behandeld, die aanleiding kunnen geven tot het beleven van hallucinaties. Dat kon ontstaan na het nemen van een *overdosis hasjiesj* of het langdurig gebruik van amfetamine. Toch zijn dit geen echte hallucinogene drugs. De hallucinogene drugs veroorzaken korte tijd na het innemen een sterke verandering van het beleven. Iemand krijgt belevingen zoals die in een psychose ook optreden, hij raakt gederealiseerd en gedepersonaliseerd. De omgeving waarin hij zich bevindt, krijgt in zijn beleven een heel ander aanzien. Men krijgt hallucinaties in de vorm van kleurrijke visioenen. Als het goed gaat heeft de gebruiker een heel prettig gevoel, hij waant zich op reis in een onbekende werkelijkheid. Vandaar dat iemand zegt dat hij een 'trip' maakt en vandaar dat men het over 'bewustzijnsverruiming' heeft. Als het echter niet goed gaat en de betrokkene angstig of achterdochtig wordt, ontstaat er een echte psychose met hallucinaties en waanbeleven. De gebruiker krijgt dan een 'bad trip' en die toestand kan, vooral bij kwetsbare mensen, lang duren. Iemand is dan totaal over zijn toeren en dat is een ernstige situatie die met psychofarmaca behandeld moet worden.

LSD

LSD (lyserginezuurdiëthylamide) is een chemische stof die zeer sterk werkt; slechts 0,1 mg is voldoende om iemand een 'trip' te doen maken. Meestal wordt het in de vorm van een 'papertrip' gebruikt, dat wil zeggen dat de LSD verkocht wordt als een papiertje met gekleurde figuurtjes waar een heel klein beetje vloeistof op is gedruppeld. LSD kan ook geslikt worden als miniem tabletje of verwerkt in een suikerklontje.

De populariteit van LSD is afgenomen, het werd in de jaren zestig gebruikt door hippies die bewustzijnsverruiming zochten. Dat is nu in onbruik geraakt. Er zou ook nauwelijks sprake kunnen zijn van een LSD-verslaving omdat de gebruikers het middel slechts periodiek nemen. Dat moge zo zijn, maar het feit neemt niet weg dat LSD gevaar oplevert voor mensen die, vanuit psychische onvrede, zoeken naar een 'openbaring' door middel van deze stof. Een ernstige psychose kan het gevolg zijn, terwijl ook een zekere psychische afhankelijkheid niet ondenkbaar is.

Andere hallucinogenen zijn onder andere: psilocybine en mescaline. Dit zijn stoffen die uit planten (paddestoelen en cactussen) worden gewonnen. In Nederland is het gebruik van paddestoelen als hallucinogene drug in opkomst (Schreuder, 1996). Mensen kopen deze paddestoelen in gespecialiseerde winkels ('headshops') die men aantreft in de grote steden. Er zijn op het ogenblik drie soorten hallucinogene paddestoelen in de handel, een bepaalde inheemse soort (Psylocybe semilanceata) en twee, sterk werkende, uitheemse soorten die respectievelijk uit Cuba en Mexico afkomstig zijn.

De paddestoelen worden in gedroogde vorm gegeten of men trekt er een soort thee van. Wat er feitelijk bij het innemen van de paddestoelen of een paddestoelenextract gebeurt is het optreden van een vergiftiging. Daardoor ontstaan visuele hallucinaties. De gebruiker wordt opgewonden en ervaart een soort geluksgevoel. Hij ziet dan kleuren en allerlei vreemde vormen en hij kan het gevoel krijgen dat hij zweeft.

Het gebruik van deze paddestoelen is niet ongevaarlijk. Psychosen en langdurige depressies kunnen erdoor ontstaan. Dat kan zeker het geval zijn bij labiele jonge mensen die aanleg hebben voor psychopathologische reacties.

314

Hulpverlening aan drugsverslaafden

We hebben bij de bespreking van de verschillende drugs en alcohol regelmatig over de hulpverlening gesproken. In het verhaal van Hansje kwam de hulpverlening aan alcoholisten aan de orde. De hulpverlening aan drugsverslaafden is erg moeilijk omdat men vaak stuit op het probleem van de gebrekkige motivatie van sommige verslaafden. De verslaafde wil wel hulp maar geen bevoogding en accepteert zeker geen dwang. Daarom kost het de allergrootste moeite om het vertrouwen te winnen en vraagt het van de hulpverlener een engelengeduld. Als hulpverlener moet men niet te veel willen en moet men al blij zijn mèt een contact. Misschien groeit er iets positiefs uit.

Veel ernstig verslaafden hebben helemaal geen thuis en zijn niet (meer) in staat om zich sociaal als een aangepast burger staande te houden. Als het lukt om deze mensen te behoeden voor criminaliteit en totale verloedering, is er al veel bereikt.

Methadonverstrekking

In de hierboven beschreven sfeer speelt zich de *methadonverstrekking aan heroïneverslaafden* af. Er wordt ook geëxperimenteerd met, op medische indicatie, verstrekken van heroïne aan zieke verslaafden die niet meer met methadon te redden zijn. Methadon is een goed vervangingsmiddel voor heroïne. De verslaafden die methadon krijgen, komen tenminste terecht in een *zorgcircuit*. Ze kunnen ook medische hulp ontvangen voor bijkomende lichamelijke en psychische problemen en aandoeningen. Men hoopt via deze vorm van hulpverlening verslaafden te motiveren voor een *afkickprogramma*.

De methadonverstrekking geschiedt op vele plaatsen, onder andere vanuit een rijdend bureau, de *methadonbus*. Voor de verslaafden heeft de bus het voordeel dat ze op een vrij onopvallende wijze hun methadon kunnen halen.

Hulporganisaties

We hebben ook iets gezegd over de organisatie van de hulpverlening aan verslaafden. Er zijn 17 consultatiebureaus (CAD's) en 90 plaatselijke vestigingen van die bureaus. De *klinische zorg* wordt verleend door ontwennings- of *detoxificatiecentra* ('Detox'), dit zijn klinieken voor vervolgbehandeling en gespecialiseerde therapeutische gemeenschappen voor verslaafden. Sommige CAD's hebben de gelegenheid om een verslaafde tijdelijk in het kader van crisisinterventie op te nemen. Er bestaan tegenwoordig ook centra waar verslaafden opgenomen kunnen worden om te kijken of ze gemotiveerd kunnen worden voor een afkickprogramma. Tijdens het verblijf in zo'n 'intramuraal motivatiecentrum' (IMC) hoeft de verslaafde niet drugsvrij te zijn. In grote steden bestaan ook *inloopcentra*, bedoeld om verslaafden de gelegenheid te bieden even op verhaal te komen. Ze kunnen er koffie of een maaltijd krijgen en zijn eens even van de straat. Ik las in het *Utrechts Nieuwsblad* dat in het Inloopcentrum Hoog Catherijne (IHC) dagelijks gemiddeld honderd drugsverslaafden komen. Een enkeling zoekt daar voorzichtig contact met de hulpverlening.

Er wordt ook melding gemaakt van een interessant experiment. Men gaat met een aantal junks die voldoende gemotiveerd zijn om af te kicken, op een survivaltocht. Volgens coördinator Vincent de Vries kan een deelname aan zo'n tocht de aanzet zijn voor het afkicken. Het gaat er niet om dat de junks na een weekje survival volledig afgekickt terugkeren. Het gaat er om dat zij bij zichzelf leren herkennen wat ze wel kunnen en niet kunnen. Ze moeten ook leren inzien dat ze zelfstandig kunnen beslissen. Wat mij vooral boeit is de symbolische betekenis van survivaltochten. Survival betekent overleven. De drugsverslaafden moeten dus leren hoe te *overleven* en dat is interessant. Ik denk dat het succes vooral van de geborgenheid van een groep en de gedrevenheid van de groepsleiding afhankelijk is. De verslaafden vertrouwen zich toe aan de leiding in de hoop dat die de juiste opvang voor hen weet.

Verslavingsgedrag is eigenlijk een vorm van langzame suïcide. De verslaafde weet dat het fataal kan aflopen, maar het kan hem niets meer schelen. Verslaafden zijn meestal depressieve mensen die een zeer lage dunk van zichzelf hebben. Het leven als zwerver is vreselijk en daarom wil men wel aan een hulpprogramma meewerken als de drempel niet te hoog is en de hulpverleners iets te bieden hebben.

Jos

Jos is vijfentwintig, de jongste van een gezin met twee zoons. Beide ouders zijn jurist en werken fulltime als advocaat. Toen Jos nog op de middelbare school was, werd van de jongens verwacht dat ze wel voor zichzelf konden zorgden. De oudste kon dat ook, maar Jos niet. De oudste kon alles beter, hij kreeg uitstekende cijfers en werd thuis luid geroemd. Jos kreeg altijd op zijn duvel omdat hij niets uitvoerde en op school steeds bleef zitten. Toen Jos vijftien was ging hij na schooltijd naar een cafétje dat populair was bij scholieren. Hij stond daar altijd met een stel van die vrijgevochten figuren over de flipperkast gebogen. Jos leerde daar voor het eerst 'weed' te roken en merkte toen dat het hem een relaxed gevoel kon geven. Dat kon hij goed gebruiken want hij voelde zich altijd opgefokt vanwege de spanningen thuis. Om aan het geld te komen voor de drugs pikte hij geld van zijn moeder en toen moeder daar een stokje voor stak, stal hij bij zijn grootmoeder. Het feit dat Jos stal, dat hij op zijn kamer vaak van die vreemd stinkende sigaretten rookte en bovendien dan vrijwel niet aanspreekbaar was, was voor zijn vader een reden om hem de wacht aan te zeggen. Als dit niet onmiddellijk ophield moest Jos naar een strenge kostschool in Winschoten.

Het hield natuurlijk niet op en Jos had in het ouderlijk huis niets meer te zoeken. Op een Koninginnedag ging hij zonder iets te zeggen naar Amsterdam om daar de vrijmarkt mee te maken. Hij ontmoette in het Vondelpark een wat opzichtig geklede, niet piepjonge kunstenares. Ze heette Erna. Kennelijk vond ze hem een aantrekkelijke jongen want ze nam hem mee. Erna woonde in een deel van een grote leegstaande drukkerij in de Bilderdijkstraat. Daar had ze haar atelier. Jos bleef er eten en slapen en hij liet de familie in onzekerheid. Pas na een week stuurde hij een adresloos kaartje aan zijn broer. Via deze Erna kwam hij in een heel vreemd artiestengezelschap terecht. Die mensen deden dingen waar hij nog nooit van gehoord had. Er werd veel gedronken en ook veel drugs gebruikt want daar kreeg men zogenaamd inspiratie van. Jos werd daar ingewijd in het gebruik van 'speed' omdat je er zo heerlijk opgewonden van zou worden.

Tot Erna's grote ontsteltenis sloeg Jos door, hij werd buitengewoon vreemd en zag vlammen op de muur. Hij schreeuwde angstig dat duivels hem bij de keel grepen. Toen ze hem wilde troosten begreep hij niet wat zij bedoelde en begon als een wilde te meppen. De GG en GD werd gebeld en Jos kwam in een psychiatrische kliniek terecht. Men beschouwde hem als een psychotische 'geflipte' junk terwijl hij dat eigenlijk helemaal niet was.

Jos werd een tijd op de gesloten afdeling vastgezet en daar kwamen zijn ouders bij hem op bezoek. Het weerzien was bedroevend want zijn ouders waren beschaamd over het feit dat hun zoon een junk was geworden. Hij kreeg weer belerende praatjes te horen en er werd geen enkele hartelijkheid getoond. Toen hij een paar weken later de kans zag, smeerde hij hem tijdens een wandeling en dook onder in de stad. 's Nachts sliep hij in een sleep-in en overdag hing hij wat rond. Hij overwoog een moment of hij niet bij zijn ouders zou aankloppen, maar dat plan liet hij weer varen. Eenzaam als hij was, zocht hij gezelschap bij de mensen die net als hij, ook 'losers' waren. In een kraakpand was plaats genoeg. Men had er ten minste een gratis onderdak. Zo kwam hij ook in aanraking met de 'drugsscene' en leerde hoe je heroïne moest gebruiken en op welke wijze je het beste aan geld en spullen kon komen.

Literatuur

Brussel, G.H.A. van, Druggebruik in Amsterdam, een 'public health'-probleem. In: *Nederlands Tijdschrift voor Geneeskunde*, 16 december, 139 (50), 1995.

Dijk, W.K. van, *Alcoholisme*. In: Nederlands Handboek der Psychiatrie. Van Loghum Slaterus, Deventer, 1970.

Köhler, W., Ieder zijn eigen legale shot. In: NRC-*Handelsblad Wetenschapsbijlage*, donderdag 12 januari, 1995.

Kok, A.F.W., Mogelijkheden en beperkingen van de drugshulpverlening. In: *Nederlands Tijdschrift voor Geneeskunde*, 16 december; 139 (50), 1995.

Limbeek, J. van, M.C.A. Buster en G.H.A. van Brussel, Epidemiologie van drugsverslaving in Nederland. In: *Nederlands Tijdschrift voor Geneeskunde*, 16 december; 139 (50), 1995.

Man, R.A. de, Morbiditeit en sterfte als gevolg van ecstasygebruik. In: *Nederlands Tijdschrift voor Geneeskunde*, 138 (37) 1994.

Noorlander, E.A., Psychiatrische consequenties van verslaving. In: *Nederlands Tijdschrift voor Geneeskunde*, 16 december; 139 (50), 1995.

Ree, F. van en P. Esseveld, *Drugs*. Spectrum, Utrecht, 1985, 5e druk.

Schaap, G.E., H. Land en J.C. van de Velde, Persoonlijkheidspathologie en Alcoholisme. In: *Tijdschrift voor Psychiatrie*, jrg. 32, nr. 6, 1990.

Schreuder, A., Paddestoel mag de Haagse geest niet verruimen. In: *NRC-Handelsblad*, donderdag 2 mei 1996.

Vries, V. de, Survival helpt junk afkicken. In: *Utrechts Nieuwsblad* (bijlage Midden-Nederland), donderdag 8 februari 1996.

Wevers, A., De alcoholisten scheiden. In: *Trouw*, 6 februari 1991.

20
Stoornissen in de impulscontrole

Inleiding

Problemen op het gebied van de impulscontrole zijn op zich niets bijzonders. Het komt heel vaak voor dat mensen te weinig zelfbeheersing hebben en hun handen niet thuis kunnen houden. Ze laten zich gaan, terwijl ze best weten dat ze fout zijn. Ze eigenen zich iets toe dat niet van hen is of ze rijden te hard terwijl ze weten dat het niet mag.

Soms is een gebrek aan beheersing het gevolg van een onevenwichtige persoonlijkheidsstructuur en soms hangt het samen met overvloedig alcoholgebruik. Een tekortschietende controle kan ook veroorzaakt worden door verslaving aan een bepaalde vorm van lustbevrediging. Verzamelaars worden gedreven door hebzucht en ze kunnen vaak de impuls iets aan te kopen niet weerstaan. Ze zijn helemaal 'gek' van een bepaald verzamelobject en ze moèten het hebben, kostte wat het kost.

Een gebrekkige impulscontrole – geen pathologie maar slapte – komt bij ons allemaal van tijd tot tijd voor. We hebben zin in iets lekkers en kunnen ons niet meer beheersen. We kunnen ook te agressief zijn en uit onze slof schieten, terwijl we ons juist voorgenomen hadden om rustig te blijven en niet kwaad te worden op die bepaalde cliënt die altijd zo vervelend doet.

Als er sprake is van een *stoornis* in de impulscontrole, gaat het om ergere zaken zoals bijvoorbeeld doldriftig worden en in blinde woede wandaden plegen. Mensen weten niet meer wat ze doen en ze hebben later spijt van wat ze aangericht hebben. Hun gedrag is *pathologisch*, ze 'gaan door het lint' en kunnen zich later niet meer herinneren hoe het precies gekomen is. Ze hebben soms alleen een vaag idee van wat ze hebben uitgespookt.

Oorzaken van een pathologische stoornis in de impulscontrole

Een stoornis in de impulscontrole kan meerdere oorzaken hebben. Het kan een onderdeel zijn van een andere stoornis, het kan ook een uitvloeisel zijn van een persoonlijkheidsstoornis. Mensen met een *borderline-* of een *antisociale persoonlijkheidsstoornis*, zijn soms zeer onbeheerst in hun gedrag. Wat op een goed moment in hen opkomt, voeren ze zonder na te denken uit. Er is geen rem op hun impulsiviteit. *Psychotische* en *demente* mensen hebben hun impulsen ook niet meer in de hand en kunnen plotseling agressief worden zonder te beseffen wat ze aanrichten.

Dit hoofdstuk gaat niet over dit soort zaken, de stoornissen die hier beschreven worden, staan op zichzelf en vormen ook een heterogeen gezelschap. DSM-IV onderscheidt een soort '*periodieke explosieve stoornis*', dat betreft woedeaanvallen die bij sommige mensen eens in de zoveel tijd optreden. Meestal betreft het mensen die aan een niet nader te omschrijven hersenfunctiestoornis lijden. Als gevolg van die afwijking kunnen ze psychosociale problemen en stress niet goed verwerken en reageren ze met woede en agressie. Er hoeft dan niet eens zo'n opvallende aanleiding voor de woede te zijn. Soms gaat het om opgekropte woede over een vernedering die men maar niet vergeten kon. Als die mensen eenmaal kwaad worden is het ook goed raak.

Op een avond werd een huisarts gebeld of hij onmiddellijk naar de familie X wilde komen omdat mevrouw, een patiënte van hem, ineens 'niet goed' geworden was. Hij wist wel wat hem te wachten stond en nam bij voorbaat het geëigende medicament mee. Toen hij daar aankwam was het alweer over. Mevrouw X had in een vlaag van blinde razernij haar keurige huiskamer 'verbouwd'. Ze stond verbaasd en verdwaasd te kijken, omringd door scherven en kapotgeslagen meubilair. Het leek wel of er een bom gevallen was. De bange echtgenoot was naar de badkamer gevlucht en had de deur op slot gedaan. Hun buren die de situatie reeds van een vorige keer kenden, hadden de huisarts opgebeld. Mevrouw X stond al bekend als iemand die zeer moeilijk en geprikkeld kon zijn. Dat was een stigma en een grote handicap. Niet ten onrechte had ze het gevoel dat de mensen haar maar een vreemde vrouw vonden met wie je beter niet kon omgaan, want je wist maar nooit! Ze voelde zich dus minderwaardig. Een enkele keer kreeg ze een woede-uitbarsting, meestal kon ze nog op tijd gekalmeerd worden. Zo'n aanval werd altijd losgemaakt door een voorafgaande spanning. Ook een plotseling opkomend gevoel van onvrede over haar huwelijk kon haar dwarszitten. Ze had een beste man, maar die begreep eigenlijk niets van haar. Hij had er alle belang bij dat ze haar pillen op tijd innam en controleerde dus als een schoolmeester of ze het echt gedaan had. Zijn betutteling maakte haar soms zo geërgerd dat ze, om hem te pesten, eens een tijd niets innam. Dan ging het dus weer mis. Het zielige was dat ze in woede juist haar eigen mooie spulletjes vernielde, het ging om dure dingen waar ze erg aan gehecht was.

Meestal is het niet zo duidelijk waar zo'n stoornis vandaan komt. Het kan zijn dat het om mensen gaat die geen gemakkelijk karakter hebben, zoals mevrouw X. Ze kunnen dwangmatig, zeer precies en ook achterdochtig zijn. Explosieve woede-uitbarstingen komen over het algemeen maar zelden voor.

Gokverslaving

Gokverslaving is een probleem dat zijn oorzaak vindt in veranderingen in het cultuurpatroon. Mensen gaan vaker 'stappen' en maken in cafés en andere uitgaansgelegenheden gebruik van gokautomaten. Ze kunnen ook naar casino's gaan voor het grote gokwerk. Een *gokprobleem* speelt vaak bij jongeren die zich erg eenzaam voelen en 's avonds niet weten wat ze moeten doen. Ze drinken bier en komen in de stemming om eens iets te wagen. Sommigen komen in de problemen omdat ze bij de 'fruitautomaten' en de '*eenarmige bandieten*' forse bedragen kwijtraken en later hun financiële tekorten aan moeten vullen door thuis te stelen of zaken te verkopen. Bij *verslaafde gokkers* gaat het meer om de spanning van het gokken om grof geld en het daardoor ontsnappen aan diepe onlustgevoelens.

Net als bij alcoholisten, ontstaan er vaak grote sociale moeilijkheden als mannen of vrouwen het inkomen van het gezin in een casino vergokken en voor hun verslaving grote schulden maken of criminele dingen doen om aan geld te komen. Bijkomende problemen maken dat de gokverslaafde gedwongen is hulp te zoeken voor sanering van de schuldenlast en voor het afkicken van de 'gewoonte'. Consultatiebureaus kunnen hulp bieden in de vorm van gedragstherapie.

Eetverslaving

In het vijfde hoofdstuk hebben we over anorexia en boulimia gesproken. Het ging over het verslaafd raken aan magerzucht en vraatzucht beide. Er is ook een gewoon soort *vraatzucht*. Dat is geen verslaving, maar een steeds weerkerende, onbedwingbare *lust* om te snoepen en zich lekker rond te eten. Het is een probleem dat vaak voorkomt omdat mensen zichzelf troosten door lekker te eten. Wat zij (en wij) elders tekortkomen, halen ze in door zich te goed te doen aan eten. Op den duur gaat dat gedrag de kenmerken van een verslaving krijgen omdat de lust onbeheersbaar is geworden. Vandaar dat iemand dan hulp zoekt om de zaak weer onder controle te krijgen.

Bij boulimia gaat het om absurde *vreetbuien* ('eating binges') waarbij iemand de ijskast leegeet of eerst een pond dure bonbons achter elkaar opeet en dan verder gaat met patat en koeken. Vreetbuien kosten kapitalen en het vreetgedrag is zeer pathologisch. Alles wat men stiekem tegen heug en meug naar binnen heeft gepropt, moet meestal ook onmiddellijk uitgebraakt worden. Dit soort snoepen is geen genoegen, maar een reactie op een frustratie en het wordt een kwelling die men zichzelf moet aandoen.

Kleptomanie

Bij kleptomanie gaat het om de lust tot stelen. Dat stelen gebeurt *niet* om op een makkelijke manier aan gewenste artikelen te komen, maar het gaat om het zonder enige noodzaak iets wegnemen. Het kàn om de *spanning* van het pikken gaan. In dat geval is het een vorm van lustbevrediging dat men iets stiekem meegenomen heeft. Alle mensen voelen misschien wel eens de begeerte bij zich opkomen om iets aantrekkelijks weg te nemen. Zij zijn echter te welopgevoed om aan die impuls gehoor te geven, zelfs de gedachte is al schandelijk. Voor sommige mensen is dit soort lust tot stelen verbonden met iets uit hun jeugd, ze zijn ongetwijfeld emotioneel tekortgekomen.

Het is ook mogelijk dat men voorafgaand aan het stelen met een zeer gespannen gevoel rondloopt. De daad van het pikken zelf is ontspannend en geeft bevrediging. Het voorwerp dat men gestolen heeft, doet eigenlijk niet terzake. Het zakkammetje of de reep chocola kan weggegooid worden. De spanning die men kwijt moest heeft niets met het pikken te maken. Het gaat soms om agressieve drijfveren of om onlustgevoelens. Het pikken wordt een gewoonte.

Pyromanie

Bij echte pyromanie (drang om stiekem brand te stichten) gaat het om een opzettelijke en doelgerichte brandstichting die de persoon bij meerdere gelegenheden heeft gepleegd (DSM-IV). Ook bij de pyromanie gaat het, net als bij de kleptomanie, om de kick die de daad zelf geeft. Het gaat om de ontspanning van opgekropte gevoelens en om lustbevrediging. Mensen die aan pyromanie lijden, zijn gefascineerd door vuur en door alles wat met blussen en brandweer te maken heeft. De pyromaan stelt ook een riskante en zeer destructieve daad. Het geeft hem een kick om de politie te misleiden en terreur uit te oefenen in een plaats waar veel brandbare bedrijven zijn. De pyromaan leest ook de krant en merkt hoe bevreesd het publiek is en hoe enorm de schade is die hij heeft aangericht. Dat vervult hem met trots. Meestal gaat de pyromaan in zijn eentje te werk. Hij is vaak een labiel iemand met een lage dunk van zichzelf, die zich bewijzen moet en er veel lust aan beleeft.

Soms is brandstichting vooral vandalistisch gedrag van jongeren die elkaar willen laten zien wat ze durven. Het aanschouwen van de aangestoken brand geeft de pyromaan grote bevrediging. Vaak gaat dat ook gepaard met seksuele lust. Het geeft een machtsgevoel als de dader met eigen ogen aanschouwt wat hij heeft aangericht en hoeveel mensen daardoor in actie moeten komen. De dader staat vaak tussen het toegestroomde publiek te kijken. Op den duur wordt de verslaving ook voor de pyromaan zelf te angstaanjagend, soms laat iemand het daarom maar aankomen op een arrestatie. De begeerte is een dreigende macht geworden.

Trichotillomanie

Onder trichotillomanie verstaat men het uittrekken van de eigen haren. De mensen die aan deze zeldzame stoornis lijden, kunnen het niet laten hun haren uit te trekken. Ze trekken slechts één haar tegelijk uit, maar de gewoonte om regelmatig haren uit te trekken doet hen zoveel hoofdhaar verliezen dat er na verloop van tijd een kale plek ontstaat. Het uittrekken gebeurt als deze mensen zich nerveus en gespannen voelen. Het gebeurt ook als ze rustig lezen of naar de tv kijken en dan steeds even hun haar beroeren.

Literatuur

Beknopte handleiding bij de Diagnostische Criteria van de DSM-IV (vert. G.A.S. Koster van Groos). Swets en Zeitlinger, Lisse, 2e druk, 1995.

Jaspers, J.P.C., De diagnostiek en de psychofarmacologische behandeling van trichotillomanie. *Tijdschrift voor Psychiatrie*, 36, 5, 1994.

21
Psychoseksuele stoornissen

Inleiding

Veel emotionele problemen zijn met de seksualiteit verbonden. De seksualiteit is belangrijk omdat we er onze *identiteit* aan ontlenen. Het vrouw- of man-zijn heeft in de omgang met andere mensen een doorslaggevende betekenis.

De seksuele identiteit bepaalt niet alleen hoe je eruitziet, zij bepaalt ook wat anderen van jou zullen verwachten. Daarom is het een bron van zorgen als je niet zeker bent van die identiteit, als je twijfelt of jouw uiterlijk wel voldoet aan de gangbare normen van aantrekkelijkheid.

Nog moeilijker wordt het als iemand bemerkt dat hij of zij zich aangetrokken voelt tot mensen van hetzelfde geslacht. Dat betekent mogelijk dat, ondanks het feit dat homoseksualiteit een geaccepteerd gegeven is, de betrokkene toch een eenzaam en problematisch bestaan te wachten staat als hij of zij is opgevoed in een milieu waar strenge normen gelden. Conflicten met de geloofsgemeenschap en spanningen in de familie zullen niet uitblijven en het vraagt een sterke persoonlijkheid om je daar doorheen te slaan.

Heteroseksuele relaties leveren voor veel mensen evenzeer problemen op. Velen, misschien wel de meesten, zijn niet gelukkig over de seksuele kant van hun relaties. Vaak zoeken mensen iets wat ze bij de ander niet vinden en op den duur merken ze dat kameraadschap belangrijker is dan seksuele bevrediging.

Bij sommige mensen kan het gevoel van gefrustreerd zijn op seksueel gebied aanleiding geven tot spanningen in de relatie met de partner. Soms leidt die gefrustreerdheid tot privé-obsessies. Mensen gaan op latere leeftijd vaak weer piekeren over seksuele problemen die op een véél jongere leeftijd een rol speelden. Soms willen ze nog iets inhalen. Op middelbare leeftijd worden ze ineens geplaagd door angst- en schuldgevoelens over relaties uit hun jonge jaren, over de abortus die ze toen pleegden of over het verdriet dat ze toen een ander hebben aangedaan. Soms wordt zoiets voor iemand een obsessie. Zoals ook slachtoffers van incest op latere leeftijd opnieuw worden belaagd door hetgeen ze in hun jeugd mee moesten maken.

We gaan in het nu volgende een aantal bijzondere seksuele problemen behandelen, problemen die soms zó ingrijpend zijn dat de persoon daardoor niet meer normaal kan functioneren.

We zullen eerst de drie groepen uit de DSM-IV behandelen, namelijk:

– Stoornissen van de geslachtelijke identiteit of zoals de DSM-IV het zegt: *gender-identiteitsstoornissen* (gender identity disorder).
– Stoornissen door een afwijkende vorm van lustbevrediging, de zogenaamde *parafilieën*.
– *Seksuele disfuncties* (psycho-sexual dysfunctions) waarmee de DSM-IV alle problemen samenvat, die zich bij het seksuele verkeer tussen mensen kunnen voordoen.

Aan het slot van het hoofdstuk komen seksueel geweld en seksueel misbruik van kinderen aan de orde.

Problemen met de geslachtelijke identiteit

Gender-identiteitsstoornis

Een andere naam voor gender-identiteitsstoornis is *transseksualiteit*. Deze naam wordt echter door de DSM-IV niet meer gebruikt. Waarschijnlijk om zo te benadrukken dat de personen om wie het gaat, de stoornis niet als een primair seksueel probleem beschouwen. Ze voelen zich absoluut niet thuis in het eigen mannen- of vrouwenlichaam en kunnen de gender-rol die daarbij hoort, niet accepteren ('gender' is het Engelse woord voor identiteit). Transseksualiteit wordt wel verward met travestie of transvestie. Travestie is het zich kleden als de andere sekse. Sommige mannen vinden dat seksueel opwindend. Vaak heeft travestie met homoseksuele geaardheid te maken, maar dit hoeft niet per se.
Gender-identiteitsstoornis is iets anders, het is meer dan een seksueel probleem en het bezorgt de persoon veel spanningen. Het speelt zowel bij mannen, als bij vrouwen. In zeven van de acht gevallen gaat het om een man die zich vrouw voelt en ook als vrouw beschouwd wil worden. Het wordt vaak een obsessie dat men de geslachtskenmerken van een man heeft, terwijl men zich als vrouw gaat gedragen en de overtuiging heeft een vrouw te zijn. Het tragische is vaak dat men qua lichaamsbouw, chromosomen en hormonen er toch mannelijk blijft uitzien en niet op een vrouw lijkt. Het is een psychische kwestie die voor de betrokkene zo zwaar weegt dat hij operatief veranderd wil worden. Het woord *genderdysforie* drukt precies uit waar het om gaat: grote onvrede met de geslachtelijke identiteit waar men mee geboren is en waarmee men al heel lang in onmin leeft. De persoon lijdt onder de gevolgen van zijn probleem. Het verlangen een vrouw te zijn is waarschijnlijk reeds in de jeugd ontstaan; de kwaliteit van de relatie met moeder en/of vader kan een rol gespeeld hebben. Omdat psychotherapie, met de bedoeling op die manier iemand van genderdysforie af te helpen, weinig kans van slagen heeft, wordt getwijfeld aan de juistheid van deze jeugd-hypothese. Het een hoeft het ander niet uit te sluiten.

In ons land worden mensen met dit probleem behandeld met hormonen en er wordt operatieve geslachtsverandering uitgevoerd, gevolgd door langdurige psychotherapeutische begeleiding. De meesten zijn blij dat ze de operatie ondergaan hebben, maar er komen ook depressieve reacties voor. Het resultaat bij mannen die vrouw zijn geworden, is meestal beter dan bij de verandering van vrouw naar man.

Travestie

Bij travestie gaat het om het plezier dat men beleeft aan het zich verkleden als een persoon van het andere geslacht. Ook bij travestie gaat het doorgaans om mannen, voor vrouwen speelt dat probleem veel minder. Waarschijnlijk heeft het te maken met het feit dat het voor vrouwen sociaal en cultureel geaccepteerd is dat zij zich in typische mannenkleren kunnen uitdossen. Het gaat om mannen die het prettig vinden vrouwenkleren te dragen en zich ook graag mooi opmaken. Zij zijn zich duidelijk bewust van hun man-zijn en streven geen geslachtsverandering na. Bij travestie zou seksuele identiteit slechts een zijdelingse rol spelen. Er is een niet geringe groep homoseksuelen die regelmatig in travestie optreden en er zijn heteroseksuelen die behoefte voelen om zich als vrouw te tonen. De achtergrond van dit gedrag zit meestal vrij ingewikkeld in elkaar, als jongen gaf het hen soms al een gevoel van opwinding om stiekem kleren van *moeder* aan te trekken. Het is niet alleen een verkleedpartij, het geeft lustbevrediging.

Parafilieën

Een parafilie is een afwijkende vorm van lustbevrediging. Er bestaan diverse vormen.

Voyeurisme

Bij voyeurisme gaat het om de dwingende behoefte om anderen stiekem bij het ontkleden of het vrijen te begluren. De wens om te gluren is niet zo vreemd, àlle mensen zijn in wezen geneigd om te gluren omdat ze in bloot en seks geïnteresseerd zijn. Ook al zeggen mensen dat ze boven dat platvloerse gedoe staan, op het moment dat er op de televisie iets bloots te zien is, moeten ze het wèl even zien.

Bij mensen die moeten gluren gaat het echter om iets anders. Hun behoefte is heel dwingend en zij lopen ook risico's. Het gaat om een *onbedwingbare zucht* om anderen te bespioneren. Zij betrekken wat ze bij die anderen zien in hun masturbatiefantasieën. Het geeft hen een soort machtsgevoel dat de slachtoffers zich niet bewust zijn dat ze in hun weerloze naaktheid bekeken worden.

Fetisjisme

Bij de parafilieën gaat het er vaak om dat een volwassen contact met een partner te bedreigend is. In veel gevallen heeft iemand toch wel een 'gewoon' huwelijk terwijl hij (of zij) daarnaast een seksueel geheim heeft. Pas na het overlijden van de betrokkene ontdekken familieleden soms het treurige bewijs. Dan vinden ze in vaders kast porno-artikelen, een verzameling vrouwenkleren of een verzameling damesschoenen.

Het verzamelen van dit soort artikelen die iemand nodig heeft om zichzelf seksueel op te winden, heet *fetisjisme*. Het woord is afkomstig uit de Afrikaanse culturen waar de fetisj vanouds een afgodsbeeld was dat vereerd of verafschuwd werd. Soms was dat een lappenpop, of een houten pop waar je ter vervloeking van vijanden een spijker in kon slaan. Het hieronder weergegeven krantenbericht duidt op zo'n fetisjistenprobleem.

Krantenbericht in *NRC-Handelsblad*

Verzameling bh's
De politie heeft een 28-jarige Amsterdammer aangehouden die in de afgelopen twee jaar van waslijnen 168 bh's, 174 damesslips, onderjurken en badpakken heeft gestolen. In het Amsterdamse politiebureau Meer en Vaart is de verzameling uitgestald. Vrouwen die iets missen, kunnen kijken of er iets van hen bij is.

De tragiek bij dit soort seksuele gedrag is dat mensen steeds bang zijn om ontdekt te worden en bang zijn om moeilijkheden te krijgen. Voyeurs kómen ook vaak in moeilijkheden, omdat de begluurden het niet aangenaam vinden wat er gebeurt en woedend reageren.

Exhibitionisme

Exhibitionisme is de behoefte om het geslacht te tonen. Meestal zijn het mannen die met dit probleem behept zijn. Ook bij het exhibitionisme worden we herinnerd aan het gedrag van kinderen. Alle kleine kinderen hebben een periode dat het hen grote voldoening schenkt om hun lijfje aan belangstellenden te tonen. Als volwassene mag dat niet zomaar meer gebeuren; daar hebben we speciale gelegenheden voor afgesproken.

De exhibitionist zit met een probleem dat in zijn kindertijd kennelijk niet in goede banen is geleid. Hij heeft een neiging die hem dwingt om zijn geslacht aan vrouwen te tonen. Soms is dat een vorm van *agressief gedrag*, meestal is het meer een treurig, angstig en vooral dwangmatig gebeuren.

Pedofilie

Onder pedofilie verstaat men het zich seksueel aangetrokken voelen tot kinderen. Het is meestal een mannenprobleem waarbij het zowel om een zich aangetrokken voelen tot meisjes als tot jongetjes kan gaan. De geruchtmakende affaires omtrent de vervaardiging van kinderporno laten zien dat het probleem niet onderschat moet worden. Pedofielen zoeken contact met kinderen omdat zij ze erotisch aantrekkelijk vinden en niet alleen omdat ze zoveel 'van kinderen houden'. Vaak ontstaat er na verloop van tijd ook seksueel contact en dat is, hoe aardig de pedofiele meneer ook is, toch schadelijk voor kinderen.

Pedofiele mensen zijn vanwege allerlei angstgevoelens niet in staat om met volwassenen seksuele contacten te onderhouden. Hun gedrag heeft met wensen en frustraties uit hun jeugd te maken. Vandaar dat pedofiele mannen die van jongetjes houden, soms met heel gemengde gevoelens reageren op het kind dat hen aantrekt. De gevoelens kunnen 'vaderlijk' zijn, maar er kan ook agressie jegens dit kind om de hoek komen. Het gaat wel degelijk om een riskante vorm van lustbevrediging waar men aan verslaafd is.

Geblokkeerde gevoelens

Vormen van lustbevrediging waarbij één aspect zoals gluren of lust beleven aan een fetisj op de voorgrond staan, berusten uiteraard op een gefrustreerde seksualiteit. Gevoelens krijgen een andere richting omdat het oorspronkelijke gevoel geblokkeerd is. Bijna altijd is iemand in zijn kindertijd al gefascineerd geweest door het seksuele gedrag van zijn ouders. Het ging om iets dat zeer interessant en tegelijkertijd érg angstaanjagend was. Daar, in die jeugd, ligt de oorsprong van de meeste vormen van lustbevrediging die in dit hoofdstuk aan de orde zijn. Men spreekt wel van een soort seksuele programmering die een mens in de loop van zijn jeugd ontwikkelt.

In de vroegste periode van het leven moet een jongetje of een meisje zich kunnen ontwikkelen zoals het is. Een kind mag niet het gevoel krijgen dat het eigenlijk ànders had moeten zijn. Meisjes moeten zich niet gedwongen voelen om zich als jongen te gedragen, omdat hun vader liever een zoon als kameraad gehad had. Zachtaardige jongens moeten om dezelfde reden niet tot 'machogedrag' gedwongen worden als dat niet bij hun aard past. Helaas zijn dit zaken die wel gebeuren. Ze hebben invloed op de seksuele ontwikkeling van een kind omdat bepaalde gevoelsuitingen niet gewaardeerd worden en geblokkeerd worden.

Uitermate bang zijn voor één of beide ouders

Bij veel kinderen heeft een verstoorde of gecompliceerde relatie met moeder de relatie tot alle vrouwen verstoord, meestal in die zin dat mannen de vrouw als bedreigend ervaren. Die mannen staan zeer ambivalent tegenover vrouwen. Ze zoeken nog steeds de lieve moeder die ze gemist hebben en haten assertieve vrouwen. Vrouwen die als kind doodsbang waren voor hun vader, hebben later vaak problemen in relaties met mannen omdat ze geen vertrouwen kunnen hebben in de goede intenties van die mannen.

Bij vrouwen kan een gefrustreerde kinderlijke seksualiteit er soms toe leiden dat zij helemaal geen lust meer kunnen beleven.

Soms komt de frustratie op een andere manier aan het licht. De vrouw heeft door wat ze als kind heeft meegemaakt, een hekel aan haar lichaam gekregen. Daarom krijgt ze last van eetstoornissen of beschadigt ze haar lichaam door middel van automutilatie.

Sadisme en masochisme

Het sadisme is genoemd naar de achttiende-eeuwse Franse schrijver Marquis de Sade. Hij beschreef hoe de hoofdpersonen uit zijn boeken genoten van het kwellen van hun slachtoffers. Het macht uitoefenen en pijn veroorzaken geeft hun seksuele opwinding.

Sadisme is helaas een wijdverbreide vorm van *machtswellust*, waarbij dus het macht uitoefenen en vernederen van angstige slachtoffers een grote rol speelt. Dat is eigenlijk weer een ander soort sadisme dan de speciale vorm van seksuele lustbevrediging waar we het hier over hebben. Omdat het 'sadistische' in mensen overal bovenkomt waar ongebreidelde macht kan worden uitgeoefend, noem ik het toch maar. Bij die vorm van sadisme gaat het om *genieten van geweld*. Daar hoort een machohouding bij van mensen met glimmend gepoetste laarzen en andere lederen attributen. De vernedering van anderen en de onvoorwaardelijke verheerlijking van de eigen superioriteit staan voorop.

Het enigszins andere sadisme met een seksuele achtergrond berust op een spel dat samen met een partner wordt opgevoerd. Die partner *verlangt naar onderwerping* en kan alleen bevrediging vinden in een vernederende positie. De seksuele behoefte om zich aan een heersende partner te onderwerpen, heet masochisme. Het woord is afgeleid van de naam van de Duitse schrijver Sacher-Masoch, die een roman heeft geschreven waarin een hoofdpersoon zich in een soort slavernij begeeft en geniet van de buitengewoon wrede, hooghartige wijze waarop hij door een chique dame wordt bejegend.

In een 'sadomasochistische' seksuele relatie kunnen partners een soort 'spel' hebben afgesproken, waarbij de kwellingen niet te écht moeten worden. Men spreekt dan van SM als aanduiding van het geheel.

Onder het begrip sadomasochistisch wordt nog iets anders verstaan dan SM. Het kan ook om een *gestoorde relatie* gaan waarin een van de partners heerszuchtig, egocentrisch en vaak gewoon gemeen is. In zo'n geval gaat het om iemand die kenmerken vertoont van een van de *persoonlijkheidsstoornissen* (zie 'cluster B' in hoofdstuk 12). De onderworpene komt bovendien uit een gezin waar het net zo toeging. Geslagen en vernederd worden is niets bijzonders. De sadistische partner maakt daarbij misbruik van de verlatingsangst van de onderworpene. Die durft niet weg te gaan omdat men toch aan elkaar gehecht is. Dit soort hechtingsgedrag is de basis van wat een 'pathologische symbiose' genoemd mag worden.

Problemen vóór of tijdens het geslachtsverkeer

Het gaat hierbij om problemen die te maken hebben met *vrees voor en remming bij het seksuele contact*. Het kan zijn dat de man eronder lijdt dat hij geen erectie kan krijgen of dat de erectie ophoudt als hij aan het vrijen is. We noemen dat *impotentie*. Het kan zijn dat een vrouw lijdt onder het feit dat zij niets voelt bij dat vrijen en dat, ook al wil ze graag, het niet lukt om gemeenschap met haar partner te hebben. Het kan zijn dat elke keer dat zij het probeert er een pijnlijke kramptoestand komt, zodat het misgaat. We noemen dat probleem *vaginisme*. Bij beide problemen gaat het dus om het feit dat de betrokkene graag seksueel contact wil hebben, maar er is een blokkade. Om *psychische redenen* gaat het niet en daarom zoeken mensen vaak deskundige hulp voor hun probleem. Dat probleem kan soms uitgroeien tot een ware obsessie. Op een bepaald moment draait àlles bij de betrokkene om dat seksuele probleem en gaat het de levensvreugde verpesten, want het wordt een persoonlijke prestigekwestie. Iemands gevoel van eigenwaarde gaat ervan afhangen. Mensen verwijten het elkaar. Soms is dat niet terecht want het gaat om een samenspel dat maar niet tot stand wil komen.
Een therapie kan de mensen helpen elkaars gevoelens en wensen beter te begrijpen en onhandigheid op dit gebied op te heffen.

Verkrachting en ander geweld jegens vrouwen

Het probleem van geweldpleging tegenover vrouwen kwam al bij de behandeling van het alcoholisme ter sprake. Sommige mensen leven op een zeer onvolwassen manier samen waarbij hun onderlinge relatie steeds gekenmerkt wordt door machtsstrijd. De man meent in dronkenschap zijn gram te moeten halen voor het feit dat hij emotioneel van zijn vrouw afhankelijk is. De geweldpleging komt dan voort uit een behoefte om zich als 'dominerende' man te bewijzen. Vaak heeft dat ook nog te maken met een cultuurpatroon, de man heeft geleerd dat hij pas een 'kerel' is als hij zijn vrouw overheerst. Mede daardoor ontstaat zijn stompzinnig gedrag.
Het probleem van verkrachten berust in eerste instantie ook op geweldpleging uit een behoefte om macht over vrouwen uit te oefenen. Zeker in die gevallen waar het om verkrachting binnen het huwelijk gaat.
Verkrachting komt voor in zeer verschillende omstandigheden en de motieven zijn uiteenlopend. Er is niet één type verkrachters. In een deel van de gevallen gaat het om mannen die op zoek zijn naar een seksueel contact en het desnoods afdwingen als de vrouw die ze ontmoeten, er toch geen zin in heeft. Soms is er bij deze mannen sprake van een antisociale persoonlijkheidsstoornis. Normbesef ontbreekt en

men houdt als regel geen rekening met de gevoelens van een ander. Daarnaast komen gestoorde verkrachters voor die geobsedeerd zijn door seks of boosaardige en wraakzuchtige motieven hebben. Bij de eerstgenoemde categorie (machtsuitoefening) is behandeling misschien mogelijk omdat het in principe om een soort relationeel probleem gaat. De man kan wellicht leren op een andere manier met vrouwen om te gaan en kan leren zijn agressieve impulsen beter te beheersen. Bij de tweede categorie, de persoonlijkheidsstoornis, ligt de zaak al een stuk moeilijker. Is die persoon echt van plan om een ander gedrag te leren of moet het eerst zover komen dat hij wegens een misdrijf veroordeeld wordt en dan gedwongen wordt een behandeling in een forensisch-psychiatrische kliniek te ondergaan? De resultaten van gedwongen behandeling zijn in dit soort gevallen helaas niet bemoedigend.

Seksueel misbruik van kinderen in een gezin

Dit onderwerp kwam in hoofdstuk 16 bij de bespreking van de dysthyme stoornis reeds ter sprake. Ik ga er op deze plaats opnieuw op in omdat het een probleem is dat grote gevolgen kan hebben. Tegenwoordig wordt vooral het seksueel misbruik van kinderen door hun vader incest genoemd, maar er is meer aan de hand. Niet elke vorm van incest is 'misbruik'. Seksueel contact tussen volwassen broers en zusters hoort daar ook bij. Het is vanuit moreel opzicht ongewenst, maar valt niet onder het begrip misbruik.

In dit boek beperk ik mij tot kinderen die het slachtoffer waren van iets waar ze niets aan konden doen en die daarna hun leven lang door schuldgevoelens verteerd worden. Vaak richten ze hun woede jegens de pleger *op zichzelf* door herhaalde suïcidepogingen of automutilatie.

Rennie

Rennie komt uit een gezin van drie kinderen, zij is de oudste. Ze heeft het niet makkelijk gehad, dat kwam omdat ze lastig was en na elk huiselijk conflict met een periode van ziek-zijn reageerde. Moeder, die eveneens met haar gezondheid sukkelde, had schoon genoeg van Rennies gedrag, terwijl vader stiekem de kant van zijn dochter koos omdat hij de pest aan moeder had. Toen Rennie veertien was, is er op een dag, toen moeder naar oma was, iets gebeurd dat verstrekkende gevolgen had. Rennie was weer eens in bed gebleven en vader, die erg gek was op zijn knappe dochter, kwam haar gezellig knuffelen, maar daar bleef het niet bij. Het is nooit duidelijk geworden in hoeverre de rest van het gezin eigenlijk iets geweten heeft van de relatie tussen die beiden.
Voor Rennie werd de situatie op een zeker moment onhoudbaar, en op haar negentiende heeft ze alles aan een maatschappelijk werkster verteld. Die is naar Rennies ouders gestapt, maar dat was helemaal mis. Moeder was woest en schreeuwde dat Rennie altijd al een smerige leugenaarster en aanstelster

---

was geweest en vader, de lafaard, nam het niet voor zijn dochter op en ontkende categorisch.

Rennie kon niet thuisblijven. Een oom en een tante waren gelukkig bereid haar een tijd op te vangen. Bij die mensen was ze zeer ongelukkig, ze voelde zich smerig en schuldig: ze meende dat iedereen nu wist wat voor een hoer zij eigenlijk was. Rennie werd ziek en wilde dood. Op een avond brak ze een scherf van een spiegeltje en kerfde ze een aantal grote snijwonden in beide armen. De huisarts hechtte eerst de wonden en liet haar vervolgens opnemen. Het werd het begin van een 'gang door de psychiatrie'. Pogingen van therapeuten om het contact met thuis te herstellen mislukten keer op keer. Bij elke nieuwe stress was het weer zover dat Rennie gespannen raakte en ging 'snijden'.

Er is een jarenlange psychotherapie nodig geweest voordat zij een begin kon maken zichzelf te accepteren en de automutilatie na te laten.

Literatuur

Beknopte handleiding bij de Diagnostische Criteria van de DSM-IV (vert. G.A.S. Koster van Groos). Swets en Zeitlinger, Lisse, 2e druk, 1995.

Cohen-Kettenis, P., Genderdifferentiatie: een inventarisatie van onderzoek in Nederland. In: *Tijdschrift voor Psychiatrie*, jrg. 27, nr. 7, 1985.

Draaijer, N., Dissociatie en trauma bij psychiatrische patiënten. *Maandblad voor de Geestelijke volksgezondheid*, 8, 1994.

Frenken, J., De verkrachter bestaat niet. *Maandblad voor de Geestelijke volksgezondheid*, 9, 1995.

Giese, H. en V.E. von Gebsattel, *Psychopathologie der Sexualität*. Enke Verlag, Stuttgart, 1962.

Putte D. van de, Parafilieën: een mannenzaak? De betekenis van de sex-ratio van parafilieën. *Tijdschrift voor Psychiatrie*, 34, 2, 1992.

Verschoor, A., en J. Poortinga, *Een dubbel bestaan, transvestieten en hun omgeving*. Swets en Zeitlinger, Lisse, 1991.

Quelle M., I. van der Heijden en N. Nicolai, Dagbehandeling voor vrouwen met een geschiedenis van seksuele trauma's. *Maandblad voor de Geestelijke volksgezondheid*, 9, 1994.

22
Ambulante geestelijke gezondheidszorg

Inleiding

Vanouds wordt in de geestelijke gezondheidszorg (GGZ) onderscheid gemaakt tussen intramurale of *klinische zorg* en extramurale of *ambulante zorg*. Dat onderscheid begint te vervagen. Vroeger lag bij de intramurale zorg de nadruk op de opgenomen cliënt, terwijl de ambulante zorg zich alleen bezighield met cliënten die in hun eigen woonomgeving verbleven. Tegenwoordig beweegt men zich op elkaars terrein, beconcurreert elkaar soms en sticht op veel plaatsen samenwerkingsverbanden. Voordat we verder op de ontwikkelingen in de geestelijke gezondheidszorg en de diverse taken van de ambulante zorg ingaan, vermeld ik eerst de betekenis van enkele veelgebruikte afkortingen voor hulpverleningsinstanties.

APZ	algemeen psychiatrisch ziekenhuis
CAD	consultatiebureau voor alcohol en drugs
GGZ	geestelijke gezondheidszorg
JAC	jongeren adviescentrum
MFE	multifunctionele eenheid
MFC	multifunctioneel centrum
PAAZ	psychiatrische afdeling algemeen ziekenhuis
PUK	psychiatrische universiteitskliniek
PWV	psychiatrische woonvoorziening
RIAGG	regionale instelling voor ambulante geestelijke gezondheidszorg
RIBW	regionale instelling voor beschermende woonvormen
RIGG	regionale instelling voor geestelijke gezondheidszorg
GLIAGG	gereformeerd landelijke instelling voor ambulante geestelijke gezondheidszorg
SPDC	sociaal-psychiatrisch dienstencentrum
SPD	sociaal-psychiatrische dienst
SPV	sociaal-psychiatrisch verpleegkundige

Ontwikkelingen in de geestelijke gezondheidszorg

De geestelijke gezondheidszorg streeft ernaar dat mensen thuisblijven en een ambulante behandeling krijgen. Als die behandeling aanvankelijk niet lukt en mensen dus toch opgenomen moeten worden, is het de bedoeling dat ze na korte tijd weer naar huis gaan opdat hun therapie weer op ambulante wijze voortgezet kan worden. De cliënt krijgt dan bijvoorbeeld behandeling in een *dagkliniek*, hij kan ook poliklinische zorg krijgen en kan bovendien begeleid worden door een 'case-manager' of een 'zorgcoördinator'. Bij dit ambulante behandelsysteem spreekt men van een *opnamevervangende dagbehandeling*.

APZ en PAAZ werken dus allang niet meer strikt intramuraal, maar ontplooien meer en meer *transmurale* activiteiten. Transmuraal betekent: 'over de muren stappen' en het terrein van de ambulante zorg betreden. Cliënten die al vele jaren in het APZ verbleven en min of meer 'uitbehandeld' waren, mogen niet langer in het APZ blijven wonen. Ze worden actief 'gerevalideerd' of 'gerehabiliteerd' en in een externe 'woonvoorziening' geplaatst. Die revalidatie of rehabilitatie is gericht op het vergroten van hun zelfredzaamheid en beoogt ook het verminderen en verhoeden van 'ziek' gedrag. Deze rehabilitatie-bemoeienis strekt zich niet alleen uit naar de langdurig verpleegden, maar wordt ook vaak ingezet voor cliënten die thuis wonen. Het gaat dan om cliënten die een gestoord gedrag vertonen en anderen veel overlast bezorgen, doch niet gemotiveerd zijn voor een psychiatrische behandeling. Ze hebben, wat men noemt '*bemoeizorg*' nodig (Henselmans, 1993).

Een APZ ontplooit dit soort activiteiten meestal in het kader van een zogenaamd *deconcentratieproject*. Met deconcentratie bedoelt men: spreiding en verplaatsing van activiteiten, met de bedoeling de zorgverlening dichtbij de plek brengen waar de cliënten wonen. Het APZ was ooit een, in het bos gelegen, verblijfsinrichting. Het wordt nu omgebouwd tot een groot conglomeraat van klinische en ambulante voorzieningen die in een afgebakende gezondheidsregio hun taak verrichten. *Deïnstitutionalisering* is een term die betrekking heeft op dezelfde ontwikkeling. Men bedoelt ermee te zeggen dat het massale en ouderwetse 'instituut' ontmanteld wordt.

Rehabilitatie en revalidatie

Om langdurig verpleegde cliënten weer zover te krijgen dat ze zich buiten het APZ kunnen redden, moeten ze, zoals ik al aangaf, *gerehabiliteerd* worden. Rehabilitatie is een veelgebruikte term die letterlijk 'eerherstel' betekent. Rehabilitatie heeft op tamelijk verschillende activiteiten betrekking. Het gaat om het zoveel mogelijk opheffen van beperkingen, zoals een gebrek aan interesses, initiatiefverlies en passiviteit. Het gaat er ook om dat de cliënt de 'patiëntenrol' loslaat en weer een normale rol in de maatschappij gaat spelen. Hij moet daarin getraind worden. Er bestaat ook arbeidsrehabilitatie, die bedoeld is om mensen die werken ontwend zijn, weer aan de slag te helpen. Men kent projecten zoals een restaurant of een automobielwerkplaats waar cliënten onder deskundige leiding kunnen leren hoe men een dag lang 'werkt'. Meestal gaat het om een combinatie van intensieve begeleiding en een planmatig trainingsprogramma. De mensen worden vooral geacht sociale vaardigheden aan te leren. Vaak wordt in dit verband ook het begrip *revalidatie* gehanteerd. Psychiatrische revalidatie richt zich vooral op het trainen van vaardigheden die door een ziekte zoals schizofrenie, verloren zijn gegaan. Hoe dit allemaal precies in elkaar zit, komt verderop aan de orde.

Zorgcircuits

Een modern APZ neemt tegenwoordig ook deel aan zogenaamde zorgcircuits. Dat zijn samenwerkingsverbanden tussen verschillende instellingen die zich op dezelfde categorie cliënten richten. Vaak nemen APZ, MFE, RIAGG en RIBW deel aan een zorgcircuit. In een aantal regio's heeft zo'n samenwerking vervolgens geleid tot het formeren van een RIGG, dat is een *R*egionale *I*nstelling voor *G*eestelijke *G*ezondheidszorg die de activiteiten van het samenwerkingsverband coördineert.

Sociale psychiatrie en het werk van de RIAGG'S

Oorspronkelijk bedoelde men met het begrip 'sociale psychiatrie' vooral een idealistische psychiatriebeoefening die zich verzette tegen het opbergen van de cliënten in grote inrichtingen. Het ging om een manier van werken waarbij de cliënt, als het enigszins kon, *thuis moest blijven* (zie hoofdstuk 2). De sociale psychiatrie richtte zich op *psychosociale problemen* omdat die geacht werden de voornaamste oorzaak te zijn van psychische moeilijkheden. Tegenwoordig denkt men wat genuanceerder over de rol van psychosociale problemen. Er bestaan immers ernstige ziektebeelden – zoals schizofrenie en bipolaire stoornis – die veel psychosociale problemen veroorzaken. Gestoorde mensen bezorgen anderen overlast en leggen een claim op de familie. Vandaar dat de RIAGG's, dat zijn de instellingen die zich vooral met sociale psychiatrie bezighouden, zich ook gaan richten op de categorie langdurig gestoorde cliënten. Vaak hebben die cliënten zich aan de zorg van het APZ onttrokken of wilden zij überhaupt niets meer met de psychiatrie te maken hebben. Het kan ook zijn dat ze een opname geweigerd hebben en de hulpverleners de handen van hen afgetrokken hebben.

Het begrip sociale psychiatrie wordt bij de RIAGG's onder andere belichaamd in het werk van het team 'sociale psychiatrie' en de crisisdienst die tot de *afdeling volwassenen* van de RIAGG horen. Crisisinterventie en het bevorderen van zelfredzaamheid is echter niet voldoende, veel cliënten moeten regelmatig en intensief begeleid worden. Als ze het niet redden, is dat niet alleen het gevolg van sociale stress, maar heeft het ook te maken met hun kwetsbaarheid, hun gebrek aan draagkracht en het ontbreken van steunende contacten. Ze hebben geen sociaal systeem, want dat is allang weggevallen.

Verwijzing naar de GGZ Door de huisarts

Cliënten met problemen en klachten zoals paniek, slapeloosheid, overspannenheid of 'depressief-zijn' komen meestal eerst bij hun huisarts terecht. De huisarts zal vaak proberen zelf iets aan die problemen te doen. Hij of zij verwijst in veel gevallen naar een vrij gevestigde psychiater of psycholoog-psychotherapeut. Cliënten met gecompliceerde problemen worden naar de RIAGG, een PAAZ-polikliniek of de polikliniek van een APZ of PUK verwezen. Als psychische problemen sterk verweven zijn met conflicten in het gezin of samenhangen met andere sociale verwikkelingen, zal een verwijzing naar de RIAGG voor de hand liggen omdat de RIAGG veel ervaring heeft met 'systeembehandeling'. Niet alleen de problemen van de cliënt krijgen aandacht, maar het gezin en de onderlinge relaties (het sociale systeem) worden ook bij de behandeling betrokken. Voor behandeling met het medicament lithium of depotinjecties met neuroleptica, is een PAAZ of APZ-polikliniek meestal de aangewezen plek omdat daar de onderzoeksfaciliteiten van het ziekenhuis gebruikt kunnen worden.

Keuzecriteria

De keus voor een bepaalde behandeling zal vooral afhangen van de draagkracht van de cliënt. Niet iedere cliënt is in staat door gesprekken inzicht te verwerven in de oorzaak van zijn problemen. Vaak worden de mogelijkheden van ambulante behandeling beperkt door het feit dat de betrokkene geen spanning kan verdragen en te kwetsbaar is. Er moet ook rekening gehouden worden met de omstandigheden thuis. Als iemand niet gesteund wordt, omdat de familie 'het zat is' en de voortdurende spanning niet meer wil verdragen, is opname in een PAAZ, een APZ of een PUK vaak onvermijdelijk. Opname in een PAAZ is voor de cliënt en diens familie minder 'zwaar beladen' dan een opname in een APZ. Opname in een APZ is meestal aangewezen als men reeds vermoedt dat gespecialiseerde *voortgezette behandeling* noodzakelijk is of de gedragsproblemen dermate ernstig zijn dat ze op een PAAZ-afdeling niet goed opgevangen kunnen worden.

Het werk van de RIAGG's

Organisatie van de RIAGG's

Nederland is ingedeeld in een aantal *gezondheidsregio's*. Elke regio heeft een RIAGG, de sociaal-psychiatrische instelling die betaald wordt via de AWBZ. Het is een laagdrempelige voorziening waar iedereen op het spreekuur mag komen, met of zonder verwijsbrief van de huisarts. In Nederland zijn 57 RIAGG's, die allemaal onderverdeeld zijn in gespecialiseerde afdelingen. Daarnaast bestaan er enkele, niet-regionaal georganiseerde organisaties met een levensbeschouwelijke signatuur. Soms zijn ze verbonden met een kliniek die dezelfde achtergrond heeft. De GLIAGG (gereformeerde landelijke instelling voor ambulante geestelijke gezondheidszorg) en de landelijke Joodse Stichting voor GGZ zijn daar voorbeelden van. Wat de afdeling volwassenen van de RIAGG doet kwam in het voorafgaande kort ter sprake, RIAGG's hebben echter meer afdelingen en die zullen ook de revue passeren.

Zorgcircuits

Het streven naar eenheid in de zorgverlening heeft ertoe geleid dat GGZ-instellingen gezamenlijk zorgcircuits zijn gaan vormen. De deelnemers aan zo'n circuit coördineren hun activiteiten en steunen elkaar bij de zorg voor groepen cliënten die met een speciale problematiek te kampen hebben. Vaak wordt zo'n project geleid door een *casemanager*. De individuele cliënten kunnen ook door *zorgcoördinatoren* worden begeleid.

Voorbeelden van zorgcircuits zijn het circuit ouderenzorg (psychogeriatrie). RIAGG, APZ, PAAZ, verpleeghuizen, Thuiszorg en indicatiecommissie werken hierbij nauw samen. Een ander circuit is bestemd voor de opvang van chronische psychiatrische cliënten. Dit richt zich op rehabilitatie en woonbegeleiding. In het circuit werken APZ, RIBW, RIAGG en de maatschappelijke dienstverlening samen.

Ook de opvang van *acute crisissituaties* bestaat uit een circuit dat door de deelnemende instellingen gezamenlijk wordt gerund. Men 'levert' de medewerkers die diensten verrichten ten behoeve van de 24-uurs service, die het crisiscentrum bemannen en buiten de kantooruren huisbezoeken brengen.

Multidisciplinaire teams

RIAGG's werken met multidisciplinaire teams waarin zitting hebben: sociaal-psychiatrisch verpleegkundigen (SPV's), psychologen, maatschappelijk werkenden, artsen, psychiaters, sociaal-geriaters, psychotherapeuten. Ik wil ook de medewerkers noemen die administratieve arbeid verrichten. Zij nemen de telefonische mededelingen van cliënten en hun familieleden op en ze hebben dus een belangrijke (informele) coördinerende rol.

Kerntaken

De drie kerntaken van de RIAGG's zijn:

– *Een preventieve taak*: psychosociale problemen tijdig opvangen zodat ernstige psychopathologie voorkomen kan worden.
– *Een curatieve taak*: het behandelen van cliënten en *cliëntensystemen*. Bij die curatieve taak hoort ook acute zorg en crisisinterventie.
– *Een consultatieve taak*: raad en bijstand geven aan de functionarissen die we in het voorafgaande enkele malen genoemd hebben: huisartsen, verpleegkundigen, verzorgenden en maatschappelijk werkenden. Het gaat hier vooral om samenwerking in circuits van het type dat in het voorafgaande is aangegeven.

Men doet bij de RIAGG ook veel aan groepswerk (Goldstein-groepen, vrouwengroepen, partnergroepen), met de bedoeling dat mensen sociale vaardigheden leren en met elkaar emotionele ervaringen kunnen uitwisselen. Teamleden geven hulp bij rouwverwerking en hulp aan slachtoffers van incest en geweld. Er is tegenwoordig gespecialiseerde hulp voor buitenlanders en vluchtelingen.

De acute (7 maal 24-uurs) dienst

Voor de acute psychiatrie hebben de meeste RIAGG's een aparte afdeling waarin medewerkers van alle afdelingen participeren. Op dit gebied bestaan er landelijk grote verschillen. In sommige steden is de acute dienstverlening gekoppeld aan een laagdrempelig *crisiscentrum*. Dat centrum maakt samen met PAAZ en APZ deel uit van een circuit. In andere plaatsen bestaat een RIAGG-crisisdienst die alleen bereikbaar is voor noodgevallen. Soms moet men eerst de huisarts inschakelen met de bedoeling dat hij contact met de RIAGG maakt. De acute hulpverlening houdt in dat functionarissen eventueel ook huisbezoeken kunnen afleggen om te beoordelen of een opname direct noodzakelijk is. Vaak gaat het met name om de beoordeling van suïcidegevaar of gevaar voor anderen.

De afdeling volwassenen

De afdeling volwassenen zorgt voor cliënten tussen achttien en vijfenzestig jaar. De oude naam is SPD of sociaal-psychiatrische dienst. De afdeling volwassenen geeft zowel hulp bij problemen van psychosociale aard als bij acute psychiatrische problemen. Ze begeleidt niet alleen de individuen, maar ook de *cliëntsystemen* (de cliënt plus de naaste familie). RIAGG's hebben per afdeling meerdere teams en die teams hebben ieder een speciale taak. Het kan om *intake* of *screening* of om (psychotherapeutische) *behandeling* gaan.

De afdeling volwassenen heeft tegenwoordig een speciaal team dat op indicatie psychotherapeutische behandelingen uitvoert. Nadat er via intake is vastgesteld of er een indicatie bestaat, wordt uitgezocht welke therapie de meest geschikte is. Dit team bestaat uit therapeuten die in verschillende psychotherapeutische technieken zijn opgeleid. Men houdt zich met individuele gesprekstherapie, gedragstherapie, groepstherapie en partnerrelatietherapie bezig. Een behandeling kan in sommige gevallen voornamelijk op medicatie en ondersteuning gebaseerd zijn.

De afdeling jeugd en jongeren

De afdeling jeugd en jongeren heeft de opvang van psychosociale en psychiatrische problematiek bij jonge mensen onder de achttien jaar tot taak. Het gaat vaak om sociale conflicten die hun oorsprong hebben in ontwikkelings- en opvoedingsproblemen. Vandaar dat *gezinsbehandeling* en/of *individuele therapie* tot de taken van zo'n team behoren.

Gedragsmoeilijkheden van jongeren hebben vaak met school- en werkproblemen te maken, terwijl ook alcohol- en drugsgebruik tegenwoordig voor veel problemen zorgen. Jeugdteams hebben ook te maken met problemen bij kinderen die met psychische problemen kampen, omdat ze op school niet mee kunnen komen. Denk ook aan de aanpassingsproblemen van buitenlandse kinderen die vanwege hun culturele achtergrond of hun gebrekkige beheersing van de Nederlandse taal in moeilijkheden komen.

Voor jeugdigen en adolescenten bestaat ook alternatieve hulp die anoniem gegeven wordt, bijvoorbeeld door het JAC of door een crisis- en informatiecentrum.

Sociaal bedreigde minderjarige kinderen komen soms via de Raad voor de Kinderbescherming 'onder toezicht', als de kinderrechter in belang van het kind een 'maatregel' oplegt, waarbij de ouders van hun 'macht' over het kind ontheven worden. Ook daar heeft de RIAGG mee te maken.

De afdeling ouderen

Deze afdeling biedt opvang aan ouderen met psychische problemen. De leeftijds-grens is niet erg strikt. Doorgaans gaat het om mensen van vijfenzestig en ouder. Afhankelijk van het soort problematiek kan het ook wel eens om een iets jonger iemand gaan. De afdeling heeft een belangrijke consultatieve taak in een *zorg-circuit* voor ouderen. Teamleden geven advies aan medewerkers van verzorgings- en verpleeghuizen, huisartsen, wijkverpleegkundigen en medewerkers in de Thuiszorg.

Als een directeur van een verzorgingstehuis bijvoorbeeld heeft gemeld dat een van zijn bewoonsters een ernstig 'storend gedrag' vertoont, zal een SPV met die cliënt en met het verzorgend personeel gaan praten om de aard en achtergrond van het probleem aan het licht te brengen. Wellicht gaat het om een depressie? Vaak blijkt dan dat de 'stoornis' vooral het gevolg is van een conflict tussen de angstige mevrouw en het verzorgend personeel. Onder begeleiding van de SPV kan men dan gezamenlijk aan een oplossing gaan werken.

Ook bij de afdeling ouderen is casemanagement en zorgcoördinatie belangrijk, met name als het om cliënten gaat die het thuis niet redden. Het gaat erom dat de huis-arts en de andere hulpverleners, de familie en de buren die 'mantelzorg' geven, allemaal op één lijn komen en met elkaar gaan samenwerken.

De afdeling preventie

Bij de bovengenoemde samenwerking neemt voorlichting een belangrijke plaats in. Vaak zorgt de afdeling preventie voor het *beleidsmatig overleg* met andere sec-toren van de hulpverlening en nemen medewerkers deel aan het overleg met de overheid op gemeentelijk en provinciaal niveau.

Vrouwenhulpverlening

Vaak heeft een RIAGG ook een team dat gespecialiseerd is in vrouwenhulpverle-ning. De vrouwenhulpverlening is gebaseerd op de ervaring dat vrouwen vaak psy-chische problemen hebben die met hun rol als vrouw te maken hebben. De maat-schappelijke ongelijkheid die vrouwen ervaren, maakt hen machteloos en dat bevordert depressieve reacties. Werkende vrouwen worden geconfronteerd met problemen die mannen niet kennen en waarvoor mannen vaak ook onvoldoende begrip tonen. Het combineren van een baan met de zorg voor kleine kinderen zet een vrouw onder grote druk. Vaak lukt het haar niet het een en het ander goed te combineren. Zeker niet als ze onvoldoende steun krijgt en niet voor haar rechten durft op te komen.

Vrouwen die zich in een partnerrelatie onderdrukt en machteloos voelen en zich niet kunnen uiten, reageren vaak met depressies. Ze kunnen daardoor ook last krijgen van somatische klachten die met een psychische achtergrond te maken hebben. Traumatische (seksuele en andere) jeugdervaringen zijn een belangrijk probleemgebied, dat vaak moeilijk bespreekbaar is. Veel vrouwen praten over dat soort zaken liever niet met een man omdat ze dan weer dezelfde angst ervaren. Het is ook mogelijk dat vrouwen zich bij een mannelijke therapeut weer in een bepaalde rol gedrukt voelen. Dit laatste geldt zeker voor de vrouwen die als kind getraumatiseerd zijn. Vaak zijn ze zich nauwelijks bewust van de achtergrond van hun psychische problemen.

Vrouwenhulpverlening is principieel hulp die voor en door vrouwen wordt gegeven. Het gaat vaak om groepswerk met vrouwen die dezelfde problemen hebben. In zo'n groep kan men elkaar beter begrijpen en kan men elkaar emotioneel steunen. Vrouwenhulpverlening is vooral gericht op bewustmaking, men probeert vrouwen assertiever te maken en leert hen beter met hun emoties om te gaan. In sommige algemeen psychiatrische ziekenhuizen en bestaat een afdeling vrouwenhulpverlening.

Poliklinische hulpverlening en dagbehandeling

De psychiatrische poliklinieken horen uiteraard tot de ambulante GGZ. Op een polikliniek worden cliënten onderzocht en behandeld nadat ze door een huisarts zijn verwezen of nadat ze eerst in het psychiatrisch ziekenhuis opgenomen zijn geweest. Soms betreft het hier cliënten die op medicijnen zijn ingesteld of nog ingesteld moeten worden.

Cliënten die naar een polikliniek worden verwezen, kunnen tegelijkertijd voor een dagbehandeling geïndiceerd worden. Deze *dagbehandeling* biedt een scala van therapieën zoals individuele therapieën, groepstherapieën en sociale vaardigheidstrainingen. Zaken als activiteitentherapie en psychomotore therapie horen meestal ook tot het therapeutisch arsenaal. Een psychiatrisch ziekenhuis (APZ) heeft niet alleen een polikliniek op het eigen terrein, maar ook meerdere 'buitenpoliklinieken' die in naburige stadsgebieden gelokaliseerd zijn. Ze maken deel uit van een zorgcircuit.

Andere, zeer belangrijke psychiatrische poliklinieken zijn de PAAZ-poliklinieken en de poliklinieken die bij een PUK horen.

Acute psychiatrie

Het begrip *acute psychiatrie* heeft vooral betrekking op psychiatrische problemen waarbij een noodsituatie is ontstaan: de cliënt is agressief of wil zich van kant maken, en is niet meer redelijk aanspreekbaar. De omgeving is wanhopig: er moet iets gebeuren! Meestal wordt de huisarts erbij geroepen. Hij moet in eerste instantie beoordelen wat er aan de hand is. Hij moet ook de familie kalmeren en de opgewonden persoon 'sederen' (rustig maken) zodat een gesprek mogelijk is. Misschien is die persoon al zo over zijn toeren dat een opname wordt overwogen. Als er in de nacht iets misgaat worden cliënten niet zelden naar *de eerste hulp van het algemeen ziekenhuis* gebracht. Vooral na zelfmoordpogingen is dat het geval, zeker als de betrokkene bewusteloos is en in levensgevaar verkeert. In een algemeen ziekenhuis worden ook vaak mensen binnengebracht die totaal in de war zijn door een alcohol- of *drugsintoxicatie*.

De politie wordt vaak te hulp geroepen voor mensen die in de war zijn of zich vreemd gedragen. Ze verwijst hen naar het *crisiscentrum* of naar de dienstdoende psychiater in een van de nabijgelegen ziekenhuizen. In Amsterdam bestaat het unieke systeem van de '*rijdende psychiater*' van de GG en GD. Die psychiater brengt 's avonds en 's nachts huisbezoeken aan cliënten met acute psychische nood. Vaak wordt hij of zij door de politie in de arm genomen om de hulpverlening op gang te brengen. De politie komt heel vaak in aanraking met 'acute psychiatrie', ze is een belangrijke verwijzer.

Chronische psychiatrie

In de jaren zestig en zeventig dacht men dat *chronische psychische stoornissen* niet echt bestonden. Als een cliënt zich langdurig vreemd gedroeg, werd dat beschouwd als een product van behandeling in het APZ. Daar zou men de mensen 'gek' maken en een 'hospitalisatiesyndroom' bezorgen. Wie zich de schrijnende televisiebeelden van afschuwelijke gestichten in Roemenië, Italië of Griekenland (Leros) herinnert, neemt voetstoots aan dat die theorie wel moet kloppen. Maar zo was het hier in Nederland niet en dat bedoel ik ook niet met chronische psychiatrie.

Natuurlijk is het zo dat een langdurige opname in een APZ grote nadelen heeft, maar er bestaan ook mensen die nooit opgenomen zijn geweest en toch 'chronisch' gestoord raken. Vaak zijn dat schizofrene mensen of zonderlinge mensen die waanideeën koesteren en contact met anderen vermijden omdat ze er niet meer tegen kunnen. Die mensen zijn bang voor hulpverleners.

In het voorafgaande kwam de categorie chronisch psychiatrische cliënten ter sprake toen het over de ambulante rehabilitatie ging. Het gaat meestal om schizofrene mensen die zich per se niet willen laten behandelen. Zij zwerven of ze wonen ergens maar tijdelijk of zijn bij een familielid in huis. In dat laatste geval weet de familie zich geen raad met de situatie omdat de betrokkene niet bereid is zich naar een polikliniek of ziekenhuis te begeven. Meestal is het onmogelijk om zo iemand voor zijn 'bestwil' (onder dwang) op te nemen. Op grond van wettelijke bepalingen en op grond van de interpretatie van jurisprudentie mag iemand alleen nog maar onder dwang opgenomen worden als hij *een gevaar voor anderen of voor zichzelf* geworden is.

Psychiatrische thuiszorg

Ten behoeve van die categorie cliënten zijn zowel van de zijde van de RIAGG's als de psychiatrische ziekenhuizen initiatieven ontplooid. Een initiatief van de RIAGG Midden-Limburg is de PIT of: *Psychiatrische Intensieve Thuiszorg*. Deze thuiszorg is opgezet als behandelalternatief voor chronisch psychotische mensen die eigenlijk opgenomen zouden moeten worden, maar dat weigerden. De gezamenlijke regionale GGZ-instellingen in Zuid-West-Friesland hebben een zorgproject gestart dat Substituerende Psychiatrische Intensieve Thuiszorg of SPITS heet. Bij dit project gaat het ook om zorg voor moeilijk te bereiken cliënten. Het begrip 'substitutie' slaat op het vervangen van 'ziekenhuisbedden' door ambulante zorg.

Vergelijkbaar, maar toch weer anders, is het project *'bemoeizorg'* dat jaren geleden door de RIAGG Noord-Oost in Rotterdam werd gestart. Hier richtte men zich aanvankelijk op jonge psychotische mannen – die vaak ook alcohol en drugs gebruikten – en oudere vrouwen die aan een paranoïde waanstoornis leden.
Kenmerkend voor dit project is dat de hulpverleners de cliënt helpen met praktische zaken en hun invloed aanwenden om hem bij een behandeling te betrekken. Men legt contact met de familie en de buurt om de buurt gerust te stellen en afspraken te maken met de meest betrokken personen. *'Casemanagement'* en *'zorgcoördinatie'* zijn sleutelbegrippen bij al deze projecten. In andere regio's zijn inmiddels soortgelijke sociaal-psychiatrische ontwikkelingen op gang gekomen.

Rehabilitatieprojecten vanuit het APZ

De rehabilitatieprojecten die het moderne APZ ontwikkelt, lijken veel op de RIAGG-projecten. Bij beide gaat het om een intensieve begeleiding van cliënten, maar het uitgangspunt verschilt. Het APZ begeleidt, zoals we in het voorafgaande hebben gezien, vooral chronisch gestoorde cliënten die het ziekenhuis (moeten) verlaten en weer in de maatschappij geïntegreerd moeten worden. Die cliënten zijn gewend verzorgd te worden en moeten leren wat zelfstandiger te worden. De RIAGG begeleidt en rehabiliteert vooral cliënten die de *zorg vermijden* omdat ze niet opgenomen willen worden en *bang zijn* voor hulpverleners en buurtgenoten.
Bij rehabilitatie (en ook bij psychiatrische revalidatie) gaat het er in alle gevallen om, de cliënt te *leren* hoe hij beter met zijn problemen kan omgaan. Hij moet weten wat er met hem aan de hand is, wat hij er zelf aan kan doen en wat de vooruitzichten zijn. Het sociale systeem moet bij deze aanpak zeker betrokken worden. Informeren en *instrueren* hoort bij wat men *psycho-educatie* noemt. Het contact met de zorgcoördinator is van groot belang voor *de motivatie van de cliënten*. Er wordt gezorgd dat ze de voorgeschreven medicatie innemen en niet eenzijdig het contact met de zorginstelling verbreken. De naam *'bemoeizorg'* die reeds ter sprake kwam, is goed gekozen.
De zorgverleners moeten zich actief bemoeien met de cliënten want anders komt er

niets van hen terecht. Men werkt volgens een *begeleidings-* of *zorgplan.* Van de cliënten wordt een *actieve bijdrage* verwacht. Ze moeten als het enigszins mogelijk is, onafhankelijker functioneren en minder van verzorging afhankelijk worden. Daarom wordt er zoveel nadruk op *sociale vaardigheidstraining* gelegd. Een aantal van die mensen is te gehandicapt om echt 'sociaal vaardig' te worden en zij zullen, in speciale beschermende woonvormen begeleid moeten worden. Vaak is er namelijk sprake van een gemis of een gebrek dat niet meer hersteld kan worden. Die mensen hebben een plek nodig waar ze veilig kunnen wonen en tegelijkertijd door deskundigen begeleid worden, zodat ze niet verslonzen.

RIBW'S

Er zijn tehuizen waar psychisch gehandicapte cliënten beschermd kunnen *wonen.* Vroeger sprak men van 'gezinsvervangende tehuizen'; die naam werd te ouderwets en misschien te 'knus' gevonden en daarom spreekt men tegenwoordig van '*beschermende woonvormen*'. Deze tehuizen zijn tegenwoordig georganiseerd in een zogenaamd RIBW-verband (RIBW betekent 'regionale instelling voor beschermende woonvormen'). Er zijn veertig RIBW's in Nederland. Meestal vormen ze een onderdeel van een zorgcircuit voor mensen met chronische stoornissen. Het APZ heeft zelf in het kader van de deconcentratie ook *woonunits* gesticht, die onder beheer van de moederinstelling blijven. Deze units vallen onder de categorie '*psychiatrische woonvoorzieningen*'(PWV's). Vaak sluiten deze voorzieningen aan op projecten waarin '*begeleid wonen*' en de reeds eerdergenoemde '*rehabilitatie*' een belangrijke rol spelen. RIBW's kunnen dus ook bij deze projecten betrokken zijn. De beschermende woonvormen kennen differentiatie naar categorieën cliënten. Er bestaan tehuizen voor Korsakoff-cliënten en ook voor autistische mensen. RIBW's hebben een eigen beheersvorm en ze voeren een eigen opnamebeleid.

Omgaan met mensen uit andere culturen

Wie in de psychiatrie te maken krijgt met mensen uit een totaal andere cultuur dan de onze, stuit vaak op grote problemen. Dat begint al met taalproblemen. Omdat de cliënt zich moeilijk in het Nederlands kan uitdrukken, is hij gehandicapt tegenover de hulpverlener en is hij zeker niet in staat om subtiele zaken mee te delen. Daarbij komt dan nog een ingrijpender probleem: men is niet gewend om over gevoelens en frustraties van persoonlijke aard te spreken. Dat hóórt niet en in veel gevallen is de betrokkene er ook niet van overtuigd dat er aanleiding is om de problemen te wijten aan persoonlijke gevoelskwesties.
Het is belangrijk dat de hulpverlener probeert te doorgronden wat de cliënt bedoelt te zeggen. Hij moet ook trachten inzicht te krijgen in de sociaal-culturele groep waartoe de cliënt behoort. Het is buitengewoon belangrijk om te weten welke ról en plaats de cliënt in die groep heeft. Het individuele en het persoonlijke beleven,

waar wij in de westerse cultuur zoveel gewicht aan hechten, moet in andere culturen wijken voor het allesoverheersende belang van de *groepsverbondenheid* en het voldoen aan *de normen van de gemeenschap waartoe men behoort.*

Als een vrouw toe zou geven dat haar psychische misère samenhangt met het feit dat er moeilijkheden in het gezin zijn, kan dat ernstige consequenties voor haar hebben. Het kan uitstoting uit de groep betekenen en dan is ze verloren. Vandaar dat het voor haar van het allergrootste belang is om een oorzaak buiten de persoon zelf aan te wijzen. Het móeten boze geesten zijn en er móeten krachten van demonische aard in het spel zijn om de onhoudbare toestand te verklaren. In andere situaties heeft een somatische verklaring de voorkeur.

Als hulpverlener mag men nooit naar eigen inzichten iemand een visie opdringen waar hij of zij niets mee kan. Dan kunnen er de grootst mogelijke moeilijkheden ontstaan. Gersons (1987), aan wiens boek *Acute psychiatrie* ik de bovenstaande inzichten heb ontleend, wijst er ook op dat de hulpverlener die meent dat er iets in de sociale setting van de cliënt moet veranderen, de hulp van een familie-oudste of een andere gezaghebbende woordvoerder moet inroepen. Via de vertrouwenspersoon kan de boodschap misschien voorzichtig overgebracht worden.

Het is misschien ook nodig dat men als behandelteam in een psychiatrisch ziekenhuis in voorkomende gevallen om advies vraagt over de gebruiken die men niet begrijpt. Bijvoorbeeld kan men hulp vragen bij het NCB, Stichting Nederlands Centrum Buitenlanders, Postbus 638, 3500 AP Utrecht (bezoekadres: Pieterskerkhof 16-17).

Verslaafdenzorg

De verslaafdenzorg is een hoofdstuk apart. De ambulante geestelijke gezondheidszorg krijgt veel met verslaafden te maken omdat er vaak crisistoestanden ontstaan als een verslaafde een opwindingstoestand of een delier krijgt. PAAZ-afdelingen hebben vaak te maken met mensen met een alcoholprobleem, cliënten die in het kader van een depressieve stoornis of een aanpassingsstoornis veel zijn gaan drinken. Ook als er sprake is van amnestische stoornissen – zoals bij langdurige alcoholverslaving soms het geval is – worden cliënten op een speciale (Korsakoff)-afdeling van een APZ verpleegd.

De zorg voor verslaafden heeft een aparte plaats en dat is geen toeval maar een bewuste keus. Verslaafden die van hun probleem af willen komen, worden geacht zich niet als zieke psychiatrische cliënten te gedragen, maar als mensen die op hun eigen verantwoordelijkheid kunnen worden aangesproken. Zij worden gedwongen te *kiezen* voor verandering van hun gedrag en het beëindigen van hun 'gewoontes'. De eerste opvang van mensen met verslavingsproblemen geschiedt op de *consultatiebureaus voor alcohol en drugs* (CAD). Daar behandelt men ook cliënten met gokproblemen en gokverslaving. De CAD's werken nauw samen met opvangcentra, 'afkick'- of detoxificatiecentra, verslavingsklinieken, 'drugsvrije therapeutische gemeenschappen' en crisiscentra. In Nederland bestaan enkele drugsvrije therapeutische gemeenschappen (Nieuw Hooghullen in Haren en de Emiliehoeve in Den Haag bijvoorbeeld) waar mensen aan een intensief behandelprogramma kunnen deelnemen, als ze na een 'afkickperiode' blijk gegeven hebben 'clean' te zijn. Deze therapeutische gemeenschappen hebben een streng hiërarchische organisatiestructuur, waarin de deelnemers zich moeten onderwerpen aan een programma waarin zeer veel van hen geëist wordt.

Literatuur

Arendsen, H.A.G.M. en H.W.M. Plagge, Psychiatrische intensieve thuiszorg. *Medisch Contact*, Nr. 33/34, Jrg. 48, 1993.

Beek, H. van de, en E. Broers, Acute kwesties. *Maandblad voor de Geestelijke volksgezondheid*, 9, 1995.

Droës, J. en J. van Weeghel, Perspectieven van psychiatrische rehabilitatie. *Maandblad voor de Geestelijke volksgezondheid*, 8, 1994.

Gersons, B.P.R., *Acute psychiatrie*, Van Loghum Slaterus, Deventer, 1987.

Henselmans, H., *Bemoeizorg: ongevraagde hulp voor psychotische patiënten*. Eburon, Delft, 1993.

Hornsveld, R.H.J. en M.B.J. Blom, Een depot- en lithiumpoli als onderdeel van een RIAGG-programma voor chronici. *Tijdschrift voor Psychiatrie*, 36, 9, 1994.

Leene F., C. Hermsen en J. Stelwagen, De Multifunctionele Eenheid als Paard van Troje. *Maandblad voor de Geestelijke volksgezondheid*, 1, 1995.

Oenen, F.J. van, C. Bernardt en L. van der Post, Zorgwekkende zorgmijders. *Maandblad voor de Geestelijke volksgezondheid*, 6, 1995.

Wiersma, D., Deeltijdbehandeling in de psychiatrie, *Nederlands Tijdschrift voor Geneeskunde* 138, nr. 5, 1995.

Zuthem J.W. van, Vijf jaar Regionale Instellingen voor Beschermd Wonen. *Maandblad voor de Geestelijke volksgezondheid*, 1, 1994.

23
Klinisch-psychiatrische behandeling

Inleiding

In het vorige hoofdstuk hebben we gezien dat het algemeen psychiatrisch ziekenhuis (APZ) als gevolg van 'deconcentratie' bezig is te veranderen. De meeste APZ'en hebben hun voorzieningen over het verzorgingsgebied verspreid en de leek kan niet meer herkennen hoe de organisatie eigenlijk in elkaar steekt. Zo heeft bijvoorbeeld het APZ Bavo 'locaties' in de stad Rotterdam, in Capelle aan den IJssel en Noordwijkerhout. Het heeft een crisiscentrum, twee MFE's, sociowoningen, een centrum voor ouderenpsychiatrie, een centrum voor intensieve zorg, een kliniek voor jongvolwassenen en meerdere afdelingen voor rehabilitatie en verzorging. Het APZ Santpoort heeft haar locaties in Amsterdam en exploiteert daar MFE's onder de naam: Sociaal Psychiatrisch Diensten Centrum (SPDC). In de laatste paragraaf zal ik nader ingaan op de kleinschalige psychiatrische voorzieningen. Eerst worden de volgende onderwerpen behandeld: klinische psychiatrie in het APZ, gespecialiseerde functies, de algemene principes voor een goede klinische behandeling met daarin – heel belangrijk – de basisvoorwaarden, het multidisciplinair team en tot slot de PAAZ-psychiatrie en de ziekenhuispsychiatrie.

Klinische psychiatrie in het APZ

De meeste APZ'en zijn niet volledig gedeconcentreerd en ze zijn ook niet op 'sociaal-psychiatrische' wijze gereorganiseerd. Ze hebben nog herkenbare *behandelsectoren* (soms *circuits* genoemd) en die sectoren onderhouden contacten met de ambulante sociaal-psychiatrische zorgcircuits. Ik noem een aantal van die sectoren in het APZ om te laten zien wat kenmerkend is.

Sector opname en vervolgbehandeling

De eerste sector omvat de opnameafdeling, vaak een gesloten afdeling waar *intensieve zorg* gegeven kan worden en zogenaamde klinische crisisinterventie plaatsvindt (iemand wordt één dag opgenomen om even een crisis te doorbreken). De opname kan zes tot twaalf weken duren. De afdeling heeft een gesloten en een open unit. De meeste cliënten komen hier op basis van vrijwilligheid. Bij een beperkt aantal gaat het om gedwongen opname in het kader van een zogenaamde IBS (isector nbewaringstelling) of een RM (rechterlijke machtiging). Wat dat voor maatregelen zijn, komt in hoofdstuk 27 aan de orde.

Verder horen bij deze sector ook vervolgafdelingen – open of gesloten – met een behandelduur van een tot zes maanden. Het gaat meestal om een *structurerende* en/of *resocialiserende* behandeling. Tot deze sector horen meestal ook de *polikliniek* en de *deeltijdbehandeling*, de 'dagkliniek'.

Sector ouderenpsychiatrie

Een sector 'ouderen' (c.q. ouderenpsychiatrie) beschikt meestal over een afdeling 'opname en behandeling van mensen boven de vijfenzestig jaar' die te kampen hebben met specifieke problemen die alleen op oudere leeftijd kunnen voorkomen. De cliënten kunnen bijvoorbeeld worden opgenomen vanwege een depressieve stoornis of een psychose. In de sector ouderenpsychiatrie worden ook hulpbehoevende, bejaarde, chronisch gestoorde cliënten verzorgd. Soms treft men ook een afdeling voor de verzorging van hulpbehoevende bejaarde psychiatrische cliënten aan. Deze sector kan een aparte afdeling voor screening van psychogeriatrische cliënten hebben. Hier kunnen gedragsgestoorde demente cliënten worden '*gescreend*'. Als eenmaal duidelijk is wat er aan de hand is, kunnen mensen naar een psychogeriatrisch verpleeghuis worden overgeplaatst.

Sector langdurige begeleiding en wonen

Bij deze sector kan men afdelingen voor intensieve begeleiding en verzorging en afdelingen voor rehabilitatie aantreffen. Dat betekent onder andere dat men de beschikking heeft over een aantal 'sociowoningen' en 'beschermde 'woonvormen' op en buiten het terrein.

Gespecialiseerde behandeling

De afdelingen voor een gespecialiseerde behandeling horen bij een van de bovengenoemde sectoren thuis, maar hebben een aparte functie. Er kan bijvoorbeeld een afdeling *eetstoornissen* of een afdeling *vrouwenhulpverlening* zijn. Er kan ook een afdeling voor mensen met *Korsakoff-problemen* zijn. Ten slotte kan het APZ over een *forensisch-psychiatrische* sector beschikken.

Weergave van een veranderende situatie

Het bovengenoemde overzicht is niet bedoeld als een weergave van de situatie zoals die overal bestaat. Het geeft de lezer een indruk van een APZ zoals we dat op veel plaatsen nog aantreffen. Afdelingen en sectoren kunnen andere namen hebben en ze kunnen zich ook op een andere plaats bevinden dan de 'hoofdlocatie' van het APZ.

Gespecialiseerde functies

Klinische psychotherapie

Klinische psychotherapie is erg in de mode geweest. Het APZ beschikte over een of meer therapeutische gemeenschappen die volgens een bepaald model waren opgezet. Geleidelijk aan is het behandelbeleid gewijzigd en zijn principes die eerst typisch bij de (psycho)therapeutische gemeenschap hoorden, door alle andere behandelafdelingen overgenomen. *Sociaal-therapeutische* en *leertherapeutische principes* zijn overal gemeengoed geworden. Op de afdelingen wordt met groepen gewerkt en worden wekelijks 'patiënt-staff-meetings' gehouden. Sociaal-therapeutisch of sociotherapeutisch werken betekent dat er veel aandacht aan sociale rolpatronen en interacties wordt besteed.

De psychotherapeutische gemeenschap heet tegenwoordig *afdeling klinische psychotherapie*. Ze is niet bestemd voor alle soorten cliënten en dat betekent dat er zeer kritisch naar deze voorziening gekeken wordt. De beleidsmakers zijn bang dat ze niet voldoende rendement opbrengt en dus te duur is. Dat niet iedereen voor een klinische psychotherapie geschikt is, heeft te maken met de werkwijze. Wie tamelijk onevenwichtig is kan geen emotionele spanningen verdragen en zal meer gebaat zijn bij een duidelijke '*structuur*' en bij duidelijke aanwijzingen hoe men zich te gedragen heeft. Voor de meerderheid van de cliënten is een *directieve therapie* het meest aangewezen.

In een psychotherapeutische afdeling wordt altijd gestreefd naar een grote mate van openheid tussen groepsleden onderling. Er worden met opzet emoties losgemaakt want dat is nu eenmaal noodzakelijk om 'oud zeer' te kunnen ontdekken. Pas als de cliënt wéét waar de oorzaak zit van zijn droefenis, kan hij aan de wederopbouw van zijn persoonlijkheid gaan werken. De klinische psychotherapie wordt namelijk op het zogenaamde *reconstructieve model* gebaseerd. Reconstructie betekent letterlijk 'wederopbouw'. Werken volgens een reconstructief model betekent dat mensen de emotionele chaos die hun leven in de war stuurt, moeten ordenen. Wat in de loop der tijd scheefgegroeid is, moet weer rechtgezet worden. Deze therapie is een groeiproces dat met vallen en opstaan gepaard gaat. Mensen die nog nooit geleerd hebben met gevoelens om te gaan, moeten leren van zichzelf en van anderen te houden.

Het gaat dus om een '*inzichtgevende psychotherapie*', bedoeld om mensen te laten ontdekken waar hun blokkades en angsten vandaan komen. Deze psychotherapie is bedoeld voor cliënten die gebukt gaan onder angst en een te grote afhankelijkheid van anderen. Het gaat daarbij om ingewikkelde problemen, die er de oorzaak van zijn dat mensen op sociaal gebied totaal vastgelopen zijn en dus niet meer in hun woonomgeving kunnen functioneren.

Afdelingen voor intensieve begeleiding

Het APZ heeft meestal behandelafdelingen die bedoeld zijn voor cliënten die aan een bepaalde problematiek lijden. Bijvoorbeeld: dysthyme stoornis, dissociatieve stoornis, problemen voortkomend uit een borderline-persoonlijkheidsstoornis of problemen die met een eetstoornis te maken hebben. Die cliënten moeten leren op een andere manier met gevoelens, irritaties en ontstemde buien om te gaan. Ze moeten vooral leren zelfstandiger te worden en moeten op een andere manier met medemensen omgaan. Voor de cliënten die met verslavingsproblemen te kampen hebben, geldt dat ze het afhankelijk zijn van drank, kalmerende pillen of andersoortige middelen moeten afleren. Hun therapie is feitelijk een training.

Zo'n afdeling of kliniek voor intensieve begeleiding is gebaseerd op een *re-educatief therapeutisch milieu*. Het is *niet* de bedoeling dat er emotionele chaos ontstaat, want dat kunnen deze cliënten niet hanteren. Ze moeten aan *leerdoelen* werken. Het behandelteam *stuurt het proces* en schept ook de precieze voorwaarden voor de behandeling. De leden van de cliëntengroep worden geacht elkaar bij dat leerproces te helpen. In de verslaafdenzorg werkt men ook volgens deze principes. Sommige verslavingsklinieken zijn feitelijk een therapeutische gemeenschap met een hiërarchische structuur. De pas opgenomen cliënten beginnen laag in de rangorde en kunnen, al naar gelang van hun sociale prestaties, hogerop komen. Ze moeten het respect van de medecliënten 'verdienen'. Als ze terugvallen, moeten ze leren wat daarvan de consequenties zijn. De groepsleden geven elkaar veel steun, maar zijn wel confronterend tegenover mensen die hardleers en slap zijn. Het gaat in feit om *gedragstherapeutische principes*, in de zin van een bekrachtiging van gewenst gedrag en het onthouden van schouderklopjes (beloning) bij ongewenst gedrag.

Afdeling voor forensische psychiatrie

Een afdeling, kliniek of sector forensische psychiatrie is bedoeld om cliënten op te nemen die in een huis van bewaring of een gevangenis verblijven en daar niet op hun plaats zijn. Het kan zijn dat de rechter iemand veroordeelt tot opname in een psychiatrisch ziekenhuis op grond van een 'ziekelijke stoornis der geestvermogens'. De persoon lijdt dus aan een psychische stoornis zoals schizofrenie, en wordt op juridische gronden als *niet toerekeningsvatbaar* beschouwd. In plaats van gevangenisstraf wordt hem een 'maatregel' opgelegd. Het gaat hierbij niet alleen om mensen die aan een psychose of een persoonlijkheidsstoornis lijden, maar ook om personen die een duidelijke stoornis in de impulsbeheersing vertonen (denk aan pyromanie!). De maatregel waar het dan om gaat, kan bijvoorbeeld één jaar opname in een psychiatrisch ziekenhuis zijn, het kan echter ook een TBS zijn. Dat is een zogenaamde 'terbeschikkingstelling'. De psychisch gestoorde delinquent wordt 'ter beschikking van de regering gesteld' en moet, zeer tot zijn ongenoegen, maar afwachten hoe lang deze maatregel gehandhaafd zal blijven.

Opname in een forensisch-psychiatrische afdeling is vooral bedoeld voor mensen die in een gevangenis verblijven en daar verkommeren omdat ze niet alleen te ziek zijn of te gestoord zijn om een celstraf te ondergaan, maar ook dringend psychiatrische behandeling nodig hebben.

Algemene principes voor een goede klinische behandeling

In het nu volgende gedeelte gaat het om algemene principes voor een zinvolle *klinisch* psychiatrische behandeling. Dat zijn principes die geldig zijn voor alle psychiatrische afdelingen, of het nu om een PAAZ of om de opname- of vervolgafdeling van het APZ gaat. Het gaat vooral om *sociaal-therapeutische principes*, afgeleid van het therapeutische gemeenschapsideaal dat ervan uitging dat mensen die samen in een democratische, horizontaal gestructureerde gemeenschap leefden, beter werden door de *steun* en de *empathie* die ze ontmoetten.

Persoonlijk geloof ik ook dat een goede menswaardige sfeer een therapeutisch effect heeft. Steun en empathie zijn niet genoeg, maar wel heilzaam. *Eerst moeten angst en paniek worden bestreden*, daarna kan men pas aan het oplossen van problemen werken. Als ergens de sfeer niet deugt, worden mensen gemeen en komen hun egocentrische trekken naar boven.

De praktijk heeft echter geleerd dat democratisch zelfbestuur van cliënten tot grote chaos leidt, het is nodig dat er *leiding* aan een afdeling wordt gegeven. Regressief en destructief gedrag moeten voorkomen worden. Die constatering neemt niet weg dat er toch te allen tijde naar openheid en harmonie moet worden gestreefd. Cliënten zijn angstig en afwerend, en daarom vaak moeilijk qua gedrag. Dwangmaatregelen moeten zoveel mogelijk vermeden worden. Ik weet uit eigen ervaring dat dit kán. Dwangmaatregelen maken een conflict meestal alleen maar erger. Een dwangmaatregel is niet alleen een kwelling voor de betrokkene, maar het drukt ook de stemming van alle groepsgenoten, die de ellende moeten meemaken dat iemand die ze goed kennen achter slot en grendel wordt gezet of een injectie toegediend krijgt. Dat heet dan fraai 'time-out', maar iedereen die het meemaakt is ervan geschrokken.

De toevallig ontstane relaties tussen al die mensen die tegen wil en dank in zo'n leefgemeenschap terecht zijn gekomen, kunnen niet genegeerd worden. Het met elkaar leven in dezelfde ruimten (huiskamer, slaapkamers en therapieruimten) en het moeten omgaan met mensen die men niet zelf gekozen heeft (verpleegkundigen, therapeuten, artsen, psychologen en vooral *medecliënten*), heeft uiteraard invloed op iemands gedrag. Soms is die invloed onbedoeld negatief, alleen al door het feit dat iemand zijn opname nu eenmaal beleeft als iets wat hem liever niet overkomen zou zijn. Soms ontwikkelt zich een té positieve relatie en dat geeft dan weer spanningen in de groep omdat de mensen ervan walgen.

Een gebrek aan privacy, het moeten gedogen dat anderen 's nachts lawaai maken, aan tafel smakken, of iemand die nieuw gekomen is grof bejegenen, heeft een erg

353

deprimerende invloed. Het gevoel opgesloten te zijn, het horen van sleutels wekt agressie op, terwijl het zich vernederd voelen door de wijze van optreden van de hulpverleners een reactie oproept die men als ageren kan betitelen.

Het is de bedoeling dat de cliënten op een actieve manier iets aan hun problemen doen en niet afwachten tot een ander die voor hen opgelost heeft. Het is vaak buitengewoon moeilijk om cliënten uit hun passieve opstelling te halen. Veel mensen zeggen immers dat ze gekomen zijn 'voor hun rust' en anderen zeggen: 'Bekijk het maar, je kan barsten met je behandeling'.

Als het mogelijk is om de cliënten op een afdeling gezamenlijk bij de gang van zaken te betrekken en hen zoveel mogelijk de gelegenheid te geven om een sfeer te scheppen zoals zíj die graag willen hebben, kan er een gevoel van *lotsverbondenheid* ontstaan. Men wil dan ook wel iets voor een ander doen, er is minder agressie en minder depressief gedrag.

Als de sfeer goed is kunnen gedragstherapeutische methodes een heilzaam effect hebben. Dat is gebleken bij de '*revalidatie*' van schizofrene cliënten, waar Appelo en Slooff (1993) over hebben gepubliceerd.

Als de sfeer in een instituut *niet deugt*, wordt toepassing van gedragstherapeutische methodes zoals 'beloning' en 'straf' – het heet dan heel onschuldig 'bekrachtigen' òf een 'negatieve prikkel inbouwen' – een verschrikking. We zijn dan weer teruggekeerd tot de negentiende-eeuwse opvoedingsmethoden die ik in hoofdstuk 1 heb besproken. Dit is een 'moral treatment' op een zogenaamd wetenschappelijke basis.

Basisvoorwaarden

Wil men op een afdeling een goede, open sfeer scheppen, dan moet aan een aantal basisvoorwaarden worden voldaan:

Gelijkwaardigheid teamleden

Er moet gewerkt worden met een *multidisciplinair behandelteam* waarin de teamleden gelijkwaardig zijn. De teamleden hebben verschillende verantwoordelijkheden, maar men staat samen voor een taak en iedereen heeft recht op respect voor zijn of haar mening. Over behandelprocedures moet men met elkaar tot overeenstemming komen (consensus). Iedereen moet de te voeren gedragslijn kunnen onderschrijven. Als dat niet het geval is worden behandelplannen nooit uitgevoerd! Op afdelingen waar het team geen eenheid vormt, gebeuren vreemde dingen. De toestand van een cliënt verslechtert plotseling als A. dienst heeft en verbetert als B. weer terug is van vrije dagen. Vaak heeft niemand door dat dit soort zaken het gedrag van de leden van de cliëntengroep sterk kan beïnvloeden.

De familie die op bezoek komt, kan een desastreuze invloed uitoefenen op het gedrag van een cliënt, zo zelfs dat het werk van dagenlange gesprekken weer ongedaan wordt gemaakt. Daarom moet men ook met de familie op één lijn zitten en is *psycho-educatie* erg belangrijk. De verschillen van mening tussen personeelsleden en het ongenoegen over bepaalde storende situaties of lastige kamergenoten kunnen tot gevolg hebben dat er van allerlei therapeutische procedures niets terechtkomt! *Soms moet met verhoging van medicijnen (dus suf maken) iets opgelost worden wat in feite een personeelsprobleem is.* Dat is dan niet de schuld van het team, maar ligt verborgen in de ondoorzichtigheid van de situatie op een afdeling. Het enige dat dan duidelijk is, is dat er een of andere conflictsituatie is of dat sommige leden van het behandelteam de situatie niet meer kunnen hanteren. Men constateert dat er bij hen sprake is van te veel '*expressed emotion*' en dat zegt dan weer iets over de sfeer op de afdeling.

Het feit dat er emotionele problemen optreden, vraagt om *regelmatige teambesprekingen*. Daarbij kunnen gebeurtenissen met elkaar worden besproken. Daarnaast is het noodzakelijk dat verpleegkundigen problemen direct met de groep doorspreken. Minstens een keer in de week moet er een vergadering zijn waarbij de cliëntengroep en álle behandelteamleden met elkaar kunnen praten. Dat is de *patiëntstaff-meeting* of PSM. Bij conflictsituaties op de afdeling is het nodig om *altijd naar de wáre oorzaak te zoeken*.

Gemeenschappelijke activiteiten van cliënten

Om de sfeer op de afdeling goed te houden is het ook nodig dat alle cliënten meedoen met gemeenschappelijke activiteiten en dat er *geen* onduidelijke privileges of zelf veroverde uitzonderingsposities zijn. Want dat laatste is ook wel eens een uitvloeisel van een zinloze *machtsstrijd*. Een cliënt kan de groep laten zien dat hij geen boodschap heeft aan het behandelplan onder het motto: 'Mij krijgen ze niet van mijn bed'.

Bekrachtiging van het goede

Mensen steun bieden – dat is vanuit een *supportief model* werken – hoeft beslist niet te betekenen dat iedereen voortdurend schouderklopjes of troost moet ontvangen. Het kan best zijn dat een houding van voortdurend 'zielig doen' en aandacht trekken door vreemd, storend gedrag, *genegeerd* moet worden. De betrokken cliënt moet leren op een andere manier met zijn problemen om te gaan. Niet 'ik ben machteloos en hulpeloos' maar '*in sommige dingen ben ik eigenlijk best goed*'. Die goede dingen moeten ook door de anderen benoemd en dus *bekrachtigd* worden.

Goede sfeer

Iemand moet voorts het gevoel hebben op een plek te zijn *waar van zijn kwetsbaarheid geen misbruik wordt gemaakt*. Hij mag die kwetsbaarheid ook openlijk tonen, omdat de sfeer zodanig moet zijn dat groepsleden weten dat men er is om elkaar te helpen. Men moet leren verantwoordelijkheid voor elkaar en voor de dagelijkse gang van zaken in huis te dragen.

Respect

Het is ook erg belangrijk dat de cliënten merken dat zij *als persoon worden gerespecteerd*. Zij moeten niet het gevoel hebben dat het team heel 'dubbel' bezig is, dat het met de mond 'democratie' beleidt en heel gezellig doet, terwijl datzelfde team in de behandelplanbespreking dingen besluit die voor de cliënt zeer onaangenaam zijn en vérstrekkende gevolgen hebben. Dat besluit wordt die cliënt dan later vaak op een autoritaire manier, recht voor zijn raap, meegedeeld als een maatregel 'om bestwil'. De cliënt gelooft daarna niet meer in de 'openheid' van het huis en denkt: 'Wie van die rakkers heeft dat eigenlijk bedacht?'

Onderlinge samenwerking van cliënten

Het is ook nodig dat cliënten gemeenschappelijk *zorgen voor de gewone huishoudelijke zaken*. Dat blijkt vaak erg moeilijk te zijn, omdat veel mensen thuis daar ook al problemen over maakten. Vaak was er altijd wel iemand die alles regelde (moeder, de vrouw of de baas). Of er was juist nooit iemand die iets regelde. 'Je moest altijd alles zelf doen'. Mensen die dat laatste gewend zijn, moeten leren met anderen samen te werken. Sommige mensen zijn ook te perfectionistisch en moeten leren dat niet alles zó kan als zij dat gewend waren. Anderen moeten leren dat ze zich niet schuldig moeten voelen en niet als vanzelfsprekend aan het werk moeten om de mensen maar gunstig te stemmen.

Werken aan relaties

Bij veel mensen met problemen is er juist in de relaties thuis en op het werk veel misgegaan door de manier waarop men zich tegenover een ander gedraagt en vooral door de wijze waarop men gevoelens niet of wèl uit. Veel mensen durven hun gevoelens niet te uiten, durven ze zelfs niet eens bewust bij zich op te laten komen, nog los van het zich uiten. Sommige mensen uiten gevoelens die niet echt zijn; zij weten vaak zelf niet dat zij dat doen. Ze merken alleen dat de ander er ook niet echt naar luistert. Ook dat laatste, waarom er niet naar je wordt geluisterd, terwijl je toch zoveel vertelt, is iets om met elkaar in een groep uit te zoeken: wat voor rol speel ik en wat doen we eigenlijk met elkaar en waarom? Op die manier kan iemand er dan misschien achter komen, waarom sommige dingen op het werk en thuis keer op keer misgaan.

Werken aan de toekomst

Het is erg belangrijk dat het aan de groep duidelijk wordt gemaakt dat men zich als behandelteam *samen met de cliënten op hun toekomst richt*. De cliënt moet zich niet verschansen achter zijn negatieve motivatie en zijn gevoel van het slachtoffer zijn van de 'maatschappij'. Dat laatste hoeft geen reden te zijn voor verzanding in initiatiefverlies of een negatieve opstelling. *De cliënt moet leren zijn of haar gevoel van eigenwaarde terug te krijgen*. Dat laatste is ook de betekenis van het begrip 'rehabilitatie'. Die mensen moeten leren vechten voor hun rechtmatige plaats en zij moeten dus aan zichzelf werken om *assertiever* te worden. Het is ook nodig dat iemand zich *doelen stelt* waar hij aan werken wil. De verpleegkundigen die als mentor of als groepsverpleegkundige cliënten persoonlijk begeleiden, helpen hen bij het zoeken naar idealistische doelstellingen die verwezenlijkt kunnen worden, èn ze helpen bij het wekelijks evalueren van het bereikte.

Samenvatting

Uit het bovenstaande zal duidelijk geworden zijn dat men als behandelteam zowel *empathisch* en *supportief*, als *sociaaltherapeutisch* en *gedragstherapeutisch* moet werken. Vooral de verpleegkundige teamleden hebben een belangrijk, zo niet het belangrijkste aandeel in de uitvoering van een behandelplan dat de hier genoemde punten als basis heeft. Het individuele behandelplan kan natuurlijk ook een individuele psychotherapie bevatten. Dan krijgt iemand gesprekken over problemen die strikt vertrouwelijk zijn en blijven. Niet alle zaken mogen een 'publiek geheim' worden. Er is ook nog recht op privacy. Vaak zal ook het *werken aan de relatie met de familie* een van de belangrijke doelstellingen van de behandeling zijn. Voor de verpleegkundige teamleden ligt hier een aanzienlijke taak, omdat zij vaak het meeste contact met die familie hebben. Zij zien de partner en de kinderen tijdens het bezoek of bij terugkomst van weekendverlof. Zij nemen de telefoontjes aan en horen uit de eerste hand hoe het thuis is gegaan. De verpleegkundigen weten meestal het beste hoe de cliënt over zijn of haar familie denkt en waar thuis de schoen wringt. Het is dus zeer zinnig om met een *mentorsysteem* te werken, waarbij elke verpleegkundige een klein aantal cliënten begeleidt. Zij of hij kent dat groepje zeer goed en kan een grote steun zijn voor die cliënten en hun familie.

Het multidisciplinaire team

Samenwerking in multidisciplinaire teams is lang niet altijd eenvoudig. Zo'n team bestaat voor het grootste deel uit verpleegkundigen die de hele dag en de nacht met de cliënten optrekken en vaak de meeste moeilijkheden opvangen. De inbreng van de verpleegkundige discipline is dus zeer groot; zij zijn het ook die door hun houding het emotionele klimaat op de afdeling bepalen. Als verpleegkundig mentor kunnen zij nauw contact met cliënten onderhouden en hebben zij een zeer belangrijk aandeel in de behandeling. Helaas is de continuïteit van de verpleegkundige aanwezigheid vaak niet goed gewaarborgd, omdat er wisselingen zijn in de samenstelling van het team en omdat er tegenwoordig voortdurend met inval- en uitzendkrachten gewerkt moet worden. Deze medewerkers kennen het behandelplan niet goed en hebben ook nauwelijks een emotionele band met de afdeling en de cliënten.

De rol van psychiaters en psychologen

De psychiater is de eindverantwoordelijke behandelaar. Hij is degene die in de eerste plaats voor een goede psychiatrische diagnostiek moet zorgen en waar nodig ook psychotherapeutische gesprekken met de cliënten moet voeren. Vaak zullen gesprekken, zoals partnerrelatiegesprekken of gezinsgesprekken door andere disciplines gevoerd worden. De psychiater moet de basisgegevens leveren voor het opstellen van een behandelplan en hij indiceert voor 'biologisch-psychiatrische behandelingsmethoden' en een eventuele vervolgbehandeling. Als er moeilijkheden op de afdeling zijn moet de psychiater in zijn of haar kwaliteit als de eindver-antwoordelijke behandelaar persoonlijk optreden en met de partijen praten, beslui-ten nemen en zo nodig knopen doorhakken.

Ik sta met opzet wat lang stil bij de rol van de psychiater in het team omdat de psy-chiaters tegenwoordig vaak maar parttime werken, en daarbij ook nog zo'n ver-snipperde taak hebben dat men ze nauwelijks meer op de afdelingen ziet. Het moet allemaal vlug. De informatie waar ze hun conclusies en besluiten op baseren, ont-lenen zij aan incidentele mondelinge rapportage of het lezen van een dossier, niet aan persoonlijke waarneming van gedrag, en dat is niet juist. Het zijn de arts-assis-tenten die het praktische medische werk moeten doen. Zeer ervaren verpleegkun-digen zijn het lang niet altijd eens met wat de assistent zegt en wat hij of zij aan medicatie voorschrijft. Voor de verpleegkundigen is dat zeer frustrerend.

Op veel psychiatrische afdelingen werken psychologen, die voor een aantal cliën-ten behandelaar zijn en regelmatig met hen spreken en psychotherapieën uitvoeren. Psychologen behandelen *cliëntsystemen* en doen groepstherapieën op de afdeling. Ook hun rol in een multidisciplinair team is lang niet altijd duidelijk genoeg gede-finieerd. Voor activiteitentherapeuten en bewegingstherapeuten ligt dat meestal een stuk duidelijker, hun werk kent een continuïteit, omdat ze op vaste tijden met de cliënten optrekken. Voor de cliënten is hun rol ook minder bedreigend omdat ze nu eenmaal geen ingrijpende beslissingen nemen over ontslag, pillen of weekendver-lof.

Toekomstige ontwikkelingen

Het zal wellicht onvermijdelijk zijn dat de psychiater in de toekomst meer en meer een 'vliegende keep' wordt. De psychiater zal altijd mobiel zijn. Hij of zij moet samen met casemanagers de continuïteit van de behandeling bewaken. Behandelen gebeurt dan overdag, grotendeels buiten de kliniek. De verpleegkundigen krijgen een steeds belangrijker taak zowel in de kliniek als in de teams die bij de MFE horen.

Alles wat in dit hoofdstuk over de sfeer in de klinische zorg is gezegd, blijft onver-anderd geldig. Het APZ zal niet verdwijnen. Zoals ik al aangaf behoudt het APZ zijn taak en moet het ook over afdelingen beschikken die voor gespecialiseerde psy-chiatrische zorg geschikt zijn. Daar heeft men zowel een steunende attitude als een duidelijke *heldere structuur* nodig. Die afdelingen zullen ook altijd een goed, mul-tidisciplinair samengesteld team nodig hebben.

PAAZ-psychiatrie en ziekenhuispsychiatrie

PAAZ-psychiatrie

De PAAZ-psychiatrie kwam reeds eerder ter sprake. Het gaat op de PAAZ om psy-chiatrische zorg in het algemeen ziekenhuis, een vorm van zorg met een eigen karakter en met een regionale functie. PAAZ-afdelingen zijn ook sociaal-therapeutisch georiënteerde klinieken met twintig tot veertig behandelplaatsen voor acute psychiatrie en kortdurende behandeling. De PAAZ beschikt over een *polikliniek* en een *dagbehandelingsafdeling*.

Op de PAAZ komen bijvoorbeeld mensen die acuut psychotisch of depressief zijn en mogelijk suïcidaal gedrag vertonen of zichzelf beschadigen. Er worden ook cliënten opgenomen die depressief zijn en daardoor problemen hebben gekregen in de zin van overmatig alcoholgebruik en/of slaapmiddelenaddictie (verslaving). De PAAZ krijgt ook mensen die acuut in de war zijn geraakt terwijl de oorzaak van het probleem niet duidelijk is en er *mogelijk iets lichamelijks aan de hand is*.

Op de PAAZ werkt een multidisciplinair team waarvan de leden, de verpleegkundigen, de therapeuten van verschillende disciplines, de psychologen en de psychiaters, in dienst zijn van het ziekenhuis. De PAAZ heeft niet alleen klinische, maar ook ambulante taken. In een aantal regio's is er een relatie met een MFE ontstaan. De taken en de functies worden in samenwerking met de partners waargenomen.

Ziekenhuispsychiatrie

Ziekenhuispsychiatrie (consultatieve en liaisonpsychiatrie) is de verzamelnaam voor psychiatrische activiteiten in het algemeen ziekenhuis. Het gaat om een heel stel functies waarvan het geven van *consultatieve ondersteuning aan somatische afdelingen* een belangrijk onderdeel is. Vanuit de PAAZ wordt vaak psychiatrische hulp gegeven aan patiënten die op de interne, de chirurgische of de intensive-care-afdeling verblijven. Het betreft in veel gevallen patiënten met het soort *psychosomatische problemen* dat al eerder in hoofdstuk 11 aan de orde kwam, zoals depressieve stoornissen, aanpassingsstoornissen en angsttoestanden. Het kan ook wel om somatopsychische problemen gaan. Die term wordt gebruikt om er psychische problemen mee aan te geven die door een somatische ziekte zijn veroorzaakt. Denk aan de psychische gevolgen van een hartinfarct of het rouwen na een mutilerende operatie of het verwerken van de mededeling dat men kanker heeft en niet lang meer te leven heeft.

De zogenaamde *consultatieve dienst* biedt ook hulp aan nerveuze mensen die voor iets 'somatisch' in het ziekenhuis zijn beland en met wie men geen raad weet. Voor angstige, verwarde bejaarden wordt vaak een psychiatrisch consult gevraagd. Het komt namelijk vaak voor dat een bejaarde patiënt na een ingreep of een operatie last krijgt van delirante verwardheid. Een onrustige, verwarde patiënt veroorzaakt grote consternatie op een somatische afdeling. Van een psychiatrisch consulent wordt verwacht dat die daar iets aan kan doen.

Als we het over consultatieve psychiatrie hebben, gaat het in de eerste plaats over *verpleegkundige consulenten* die met of in het team op een somatische afdeling werken om de collega's te leren hoe ze psychiatrische problemen kunnen herkennen en hoe zij ze het beste kunnen opvangen. In algemene ziekenhuizen is op dat gebied nog veel te doen. Somatische specialisten hebben vaak te weinig begrip voor de reacties van *angstige* mensen die door de opname in het ziekenhuis zo overweldigd zijn, dat ze niet weten wat hen overkomt. Er is ook vaak te weinig begrip voor de specifieke psychische problemen van bejaarde patiënten. Het is een taak voor de ziekenhuispsychiatrie om daar verbetering in te brengen. In veel algemene ziekenhuizen bestaat een *psychologische dienst* die zich eveneens met bovengenoemde problemen bezighoudt.

Kleinschalige psychiatrische voorzieningen

De ontwikkeling van de multifunctionele eenheden

In hoofdstuk 22 is het begrip 'multifunctionele eenheid' (MFE) aan de orde geweest, zonder dat uitvoerig werd besproken wat eigenlijk de bedoeling is van deze kleinschalige voorzieningen. MFE's zijn in de eerste plaats bedoeld om de klinisch psychiatrische zorg dichter bij de woonplaats van de cliënten te brengen. Daarnaast wil men de ambulante zorg bevorderen en de klinische zorg zoveel mogelijk terugdringen. De Nederlandse overheid bevordert ook een zorgverlening volgens het *sociaal-psychiatrisch model*. Dat betekent niet alleen dat ambulante zorg en deeltijdbehandeling moeten uitbreiden, maar de GGZ-instellingen moeten ook intensief gaan samenwerken. APZ, RIAGG en RIBW moeten fuseren en een RIGG gaan vormen. Op sommige plaatsen is dat proces inmiddels op gang gekomen. In Friesland en Groningen zijn samenwerkingsverbanden ontstaan. In Noord-Holland gaan de RIAGG Kop van Noord-Holland, de RIAGG Noord-Kennemerland, de RIBW Noord-Holland Noordwest en het Psychiatrisch Centrum Willibrord fuseren tot een grote RIGG.

Op andere plaatsen is reeds sprake van een nauwe samenwerking, maar hebben de instellingen hun zelfstandigheid nog bewaard. Ze hebben wel afspraken gemaakt over de wijze waarop ze gezamenlijk de GGZ gestalte geven Het aantal MFE's groeit. Vaak hebben ze een aparte naam gekregen zoals: 'Multifunctioneel Centrum' (MFC) of 'Centrum voor Geestelijke Gezondheidszorg' (CGG) of Sociaal-psychiatrisch Dienstencentrum (SPDC). De MFE is gemodelleerd naar het Amerikaanse 'dagziekenhuis-herbergmodel' of *'Boston-Inn model*. Dat model is gebaseerd op het principe dat de behandeling alleen overdag plaatsvindt. 's Nachts horen cliënten thuis te zijn, bij hun gezin of in hun eigen flat. Als hun moeilijkheden zo groot zijn dat het thuis niet meer gaat, mogen ze desnoods een nachtje komen slapen in het *pensiongedeelte* van de instelling (ze krijgen dan een zogenaamd '*bed op recept'*). Als ze totaal over hun toeren zijn, komen ze in aanmerking voor een kortdurende opname in het kliniekgedeelte. Zo'n opname wordt *klinische crisisinterventie* genoemd. Bij dit model hoort *intensieve ambulante zorg* volgens het principe van de gespecialiseerde *zorgcircuits*.

De meeste Nederlandse MFE's zijn echter helemaal niet op dit model gebaseerd. Een aantal MFE's is 'typisch een verlengstuk van de moederinstelling' (M. Jansen, 1995). Dat APZ heeft dan in een stad een locatie met een polikliniek en een dagbehandelingscentrum gesticht en men werkt daar volgens de traditionele psychiatrische principes. Er is geen integratie met het werk van een RIAGG. Deze MFE's zenden hun moeilijke cliënten meestal door naar het grote APZ dat immers over gespecialiseerde faciliteiten beschikt.

Strikt sociaal-psychiatrisch georiënteerde MFE's nemen meestal iedereen in behandeling, maar ze zetten de cliënten die zich destructief gedragen soms een tijdje buiten de deur. Die cliënten mogen weer binnenkomen als ze de bereidheid tonen het storende gedrag na te laten! Deze MFE's werken met een opname-vervangende dagbehandeling, terwijl de dagbehandeling bij de traditiegetrouwe MFE's meer een 'secundair' karakter heeft. De klinische opname wordt gevòlgd door dagbehandeling, en is vaak meer een vorm van resocialisatie.

Voorbeeld sociaal-psychiatrische werkwijze

Een voorbeeld van een principieel sociaal-psychiatrische opzet toont de nieuwe MFE 'Rijnstreek' in Alphen aan den Rijn die eind 1996 geopend wordt. Ik ontleen aan een artikel van Leenen, Hermsen en Stelwagen (1995) een beschrijving van dit instituut. Het wordt door een APZ en een RIAGG gezamenlijk opgezet en krijgt de beschikking over crisisbedden, crisisstoelen, deeltijdbehandeling en pensionkamers. De geboden ambulante hulp houdt ook intensieve thuiszorg in. Er zijn meerdere teams zoals een team voor onderzoek en advisering dat de intakes doet, een 'therapieteam' dat behandelingen uitvoert en enkele 'continuïteitsteams'. Die continuïteitsteams bewaken de voortgang van de behandeling. Bepaalde onderdelen van de behandeling, zoals bijvoorbeeld bewegingstherapie en psychotherapie worden aan leden van het therapieteam uitbesteed. De regie over de totale behandeling is in handen van de (hoofd)behandelaar en een *casemanager*. Die twee zijn steeds het 'aanspreekpunt' voor de cliënt en diens familie.

Deze interessante opzet heeft veel overeenkomsten met de SPDC's. De opzet is verbonden met zo'n totaal andere werkwijze dan men in de psychiatrie gewend is, dat het zeer de vraag is of anderen dit systeem over willen nemen. Een sociaal-psychiatrische werkwijze betekent meer 'gedogen', minder machtsvertoon, minder restricties en minder dwangmaatregelen. Het zijn allemaal zaken die mij zeer aanspreken, maar het is de vraag of de werkwijze in alle gevallen mogelijk is. Ik denk dat de 'moeilijke mensen' uiteindelijk toch naar het APZ gebracht zullen worden.

Het grote voordeel van de sociaal-psychiatrische werkwijze is dat *mensen in de samenleving blijven*. Een behandelteam hoeft niet zoveel moeite te doen om ze weer naar huis te krijgen. Ze zijn immers niet van huis weggeweest! De familie heeft ook niet de kans gekregen om de betrokkenen voorgoed buiten te sluiten. Vroeger was het APZ een asiel voor wanhopige mensen die het leven niet meer aankonden. Dat is voorgoed voorbij en ik weet niet of dat wel een vooruitgang is.

Literatuur

Alphen, P.J.M. van, G.A.G. Geeraerts en A.H.M. Hoofs, Van ziekenhuispsychiatrie naar ziekenhuis-GGZ, een pleidooi voor een multidisciplinaire werkwijze. *Medisch Contact*, 50, 1995.

Appelo, M.T., en C.J. Slooff, *De begeleiding van de chronisch psychiatrische patiënt*. Bohn, Stafleu, van Loghum, Houten, 1993.

Dutterloo, C.M. en E. Jurg (red.), *Ontwikkelingen in de langdurige zorgverlening binnen de GGZ*. Vakgroep Algemene Gezondheidszorg en Epidemiologie, Utrecht, 1991.

Gersons, B.P.R., *Acute psychiatrie*. Van Loghum Slaterus, Deventer, 1987.

Huyse, F.J., Ziekenhuispsychiatrie werkt aan versterking positie, *De Psychiater*, jrg. 3, nr. 2.

Jansen, M., De Multifunctionele Eenheid als kleine inrichting. *Maandblad voor de Geestelijke volksgezondheid*, 7, 8, 1995.

Janzing, G. en J. Lansen, *Milieutherapie*. Van Gorcum, Assen/Maastricht, 1993, 2e druk.

Leene F., C. Hermsen en J. Stelwagen, De Multifunctionele Eenheid als Paard van Troje. *Maandblad voor de Geestelijke volksgezondheid*, 1, 1995.

24
Biologisch-psychiatrische behandelmethoden

Inleiding

Voordat de biologisch-psychiatrische behandelmethoden in dit hoofdstuk aan de orde komen, wil ik er eerst op wijzen dat die methoden weliswaar een belangrijke plaats innemen, maar niet alleenzaligmakend zijn. Psychiatrische behandeling rust op een aantal pijlers zoals:
- medemenselijke ondersteuning: emoties laten uiten en mensen het gevoel geven begrepen te worden;
- problemen moeten duidelijk uitgesproken kunnen worden: waar is men bang voor? Wat is er misgegaan?
- angstgevoelens moeten bestreden worden, eventueel door middel van medicijnen; een gedeprimeerde stemming moet veranderen;
- mensen moeten niet bij de pakken neerzitten, en leren actief te worden en het zelfvertrouwen te herwinnen;
- er moet iets gedaan worden aan sociale problemen: het sociale systeem hoort bij de behandeling betrokken te zijn.

Medicatie is een belangrijk middel uit het biologisch-psychiatrische arsenaal. Angstige mensen hebben behoefte aan rust. Als ze rustiger geworden zijn, kunnen ze hun gedachten weer ordenen en kunnen ze gaan praten over wat hen dwarszit. Psychotische mensen en depressieve mensen hebben medicijnen nodig opdat hun radeloosheid wordt onderdrukt en de waangedachten verbleken. Antidepressieve medicatie is er niet alleen om de stemming te verbeteren, ze is er ook om angst te verminderen en vooral het lijden van diepdepressieve mensen te verlichten.

Wat verstaat men onder biologisch-psychiatrische behandelmethoden?

De toevoeging 'biologisch' wil zeggen dat het om methoden gaat die hun werking uitoefenen via het lichaam. De medicijnen die een cliënt slikt of per injectie toegediend krijgt, beïnvloeden de hersenen. De hersenen worden wel het 'biologisch substraat' van de geest genoemd. Biologisch georiënteerde psychiaters verwachten wel eens te veel van al die middelen die de hersenen beïnvloeden. Mensen hebben soms 'geen leven' en dat heeft dan niet zozeer met een slecht functioneren van het brein, maar met uitzichtloze levensomstandigheden te maken. Onder die omstandigheden werkt een antidepressieve therapie nauwelijks of ze helpt slechts korte tijd.

Naast medicatie bestaan er nog andere biologisch-psychiatrische methoden zoals slaapdeprivatie, lichttherapie en elektroconvulsietherapie (ECT). Alledrie worden ze uitsluitend bij depressieve stoornissen toegepast.

Psychiatrische medicijnen kunnen in vier groepen worden ingedeeld:
- antipsychotica (neuroleptica);
- antidepressiva;
- lithiummedicatie;
- benzodiazepinen (tranquillizers en slaapmiddelen).

Antipsychotica

De ontwikkeling van de antipsychotica is begonnen in 1952, toen Delay en Deniker in Frankrijk onderzoek deden naar de werking van antihistaminica. Zij ontdekten dat deze middelen (Phenergan® onder andere) antipsychotische eigenschappen bleken te hebben. Zij maakten vervolgens het Largactil®, dat chemisch aan Phenergan® verwant is, maar nog beter antipsychotisch werkt. De naam Largactil® werd afgeleid van 'large action', wat in het Frans 'grote werking' betekent!

Aanvankelijk noemde men deze nieuwe middelen 'neuroleptica' omdat ze de 'zenuwen zouden verslappen' (de letterlijke betekenis van het woord). Al deze stoffen hebben gemeen dat ze een gunstig effect op psychotische toestanden hebben, daarom noemt men ze tegenwoordig *antipsychotica.*

Op het gebied van antipsychotica is een hele óntwikkeling op gang gekomen. Er zijn nu middelen die zelfs in lage dosering al zeer werkzaam zijn en in die lage dosering betrekkelijk weinig bijwerkingen veroorzaken. Ze hebben daarom de voorkeur boven de medicijnen van het eerste uur, zoals Largactil® omdat die middelen veel hinderlijke bijwerkingen hebben. Bekende, goed werkende antipsychotica zijn Haldol®, droperidol, Dipiperon®, Orap®, Cisordinol®, Fluanxol®, Trilafon® en Anatensol®. Deze middelen worden niet alleen bij psychosen gebruikt, maar ook bij een manie, een delier en depressieve stoornissen die met psychotische verschijnselen gepaard gaan.

Men neemt aan dat antipsychotica hun werking ontlenen aan het feit dat ze de activiteiten van de neurotransmitter dopamine belemmeren. De overdracht van bepaalde (opjagende) boodschappen die de ene zenuwcel naar de andere zenuwcel zou willen sturen, lukt niet, omdat het antipsychotische middel de dopaminereceptor (= ontvanger) van de cellen geblokkeerd heeft. Bij die prikkeloverdracht spelen waarschijnlijk meerdere neurotransmitters een rol, en het is dus zeer de vraag of bij psychosen de verhoogde dopaminespiegel het enige probleem is. De klinische ervaring leert dat een antipsychoticum er in elk geval voor zorgt dat de psychotische persoon *minder gespannen en angstig* is en ook minder op prikkels hoeft te reageren. Er komt een gevoel van *gelatenheid* over de cliënt die eerst opgedraaid, achterdochtig en zeer prikkelbaar was.

Antipsychotica worden meestal in tabletvorm toegediend, maar het kan ook per injectie. Vooral bij een heftige opwindingstoestand als iemand zeer psychotisch is en hallucineert, kan het nodig zijn om een injectie toe te dienen, waarbij per keer 5 tot 20 mg Haldol® intramusculair wordt gespoten. Als de acute fase weer voorbij is kan de dosis verminderd worden en kan de cliënt zo nodig de medicatie in tabletvorm slikken. Bij lijders aan een langdurige psychose, zoals schizofrenie, kan een antipsychoticum (bijvoorbeeld Haldol®, Anatensol®, Cisordinol®, Trilafon®, Impromen® of Imap®) in de vorm van een *depotmedicatie* eenmaal per twee of drie weken intramusculair toegediend worden. In de ambulante zorg is dat niet ongebruikelijk omdat veel cliënten thuis de neiging hebben medicijnen niet meer in te nemen, met als gevolg dat achterdocht en waanideeën helaas snel terugkomen.

Het is ook mogelijk dat een antipsychoticum één keer per dag oraal wordt toegediend (Orap®). Nog handiger is een toediening die éénmaal per week plaatsvindt. De cliënt krijgt dan een tablet Semap® die de wijkverpleegkundige of de huisarts hem of haar persoonlijk komt brengen. Dat kan een elegante oplossing zijn voor het probleem van achterdochtige mensen die geneigd zijn de medicijnen weg te gooien, terwijl ze wel een antipsychoticum nodig hebben. Het huisbezoek en de persoonlijke aandacht werken op zich al positief.

Behalve de hierboven genoemde krachtige antipsychotica zijn er ook antipsychotica die – afhankelijk van de dosering – *sederend* (= sufmakend) werken. Die groep bestaat onder andere uit Nozinan®, Truxal®, Taxilan®, Terfluzine®, Melleril®, Nedeltran® en Neuleptil®. Ze worden (soms met Phenergan® gecombineerd) gebruikt om mensen te kalmeren die opgewonden en impulsief zijn of na een conflict zichzelf niet meer in de hand hebben en dreigen onverantwoorde daden te plegen.

Er zijn twee nieuwe medicamenten die qua chemische samenstelling niet in de bovenstaande groep antipsychotica thuishoren. Het eerste is Leponex®, een middel dat wordt toegepast bij zeer ernstige opwindingstoestanden. Het is erg populair geworden in verband met de succesvolle behandeling van chronisch schizofrene mensen. Als met andere antipsychotica geen effect bereikt kan worden, lukt het met Leponex® soms wel. Leponex® geeft minder motorische bijwerkingen dan de oudere antipsychotica, maar het werkt wel sederend (sufmakend). Verder kunnen bij het gebruik van dit middel ernstige bloedafwijkingen optreden (agranulocytose). Daarom moet de cliënt bij voorkeur in een kliniek op het medicament worden ingesteld. Daar kan regelmatig bloedonderzoek plaatsvinden. Het tweede nieuwe middel is Risperdal® dat ook bij de behandeling van chronisch schizofrene mensen wordt gebruikt. Het zou vooral op 'negatieve' symptomen zoals apathie, inactiviteit en een verlies aan interesses, een gunstige invloed uitoefenen. Bijwerkingen van Risperdal® zijn onder andere slapeloosheid, agitatie en hoofdpijn en eventueel stoornissen in de motoriek.

Bijwerkingen van antipsychotica

In principe kunnen alle antipsychotica spierstijfheid en een vertraagde motoriek veroorzaken. Er treedt een *Parkinson-syndroom* op, waarbij mensen ook gaan beven en soms last van speekselvloed krijgen. Het Parkinson-syndroom kan weer worden bestreden door vermindering van de dosis antipsychotica en eventueel toediening van een anti-Parkinson-middel als Akineton®, Disipal® of Tremblex®. Het toepassen van deze middelen heeft ook nadelen want ze kunnen de werking van de antipsychotica verminderen en ze hebben zelf ook bijwerkingen. Mensen krijgen soms last van een droge mond of ze gaan wazig zien.

Een tweede hinderlijke motorische bijwerking van antipsychotica is de *acathisie* die kan optreden bij mensen die plotseling een hoge dosis van een antipsychoticum zoals Haldol® toegediend krijgen. De voornaamste verschijnselen bij acathisie zijn motorische onrust, niet meer stil kunnen zitten en een gevoel alsof onderhuids alle spieren bewegen. Deze motorische verschijnselen zijn voor de cliënt meestal *zeer beangstigend*.

De derde motorische bijwerking van antipsychotica is de *acute dystonie*, gekenmerkt door pijnlijke spierkrampen. Ineens krijgt een cliënt last van een kramptoestand in zijn nek, waarbij zijn hoofd naar links of rechts gedraaid blijft. Het is ook mogelijk dat zijn oogspieren in een kramptoestand raken. Dit zijn zeer hinderlijke bijwerkingen die mensen doodsbang kunnen maken en daarom tijdig ontdekt moeten worden zodat ze door toediening van Akineton®, Disipal® of een ander anticholinergicum opgeheven kunnen worden.

Een vierde ernstige motorische bijwerking is de *tardieve dyskinesie*, gekenmerkt door vreemde bewegingen van romp, mond en tong. Wie last heeft van tardieve dyskinesie wordt geplaagd door onwillekeurige rompbewegingen en kan niet meer stil zitten. 15% van alle mensen die langdurig een antipsychoticum gebruiken, krijgt last van deze zeer hinderlijke bijwerking. Tardieve dyskinesie is helaas ongeneeslijk. Dat betekent dat de arts voorzichtig moet zijn met hoge doses antipsychotische medicijnen. Het is zaak die dosis tijdig te verlagen of het middel te stoppen en eventueel door iets anders te vervangen. Als tardieve dyskinesie eenmaal bestaat gaat het niet meer weg, Akineton® en Disipal® helpen maar weinig.

Ik zal niet alle bijwerkingen van antipsychotica behandelen, maar ik moet nog attenderen op drie andere bijwerkingen, namelijk:

– *bloeddrukdaling*, waardoor mensen soms duizelig worden en vallen;
– *oedemen*, die iemand een pijnlijk gevoel in de onderbenen geven;
– *huiduitslag*, die het gevolg is van een overgevoeligheidsreactie;
– *bloedafwijkingen*, zoals een stoornis in de aanmaak van bepaalde bloedlichaampjes (agranulocytose).

Maligne neuroleptica-syndroom

Maligne neuroleptica-syndroom is de naam van een alarmerende toestand die een enkele maal gezien wordt bij cliënten die een of meer antipsychotica gebruiken.

Het gaat hier niet meer om een 'bijwerking', maar om een *massale overgevoelig-heidsreactie* waarbij de persoon *doodziek* is, hoge koorts heeft. Hij raakt in een stupor en vertoont sterke tremoren. Vaak zijn er bovendien delirante verschijnselen. De bloeddruk van de zieke wisselt sterk en de hartslag is versneld. Hij ligt zwetend in bed en is niet aanspreekbaar. In een aantal gevallen loopt dit fataal af en daarom moet de patiënt met spoed naar een algemeen ziekenhuis gebracht worden. Het gaat om een 'intensive care' patiënt die vaak met veel kunst en vliegwerk in leven gehouden moet worden. Soms wordt – als niets helpt – elektroconvulsietherapie gebruikt om de noodtoestand te doorbreken.

Antidepressiva

Antidepressiva zijn, de naam zegt het al, middelen tegen depressies. De meeste, vooral de oudere, antidepressiva worden gekenmerkt door hun chemische structuur. Die bestaat uit drie 'ringen' en wordt daarom 'tricyclisch' genoemd. Bekende middelen uit die reeks zijn onder andere Tryptizol®, Tofranil® en Anafranil®. Andere middelen hebben slechts twee ringen en Ludiomil® heeft er zelfs vier. Deze antidepressiva hebben duidelijk een gunstige invloed op depressies, maar ze hebben ook bijwerkingen. De *tricyclische middelen* beïnvloeden het hart en de circulatie. Cliënten klagen daarom vaak over hartkloppingen en duizeligheid. Dat maakt dat deze middelen voor bejaarden soms minder geschikt zijn. Erger nog is het feit dat ze specifiek invloed hebben op de prikkelgeleiding in het hart; bij inname van een te hoge dosis kan hartstilstand optreden.

Er zijn nog twee bijwerkingen van antidepressiva die aandacht vereisen. Ten eerste kunnen zij oorzaak zijn van plotselinge verhoging van de oogboldruk en het is ook mogelijk dat mensen ineens niet meer kunnen plassen omdat hun blaas niet geleegd kan worden. Op beide bijwerkingen moet vooral bij oudere cliënten gelet worden.

Wat nieuwere antidepressiva zoals Tolvon®, Fevarin®, Prozac® en Seroxat® hebben helemaal geen ringstructuur meer en ze missen de bovengenoemde ongewenste invloed op de circulatie en het hart.

Dit betekent niet dat ze geen bijwerkingen hebben. Mensen die deze middelen gebruiken kunnen over misselijkheid, hoofdpijn, diarree of slapeloosheid gaan klagen.

Een aparte groep antidepressiva zijn de MAO-remmers. Vertegenwoordigers van deze groep zijn bijvoorbeeld Tylciprine® en Aurorix®.

Hoe antidepressiva op de hersenstofwisseling inwerken is niet precies bekend. Over het algemeen wordt aangenomen dat ze, net als de antipsychotica, een remmende invloed op de overdracht van prikkels tussen de zenuwcellen onderling uitoefenen. Bij de antidepressiva zou de 're-uptake' (de heropname) van neurotransmitters door het middel afgeremd worden nadat ze hun werk bij de prikkeloverdracht hebben gedaan. Het middel Prozac® is bijvoorbeeld een serotonine re-uptake-remmer.

Klinische toepassing van antidepressiva

De ervaring heeft geleerd dat vooral 'vitaal' depressieve stoornissen meestal goed reageren op een behandeling met een van de klassieke middelen zoals Tryptizol®, Tofranil® en Anafranil®. Deze middelen zijn vooral geschikt voor gebruik in een kliniek omdat men eventuele bijwerkingen dan beter onder controle heeft. Het antidepressivum kan, afhankelijk van de toestand van de cliënt, eventueel gecombineerd worden met een antipsychoticum, een angstdempend middel of lithium.

Het effect van antidepressiva is doorgaans pas na enkele weken merkbaar, cliënten moeten dus geduld hebben. Het heeft geen zin om al na een week met een ander geneesmiddel te beginnen omdat de betrokkene denkt dat het niet helpt. Antidepressiva van de tweede generatie zoals Tolvon®, Fevarin® of Prozac® zijn vooral geschikt voor ambulante behandeling van mensen met betrekkelijk lichte stoornissen. Ze hebben iets minder bijwerkingen en het risico dat het innemen van een overdosis (als suïcidepoging) fataal zal aflopen, is ook minder groot. De klassieke tricyclische antidepressiva hebben bij de behandeling van *ernstige depressies* nog altijd de voorkeur.

Ten slotte wil ik bij de klinische toepassing van antidepressiva ook vermelden dat tegenwoordig wel eens gebruik wordt gemaakt van 'MAO-remmers'. De middelen worden wel toegepast bij depressieve cliënten die ondanks jaren behandeling op geen enkel middel een positieve reactie vertonen.

Toediening van antidepressiva op geleide van de bloedspiegel

Het kan grote voordelen hebben om bij cliënten die moeilijk in te stellen zijn op antidepressiva, regelmatig de bloedspiegel van het medicament te laten bepalen. Van de meeste middelen is uitgezocht welke bloedspiegel correleert met de beste therapeutische resultaten. De bloedspiegel geeft aan of de cliënt 'hoog genoeg zit' en ook of de cliënt misschien te weinig of juist veel te veel van het middel binnenkrijgt. Recent onderzoek heeft uitgewezen dat het bepalen van de bloedspiegel zeer zinvol is bij een behandeling met klassieke tricyclische antidepressiva zoals bijvoorbeeld Tofranil®, Anafranil® en Tryptizol®.

Behandeling van angststoornissen met antidepressiva

Antidepressiva als Anafranil®, Fevarin® en Prozac® worden tegenwoordig vaak gebruikt bij de behandeling van angststoornissen zoals fobische stoornis, paniekstoornis of obsessief-compulsieve stoornis (dwanggedrag). Men begint de behandeling bij paniekaanvallen of ernstige fobische klachten door eerst een middel als Fevarin® voor te schrijven om dan vervolgens, als het na enkele weken wat beter met de cliënt gaat, met een gedragstherapeutische behandeling verder te gaan.

Lithiummedicatie

In 1954 ontdekte de Deense onderzoeker Schou dat lithium bij de behandeling van bipolaire stoornis (manisch-depressieve stoornis) zinvol kan zijn. Lithium is een zout, net als keukenzout, dat op een merkwaardige manier invloed heeft op psychische ontregeling en stemmingsstoornissen. Waarom dat zo is, is niet bekend.

Lithium wordt als onderhoudsdosering gebruikt bij mensen die reeds enkele malen manische en/of depressieve episodes hebben meegemaakt. Het heeft een stabiliserende invloed op de stemming. Het wordt ook in combinatie met een antidepressivum gebruikt om cliënten met een ernstige depressieve stoornis te behandelen. In het geval van een manische stoornis wordt lithium gecombineerd met een antipsychoticum. Bij de behandeling van sommige moeilijk te behandelen chronisch schizofrene mensen wordt ook wel lithium toegepast.

Lithium kan *nierproblemen* geven (het is een zout dat door de nieren moet worden uitgescheiden) en het kan bij mensen met schildklierproblemen een verergering van de stoornissen geven. Vandaar dat een regelmatige medische controle bij lithiumgebruik vereist is. Als iemand met een bipolaire stoornis overgevoelig voor lithium blijkt te zijn, kan carbamezapine (Tegretol®) soms een goed vervangingsmiddel zijn. Lithium wordt gedoseerd *op geleide van de bloedspiegel*. Als de bloedspiegel boven de 1,5 mmol per liter komt, is de betrokkene in de gevarenzone beland en moet de dosis snel verminderd worden. Een te hoge dosis lithium veroorzaakt misselijkheid en sufheid. Langdurig lithiumgebruik kan, vooral bij bejaarde cliënten, ook lichte Parkinson-verschijnselen veroorzaken.

Benzodiazepinen

Deze, qua werking en samenstelling sterk verwante, groep medicijnen wordt vaak met de chemische naam 'benzodiazepinen' aangeduid. Ze worden voornamelijk als *kalmeringsmiddel* toegepast. Een enkele keer komt het voor dat delirante cliënten met hoge doses van een benzodiazepine (bijvoorbeeld Seresta®) behandeld worden omdat ze een antipsychoticum niet verdragen kunnen. Tegenwoordig worden delieren meestal met een antipsychoticum zoals Haldol® of een vergelijkbaar middel behandeld.

Tranquillizers

Kalmeringsmiddelen uit de benzodiazepinenreeks worden in de huisartsenpraktijk nogal eens voorgeschreven bij milde verschijnselen van angst en aanpassingsstoornissen die met angst gepaard gaan. Deze middelen hebben echter het grote bezwaar dat ze *verslavend* werken. De gebruiker wordt er psychisch en lichamelijk afhankelijk van omdat hij na het staken van het medicament onmiddellijk *onthoudingsverschijnselen* krijgt. Het is zelfs mogelijk dat iemand dan een epileptische toeval krijgt.

Een ander bezwaar is dat mensen geneigd zijn steeds meer van het middel in te nemen omdat het hen een prettig gevoel geeft, het lijkt op een soort van 'dronkenschap'. Wie bijvoorbeeld drie- of viermaal daags 50 mg Seresta Forte® gebruikt, en dat is helaas geen zeldzaamheid, wordt druk en spraakzaam. Zo iemand maakt een 'opgefokte' indruk. Bekende kalmeringsmiddelen uit de benzodiazepinereeks zijn Valium® (Stesolid®), Seresta®, Librium®, Tranxène® en Temesta®.

Slaapmiddelen

De slaapmiddelen uit de benzodiazepinengroep zijn broertjes en zusjes van de bovengenoemde middelen. Het verschil zit in de snelheid waarmee sommige slaapmiddelen werken en het betrekkelijk geringe aantal uren dat het middel werkzaam blijft. Een ideaal slaapmiddel moet het inslapen bevorderen en ongeveer na zes uur weer uitgewerkt zijn. Moderne slaapmiddelen uit de benzodiazepinenreeks die hier min of meer aan voldoen zijn Normison®, Lendormin®, Noctamid® en Loramet®. Een bekend, goed werkend middel als Mogadon® heeft het bezwaar dat de gebruiker de volgende morgen nog over sufheid kan klagen omdat het nog lang niet uitgewerkt is. Men moet dus maar een half of een kwart tablet innemen, inplaats van een heel tablet!

Ten slotte moet vermeld worden dat sommige middelen uit de benzodiazepinenreeks als *anti-epilepticum* worden gebruikt. Met name is dat het geval bij middelen als Valium® en Rivotril®. Bij een zogenaamde 'status epilepticus', als iemand plotseling een serie toevallen achter elkaar krijgt, worden deze middelen *intraveneus ingespoten* om de noodsituatie te doorbreken.

Slaaponthoudingstherapie

De methode van de slaaponthouding (nachtwake) berust op het principe dat iemand na een doorwaakte nacht 's ochtends vaak een licht, wat opgewekt en zelfs wat ontremd gevoel kan krijgen. Mensen die na een nachtdienst of soms na een lang doorgegaan feest niet naar bed zijn geweest, kennen dat gevoel wel uit eigen ervaring. De bedoeling van deze therapievorm is om dit gevoel bij diep depressieve mensen op te wekken, in de hoop dat het dan na een aantal van die nachtwakes (vijf tot vijftien keer) beklijven zal en de stemming blijvend verbetert.

Gedurende de tijd die wakend doorgebracht wordt en gedurende de hele volgende dag, wordt ervoor gezorgd dat de cliënt niet slaapt en de tijd zinvol en actief doorbrengt. Die eerste dag na de wake is de stemming vaak beter, maar de dagen daarna is de betrokkene vaak zeer vermoeid en prikkelbaar. Voor oudere mensen kan het soms te veel van het goede zijn, daar moet men voor oppassen.

Lichttherapie

Lichttherapie is een biologisch-psychiatrische methode waarvan men veel heeft verwacht. De lichttherapie wordt wel toegepast bij zogenaamde 'winterdepressies', dat zijn depressies die in de duistere wintermaanden optreden als de 'blaadjes van de bomen zijn gevallen'. De lichttherapie stoelt op de gedachte dat deze depressies iets met stoornissen in de vaste levenspatronen te maken zouden hebben. Levenspatronen die op hun beurt bepaald worden door de 'biologische klok' in ons hoofd. Mensen hebben met dieren gemeen dat ze een soort inwendige klok hebben die op het aantal uren zonlicht per dag en per seizoen reageert. Mensen met een winterdepressie worden dus dagelijks een vast aantal uren aan sterk kunstlicht blootgesteld in de hoop dat de stemming daar positief op zal reageren.

Elektroconvulsietherapie

Elektroconvulsietherapie (ECT) is een behandeling van depressies die berust op het opwekken van een epileptisch toeval door middel van elektrische stroom die door het hoofd geleid wordt. Het is een oude methode die in 1937 door twee Italianen, Cerletti en Bini, is ontdekt. Het bleek dat depressieve cliënten na een op deze wijze opgewekt toeval soms plotseling genezen waren van hun kwellende dwanggedachten en hun neerslachtige stemming. Die ervaring kon door anderen bevestigd worden. Tientallen jaren, van 1940 tot 1970, was elektroshocktherapie, zoals het toen nog heette, een veelgebruikte methode, die echter lang niet altijd succesvol was. Ze werd helaas soms ook misbruikt als middel om zeer agressieve en sterk gedragsgestoorde cliënten te corrigeren en in toom te houden. In de bekende film 'One Flew over the Cuckoo's Nest' wordt dat misbruik aan de kaak gesteld.

Tegen het feit dat de therapie kwistig werd toegepast – ik herinner mij dat nog levendig uit mijn eigen opleidingstijd – werd terecht protest aangetekend. Met de opkomst van de antipsychiatrie werd de elektroshock veroordeeld als een typisch machtsmiddel van een onmenselijk geworden psychiatrie. Dat heeft tot gevolg gehad dat in ons land 'shocks' een tijdlang niet meer toegepast mochten worden.

De elektroconvulsietherapie wordt tegenwoordig weer regelmatig toegepast, met name bij depressieve mensen die zogenaamd 'therapie-resistent' zijn, dat wil zeggen: niet met de gangbare antidepressieve middelen beter te maken. Een belangrijk criterium is ook dat er sprake is van een ernstig gevaar voor zelfmoord of dat er sprake is van voedselweigering en mutisme. De toepassing van ECT is aan strenge voorschriften gebonden en mag alleen in gespecialiseerde centra plaatsvinden. Cliënt en familie moeten schriftelijk toestemming geven. De behandeling mag pas uitgevoerd worden als telkens gedurende een maand zijn toegepast:

– een medicijnkuur met tricyclische antidepressiva;
– een kuur met antidepressiva gecombineerd met lithium;

- een kuur met antipsychotica gecombineerd met antidepressiva;
- een kuur met MAO-remmers;
- slaaponthouding gecombineerd met antidepressiva.

Het duurt dus bijna een half jaar voordat men tot de eventuele toepassing van de ECT kan overgaan. De ingreep moet altijd onder narcose en met behulp van spierverslappende middelen worden uitgevoerd. Ter voorkoming van eventuele hersenbeschadiging wordt de stroomstoot eenzijdig toegediend. De betrokkene merkt de ingreep niet en deze is dus niet meer zo angstaanjagend als vroeger.

Ondanks al deze voorzorgen blijft het een ingrijpende behandeling waar men niet nonchalant over mag denken. Men moet ook bedenken dat het resultaat van de ECT-behandeling vaak maar betrekkelijk is. Bij oudere mensen met een therapieresistente depressie komt de depressie soms binnen een jaar al weer opzetten. Men moet ook bedenken dat het begrip 'therapieresistent' ook maar betrekkelijk is. Sommige mensen zien er geen gat meer in omdat er niets meer is dat hen aan dit leven bindt. Als ze zich na een succesvolle behandeling beter voelen, merken ze eens te meer dat hun leven weinig vreugdevol is. Confrontatie met een situatie die men aankan, werkt deprimerend. Het recidiveren van de depressie hoeft dan geen verbazing te wekken.

Literatuur

Hoes, J.M., Antidepressiva: is nieuw ook beter? In: *Soma en Psyche*, jrg 19, nr. 2, 1993.

Leentjes, A.F.G. e.a., Het effect van medicamenteuze vervolgbehandeling na succesvolle elektroconvulsietherapie voor therapie-resistente depressie is nog teleurstellend. In: *Nederlands Tijdschrift voor Geneeskunde*, 140, 5, 1996.

Loonen, A.J.M., Cyclische antidepressiva nader beschouwd, de beoordeling van de werkzaamheid en de waarde van keuzecriteria. In: *Tijdschrift voor psychiatrie*, jrg. 30, nr. 7, 1988.

Maar-van Litsenburg, C.M.J. de e.a., Over de efficiëntie van hoge doseringen neuroleptica. In: *Tijdschrift voor Psychiatrie*, jrg. 32, nr. 2, 1991.

Moleman, P.J.A. Bruijn en J.H.M. Thies, Het nut van Bloedspiegels van antidepressiva in de klinische praktijk. *Tijdschrift voor Psychiatrie*, 38, 1, 1996.

Naarding, P. e.a., Toevoeging van lithium aan de medicatie bij depressies die resistent zijn tegen behandeling met tricyclische antidepressiva. *Nederlands Tijdschrift voor Geneeskunde*, 139, 11, 1995

Nederlandse Vereniging voor Psychiatrie, *Elektroconvulsietherapie, Aanbevelingen voor indicatiestelling, informed consent en uitvoering*. Utrecht, augustus 1992.

Nolen, W.A. en P. Moleman, Biologische therapievormen. In: W. Vandereycken e.a. (red.), *Handboek psychopathologie*, deel 2. Bohn, Stafleu, Van Loghum, Houten, 1991.

Noll, R.L., E. Hoencamp en W.A. Nolen, Subjectieve bijwerkingen van neuroleptica. In: *Nederlands Tijdschrift voor Geneeskunde*, jrg. 135, nr. 45, 1991.

Schene, A.H. en D.H. Linszen, Clozapine, een herontdekt antipsychoticum. *Maandblad voor de geestelijke volksgezondheid*, 11, 1994.

Verwiel, J.M.M. e.a., Succesvolle elektroconvulsietherapie bij een zwangere vrouw met het maligne neuroleptica-syndroom. *Nederlands Tijdschrift voor Geneeskunde*, 138, nr.4, 1994.

25
Therapieën gericht op activering en non-verbale expressie

Inleiding

Bij de psychiatrische behandeling wordt al sinds onheuglijke tijden gebruikgemaakt van handenarbeid als een vorm van therapie. Iedereen weet dat het helpt om in tijden van spanning, als je nerveus bent, iets met je handen te doen. Lichamelijk bezig zijn, in de tuin werken, dingen schoonmaken of de kast opruimen is op zulke momenten een prettige afleiding. Dat actief bezig zijn leidt af van piekeren en tobben en geeft je het gevoel dat je iets zinvols doet, terwijl zenuwachtig ijsberen de zaak alleen maar erger maakt. Dit soort algemeen menselijke ervaringen heeft geleid tot het *gericht* toepassen en bevorderen van allerlei activiteiten

Activiteitenbegeleiding

Voor alle afdelingen van het psychiatrische ziekenhuis is activiteitenbegeleiding van groot belang. Het gaat om een goed georganiseerd programma dat meestal vijf morgens en vier middagen in de week aan de cliënten wordt geboden. Er is begeleiding bij het handwerken, er is handenarbeid met hout en andere materialen mogelijk en men maakt groepswerkstukken. Vaak hoort er ook koken en bakken bij, naast het begeleiden van individuele projecten. Sommige cliënten kiezen voor het opzetten van een of andere hobby, zoals modelbouw. Ook daar kan de activiteitenbegeleidster of -begeleider bij behulpzaam zijn en stimuleren. Het allerbelangrijkste van de activiteitenbegeleiding is het scheppen van een *goede sfeer*, het zorgen dat het op de 'therapie' gezellig is zodat de cliënten daar graag komen om aan hun werkstuk bezig te zijn. Soms is het nodig om ter bevordering van de sfeer samen een spel te doen of muziek te beluisteren.

De doelstelling van de activiteitenbegeleiding, zinvol bezig zijn, omvat een aantal nevendoelen:
- *Voorkomen dat mensen in mismoedigheid verzinken* en overdag alleen nog afwezig voor zich uit staren. Cliënten zijn vaak geobsedeerd door een bepaalde kwellende gedachte, bijvoorbeeld een depressief idee of een waandenkbeeld. Een project uitvoeren dat alle aandacht vraagt, helpt dat soort *gedachten uit het hoofd te zetten*. Wellicht vergeet men ze een tijdlang. Ook door een bijdrage te

leveren aan het *wakker houden van de geest* kan men iemand helpen de kracht te vinden om uit de put te klimmen.

– Het is een grote kunst om als begeleidster of begeleider, bij een niet-gemotiveerde cliënt uit te vinden waarin hij of zij geïnteresseerd is. Mensen zijn vaak boos over de opname en reageren hun boosheid op medewerkers af. In de ruimte waar gewerkt wordt, moet de sfeer niet betuttelend, maar uitnodigend zijn zodat men de boosheid kan vergeten.

– Therapeuten moeten dus niet te véél van de cliënten eisen zodat er geen vervelende conflictsfeer en geen machtsstrijd ontstaat. Activiteitenbegeleiding is immers bedoeld voor cliënten die door de chaos in hun hoofd nog niet in staat zijn spanning en druk van buitenaf te verdragen.

– Het is heel belangrijk om het *sociale contact* te bevorderen. De cliënten die op de 'therapie' aanwezig zijn, merken dat *samen bezig-zijn* stimulerend kan werken. Werken met de handen is troostend als men zich wanhopig voelt. Een ander helpen bij een activiteit is soms woordeloos troost geven.

– Het eigenhandig vervaardigen van een werkstuk kan *het gevoel van eigenwaarde bevorderen*. Ook het laten zien dat het er niet om gaat dat er een perfect product komt, maar dat een cliënt leert de valse schaamte te overwinnen ('ik doe géén kleuterwerk'). Een met liefde en veel moeite gebreide shawl zal voor degenen die van de breister houden een vertederend aandenken zijn, ook al ziet het product er nogal 'typisch' uit; niemand hoeft daar met minachting op neer te zien.

– Het bevorderen van *innerlijke rust* door middel van activiteiten waar iemand zich op kan concentreren. Men kan een activiteit leren die thuis ook in praktijk gebracht kan worden. Het kan soms als een soort 'ontspanningsoefening' dienen. Het zich concentreren op een werkstuk verjaagt soms de spoken uit het hoofd.

– Het geven van *een duidelijke dagindeling*, met 's morgens en 's middags zinvol bezig zijn, is bevorderlijk voor het welzijn, omdat mensen die over hun toeren zijn vaak ook de dag als één onoverzichtelijke chaos beleven.

– Cliënten moeten proberen het op de activiteitentherapie uit te houden en de neiging onderdrukken om voortdurend maar te klagen en veel negatieve dingen te zeggen.

Activiteitentherapie

Bij activiteitentherapie spelen nog andere zaken. Er moet aandacht worden besteed aan de *zelfredzaamheid*. Cliënten moeten leren hoe ze later, als ze weer thuis zijn, hun vrije tijd zinvol kunnen besteden. Depressieve cliënten moeten leren de moed op te brengen zich eens uit hun stoel te verheffen en ergens aan te beginnen, ook al hebben ze het gevoel niets te kunnen en hebben ze nergens zin in.
Expressie van gevoelens en bevrijding van angst zijn, zoals ik in het voorafgaande al stelde, zeer belangrijke doelstellingen.

Activiteitentherapie is uiteraard niet alleen voor cliënten die klinisch behandeld worden. Ze speelt ook een belangrijke rol bij de *behandeling in dagbehandelings-centra*. Ze kan ook vooral gericht zijn op *rehabilitatie*, waarbij het accent ook op stimulering en trainen ligt. De activiteitentherapeuten hebben een unieke positie omdat zij, via het samen met de cliënten aan concrete en tastbare projecten werken, met hen een speciale vertrouwensrelatie kunnen opbouwen. Therapeuten hoeven niet te hameren op gedragsproblemen en hoeven geen confronterend gesprekken te houden. Ze kunnen het werkstuk of het werkproject als gespreksonderwerp gebruiken. Ze kunnen dus volledig 'naast' de cliënt gaan staan en hem steunen. Therapeuten moeten zuinig zijn op die unieke positie en vooral niet de fout maken zich als agogisch werker en gedragstherapeut op te stellen.

Vakgerichte therapie

Er kunnen ook gerichte activiteitentherapieën zijn waarbij de therapeut(e) vanuit een bepaalde *vakopleiding* een therapie aanbiedt. Er zijn verschillende mogelijkheden op dit gebied. Een zeer zinvolle en voor de cliënten belangrijke en gewaardeerde therapievorm is werken in de tuin. Er wordt vakkundig gewerkt in de plantenkas, de bosbouw, de plantsoenaanleg, terwijl men tijdens dat werk leert met emotionele problemen om te gaan. De cliënt moet leren samen te werken, tegenslagen te incasseren en verantwoordelijk te zijn voor de natuur, naast het dragen van collegiale verantwoordelijkheid. Helaas hebben de beleidsmakers vaak te weinig oog voor dit soort zaken en worden projecten vanwege de bezuinigingswoede geschrapt. Wat voor tuinarbeid geldt, geldt ook voor andere (soms externe) werkprojecten, men leert er vooral *sociale vaardigheden* en men went er weer aan een tijd achtereen te moeten werken. Het kost mensen die uit de running zijn vaak heel veel moeite om continu en in een bepaald tempo te werken. Dat zijn ze verleerd en het moet hen dus opnieuw geleerd worden.
In het kader van de rehabilitatie kunnen veelsoortige projecten worden opgezet, het kan om een vakopleiding of om het opdoen van werkervaring gaan.

Ergotherapie

Bij ergotherapie, tegenwoordig ook in de psychiatrie toegepast, gaat het om revalidatie van mogelijkheden die door het psychotisch-zijn verloren zijn gegaan. De ergotherapeut(e) analyseert wat iemand kan en helpt de vaardigheden te ontwikkelen, die men na ontslag hard nodig heeft om weer aan het werk te kunnen.

Creatieve therapie

Onder creatieve therapie verstaat men de toepassing van kunstzinnige uitdrukkingsvormen ten behoeve van het vrijmaken van gevoelens en gedachten, die op een andere manier moeilijk geuit kunnen worden. Het gaat dus niet om het maken van kunstwerken maar om *expressie van emoties*. Het materiaal waarmee men werkt, roept emoties op of het roept bij de cliënt juist weerstand op. Zo kan het werken met klei zowel weerstand (het is vies) als emoties (het voelt lekker) oproepen. Bij het werken met klei worden mensen soms ook boos en hebben de neiging het product te vernietigen. Over al die gevoelens kan tijdens of na het werk gepraat worden. Ook bij het tekenen en schilderen komen veel gevoelens vrij. Men kan er op non-verbale manier veel in uitdrukken. We hebben als kind allemaal getekend en we hebben de dingen waar we bang voor waren met gemak op papier gezet. Als volwassene schamen we ons voor dat soort tekenwerk en dat is jammer. Bij een schildertherapie moet iemand weer leren op een spontane manier met kleuren en vormen te werken, iets wat hij ooit eens heeft gekund. Achteraf gaat iemand dan over hetgeen hij gemaakt heeft nadenken en vaak ziet hij zo ineens een verband tussen het geschilderde werk en de dingen waarover hij emotioneel is gestruikeld in zijn leven.

Bij creatieve therapie gaat het dus om:
– verborgen mogelijkheden tot uitdrukking brengen en *gevoelens de ruimte te geven*;
– het hervinden van zelfvertrouwen door het vormgeven aan een idee en het geduldig tot stand brengen van een werkstuk waarmee men tevreden kan zijn;
– het leren *genieten van creatief bezig zijn* en het overwinnen van valse schaamte en minderwaardigheidsgevoelens.

Muziektherapie

Ook muziektherapie is een vorm van creatieve therapie. In de psychiatrie geldt voor muziektherapie hetzelfde als voor alle andere vormen van creatieve therapie, namelijk dat het gaat om vrijmaking van ver weggestopte gevoelens. Bij muziektherapie is vooral de beïnvloeding van de stemming belangrijk, want muziek is als geen ander middel in staat om een bepaalde gevoelsstemming op te roepen. Van muziek kun je *passief genieten*. Al luisterend kun je opgaan in die muziek zodat al het andere op de achtergrond raakt. Je kunt muziektherapie ook toepassen als een middel om *samen met anderen iets te maken*.
In sommige gevallen kan muziektherapie worden gecombineerd met *bewegingsexpressie* en dans.

Bewegingstherapie

Als expressieve therapie is de bewegingstherapie vooral zinvol omdat ze een mogelijkheid biedt om via uitdrukkingsvormen van lichamelijk bezig zijn emotionele spanningen af te laten vloeien.
Ook de opvallende houterigheid (denk aan katatonie) waarmee alle psychiatrische cliënten zich bewegen (de spanning en het gebrek aan spontaniteit, het gevoel bekeken te worden) is een goede reden om bewegingstherapie te doen. *Bewegings-*

therapie wordt apart gezien van sport, gymnastiek, lichamelijke opvoeding en fysiotherapie. Bij de fysiotherapie wordt de aandacht speciaal gericht op het oefenen van lichaam en lichaamsdelen die afwijkingen vertonen, zoals (neurologische) verlammingen en contracturen.

De bewegingstherapie stelt zich een *gedragsbeïnvloeding* tot doel, waarbij gestreefd kan worden in een duidelijk gestructureerde situatie naar het zich beter leren aanpassen in een groep mensen (bijvoorbeeld via spel), het leren overwinnen van angst door bepaalde bewegingsoefeningen uit te voeren of ook het leren van de eigen activiteit te beheersen via ontspanningsoefeningen.

De bewegingstherapie heeft de laatste vijfentwintig jaar uit verschillende richtingen impulsen gekregen. Daardoor heeft zij zich kunnen ontwikkelen tot een van de belangrijke non-verbale vormen van behandeling van psychiatrische cliënten. Bij de bewegingstherapie wordt door de bewegingstherapeut zelfstandig een *bewegingsdiagnose* gemaakt, op grond waarvan dan bekeken wordt op welke wijze degene die geholpen moet worden, kan gaan leren spanningen en weggestopte emoties door middel van bewegingsoefeningen te uiten.

De middelen waarmee de bewegingstherapie werkt, zijn onder andere:

– al dan niet gestructureerde groepsspelen;
– passieve en actieve bewegingsopdrachten;
– contactoefeningen in een groep;
– body-awareness-oefeningen;
– ontspanningsoefeningen (relaxatie-oefeningen).

Pesso-psychotherapie

Deze therapie heeft eerst de naam psychomotore therapie gedragen, maar wordt nu, als eerbetoon aan de grondleggger A. Pesso, naar hem genoemd. Het is een psychotherapie waarin elementen van andere psychotherapeutische technieken, zoals groepstherapie en psychoanalytische therapie zijn verwerkt. Het gaat in elk geval om het lichamelijk beleven. Vooral de non-verbale communicatie krijgt een belangrijke plaats bij deze therapievorm. De cliënten moeten lichaamsoefeningen doen om te ontdekken wat er emotioneel in hen leeft.

Pesso spreekt van een *training*, die bij voorkeur in groepsverband plaats moet vinden. In de eerste fase van het trainingsproces moeten cliënten ervaren hoe de neiging om een bepaalde beweging of een handeling uit te voeren met een (onbewust) *gevoel* te maken kan hebben. De tweede fase van de training gaat over de reactie van anderen op bewegingen die een bepaald gevoel uitdrukken. Het gaat erom te ervaren wat de adequate, passende reacties zijn en hoe, door emoties opgeroepen bewegingen op andere mensen kunnen overkomen. De derde fase gaat over het gericht (af)reageren op personen die symbolisch iets voorstellen waar de cliënten het emotioneel moeilijk mee hebben (woede jegens ouderfiguren) of wat ze juist heel prettig moeten vinden (*leren met aanraking omgaan*). Pesso gebruikt voor dit alles woorden zoals 'accommodaties' en 'structures', enzovoort.

De therapie is weliswaar gerelateerd aan 'bewegen', en oefenen van bewegingen en 'gebaren', maar ze hoort eigenlijk thuis tussen de psychotherapievormen die in het volgende hoofdstuk behandeld worden.

Relaxatietherapie

Het bereiken van psychische ontspanning (relaxatie) door een consequente gelei-delijke oefening van het spannen en weer ontspannen van delen van het lichaam (te beginnen met de ledematen). Dat oefenen geschiedt door het zich intens concen-treren op de te ontspannen lichaamsdelen. In het begin vooral is daarbij een sug-gestieve invloed van de therapeut onmisbaar. Dit soort oefeningen kan ook in groepsverband gedaan worden. De therapeut bouwt dan een bepaalde sfeer op, die door middel van rustgevende muziek versterkt kan worden. Dit alles werkt zo sug-gestief dat er een heilzame werking vanuit gaat en ontspanning mogelijk wordt.
Het is meestal de bedoeling dat angstige cliënten, door het doen van de ontspan-ningsoefeningen, zichzelf in noodsituaties weer onder controle kunnen krijgen. Ze kunnen, als er paniek ontstaat, zich even terugtrekken en gaan liggen of in een makkelijke stoel gaan zitten om de oefening te doen. Ontspanningoefeningen zijn heel belangrijk bij *de behandeling van slapeloosheid* en *stress*.

De twee oorspronkelijke technieken zijn:
– *de autogene training van Schultz*;
– *de relaxatiemethode van Jacobson.*

De laatste methode wordt veel in het kader van gedragstherapie toegepast. Het gaat om het leren van ontspanning, via het geleidelijk aan oefenen van ontspanning van bepaalde spiergroepen. Via het oefenen moet het mogelijk worden dat iemand in een angstige situatie zich kan ontspannen (en daardoor niet angstig meer is) door zichzelf het *commando* 'ontspan' te geven. Het gaat hier dus in feite om het *gedragstherapeutische principe van de conditionering.*

Wat ik in het voorafgaande als *ontspanningsoefeningen* heb beschreven, heeft zowel met de methode van Schultz als met de techniek van het mediteren te maken. Bij dat laatste concentreert men zich op een bepaalde, zeer rustgevende gedachte of men leert juist om aan niets meer te denken en zich louter op lichamelijke gevoelens te concentreren.

Literatuur
Pesso, A., *Psychotherapie en beweging.* Alpha-boek, Amsterdam, 1976.

378

26
Psychotherapie

Inleiding

Bij het begrip psychotherapie denken de meeste mensen terecht aan een behandeling door 'gesprekken'. Psychotherapie houdt echter meer in. Die gesprekken zijn niet vrijblijvend. Men krijgt niet alleen maar de gelegenheid 'het hart eens te luchten', er wordt ook een actieve deelname van de cliënt verwacht. De cliënten moeten leren hoe ze met hun emoties, zoals angst en woede, kunnen omgaan. Ze moeten ook leren hoe ze een bepaald gedrag kunnen veranderen en op welke manier ze het contact met anderen kunnen verbeteren.

In dit hoofdstuk gaat het eerst over de voorwaarden waaraan voldaan moet worden, wil psychotherapie een kans van slagen hebben. Daarna komen dan de doelstellingen, de methoden en de specifieke vormen van psychotherapie aan de orde. Het aantal psychotherapievormen is zo talrijk geworden dat ik ze niet allemaal kan noemen. Het gaat mij alleen om de belangrijkste zoals: de (psycho)-analytische therapie, de cliëntgerichte therapie, de gedragstherapie, de cognitieve therapie, de directieve therapie en de psychotherapeutische benadering van het sociaal systeem.

Algemene principes

Definitie

Onder psychotherapie verstaat men, ruim genomen, alle vormen van behandeling waarbij psychische problemen met een daartoe opgeleide psychotherapeut besproken en doorgewerkt worden.

Het therapeutisch contact

Er moet, wil de therapie kans van slagen hebben, een goed therapeutisch contact, een *vertrouwensrelatie*, tussen cliënt en psychotherapeut worden opgebouwd. In dat contact moet een klimaat worden geschapen waarin de cliënt zijn diepste gevoelens durft te uiten. Cliënt en psychotherapeut moeten niet bang voor elkaar zijn en ook geen afkeer van elkaar hebben, anders is het contact geheel zinloos.

Het welslagen van een psychotherapie berust op een positieve relatie met de therapeut. De behandeltechniek is natuurlijk ook belangrijk, maar de relatie met de therapeut is het belangrijkst. Het moet 'klikken' tussen cliënt en therapeut. Als dat niet het geval is, komt er zelfs van de beste therapie niets terecht. Soms voelt een cliënt zich zo geborgen bij een therapeut dat deze een soort van vader- of moederfiguur wordt. Daar is op zich niets tegen, als de cliënt en de therapeut het maar doorhebben en er ook constructief mee aan het werk gaan. De relatie moet op een goed moment weer 'afgebouwd' worden, zodat de cliënt na het beëindigen van de therapie opgelucht zijn eigen weg kan gaan.

Het komt in de gezondheidszorg helaas vaak voor dat cliënten en therapeuten op elkaar verliefd worden. Vooral de verliefdheid van een therapeut heeft vervelende consequenties, zeker als hij of zij misbruik maakt van de afhankelijkheid en de kwetsbaarheid van een cliënt(e). Zo'n situatie moet dus voorkomen worden, want ze is ruïneus voor cliënten. Een therapie is per slot van rekening een zakelijke activiteit waarvoor duidelijke afspraken moeten gelden. Psychotherapeuten zijn ook aan normen gebonden, ze moeten een goede opleiding hebben gevolgd en moeten erkend zijn door een van de verenigingen van psychotherapeuten.

De geschiktheid van de cliënt

De cliënt moet psychotherapie aankunnen. Het is mogelijk dat iemand zo over zijn toeren is dat het werken aan een probleem en het oproepen van emoties veel te veel voor hem wordt. Zo'n cliënt kan geen diepgravende, *inzichtgevende therapie* verdragen. Hij is meer gebaat bij *steunende gesprekken*. Psychotherapie bestaat vaak uit steungeven (een supportieve therapie). Denk bijvoorbeeld aan *rouwtherapie* en de opvang van slachtoffers die een ramp overleefd hebben. Deze mensen lijden onder een trauma en hebben in de eerste plaats behoefte aan steun. Iemand moet *luisteren* en moet tonen dat hij hun gevoelens begrijpt. Dat is psychotherapie. Depressieve mensen die, om wat voor reden dan ook in de put zitten, hebben er heel veel aan als iemand naar hun klachten luistert. Dat geeft hen steun.

Cliënten moeten voldoende gemotiveerd zijn om een therapie vol te kunnen houden. Ze moeten de moeite ervoor over hebben. Ze moeten ervan overtuigd zijn dat er iets mis is en dat zij zelf aan het probleem moeten 'werken'. Cliënten die door hun familie gestuurd worden met de boodschap 'Je moet je maar eens na laten kijken', zijn meestal niet in de juiste stemming voor een diepgaande psychotherapie. Voor therapieën die vooral op zelfwerkzaamheid van de cliënt gebaseerd zijn, geldt dat men over voldoende inzicht en doorzettingsvermogen moet beschikken om het aan te kunnen. Als de cliënt nogal labiel is en bij toenemende spanning woede-uitbarstingen of zelfmoordneigingen vertoont, komt meestal een *directieve vorm* van psychotherapie in aanmerking. Zulke cliënten hebben weinig aan gesprekken die hun innerlijke chaos alleen maar groter maken.

Therapeutische methoden

Er bestaan dus verschillende indicaties voor een psychotherapie. Ik noemde al de behoefte aan steun en troost en de behoefte aan ik-versterking. In dit hoofdstuk zal het vooral gaan over psychotherapie als een methode om mensen te leren hoe ze met emotionele en relationele moeilijkheden moeten omgaan. Het gaat ook om *inzicht* in het eigen functioneren en het gaat om het leren van sociale vaardigheden. Veel psychotherapie is dus bestemd voor mensen met 'neurotische' problematiek. Vaak zijn cliënten vooral gebaat bij een *concrete aanpak* van het probleem waar ze mee zitten. De psychotherapie bestaat dan uit het 'leren omgaan' met het probleem, men stelt *leerdoelen* op en de cliënt krijgt *leeropdrachten.* Bij een psychotherapie komt het vooral op de deskundigheid van de therapeut aan, die niet alleen beoordelen moet wat er aan de hand is, maar ook de richting bepaalt waarin de therapie zal moeten gaan. De psychotherapeut treedt bij die therapieën sturend op door het plegen van *interventies.* Hij stelt vragen, geeft soms opdrachten èn laat de cliënt ervaren wat de consequenties zijn van de manier waarop hij gewend is met problemen om te gaan.

De psychotherapie kent verschillende methoden, die allemaal op een van de denkmodellen berusten die in hoofdstuk 2 zijn genoemd (psychoanalytisch, leertheoretisch, cliëntgericht of directief). *Niet de methode, maar het contact* met de therapeut is de belangrijkste factor. Psychotherapeuten werken tegenwoordig graag *eclectisch* (het woord betekent letterlijk 'kiezend'), ze bedoelen daarmee dat ze in hun therapie strategieën gebruiken, die aan een van de bovengenoemde leerscholen ontleend zijn. Men wil niet al te theoretisch bezig zijn en wil graag in korte tijd tastbare resultaten zien. De tijd van zeer langdurige, en dus kostbare, psychotherapieën is voorbij.

Doelstellingen van psychotherapie

Een psychotherapie kan verschillende doelen nastreven, in het voorafgaande kwam het leren omgaan met emoties al aan de orde.

Angststoornissen en de daarmee samenhangende *gedragsproblematiek* kunnen een indicatie zijn voor psychotherapie. Mensen kunnen last ondervinden van het feit dat ze in het sociale verkeer zo angstig zijn en steeds weer de verkeerde dingen doen. Dat soort problemen kan op drie manieren aangepakt worden.

Inzicht verwerven in het eigen functioneren
In dat geval is de therapie vooral gericht op het zoeken naar de achtergronden van de problemen. De cliënt moet erachter komen waarom hij van kinds af aan geremd is en emotioneel vaak in de knoei is. Dat betekent het doorspreken van alle benauwenissen. Deze therapie kan nodig zijn om diep weggestopte psychotrauma's uit de jeugd alsnog te verwerken. Ze kunnen namelijk de oorzaak zijn van voortdurende minderwaardigheidsgevoelens, depressies en angststoornissen.

Probleemgericht werken

Bij probleemgericht werken wordt de therapie op één bepaald probleem *gefocust*, zoals een *sociale fobie* of een *agorafobie* (pleinvrees). Probleemgerichte therapieën werken in het *hier en nu*, vaak is de therapie vooral op *gedragsverandering* gericht. Men gaat niet de hele jeugdproblematiek doorspitten, maar leert de cliënt op een andere manier met angst om te gaan en meer zelfvertrouwen op te bouwen door *praktische vaardigheden* te leren.

Relatietherapie

Relatieproblemen kunnen een reden zijn voor psychotherapie. Als mensen, met elkaar en door elkaar, lijden onder emotionele conflicten, kunnen zij baat hebben bij een therapie (*partner-relatietherapie*, *gezinstherapie* of *systeemtherapie*) die tot doel heeft de onderlinge communicatie te herstellen.

Psychotherapie voor één of meer personen

Individuele psychotherapie is een therapievorm waarbij de cliënt een of meerdere keren per week bij de therapeut komt. Elke bijeenkomst noemt men een therapeutische '*zitting*', die meestal niet langer duurt dan drie kwartier. Het kan zijn dat tijdens die zitting alleen een gesprek plaatsvindt, maar het is ook mogelijk dat zo'n zitting gebruikt wordt voor hypnotherapie, ontspanningsoefeningen en gedragstherapeutische interventies.

Relatietherapie is bedoeld voor paren die met elkaar in de clinch liggen omdat men met psychische problemen te kampen heeft. De problemen zijn van dien aard dat de relatie sterk verstoord is en te gronde dreigt te gaan.

Groepspsychotherapie is een therapievorm waarbij een of twee therapeuten met een groep van ongeveer acht tot tien cliënten aan het werk gaan. De groepsleden moeten open zijn naar elkaar en bereid zijn op elkaars emotionele uitingen in te gaan. Het gaat namelijk in de eerste plaats om de *interacties* tussen de leden van de groep. Zij leren door het groepsproces, door de bevrijdende gevoelsuitingen en de herkenning bij zichzelf van wat anderen tijdens een zitting doormaken en zeggen. Bij groepstherapie kan soms gebruikgemaakt worden van een '*rollenspel*' en een uitbeelding van een probleem dat alle, of vooral één van de groepsleden aangaat (dramatherapie).

Vormen van psychotherapie

Psychoanalytische psychotherapie

In hoofdstuk 2 besprak ik reeds de psychoanalytische theorie en de daarop geënte psychotherapievorm. Ik heb toen reeds gesteld dat de psychoanalyse speciale nadruk legt op *de ontwikkelingen in de eerste levensjaren*. Wat in de vroege jeugd is misgegaan, heeft zijn invloed op de hele verdere levensontwikkeling. Met name wordt nogal nadruk gelegd op onbewuste conflicten, stammend uit de vroege jeugd.

De psychoanalyse is een methode waarbij ernaar gestreefd wordt via de weg van bewustmaking de persoon in staat te stellen zich te bevrijden van kwellende angsten en twijfels, zodat hij zich verder kan ontplooien. De psychoanalytische methode maakt gebruik van *overdracht*, de cliënt draagt gevoelens die in een bepaalde fase van zijn leven voor een van de ouders bedoeld waren, over op de therapeut. De therapeut gebruikt die gevoelens in de therapie, hij kan de cliënt duidelijk maken waarom bepaalde gevoelens boven komen tijdens het gesprek.

Bij een psychoanalytische psychotherapie kan op verschillende wijzen worden gewerkt. De klassieke manier is de oorspronkelijke *psychoanalyse*, de langdurige methode waarbij de cliënt op een divan ligt (vandaar dat bij psychiatercartoons in tijdschriften altijd een bank getekend staat). Bij de kortdurende psychoanalytische therapieën zitten therapeut en cliënt echter gewoon op stoelen tegenover elkaar en praten 'vis-à-vis' (van aangezicht tot aangezicht).

In een klassieke psychoanalytische therapie moet de cliënt vooral leren zijn gedachten zoveel mogelijk de vrije loop te laten ('vrij associëren'), opdat onbewuste herinneringen uit de kindertijd, verdrongen belevenissen en angstgevoelens aan de oppervlakte kunnen komen en daarna bewust verwerkt kunnen worden. Om die reden is ook het onthouden en vertellen van *dromen* zo belangrijk.

Tegenwoordig wordt vooral gebruikgemaakt van *kortdurende psychoanalytische therapie*. Het aantal gesprekken bedraagt dan meestal niet meer dan 15 of 20. Ze hebben een *steunend karakter* of ze zijn *probleemgericht*, waarbij de therapeut wijst op de oorzaak van een probleem en ook verbanden legt tussen gevoelens en bepaalde gebeurtenissen uit het leven van de cliënt.

Cliëntgerichte psychotherapie

De cliëntgerichte psychotherapie heeft haar wortels in de humanistische psychologie. Carl Rogers was de voorman van deze therapievorm. In de aanvang noemde hij het: 'non-directive counseling and psychotherapy'. Naderhand is die naam veranderd omdat bleek dat strikt 'non-directief' zijn niet altijd zinvol was. In een therapie moet de therapeut ook 'sturend' bezig zijn. De cliëntgerichte methode kent allerlei stromingen, die voor dit betoog verder niet van belang zijn.

Basiselementen
De oorspronkelijke therapie berust op een aantal belangrijke pijlers, het zijn de basiselementen van waaruit psychotherapie bedreven moet worden.
- *Empathie* is de eerste voorwaarde. Rogers bedoelde daarmee aan te geven dat een therapeut zich in moet leven in wat er gevoelsmatig in zijn cliënt omgaat. Hij noemde de hele therapievorm ook 'clientcentered' of in het Nederlands 'cliëntgericht', daarmee aangevend dat de gevoelens van de cliënt het belangrijkst zijn. Niet de therapeutische techniek, maar het beleven en de groeimogelijkheden van de cliënt moeten centraal staan. Rogers sprak in dit verband ook

383

van: non-possessive warmth. Dit betekent dat de therapeutische relatie warm moet zijn, maar niet 'bezitterig'. Niet in de trant van: 'Jij bent mijn dierbare cliënt, ik zorg voor jou en weet wel wàt goed voor je is'.
– *Respect* voor de cliënt is de tweede basisvoorwaarde. Respect betekent dat men niet uit de hoogte met een 'geval' mag omgaan; het gaat om een medemens die recht heeft op respect.
– *Echtheid* (genuineness) is de derde basisvoorwaarde. Het gaat om echtheid in de gevoelens die men als therapeut laat zien in het contact met cliënten. De therapeut moet niet als een onaangedane technicus bezig zijn. Hij of zij mag medegevoel tonen en mag ook echt boos worden als de situatie daar aanleiding toe geeft.
– *Congruentie* is ook een belangrijke basisvoorwaarde. Congruent-zijn betekent op één lijn zitten met de cliënt, zodat er een heldere wederzijdse communicatie ontstaat. De communicatie mag geen dubbele boodschappen bevatten. De therapeut moet in zijn houding en met andere non-verbale signalen dezelfde boodschap uitstralen die hij met de mond belijdt. Iemand die, terwijl hij verveeld onderuitgezakt zit, zegt: 'Ik begrijp uw moeilijkheden', straalt iets heel tegenstrijdigs uit.

Opheffen blokkades

De cliëntgerichte therapie benadrukt ook sterk het *procesmatig denken*. Doordat er geen eenheid meer is tussen voelen en denken, is iemand *geblokkeerd*. Hij blijft piekeren en klagen zonder dat hij een mogelijkheid ziet om uit de put te komen. Hij zit gevangen in een cirkelgang. Mede daardoor worden zijn relaties met anderen gekenmerkt door verstarring en verarming.

Het *claimen van aandacht* is bijvoorbeeld een gevolg van verstard denken: 'Ik voel mij rot en niemand kan mij helpen'. Wie dat uitdraagt, wórdt ook door niemand geholpen en blijft zich dus rot voelen. Ook deze psychotherapie wil uitgaan van een *positief denken*. Het moet mogelijk zijn iemands emotionele ontwikkeling weer op gang te brengen. Als de blokkades opgeheven zijn, komt er weer ruimte. Het gaat erom *de gezonde krachten in een mens te mobiliseren*.

Cliëntgerichte aanpak met directieve trekken

Psychotherapeuten die volgens de cliëntgerichte methode werken, zijn tegenwoordig ook directief in hun benadering van de cliënt.
– 'Hier en nu' interacties zijn erg belangrijk. Het gaat erom wat de cliënt voelt op het moment dat hij iets zegt. De therapeut moet *direct het onderliggende gevoel signaleren* en aan de cliënt vragen: 'Wat bedoelt u met die opmerking' of 'Waarom vraagt u dat?'
– De cliënt wordt uitgenodigd *concreet te zijn bij het uitdrukken van gevoelens en ervaringen*, ongeacht de inhoud van de problemen. Dat wil zeggen dat hij ook gevoelens van boosheid niet moet verstoppen, maar direct moet uiten in de therapie. Hij moet leren *assertiever* te zijn.
– Er wordt veel aandacht besteed aan *lichamelijke gevoelens*.

- De therapeut *confronteert* de cliënt met verschillen tussen wat hij zegt en de manier waarop hij zich tegenover anderen gedraagt. De therapeut wijst hem erop hoe een en ander op hem overkomt. Door die confrontatie worden tegenstrijdigheden in de therapie bespreekbaar gemaakt. Uiteraard moet dat op een tactvolle wijze gebeuren. Helaas is het begrip confrontatie door veel werkers in de gezondheidszorg opgevat als een vrijbrief om cliënten van tijd tot tijd maar eens even krachtig te zeggen hoe zij over hen denken. Dat is per se *niet* de bedoeling en het is in strijd met het respect dat Rogers nu juist voorschreef als grondhouding. Hoe groot de irritatie over het gedrag van sommige cliënten ook mag zijn, de hulpverlener moet zich ervoor hoeden om de aan zijn zorg toevertrouwde cliënt 'op de pot te zetten'. Veel confrontatie heeft vaak het karakter van wraakneming!
- *De therapeut wordt ook gestimuleerd iets van zichzelf te laten zien.* Hij moet er niet voor terugschrikken zijn eigen gevoelens en ideeën te uiten in het contact met de cliënt. Dat maakt de relatie met die cliënt inderdaad duidelijker, maar er schuilt ook een gevaar in. De cliënt heeft helemaal geen belang bij de persoonlijke ideeën van de therapeut, vaak doen die niet terzake. Het komt ook voor dat hulpverleners menen dat zij zo écht met hun cliënten moeten omgaan dat zij zelfs een relatie met hen moeten kunnen aangaan. Ook dat is misbruik maken van de zwakheid van de cliënt, waarbij de hulpverlener voornamelijk eigenbelang nastreeft onder het mom van hulp (ongewenste intimiteiten!).
- Ten slotte wordt veel aandacht besteed aan de *interacties* tussen de therapeut en de cliënt tijdens de therapeutische zittingen. De wijze waarop de cliënt zich opstelt tegenover de therapeut, wordt beschouwd als maatstaf voor de manier waarop deze cliënt met mensen in het algemeen omgaat. Ook dat is iets waarmee een therapeut heel voorzichtig moet zijn. Wat men zelf oproept bij een cliënt hoeft niet altijd algemeen geldig te zijn! Misschien zorgt de therapeut zélf wel voor een vreemde communicatie! Om dat soort dingen te voorkomen, moeten mensen die therapie willen bedrijven eerst een *leertherapie* ondergaan, waarbij zijzelf aan den lijve ervaren wat het is om over je persoonlijke belevingen en gevoelens vrijuit te praten met een vreemde. Een amateurtherapeuthulpverlener moet uiterst voorzichtig zijn en zich bij voorkeur onthouden van dit soort interventies.

De cliëntgerichte psychotherapie heeft nog steeds veel invloed op andere vormen van psychotherapie. Met name '*de vrije expressie van gevoelens*' en de nadruk op het beleven in het '*hier en nu*', vindt men ook bij allerlei groeitherapieën. De 'Gestalttherapie' vertoont ook verwantschap met de cliëntgerichte psychotherapie.

Gestalttherapie

F. Perls, Amerikaans psycholoog, is de grondlegger van de Gestalttherapie. Deze groepstherapie baseert zich ook op een psychologische theorie (Gestaltpsychologie). Bij de theorie gaat het om het benadrukken van een geheel. Er bestaat geen scheiding tussen allerlei psychologische functies, maar er zijn 'Gestalten' die een geheel vormen. Een beleving is méér dan een optelling van waarneming, verwerking en bijbehorende emoties. Het gaat er bij de Gestalttherapie vooral ook om dat denken, handelen en voelen als eenheid beleefd worden. Mensen isoleren te vaak hun gevoel en ze denken te rationeel zonder begrip voor de eenheid. De theorie over de Gestalten is helaas tamelijk vaag.

De Gestalttherapie heeft haar succes te danken aan de vorm van de therapie. Het is een groepstherapie waarbij de therapeut steeds met één groepslid werkt, terwijl de anderen daarin participeren. Het is dus een individuele therapie binnen de groepstherapie. Dat ene groepslid moet werken en de anderen steunen hem daarbij. Er wordt grote aandacht gegeven aan non-verbale emotionele uitingen. Verder wordt er veel met (dag)dromen gewerkt: de cliënt wordt uitgenodigd om aan een bepaalde belevenis te denken of dingen uit een droom na te spelen. Het gaat om 'losmakende' interventies die het mogelijk maken dat er dingen gezegd worden, die men anders nooit van zijn leven zou durven uiten. Heftige emoties kunnen en mogen naar boven komen.

Het begrip Gestalt in de therapie is ook belangrijk voor het opmerken van 'gaten' in iemands persoonlijkheid, van 'dode plekken' of dingen die verhinderen dat iemand zich als mens verder kan ontplooien. Het zijn dingen die iemand probeert te verbergen of toe te dekken. Het gaat er in deze therapie om, dat de persoonlijkheid weer een geheel kan worden.

Dit soort denkbeelden over 'heelheid' spelen ook een rol bij alternatieve behandelingen zoals 'healing'. De genezer richt zijn suggestieve beïnvloeding op het weer 'heel-worden' van de cliënt. Het begrip 'geheeld-worden' zit daar ook inbegrepen. Volgens de theorie 'zit de mens niet goed in zijn vel' omdat de 'heelheid' van de persoon is verstoord. Lichaam en geest vormen geen geheel meer en moeten weer bij elkaar gebracht worden. Er moet 'nieuwe energie' op de cliënt worden overgedragen, bijvoorbeeld door middel van gebedsgenezing of meditatie met handoplegging.

De aandacht die de cliëntgerichte therapie aan lichamelijke ervaringen en gevoelens besteedt, is door andere therapievormen overgenomen en bij hen is de lichamelijke beleving en het zich bewust-worden van een verkeerd gebruik van energie, het centrale thema geworden. Ik denk hier bijvoorbeeld aan 'bio-energetica'.

Dramatherapie

Dramatherapie is een bepaalde methode van groepstherapie waarbij een symbolisch rollenspel wordt opgevoerd. Hierbij gaat het erom dat de groep samen iets gaat uitbeelden dat bij allen leeft als een emotioneel probleem. Een van de groepsleden is de hoofdrolspeler, die zijn eigen probleem duidelijk maakt door in de therapie uit te beelden hoe en wat hij tegen degene, met wie hij een conflict heeft of heeft gehad, zou willen zeggen. De andere groepsleden spelen rollen die bij het probleem passen of steunen de hoofdrolspeler in de rol van hulp-ego (hulp-*ik*). Degene die tijdens de groepstherapeutische zitting de hoofdrol op zich neemt, brengt een met veel emoties beladen herinnering naar voren. Hij vraagt andere groepsleden om rollen in zijn stuk te spelen. Meestal zijn dat familieleden of andere belangrijke personen uit zijn leven. Hij vertelt hun ook wie ze moeten zijn en hoe hij wil dat zij zullen reageren. Een van de groepsleden helpt hem door achter hem te gaan staan en hem vanuit die positie te steunen als het moeilijk voor hem gaat worden. Bij een dramatherapie worden *de rollen ook omgedraaid*, zodat de hoofdrolspeler zichzelf kan zien door de ogen van bijvoorbeeld zijn vader of een andere figuur waar hij het moeilijk mee heeft. Hij kan dan dingen tegen hem zeggen die hij anders nooit had kunnen uiten. Dramatherapie is dus belangrijk voor het uiten van emoties. Het gaat om *catharsis*, een soort van emotionele schoonmaak. Dat kan heel dramatisch toegaan. Het vraagt van de therapeut een strakke regie en ook een zeer steunende attitude.

Encountergroepen

Het begrip 'encounter' wil zeggen *ontmoeting*. Wat de techniek van de groepstherapie betreft, is veel terug te vinden in het voorgaande. De encountergroep blijft soms lang bij elkaar, soms een heel weekend. Dat zijn marathonbijeenkomsten. Het gaat daarbij om de directe confrontatie van de emoties en de gevoelens van de groepsleden ten opzichte van elkaar. De therapeut moet ervoor zorgen, dat de groepsleden actief met elkaar bezig zijn, en zeggen wat zij voelen. Vooral het langdurig met elkaar bijeen zijn leidt tot hevige spanningen. Als een van de groepsleden de spanningen niet meer aankan, komt het tot een uitbarsting van emoties, gevoelens van angst of woede. De groep probeert te begrijpen, te troosten in een onontkoombare confrontatie met elkaar. Heftige emoties, schreeuwen en zeer ongeremd huilen worden aangemoedigd. In dergelijke therapeutische sessies gaat het ook om 'catharsis'. Men gaat er namelijk (helaas ten onrechte) vanuit, dat het uiten van emoties alle problemen oplost. Natuurlijk lucht het iemand op als hij 'alles eruit kan gooien'. Het geeft een warm gevoel dat anderen om hem heen staan en hem troosten. Het geeft tijdelijk soelaas. Na het uiten van de emoties moet de wederopbouw (de reconstructieve fase) echter nog beginnen. Op dat punt blijven veel therapieën helaas steken.

Hypnotherapie

Hypnotherapie wordt veel gebruikt bij de behandeling van somatoforme en dissociatieve stoornissen (zie hoofdstuk 8 en 9). Bijvoorbeeld bij onverklaarbare pijn, conversieverschijnselen (zoals gevoelsstoornissen en verlammingen), dissociatieve geheugenproblemen en depersonalisatie.
Hypnotherapeuten roepen door suggestieve beïnvloeding een vreemd soort dromerige toestand op. De gehypnotiseerde persoon is *niet* in slaap, ook al denken de mensen dat wel. De suggesties van de therapeut overstemmen op dat moment alle andere zaken. In zo'n toestand is het mogelijk dat cliënten die aan een conversieverlamming lijden, op bevel van de therapeut kunnen staan en lopen. Door een

aantal zittingen moeten ze weer vertrouwen in hun lichaam krijgen en zullen ze merken dat ze het weer kunnen beheersen. Somatoforme pijn kan op dezelfde manier behandeld worden.

Freud maakte in zijn beginperiode vaak gebruik van hypnose. Hij behandelde mensen met somatische klachten en gebruikte de hypnose ook om allerlei verdrongen traumatische herinneringen bij zijn cliënten boven te halen. Dit in de hoop dat ze verwerkt zouden kunnen worden. Later bleek dat verwerking alleen mogelijk is als de problemen bij volle bewustzijn besproken worden. Wat mensen onder invloed van hypnose zeggen, wordt later vergeten en ontkend.

Hypnotherapie kan ook de herbeleving van traumatische ervaringen vergemakkelijken, zodat het bespreken van emoties mogelijk wordt. De therapeut kan ook suggereren hoe men het probleem zou kunnen aanpakken en hoe men er misschien anders tegenover kan staan.

Om een hypnotische toestand te bereiken begint de therapeut met de cliënt zich te laten ontspannen. Hij suggereert hem dat hij allerlei lichamelijke sensaties voelt. Vaak hoeft een therapeut dat niet eens te suggereren, omdat iedereen die met gesloten ogen gaat liggen en geconcentreerd aan de rechterhand denkt, merkt dat die hand zwaar aanvoelt. Bij de inleiding van een hypnotische toestand kan dus gebruikgemaakt worden van dit soort lichamelijke gevoelens. Stapsgewijs wordt de hypnose dieper gemaakt, tot het punt bereikt is waar het bij deze therapie om begonnnen is. De therapeutische suggesties kunnen beginnen.

Het verlies van de bewuste controle bij de cliënt, maakt dat deze therapie ook riskant kan zijn. De cliënt kan zich achteraf iets herinneren wat niet gebeurd is. Werkelijkheid en suggestie zijn voor sommige cliënten niet goed te scheiden.

De nu volgende therapie, de ontspanningstherapie, is qua werkingsprincipe sterk verwant aan hypnotherapie. De therapeut beïnvloedt de cliënt door hem, met een rustgevende stem, op te dragen zijn lichaam te ontspannen en spieren aan te spannen en weer te ontspannen. Bij de *behandeling van slapeloosheid* wordt vaak van dit soort oefeningen gebruikgemaakt. De cliënten moeten leren hoe ze door de ontspanning in een *(auto)hypnotische toestand* kunnen raken, die vanzelf in een slaaptoestand overgaat.

Ontspanningsoefeningen en relaxatie

In het vorige hoofdstuk, toen het over non-verbale expressie ging, zijn de ontspannings- of relaxatie-oefeningen ook al aan de orde geweest. Ontspanningsoefeningen worden bij allerlei vormen van psychotherapie gebruikt. Als mensen tijdens een therapeutisch gesprek erg gespannen worden, kan een tussentijdse ontspanningsoefening helpen die spanning weer onder controle te krijgen. Ontspanningsoefeningen worden ook toegepast tijdens gedragstherapeutische interventies. Een *fobische cliënt* krijgt bijvoorbeeld de opdracht aan iets zeer angstaanjagends te denken, met de bedoeling angst te leren beheersen. Als de gedachte het angstgevoel inderdaad losmaakt, moet de cliënt op dat moment een ontspanningsoefening doen. De cliënt moet leren hoe hij bij een angstige ervaring een oefening kan doen, zodat hij de angst weer de baas wordt. De oefeningen zijn dus een belangrijk onderdeel van het *leerproces*.

Gedragstherapie

Gedragstherapie is voortgekomen uit inzichten verworven door de *leertheorie*. De leertheorie gaat ervan uit dat álle gedrag aangeleerd gedrag is. Angst is ook aangeleerd gedrag, dat dus weer *afgeleerd* kan worden. De Russische fysioloog Pavlov liet aan het begin van deze eeuw reeds zien dat hij het gedrag van honden kon *conditioneren*. Hij ontdekte dat honden konden leren dat het geluid van een bel, 'voedsel' betekende. Ze waren zo *geconditioneerd* dat ze, zonder voedsel te zien of te ruiken reflexmatig gingen kwijlen. Geconditioneerd gedrag kan ook bij mensen worden waargenomen. Mensen zijn vaak angstig omdat hun angst geconditioneerd is. Ze begrijpen zelf niet hoe het komt, kennelijk zijn er bij hen condities die het angstgevoel kunnen losmaken. Volgens de leertheorie berusten angststoornissen en dysthyme stoornissen op aangeleerd gedrag. Het angstgevoel is een geconditioneerde reflex geworden, die met behulp van gedragstherapie weer afgeleerd moet worden.

Gedragstherapeuten leggen daarom vooral de nadruk op *actuele klachten* en actueel gedrag dat voor iedereen waarneembaar is. Het berust volgens hen niet op onbewuste zaken die iets met de jeugd te maken zouden hebben. Onbewuste zaken worden zelfs met kracht ontkend en als onwetenschappelijke fantasiedenkbeelden beschouwd.

De gedragstherapie is erop gericht de cliënt te leren concreet aan te geven wannéér en wáár hij last krijgt bij paniek of bij fobische angsten. Hij moet zelf aangeven wat het belangrijkste probleem is. De therapeut zal met hem een behandelplan maken en hem helpen het probleem te overwinnen. Samen maken zij *afspraken* over doel en duur van de therapie (hoeveel maanden en hoeveel zittingen het zal gaan duren).

Gedragstherapeutische technieken
Gedragstherapeutische technieken zijn:

Operante conditionering
Deze methode die destijds door Skinner werd geïntroduceerd, werkt met 'beloning of straf', (het heet alleen anders). Beloning van goed (gewenst) gedrag heet positieve bekrachtiging. Bij operante conditionering als therapie gaat het dus om *consequent bekrachtigen van gewenst gedrag*. In de klinische psychiatrie werkt men heel veel met dit principe. Het doel is mensen problematisch gedrag af te leren en sociaal aanvaardbaar gedrag aan te leren.

Modeling

Modeling is een gedragstherapeutisch principe waarbij, het woord zegt het al, de cliënt leert zich te gedragen naar het voorbeeld (het 'model') van anderen. Ook dit principe wordt in de klinische psychiatrie vaak gehanteerd, bijvoorbeeld als het gaat om het leren beheersen van agressief gedrag, door voor te doen hoe je iets ook op een rustige manier, zonder agressief optreden, gedaan kunt krijgen. Cliënten hebben als kind vaak al geleerd hoe je met een driftbui je zin kunt doordrukken, en dat doen ze dus hun hele leven. Het kost vaak veel moeite om iemand dat weer af te leren.

Systematische desensitisatie

Dit is een therapeutische techniek die vaak bij de behandeling van fobische klachten wordt gebruikt. Zoals we in hoofdstuk 7 bij de behandeling van de fobie reeds zagen, is het vooral de 'angst voor de angst' waar alles om draait. Uit vrees voor een paniekaanval durft iemand de straat niet meer op. Een gedragstherapeut gaat in zo'n geval met systematische desensitisatie aan het werk. De cliënt wordt geleidelijk aan geconfronteerd met plekken of situaties waar hij bang voor is (men noemt dat *exposure*). Hij hoeft er niet echt naar toe, maar het kan hem wel zo beeldend gesuggereerd worden, dat hij het van de gedachte aan die situatie al Spaans benauwd zal krijgen.

De therapeut stelt ten behoeve van de desensitisatie, voor en met de cliënt een *angsthiërarchie* op, dat is een oplopende reeks situaties waarin de cliënt bang zal worden. De reeks begint met iets waar hij maar een beetje bang voor is en eindigt met iets waar hij buitengewoon bang voor is. Stap voor stap wordt hem dan geleerd hoe die situaties overwonnen kunnen worden. Men moet bijvoorbeeld denken aan het bezoeken van een warenhuis. Eerst gaat het om een rustige morgen als er nog weinig publiek is. Dan stelt men zich voor hoe het op zaterdagmiddag zal zijn. Een volgende stap is het bezoek aan een supermarkt, eerst op maandagmiddag en dan op een vrijdag als het er echt stampvol is. De persoon moet zich indenken hoe het voelt om heel lang in de rij voor de kassa te staan. Die hiërarchie moet tijdens de therapeutische zittingen worden geoefend, steeds afgewisseld met een ontspanningsoefening. Ook in de praktijk moet, als het programma eenmaal is doorgewerkt, steeds geoefend worden.

Gedragstherapie om ongewenst gedrag in te dammen

In de zwakzinnigenzorg wordt gedragstherapie vaak toegepast bij pupillen die door impulsief en ontremd gedrag moeilijk op te voeden en te verzorgen zijn. De gedragstherapeuten werken dan met de zogenaamde *token-economy* techniek.

Bij de token-economy wordt er door middel van fiches *(tokens)* gewerkt met een belonings- en strafsysteem. Als de pupil een gedrag vertoont dat de groepsleiding graag ziet, krijgt hij een token. Wie een bepaald aantal tokens heeft verworven, kan een of ander privilege krijgen. Wie echter ongewenste gedragingen heeft laten zien, kan tokens weer kwijtraken. Samen iets gezelligs doen is bijvoorbeeld zo'n privilege. Schouderklopjes en frequente bemoediging zijn ook privileges, bedoeld om gewenst gedrag te bekrachtigen. Wie zich niet aan de regels houdt, krijgt een tijd minder aandacht. Er wordt ook wel met een schoolbord gewerkt, waar de goede daden met een streepje worden aangegeven. Als het gedrag niet goed is, gaat er een streepje af. Brave lieden hebben dus een 'streepje voor'.

Bij dit token-systeem voert de therapeut de eisen die aan de pupil of de gedragsgestoorde cliënt gesteld worden, geleidelijk op. Dit systeem wordt ook wel bij gedragstraining van chronische schizofrene mensen gebruikt.

Bij deze orthopedagogische toepassingen van gedragstherapie werkt men ook veel met *modeling*. Het gewenste gedrag wordt aan de pupillen geduldig vele malen voorgedaan, opdat er bij hen een patroon ingeslepen raakt.

Gedragstherapie is bij deze vorm van zorg heel belangrijk om te trachten automutilatief gedrag en periodiek agressief gedrag om te buigen in een meer sociaal acceptabel gedrag.

Gedragstherapie voor problemen tijdens seksueel contact

Sedert het baanbrekende werk van Masters en Johnson op het gebied van seksuele problemen, is de toepassing van bepaalde vormen van gedragstherapie op dit terrein heel algemeen geworden.

Men doet dit vanuit de gedachte dat seksuele problemen (het gaat dan vooral om moeilijkheden bij de daadwerkelijke geslachtsgemeenschap) berusten op verkeerde voorlichting. Dat kan dan vervolgens hebben geleid tot een verkeerd leerproces, waardoor een verkeerde houding ten opzichte van de seksualiteit in het algemeen is ontstaan. Het is duidelijk dat men zich dus niet bezighoudt met allerlei diep verborgen angsten en andere drijfveren. Het gaat óók niet primair om relationele moeilijkheden. De gedragstherapeut wil helpen de persoonlijke angst weg te nemen en blokkades op te heffen door middel van systematische desensitisatie en ontspanningsoefeningen. Een vergelijkbare aanpak dus als bij de behandeling van fobische angsten. Ook hier wordt het programma in kleine stapjes opgevoerd. In de regel moet dat programma dan uiteraard wel in een partner-relatietherapie worden uitgevoerd.

Rationeel-Emotieve Therapie (RET)

Albert Ellis is de ontwerper van deze therapie. Hij legde vooral de nadruk op het feit dat mensen zich in de eerste plaats beroerd voelen door hun *denken* over eigen moeilijkheden. De dingen waaraan zij die moeilijkheden toedichten, spelen feitelijk een veel geringere rol dan zij al piekerende aannemen. Veel mensen staren zich blind op hun onvermogen en wijten dat onvermogen aan gebeurtenissen die hen vroeger overkomen zouden zijn. Alleen al door je blind te staren op dergelijke dingen, ontneem je jezelf de mogelijkheid je leven anders in te richten en je gelukkiger te voelen. Mensen worden ongelukkiger door een defaitistisch denken, aldus Ellis.

Men spreekt wel van een ABCDE-systeem:

A is de aanleiding (bijvoorbeeld een moeilijke relatie met je ouders).

B is het denken over problemen die aan *A* gekoppeld worden. *B* is het 'belief'-systeem, je gelooft in je eigen noodlot en onheil en je bent zeker van je eigen minderwaardigheid en dus denk je dat het onveranderlijk is.

C zijn de consequenties. Depressieve gedachten, paniekaanvallen en valse schaamte zijn bijvoorbeeld consequenties die de cliënt aan *A* toeschrijft, maar die in wezen voornamelijk aan zijn eigen hersenspinsels te danken zijn. De cliënt neemt het aan, maar is het ook wel zo?

D staat voor discussie. De cliënt moet bij zichzelf te rade gaan en leren dingen anders te benoemen: hij moet niet denken en zeggen 'Ik ben dom', maar hij moet zeggen 'Ik gedraag mij dom'. Door dat alleen al te doen, geef je jezelf de ruimte om het ook anders te gaan doen.

E is het effect dat de persoon bereikt door de dingen echt anders aan te pakken.

Men moet ophouden met de gedachte dat iedereen je aardig moet vinden. Neurotische mensen denken vaak dat ze perfect moeten zijn en geen foutje mogen maken. Die gedachte moeten ze loslaten. Ze moeten ook niet denken dat ze afhankelijk zijn van de steun van anderen. Ze kunnen veel meer dan ze denken.

Hulpmiddelen

De therapeuten die volgens de methoden van de RET werken, gebruiken soms bepaalde hulpmiddelen om het anders denken en handelen te bekrachtigen. Bijvoorbeeld:

– Werken met *opdrachten*. De cliënt kan een bandje met 'peptalk' meekrijgen. Samen met de therapeut hebben ze ingesproken wat hij bij angst moet doen. Als er paniek dreigt – thuis of op straat – kan de cliënt dat bandje in zijn walkman afdraaien. Hij moet het altijd bij zich hebben.

– Werken met *zelfbekrachtigingsopdrachten*. Hiermee kan iemand zichzelf op een andere manier helpen bij het werken aan zijn probleem. Iemand kan zichzelf bijvoorbeeld een beloning geven door iets heel prettigs te gaan doen, na elke keer dat hij het verkeerde gedrag heeft onderdrukt. Hij kan zichzelf ook 'straffen' door zich een sanctie op te leggen voor elke 'misstap'.

– *Assertief gedrag leren*. Enkele voorbeelden:

– Leren om helder en duidelijk, 'to the point', iets te vertellen, zeker als je iets aan een ander wilt vragen.

– Als iemand jou iets onredelijks vraagt, rustig vragen om een uitleg van het verzoek. Zo nodig zelf een alternatief aan de vrager voorleggen.

– Als je boos bent over iets, niet degene die het deed persoonlijk aanvallen of zelfs bedreigen, maar gewoon je mening over het gedrag zelf van die ander uiten.

– Leren zeggen: '*Ik* vind dit of dat niet prettig', in plaats van tegen een ander te zeggen: '*Jij* hebt dat te laten'.

De methode van de RET komt dicht bij datgene wat gedragstherapeuten en directieve therapeuten doen. Ook bij deze therapie werkt men veel met *opdrachten* en is het vooral de cliënt zelf die iets met zijn probleem moet doen.

Cognitieve therapie

De principes van de cognitieve therapie, een methode die veel bij de behandeling van depressies wordt gebruikt, komen dicht bij het voorafgaande. Deze therapie is ook op de *leertheorie* gebaseerd. Bij de gedragstherapie maakt men vaak gebruik van interventies die aan de cognitieve therapie zijn ontleend.

Volgens Aaron Beck, de grondlegger van de cognitieve therapie, worden neerslachtige gevoelens vaak veroorzaakt door *gedachten*. Dat wil zeggen dat men negatieve dingen denkt, waartoe de situatie feitelijk helemaal geen aanleiding geeft. Als iemand afgewezen wordt, neemt hij voetstoots aan dat dit komt omdat hijzelf zo'n waardeloos persoon is. Die negatieve veronderstellingen worden '*assumpties*' genoemd. Door op een negatieve manier over jezelf en de wereld te denken wordt de werkelijkheid voortdurend negatief waargenomen en worden er dus verkeerde (deprimerende) conclusies getrokken (dat is dan een '*verkeerde cognitie*'). Men zegt dat de cliënt '*denkfouten*' of '*redeneerfouten*' maakt omdat hij zo negatief is '*voorgeprogrammeerd*'. De veronderstellingen die het leven van nerveuze mensen vergalt, zijn zeer herkenbaar. Deze mensen denken altijd: 'Het gaat nu goed, maar straks gaat het beslist weer mis!' Als ze een geschenk ontvangen, denken ze: 'Het zal wel weer niks zijn'. Als ze gasten ontvangen, wordt hun avond verpest omdat een willekeurig iemand niet is gekomen. Iedereen had er moeten zijn. Ze kunnen ook niet genieten van het moment en denken steeds: 'Anderen hebben het vast veel gezelliger'.

Een cliënt moet leren dat negatieve denken te veranderen door na te gaan welke gedachten elke keer aanleiding zijn tot zo'n rotstemming. Hij moet nagaan: 'Hoe ben je aan die gedachten gekomen? Wat en wie heeft je dat ooit aangepraat? Wat klopt en wat niet?

Die cliënt moet ook leren onderzoeken welke ervaringen en welke gedachten een positieve invloed op zijn gevoel van zelfvertrouwen hebben. Een cognitieve therapie – bijvoorbeeld voor een depressie – vindt meestal plaats in een serie van vijftien tot twintig zittingen, kort maar krachtig.

Transactionele analyse

In hoofdstuk 2 kwam de transactionele analyse ter sprake. Het ging om het bestuderen van de wijze waarop mensen posities tegenover elkaar innemen. Mensen komen op grond van bepaalde uitgangsposities tot stereotiepe interacties met elkaar. Berne beschrijft in zijn boek '*Mens erger je niet*' een aantal van die interacties. Hij vergelijkt het met een 'spel'. Mensen doen zetten, net als bij een kaartspel. Als de één een hoge kaart inzet wordt die door de ander prompt overtroefd. Dat zijn vaak *machtsspelletjes*; zo bieden ze tegen elkaar op: 'kijken wie er wint', 'kijken wie het loodje legt'. De transactionele analyse tracht, door analyse van dergelijke 'spelen' of 'games', wegen te vinden voor een zinvolle *relatietherapie*. Het gaat erom mensen met relatieproblemen te leren zien *hoe zij fout met elkaar omgaan* en hoe ze dus in een vicieuze cirkel gevangen zitten.

Zo'n spel is bijvoorbeeld 'Als jij er niet was'. Hierbij gaat het erom dat iemand geen relaties met anderen durft aan te gaan en eigenlijk niet zelfstandig wil worden. Door een huwelijk aan te gaan met iemand met een dominerende aard, kan hij of zij als excuus aanvoeren: ik kan allerlei dingen niet doen omdat *jij* het niet goed vindt. 'Als jij er niet was, zou ik iets leuks doen'.

Soms ook lijkt iemand zich op te offeren, terwijl zijn of haar altruïstische gedrag in feite een excuus is om de moeilijke dingen in het leven niet te hoeven doen.

Ook bij alcoholisten is het karakter van de relatie tussen man en vrouw vaak heel duidelijk gebaseerd op: 'Als jij er niet was, dan wist ik het wel'.

Directieve therapie

Het begrip directief geeft aan dat het om een therapievorm gaat waarbij *leiding wordt gegeven*. Het is typisch een *eclectische vorm van hulpverlening*. Men past interventies uit verschillende psychotherapievormen toe. Afhankelijk van het probleem zal de therapeut gebruik kunnen maken van de methoden die we in het voorafgaande hebben behandeld. De eerste fase van een therapie bestaat uit het helder krijgen van de problematiek. De therapeut probeert het probleem zo goed te omschrijven dat een cliënt of zich erin kan herkennen of een gezin zegt: 'Ja, zo is het precies!' Hij probeert de problemen meestal ook een wat minder ongunstige betekenis te geven. Men kan zelfs gedrag *positief waarderen* terwijl het in feite destructief is.

Zo kan het bijvoorbeeld bij een gezins- of relatietherapie een welbewuste tactiek zijn om de agressieve manier waarop de cliënten elkaar in hun systeem gevangen houden, tijdens de therapie te benoemen als 'wederzijdse steunverlening'. De therapeut bewondert hun doorzettingsvermogen! Zo kan men ook lastig gedrag van opgroeiende kinderen aanduiden als: 'Vechten voor je volwassenheid'. Een dergelijke manier van benaderen van een problematisch gedrag heet *'positief labelen'* of *'her-etiketteren'*. Het gaat vooral om het uitstralen van *hoop*; dat kan het rechtpraten wat krom is rechtvaardigen.

Een directieve therapeut spreekt ook af dat de therapie *kort* zal duren. Een keer of tien, vijftien moet genoeg zijn. Ook dat kan al direct zeer hoopgevend overkomen. De directieve therapeuten werken ook met opdrachten, zij geven een soort huiswerk mee. Tijdens de zitting wordt afgesproken wat de cliënten in de komende week moeten doen, dat wordt dan de volgende keer geëvalueerd.

Soms krijgen cliënten ook de opdracht om een *ritueel* uit te voeren. Ze kunnen iets waar ze altijd ruzie over maken, plechtig in optocht naar de tuin brengen om het daar te gaan begraven. Weer een ander hulpmiddel is de opdracht om ongewenst gedrag eens op te tellen en op te schrijven hoeveel keer men in één week in de fout is gegaan. Zo kan het nuttig zijn voor een persoon om eens te noteren hoeveel glaasjes drank er per dag naar binnen zijn gegaan. Dan blijkt vaak dat het alcohol-probleem veel erger is dan men zichzelf toe wou geven. Het opschrijven alleen al kan een positieve werking hebben.

Paradoxale benadering van problematisch gedrag

Een zeer spectaculaire methode, die tegelijkertijd ook niet ongevaarlijk is, is de zogenaamde *paradoxale benadering*. Het gezin (of de cliënt die in een individuele therapie is) krijgt paradoxale opdrachten. Een van de meest gebruikte paradoxale opdrachten is het *voorschrijven van het symptoom* dat men juist vermijden wilde. Het idee van paradoxale opdrachten is afkomstig van twee voorlopers van de directieve therapie, Milton Erickson en Jay Haley. Haley beschrijft hoe hij cliënten in een situatie brengt waarin ze door zijn toedoen gewoon voor het blok gezet worden. Hij brengt iemand persoonlijk op een plek waar hij hevige angstgevoelens zal krijgen en draagt hem dan op flauw te vallen. Als die cliënt dat dan niet doet, laat Haley hem zien hoe belachelijk het hele geval is en daarmee brengt hij het probleem snel tot een oplossing.

Een veel eenvoudiger vorm van paradoxale aanpak is de opdracht om één- of twee-maal per dag een tijd in te stellen waarop de cliënt móet klagen. Voor mensen die de hele dag aandacht claimen om hun moeilijkheden uit de doeken te doen, is het heel goed om dat geklaag aan vaste tijdstippen te binden. Als iemand het aanbod krijgt om een half uur te mogen klagen, blijkt dat vaak moeilijk op te brengen te zijn. Het werkt remmend op het klaaggedrag. Tegelijkertijd geldt dan natuurlijk voor de rest van de dag een klaagverbod.

Een dergelijke opdracht betekent dat men het *symptoom voorschrijft in een gewijzigde context*. Daarmee wordt aan het symptoom een deel van zijn functie ontnomen.

Goldstein-therapie

Goldstein-therapie is een vorm van psychotherapie die oorspronkelijk werd bedacht uit onvrede met het feit dat cliënten met een laag inkomen en een beperkte beroepsopleiding (LIBO-cliënten), meestal niet voor psychotherapie in aanmerking komen. Psychotherapeuten mikken meestal op doelen die bij hun eigen opleidingsniveau passen en hanteren een taalgebruik dat de meeste cliënten niet gewend zijn.

Goldstein heeft daarom een therapie ontworpen die op het volgende principe gebaseerd is: Cliënten moeten concrete, door henzelf gekozen doelen nastreven. Het bereiken van die doelen gaat via *kleine, haalbare stapjes*, zodat ze bij elke geslaagde stap vooruit ook ervaren dat het goed met hen gaat en er iets bereikt wordt.

Goldstein-therapie is een groepstherapie. In de groep worden *sociale vaardigheden geoefend*, vaardigheden die de cliënten in de week ná de zitting in praktijk moeten brengen. Bij elke volgende zitting wordt geëvalueerd wat men thuis bereikt heeft. Het gaat bijvoorbeeld om het leren rechtstreeks je mening te zeggen of een gesprek aan te knopen. Het is ook heel belangrijk dat het nieuwe gedrag niet alleen in de groep vertoond wordt, het moet vooral ook *thuis en op straat* in praktijk gebracht worden en vervolgens tot het blijvend gedragsrepertoire gaan behoren. Daarom is het essentieel dat het geleerde gedrag *bekrachtigd wordt door de waardering die men in de groep en thuis oogst*. Het moet de cliënt in de therapie ook duidelijk gemaakt worden waarom hij de dingen die hij vroeger niet durfde, nu ineens wel kan. Met andere woorden: de *cognities* achter het andere gedrag moeten verduidelijkt worden, want anders beklijft het niet.

Psychotherapeutische benadering van het sociale systeem

Aan het slot van hoofdstuk 5 hebben we de bespreking van de kinderpsychiatrie afgesloten met een overzicht van gezinsproblemen. Op deze plaats hebben we het over de specifieke behandeling, omdat het ook om volwassenen en om partner-relatietherapieën gaat.

Alle vormen van gezinstherapie hebben een gemeenschappelijke achtergrond, namelijk: de starre manier van communiceren door de leden van het gezin moet veranderen. In het voorafgaande kwam dat bij de behandeling van de transactionele analyse en de directieve therapie ook al duidelijk naar voren.

De gezinstherapeut wil deze manier van communiceren doorbreken door *meer openheid* te bewerkstelligen. De gezinsleden moeten leren de dingen die zij elkaar willen zeggen, duidelijk en concreet te uiten, zonder vaagheid en vooral zonder 'dubbele bodem'. Zij moeten ook andere gezinsleden de gelegenheid geven aan het woord te komen. Vooral degene die domineert in dat gezin, moet leren zich anders op te stellen. Vaak betekent het dat er vooral iets moet veranderen in de *machtsver-houdingen* in dat gezin. Kinderen zijn soms een huistiran geworden omdat vader en moeder het niet eens zijn over de opvoeding.

Het is belangrijk dat de gezinsleden meer gaan letten op de non-verbale signalen die zij onderling uitzenden. Zij moeten die signalen niet negeren. Door de aanwezigheid van de therapeut of therapeuten wordt het mogelijk dat de *leden van het gezin minder bang voor elkaar zijn*, zodat zij meer tegen elkaar durven zeggen. Daarom dient de therapeut ook duidelijk de leiding op zich te nemen.

Al deze dingen zijn nodig om een klimaat te scheppen waarin er eindelijk aan het probleem, waarvoor het gezin in eerste instantie hulp zocht, gewerkt kan worden. *Bij de behandeling van problemen met kinderen is het vaak nodig eerst het ouderlijk gezag in het gezin te herstellen.* Vooral als het gaat om een kind dat door middel van woedebuien het gezin terroriseert. Als het weer duidelijk is wie in het gezin de baas is, kleine Piet of moeder en vader, dan komt ook dit kind weer tot rust. Soms ligt het probleem dusdanig dat er eerst gewerkt moet worden aan de beslechting van *de ruzies tussen de beide ouders*, opdat er weer rust komt in dat gezin.

Als het om gezinsproblemen gaat waarbij volwassen personen in een kluwen van relaties en interacties verward zijn, is vaak de beste methode om zo'n gezin met *directieve therapie* te behandelen.

Tot besluit

In het voorafgaande heb ik de voornaamste psychotherapieën de revue laten passeren. Om die therapieën te mogen toepassen heeft men een gedegen opleiding nodig. Amateurisme is in dit vak gevaarlijk, omdat men de consequenties van mislukte interventies vaak niet kan overzien. Een therapeut moet namelijk tijdig kunnen signaleren dat er iets misgaat met een cliënt. Het kan zijn dat die cliënt psychotisch of suïcidaal wordt omdat hij de spanning niet langer kan verdragen. Als dat zo is, heeft iemand medicijnen en rust nodig om letterlijk weer op zijn verhaal te kunnen komen.

Literatuur

Emmelkamp, P.M.G., Cognitieve therapie bij angst en depressie. *Nederlands Tijdschrift voor Geneeskunde*, jrg. 137, nr.10, 1993.

Garfield, S.L., *Psychotherapy, an eclective integrative aproach*. John Wiley, New York, 1995.

Haas, O. de, Client-centered therapy. In: *Tijdschrift voor psychotherapie*, jrg. 11, nr. 2, 1985.

Hart, O. van der, *Trauma, dissociatie en hypnose*. Swets en Zeitlinger, Lisse, 1991.

Holmes, J. en R. Lindley, *The Values of Psychotherapy*. Oxford University Press, 1989.

Hoogduin, C.A.L., R. van Dyck en E. de Haan, Behandeling van conversie met hypnose. In: *Tijdschrift voor Psychiatrie*, jrg. 32, nr. 7, 1990.

Jenner, J.A., *Directieve interventies in de acute en sociale psychiatrie*. Van Gorcum, Assen, 1995, tweede druk.

Kernberg, O., *Internal World and External Reality*. Jason Aronson, New York, 1985.

Knip, E., Gedragstherapie. In: *Tijdschrift voor Psychotherapie*, jrg. 11, nr. 2, 1985.

Kwee, M.G.T., Rationeel Emotieve Therapie in de praktijk. In: H.M.van der Ploeg (red.), *Psychotherapie*. Stafleu, Alphen aan den Rijn, 1982.

Leyssen, M.M. en G. Lietaer, Cliëntgerichte psychotherapie. In: W. Vandereycken e.a. (red), *Handboek Psychopathologie*, deel 2. Bohn, Stafleu, Van Loghum, Houten, 1991.

Milders, C.F.A., Psychiatrische psychotherapie: een omslachtig begrip met diepe gronden. *Tijdschrift voor Psychiatrie*, 34, 8, 1992.

Rogers, C.R., On becoming a Person, A Therapist's Vieuw of Psychotherapy. Constable, London, 1961.

Velden, K. van der en O. van der Hart, Eclectische psychotherapie en psychiatrie: het voorbeeld van de directieve therapie. In: *Tijdschrift voor Psychotherapie*, jrg. 11, nr. 2, 1985.

Verhulst, J., *In Therapie*. Swets en Zeitlinger, Lisse, 1990.

27
Rechten van de psychiatrische cliënt

Inleiding

De rechtspositie van psychiatrische cliënten is altijd een heikel punt geweest. In hoofdstuk 1 kwam al ter sprake dat opneming in een psychiatrisch ziekenhuis altijd vrijheidsbeperking betekent, ook al gaat men er op vrijwillige basis naar toe. Die onvrijheid vraagt om rechtsbescherming. In dit hoofdstuk zal worden ingegaan op: het principiële recht op vrijheid, de inbewaringstelling en de rechterlijke macht, de patiëntenvertrouwenspersoon en tot slot het begrip dwangbehandeling.

Het principiële recht op vrijheid

Sedert 17 januari 1994 regelt de BOPZ, de wet Bijzondere Opnemingen Psychiatrische Ziekenhuizen, de rechtspositie van alle cliënten. De BOPZ schrijft voor onder welke voorwaarden iemand tegen zijn wil in een psychiatrisch ziekenhuis mag en kan worden opgenomen. De wet schrijft ook voor welke rechten de opgenomen cliënt heeft. Zaken als dwangopname, dwangbehandeling en dwangmaatregelen worden nauwkeurig omschreven. Alles draait om het principiële recht op vrijheid. Iemand mag alleen tegen zijn wil worden opgenomen en behandeld, als er duidelijk *gevaar* bestaat dat hij zichzelf of andere personen een ernstig letsel toebrengt. Het tegen de wil van een cliënt toedienen van een injectie is niet toegestaan, tenzij er sprake is van *acuut gevaar* omdat de cliënt anderen fysiek bedreigt of van plan is zichzelf iets aan te doen.

Vrijwillige en onvrijwillige opname

Het is ook niet mogelijk om iemand tegen wil en dank naar een kliniek te loodsen. Vroeger gebeurde dat wel eens. De familie ging er vanuit dat de persoon toch niet doorhad wat er gebeurde. Na een bezoekje aan een dokter, werd de cliënt dan naar een afdeling gebracht. De familie verdween schielijk, roepend: 'We komen over een weekje bij je op bezoek'. De cliënt had het nakijken, de deur was op slot en hij kon hen niet achterna rennen.

Als iemand *niet* uitdrukkelijk blijk geeft van zijn bereidheid tot opname in een APZ, mag men hem niet zomaar 'wegbrengen'. Ook niet als dat voor zijn 'bestwil' gebeurt. De BOPZ wil mensen tegen willekeur beschermen. Als mensen niet opgenomen willen worden, moet er een 'rechterlijke machtiging' worden aangevraagd. Bij 'wilsonbekwame', demente mensen moet een indicatiecommissie uitmaken of ze wel in een verpleeghuis opgenomen mogen worden.

Een onvrijwillige opname kan alleen plaatsvinden als de betrokkene duidelijk een *gevaar oplevert*. De BOPZ schrijft het als volgt:

'Een onvrijwillige opneming is alleen toegestaan als de persoon ten gevolge van een stoornis der geestvermogens een gevaar voor zichzelf, een gevaar voor anderen of een gevaar voor de algemene veiligheid van personen en goederen veroorzaakt. Dit gevaar moet zo ernstig zijn dat het niet meer door de tussenkomst van personen of instellingen buiten een psychiatrisch ziekenhuis kan worden afgewend. Het moet ook duidelijk zijn dat de persoon per se niet bereid is zich op vrijwillige basis te laten behandelen'.

De nadruk ligt dus op acuut levensgevaar en niet op de gezondheid van een cliënt, die zou verslechteren als hij bijvoorbeeld weigert de voorgeschreven medicijnen in te nemen. Er moet gevaar voor suïcide bestaan of iemand moet anderen daadwerkelijk naar het leven staan. 'Gevaar voor de algemene veiligheid van personen en goederen', betekent wangedrag zoals midden op een verkeersweg lopen, vernielingen aanrichten of een brand veroorzaken die de buren in gevaar brengt.

Gelukkig worden de meeste cliënten vrijwillig opgenomen. Voor vrijwillig opgenomen cliënten heeft de BOPZ ook grote betekenis. Ze worden bij een opname geconfronteerd met een behoorlijke beperking van hun persoonlijke vrijheid. Zij bevinden zich in een onvrije omgeving en moeten zich onderwerpen aan regels. De opnameafdeling is meestal afgesloten om het weglopen van psychotische cliënten te voorkomen, maar dat betekent wel dat iedereen op die afdeling daar last van heeft. Het is ook niet toegestaan om op allerlei uren van de dag te telefoneren en de cliënten mogen evenmin gaan wandelen op de momenten dat ze daar zin in hebben. Uiteraard is er een verbod op het gebruik van alcohol en drugs. Wat de cliënt mag en niet mag, behoort volgens de BOPZ in een *behandelingsplan* te worden vastgelegd. De cliënt moet bevestigen dat hij akkoord gaat met de beperkingen die de huisregels en de psychiatrische behandeling voor hem betekenen.

Niet alleen de BOPZ eist een behandelingsplan, ook de WGBO, de Wet op de Geneeskundige Behandelovereenkomst, schrijft voor dat er een (behandel)overeenkomst moet worden gesloten. De arts moet aan de cliënt uitleggen welke behandeling hem te wachten staat en wat hij van die behandeling verwachten mag. De cliënt heeft *recht op informatie*, niet alleen over de behandeling zelf, maar ook over de consequenties daarvan. Hij moet bijvoorbeeld weten dat het gebruik van psychiatrische medicijnen soms allerlei hinderlijke bijwerkingen kan veroorzaken. De cliënten hebben het recht het medisch dossier en de verpleegkundige rapporten in te zien (*inzagerecht*). Ze hebben *recht op privacy* en recht op *geheimhouding* van de gegevens die ze bij hun opname in vertrouwen aan de behandelaar hebben verstrekt. Wat die behandelaar en de cliënt zijn overeengekomen, wordt in een *behandelingsplan* vastgelegd. Het moet door beide partijen worden ondertekend.

Als een cliënt door een psychiatrische aandoening niet bij zijn positieven is en niet in staat is om aan te geven wat hij wel en niet wenst, wordt hij als 'wilsonbe-kwaam' beschouwd. In dit geval moet een vertegenwoordiger, de familie, de mentor of de curator, namens de wilsonbekwame persoon akkoord gaan met de behandeling. Een cliënt heeft – ongeacht of hij wilsbekwaam of -onbekwaam is – overigens te allen tijde het recht om een behandeling te weigeren. Ook als hij aanvankelijk akkoord is gegaan met de behandeling, kan hij een eerder gegeven toestemming weer intrekken. Alleen in het geval dat er sprake is van *ernstig gevaar voor zichzelf of voor anderen* is het toegestaan hem onder dwang te behandelen om dit gevaar uit de wereld te helpen.

De BOPZ gaat er ook vanuit dat iedereen – ook de cliënten die onvrijwillig zijn opgenomen – *hun recht op bewegingsvrijheid behouden*. Een eventuele beperking van dat recht moet steeds van geval tot geval worden bekeken. Als iemand ernstig gestoord is zodat zijn vrijheid beperkt moet worden, moet dat – duidelijk en met redenen omkleed – in het behandelingsplan worden vastgelegd. De cliënt heeft het recht tegen die maatregel te protesteren. Bezoekers moeten worden toegelaten en het achterhouden van post is niet toegestaan.

Bureaucratische rompslomp

Voor behandelaars en team is er een heleboel bureaucratische rompslomp bijgekomen. De behandeling van 'moeilijke' mensen is nòg moeilijker geworden, omdat men zich steeds moet afvragen of een bepaalde behandeling nog wel doorgevoerd mag worden. Men moet ook steeds afwegen of de cliënt zich *met kracht* tegen de gang van zaken verzet of alleen maar kankert. Als iemand zegt: 'Ik wil die pillen niet hebben', moet men inschatten of het om een formele weigering gaat of dat het meer een verzuchting is van iemand die het hele gedoe zat is. In het eerste geval komt er een procedure op gang, in het tweede is het antwoord: 'Marie doe niet zo vervelend'.

De regels die de BOPZ geeft, betekenen in elk geval dat er veel meer met cliënten – en ook met hun naaste familie – onderhandeld moet worden. Cliënten hebben het formele recht om een klacht in te dienen. Ze kunnen de klacht deponeren bij een speciale klachtencommissie of bij de Inspecteur voor de Geestelijke Gezondheidszorg.

Opgenomen met een IBS of een RM

Opgenomen met een inbewaringstelling

Iemand kan op twee manieren tegen zijn wil worden opgenomen. Het kan in de eerste plaats via de IBS, de *inbewaringstelling*. Dat is een maatregel, bedoeld voor *spoedeisende gevallen* waarbij er door het gestoorde gedrag van een cliënt zo'n gevaarlijke situatie is ontstaan, dat opname onmiddellijk plaats moet vinden. De afgifte van een rechterlijke machtiging mag niet worden afgewacht. Een IBS wordt altijd door *de burgemeester van de verblijfplaats van de cliënt* afgegeven. Hij of zij moet beoordelen of iemand een gevaar voor zichzelf, voor anderen of voor de algemene veiligheid van personen en goederen oplevert. De burgemeester beroept zich op een geneeskundige verklaring die door een onafhankelijke psychiater is afgegeven. De psychiater moet in die verklaring motiveren dat de betrokkene ten gevolge van een *stoornis der geestvermogens* zichzelf of anderen in ernstig gevaar brengt. De IBS moet, nadat hij is afgegeven, binnen 24 uur ten uitvoer worden gelegd.

De volgende procedurele stap is de *bekrachtiging* van de IBS. De rechter bezoekt de betrokkene in het ziekenhuis en voert in aanwezigheid van een juridisch raadsman of raadsvrouw en de behandelend psychiater, een gesprek om zich er persoonlijk van te overtuigen dat de gedwongen opname terecht is. Het komt vaak voor dat de rechter tot de conclusie komt dat de IBS niet bekrachtigd wordt. Als ze wel bekrachtigd wordt, blijft ze drie weken geldig en kan daarna in principe niet meer verlengd worden. Alleen als er inmiddels een 'rechterlijke machtiging' is aangevraagd, mag de IBS enige dagen verlengd worden.

De rechterlijke machtiging

De tweede mogelijkheid voor een gedwongen opname is de zogenaamde RM of rechterlijke machtiging. Een verzoek om iemand met een RM te laten opnemen moet door een familielid of een andere officiële vertegenwoordiger bij de officier van justitie worden ingediend. Deze beoordeelt of hij bij de rechtbank een RM zal vorderen of het verzoek zal afwijzen. Bij de aanvraag voor zo'n RM moet, net als bij een aanvraag voor een IBS, een geneeskundige verklaring van een psychiater worden overgelegd. Deze psychiater mag niet aan het ziekenhuis verbonden zijn waar de cliënt naar toegaat of reeds verblijft.

Eerst wordt een voorlopige RM afgegeven die een half jaar geldig is, daarna kan de RM steeds worden verlengd. De periodes waarin de RM geldig is, mogen niet langer dan een jaar zijn. IBS en RM kunnen ook op elk moment weer worden opgeheven. De cliënt kan dan op vrijwillige basis blijven of hij kan vertrekken.

Als iemand met een IBS of RM wordt opgenomen, moet dat altijd direct aan allerlei instanties, zoals de officier van justitie en de inspecteur voor de Geestelijke Gezondheidszorg, gemeld worden. Een cliënt die van mening is dat hij ten onrechte is opgenomen, kan zich met een klacht tot een van deze personen wenden.

Gemotiveerd voor een behandeling

Vrijwillig opgenomen zijn wil niet zeggen dat men ook gemotiveerd is voor een psychiatrische behandeling. Vaak kan iemand geen kant meer op en laat hij de hele opname maar over zich komen. Ook al wordt geëist dat de cliënten met hun handtekening bekrachtigen dat ze zich vrijwillig laten behandelen, het is een formaliteit. Het betekent niet meer dan: 'Ik protesteer niet'. Men komt niet van ganser harte en meestal staat het hoofd er niet naar om zich over formaliteiten druk te maken. Mensen die over hun toeren zijn, willen rust hebben en geen gezeur.

Het is voor een behandelteam de kunst om op een tactvolle wijze te bereiken dat de cliënten zich bereid verklaren om aan een of andere therapie te beginnen. De cliënten moeten zich, ondanks de stress van de opname, thuis gaan voelen in het instituut waar ze helaas tegen wil en dank moeten verblijven. Vaak is een psychiatrische opname onder *morele druk* totstandgekomen. De cliënt weet best dat toegeven aan die druk de enige mogelijkheid is om straks weer in de schoot der familie terug te mogen keren. Dit soort zaken maakt de sfeer rondom een opname in een APZ of een andere kliniek erg dubbelzinnig. Het APZ is niet eens een écht ziekenhuis, de cliënt is niet écht ziek en het is ook niet écht duidelijk wat men eigenlijk onder behandeling moet verstaan. Hulpverleners moeten dus goed beseffen dat de zaken zo liggen en moeten hun cliënten geen rad voor de ogen draaien. De factoren *macht* of *onmacht* spelen altijd een grote rol in de psychiatrie.

De klinische psychiatrie ziet zich enerzijds geplaatst voor de taak om een *niet-bedreigend therapeutisch leefklimaat* te bieden opdat de cliënt op zijn verhaal kan komen en zoveel moed kan verzamelen dat hij het leven weer aankan.

Aan de andere kant moet men bij de psychiatrische behandeling soms *dwang gebruiken om te verhoeden* dat mensen een eind aan hun leven maken of andere mensen in gevaar brengen. Dat staat haaks op het handhaven van een vriendelijke, niet-bedreigende sfeer. Deze botsende doelstellingen maken het werk in een psychiatrisch ziekenhuis zwaar. De teamleden moeten en kunnen ervoor zorgen dat er, ondanks incidentele ingrepen, toch een goede sfeer heerst.

Iemand is het niet eens met de opname

Het komt vaak voor dat een cliënt verdere behandeling weigert omdat hij er schoon genoeg van heeft. Hij wil het ziekenhuis verlaten en de behandeling kan hem gestolen worden. Als er geen klemmende reden (het gevaarscriterium!) bestaat om hem met kracht tegen te houden en *onmiddellijk* een IBS aan te vragen, mag die cliënt weggaan. In psychiatrische ziekenhuizen gebeurt dat vele malen per week. Ook al roept het hele team: 'Dick, wees nou toch verstandig, blijf nog even tot de moeilijkheden thuis weer over zijn', de betrokkene pakt zijn koffers en gaat toch.

Soms kan het voortdurend weigeren aan een behandeling mee te werken, ertoe leiden dat het team het niet meer zo zinnig vindt met deze man of vrouw verder te werken. De teamleden zijn van mening dat hij of zij maar beter weg kan gaan. Deze cliënt is vrijwillig gekomen en hoeft niet 'vastgehouden' te worden. Bij andere cliënten wacht men even tot de IBS is beëindigd. Dit soort niet-gemotiveerde cliënten noemt men wel 'draaideur'cliënten. Ze komen en gaan al naar gelang er sprake is van een crisis of rustige periode. Deze cliënten moeten in de ambulante zorg worden opgevangen en krijgen alleen bij een crisis een 'bed op recept'.

Een advies om de kliniek te verlaten, kan aanzienlijke problemen veroorzaken. Soms voelt een cliënt zich, na een conflict op de afdeling, 'weggestuurd' en spreekt men van een *strafontslag*. Zo moet het natuurlijk niet. Een cliënt heeft ook récht op behandeling. Als er een onwerkbare situatie is ontstaan, moet het instituut ervoor zorgen dat ambulante of klinische hulp georganiseerd wordt.

De patiëntenvertrouwenspersoon

Opgenomen cliënten kunnen zich door een patiëntenvertrouwenspersoon (PVP) laten bijstaan. De cliënt die met een IBS wordt opgenomen, kan zich door een raadsman of raadsvrouw laten bijstaan. Via deze weg kan een ontstemde cliënt een klacht indienen. Wie van mening is dat hij bij het totstandkomen van een IBS, onzorgvuldig is bejegend en dus op onjuiste gronden van zijn vrijheid is beroofd, kan zijn of haar raadspersoon opdracht geven schadevergoeding te eisen.

Aan alle psychiatrische ziekenhuizen is tegenwoordig een PVP, dat is een onafhankelijke *patiëntenvertrouwenspersoon*, verbonden. De BOPZ eist dat er een PVP aanwezig is. Cliënten die er behoefte aan hebben, kunnen zich te allen tijde tot de PVP wenden. Deze kan bemiddelen als een cliënt een klacht heeft. Hij of zij kan de wegen wijzen die een cliënt bewandelen moet en kan adviseren bij welke instantie men het best terecht kan.
De PVP kan inlichtingen geven over de betekenis van het behandelingsplan en kan de cliënt attenderen op zaken die nodig met de behandelaar besproken moeten worden. Een PVP heeft toegang tot afdelingen en mag gesepareerde cliënten bezoeken. Verder heeft de PVP het recht om het dossier van een cliënt in te zien.

Het mentorschap

Sedert 1 januari 1995 is de wet 'Mentorschap ten behoeve van meerderjarigen' van kracht. Deze wet maakt het mogelijk dat een cliënt via de kantonrechter een 'mentor' toegewezen krijgt die bepaalde zaken voor hem of haar regelt. Het gaat met name om allerlei kwesties op het gebied van verzorging, verpleging en behandeling. Een curator of een bewindvoerder regelt financiële zaken, een mentor komt namens de betrokkene op voor de rechten die hij heeft. Hij of zij is de wettelijke vertegenwoordiger. Een mentor is van onschatbare waarde als er geen naaste familie is of de familie het af laat weten. Een cliënt kan ook zelf om een mentor vragen als hij behoefte heeft aan een persoon die het voor hem opneemt. Het kan voorkomen dat er rondom een cliënt een felle ruzie is ontbrand. De ene zoon zegt dat hij erop staat dat zijn moeder een bepaalde behandeling ondergaat en een andere zoon dreigt dat hij zich daar krachtig tegen zal verzetten. Moeder voelt zich machteloos en weet niet meer wat zij hiermee aan moet. Als zij een mentor laat benoemen, kan deze op grond van zijn formele bevoegdheid beslissingen voor haar nemen. Hij of zij zal dat in goed overleg met haar doen. Meestal benoemt de kantonrechter bij voorkeur een van de familieleden of de partner tot mentor omdat deze persoon het vertrouwen geniet van de betrokkene.

Het begrip dwangbehandeling

Spreken over dwangbehandeling is weerzinwekkend. Het woord heeft een lugubere klank, alsof men het over opsluiting in een kerker heeft. Mensen opsluiten is ook vreselijk, ook al gaat het bij psychiatrische dwangbehandeling niet om opsluiting, maar om een verplichting zich bepaalde zaken te laten welgevallen.

De wetgever bedoelt met dwang: tegen iemands uitdrukkelijke wil een behandeling doorvoeren. Dat is een in de psychiatrie vaak voorkomend probleem. Achterdochtige, psychotische mensen weigeren vaak medicijnen in te nemen. Dat geldt ook voor manische mensen, die het gevoel hebben dat ze in een uitstekende conditie zijn. Ze hebben geen behoefte aan middelen die hen suf maken. Toch verkeren deze mensen in een toestand die niet normaal is. Hun gedrag is storend. Het is zeer wenselijk dat ze medicijnen gebruiken om weer in een voor anderen acceptabele toestand te komen, maar dat vertikken ze.

Volgens de BOPZ is er maar één reden om zo iemand tegen zijn wil te behandelen: als hij zich gevaarlijk en roekeloos gedraagt en zichzelf en/of anderen in gevaar brengt. Een manisch iemand kan ook door zijn zeer uitbundige gedrag de algemene veiligheid van personen en goederen in gevaar brengen. Het kan een reden zijn om hem tegen zijn wil medicijnen toe te dienen.

Een ernstig depressieve cliënt die pogingen doet zichzelf op te hangen, mag men een dwangbehandeling aandoen en dat betekent dat hij antidepressiva toegediend zal krijgen.

Een dwangbehandeling is niet hetzelfde als dwangopname. Cliënten die met een IBS of een RM zijn opgenomen, krijgen niet automatisch een dwangbehandeling. Een dwangopname is bedoeld als beveiliging. Soms kan met deze maatregel worden volstaan. Een dwangbehandeling mag men iemand alleen aandoen, als hij nà de opname nog steeds blijk geeft van gevaarlijk gedrag. De dwangbehandeling is bedoeld om de ziekte die het gedrag heeft veroorzaakt, de kop in te drukken.

Het feit dat cliënten een behandeling kunnen weigeren is juist, maar het kan soms vervelende consequenties hebben voor de sfeer op een behandelafdeling. Balorige cliënten die geen medicijnen willen innemen, gedragen zich op allerlei terreinen onaangepast. Het komt voor dat ze alle medewerking weigeren omdat ze boos zijn en *ageren* tegen het behandelteam dat ze voor hun opname verantwoordelijk houden. Ze zitten daarom de hele dag – nerveus en geprikkeld – hun shagjes te roken en doen uit protest niet mee. Ze gaan dus niet naar de 'therapie' en nemen geen deel aan 'groepsgesprekken' en 'evaluaties'.

Middelen en maatregelen

De BOPZ heeft het over 'dwangmiddelen' en 'dwangmaatregelen', afgekort: 'middelen' en 'maatregelen', als tijdelijke ingrepen die toegepast mogen worden als er sprake is van een plotselinge *noodtoestand*. Het gaat hier om: afzondering op de slaapkamer, separatie in een isoleerkamer, fixatie (bijvoorbeeld aan het bed vastbinden met een 'Zweedse band' om het middel), medicijnen (bijvoorbeeld depotinjecties toedienen) en de toediening van sondevoeding aan mensen die pertinent voedsel en drank weigeren.

Deze 'middelen' en 'maatregelen' mogen niet langer dan *zeven dagen* achtereen worden toegepast. De toepassing van 'middelen' en 'maatregelen' is gelukkig aan strikte voorwaarden gebonden. Als iemand in een separeerkamer of cel wordt geplaatst moet de partner of degene die hem officieel vertegenwoordigt direct op de hoogte worden gesteld. De PVP moet ook worden gewaarschuwd. De maatregelen dienen aan de directie en de Inspectie voor de Gezondheidszorg te worden gemeld.

Het opsluiten van mensen is altijd een slechte zaak, en àls het toch gebeurt, moeten degenen die de 'maatregel' uitvoeren of het 'middel' hanteren, zeer zorgvuldig te werk gaan. De cliënt behoort te weten wat de reden en de bedoeling is en hoe lang het zal duren. Vaak wordt 'separeren' eufemistisch een *'time-out'* genoemd, maar het blijft een verschrikkelijke, angstaanjagende maatregel die *antitherapeutisch werkt* en mensen nog angstiger kan maken dan ze al waren. 'Separeren' is ingrijpender dan 'afzonderen' omdat het betekent dat iemand in een geluidsarme, schaars gemeubileerde kamer wordt opgesloten. Het mag niet zo zijn dat iemand daar urenlang in totale eenzaamheid zit opgesloten. Een teamlid moet om het kwartier naar de gesepareerde persoon toegaan, en als deze weer wat rustiger is geworden moet men de deur van de separeerkamer openlaten.

Opgenomen cliënten hebben rechten en daar moeten zij gebruik van maken. Dat zij dat vaak niet doen, komt door de afhankelijke positie waarin zij zich bevinden. Ze is vergelijkbaar met de positie van leerlingen in het onderwijs. Een leerling heeft veel rechten, maar durft er geen gebruik van te maken omdat hij bang is dat de leraar wraak zal nemen. Wie klaagt, kan soms rekenen op slechte cijfers. Zo vreest de opgenomen cliënt een minder prettige behandeling, als hij 'lastig' is omdat hij vragen stelt en niet alles wat er gebeurt accepteert. Zo iemand is bang dat hij langer moet blijven en meer pillen toegediend zal krijgen.

Ik zeg dit niet om mensen aan te zetten tot klagen en vervelend doen. Het is ook niet mijn bedoeling de relatie tussen behandelteam en cliënten in een kwaad daglicht te plaatsen. Ik weet zelf uit de praktijk maar al te goed hoe afschuwelijk moeilijk het verplegen en behandelen van verwarde mensen soms is. Het gaat mij erom dat er zo'n open vertrouwensrelatie groeit, dat mensen de moed hebben om klachten te uiten zonder dat dit als een aanval op het behandelteam beschouwd moet worden. Als een cliënt onverhoopt toch moeilijkheden maakt en een klacht indient, moet men als team en als behandelaar, op een volwassen manier met de persoon omgaan. Het gaat per slot van rekening om iemand die vanuit een bedreigde positie zijn recht zoekt. Hulpverleners willen liever begrip ontmoeten en ze willen graag dankbaarheid oogsten voor hun vaak zeer moeizame arbeid en dat is terecht.

Een klinische opname lokt vaak agressie uit

De juridische beschouwingen over 'middelen' en 'maatregelen' gaan vaak voorbij aan de ware oorzaak van veel 'gevaarlijk gedrag'. Dat gedrag heeft een achtergrond die weinig met 'ziekte' te maken heeft. Het berust op woede over de levensomstandigheden en woede op de machthebbers. We mogen nooit vergeten dat cliënten de boosheid die bestemd is voor familieleden en hulpverleners, in het algemeen op ons overdragen, omdat wij toevallig degenen zijn die hen bij opname verwelkomen. Psychotische mensen worden al vanzelf agressief bij de aanblik van een APZ-afdeling. Ze zijn al eerder opgenomen geweest en hebben daar meestal geen goede herinneringen aan. Bij het betreden van de opnameafdeling denken ze grimmig: 'Kom maar eens op met je behandelingsplan!' Het feit dat men opgenomen is en zich zal moeten schikken in een situatie die men niet gekozen heeft, maakt de toch al geprikkelde cliënt woedend. Dit feit kan agressief en zelfs gevaarlijk gedrag uitlokken. We moeten er dus voor zorgen dat situaties en personen daar zo min mogelijk aanleiding toe geven.

Cliënten moeten dus zoveel mogelijk ambulant behandeld worden waarbij een *sociaal-psychiatrische aanpak* de voorkeur heeft.

Literatuur

Brochure: *Gevaar in de Wet BOPZ*. Inspectie voor de Gezondheidszorg, Rijswijk, november 1995.

Franchimont, M., Voorbereid op de BOPZ? *Maandblad voor de Geestelijke volksgezondheid*, 2, 1995.

Gevers, J.K.M., Minderjarige en wilsonbekwame meerderjarige patiënten in de Wet op de Geneeskundige Behandelovereenkomst. *Nederlands Tijdschrift voor Geneeskunde*, jrg. 138, 50, 1994.

Kastelein, K., Mentorschap geeft officiële status aan verzorger. *Ypsilon nieuws* nr. 55, april 1955.

Kastelein, W.R., Wet Klachtrecht Cliënten Zorgsector op 1 augustus van kracht. *Medisch Contact*, jrg. 50, nr. 29/30, 1995.

Krul-Steketee, J., Gedwongen medicatie. In: *Nederlands Tijdschrift voor Geneeskunde*, jrg. 135, nr. 29, 1991.

Legemaate, J., Psychiatrie en recht in Nederland. In: Johan Cullberg, *Moderne Psychiatrie*. Ambo, Baarn, 1995.

Legemaate, J., Dwangtoepassing op grond van de BOPZ. *Maandblad voor de Geestelijke volksgezondheid*, 6/7, 1994.

Lucieer, J., Patiëntenvertrouwenspersoon en klachtenbehandeling. *Medisch Contact*, jrg. 50, nr. 2, 1995.

Adressen

Opdat men een indruk heeft wat er aan adviesmogelijkheden en zelfhulporganisaties bestaat, volgt een lijst met adressen. Deze lijst is verre van volledig, maar vaak kan een van de genoemde instellingen iemand verder verwijzen.

Anoiksis
Vereniging van Chronisch Psychotische en Schizofrene mensen
Rijnstraat 107, 2223 EA Katwijk
Telefoon:071 - 402 45 94

Anonieme Alcoholisten (AA)
Algemeen Dienstenbureau
Postbus 1594, 1000 BN
Bezoekadres: Donauweg 4
Telefoon:020 - 614 94 81

Alzheimer stichting (voorlichting over dementie)
Postbus 100, 3980 CC Bunnik
Bezoekadres: J.F. Kennedylaan 99
Telefoon:030 - 659 62 85

Cliëntenbond in de Geestelijke Gezondheidszorg
Postbus 645, 3500 AP Utrecht
Bezoekadres: Meerkoethof 50
Telefoon:030 - 252 18 22

Gereformeerde Patiëntenvereniging `De Wegwijzer'
Diamantweg 89, 3817 GJ Amersfoort
Telefoon:033 - 463 01 45

Landelijk Platform Nabestaanden na Zelfdoding (ZNZ)
Zuiderzeestraatweg 199, 3849 AE Hierden
Telefoon: (0431) 45 18 41

Landelijke Stichting Ouders van Drugsverslaafden (LSOVD)
Rozenhoflaan 38, 7201 AW Zutphen
Telefoon:0575 - 51 66 63

Stichting Anorexia Nervosa
Postbus 67, 6880 AB Velp

Stichting Fobieclub Nederland
Melvill van Carnbeelaan 76, 3971 BG Driebergen-Rijsenburg
Telefoon:0343 - 51 87 11

Stichting 'Goed Onderkomen' (Zelfstandige Huisvesting)
Postbus 82097, 2508 EB Den Haag
Bezoekadres: Torenstraat 172
Telefoon:070 - 362 16 41

Stichting Korrelatie
Postbus 13000, 3507 LA Utrecht
Bezoekadres: Maliebaan 113
Telefoon: 030 - 234 04 44 (administratie)
           030 - 233 13 35 (hulp)

Stichting Labyrint (zelfhulporganisatie direct betrokkenen van psychiatrische patiënten)
Postbus 13302, 3507 LH Utrecht
Bezoekadres: F.C. Dondersstraat 29
Telefoon:030 - 271 26 10

Stichting Pandora
Postbus 75622, 1070 AP Amsterdam
Bezoekadres: 2e Constantijn Huygensstraat 77
Telefoon:020 - 685 11 71

Stichting Patiëntenvertrouwenspersoon Geestelijke Gezondheidszorg (PVP)
F.C. Dondersstraat 9, 3572 JA Utrecht
Telefoon: 030 - 271 83 53

Stichting Phoenix (zelfhulp voor medicijngebruikers)
Postbus 770, 5600 AT Eindhoven
Telefoon: 040 - 211 64 53 (ma t/m vrij 9.30-12.00 uur)

Vereniging AL-ANON Familiegroepen Nederland
Postbus 3007, 2800 CC Gouda
Telefoon:0523 - 26 72 66

Vereniging Landelijke Organisatie Slachtofferhulp (LOS), Maliesingel 38, 3581 BK Utrecht
Telefoon:030 - 234 01 16

Vereniging Ypsilon (zelfhulp voor familieleden van schizofrene patiënten)
Kerkhoflaan 306, 3034 TJ Rotterdam
Telefoon: 010 - 404 51 66 } di t/m vrij 10.00 - 14.00 uur
010 - 404 81 87

Register

A
AA, 306
Aandacht
    claimen, 47
    -tekortstoornis, 126
    -vragend gedrag, 154
Aangeleerde hulpeloosheid, 160
Aanpassingsstoornis, 177
Aanraking, 52
Abasie, 163
Abroms, 42
Achtervolgingswaan, 212, 297
Acne, 181
Acting-out gedrag, 200, 304
Activiteitenbegeleiding, 372
Activiteitentherapie, 373
Acute
    (7 maal 24 uurs) dienst, 340
    amnesie, 171
    crisissituaties, 339
    dystonie, 366
    psychiatrie, 342
    psychose, 207
    psychose, 211
    stress-stoornis, 153
ADHD, 126
Adjustment disorder, 177
Afasie, 86, 274
Afdeling preventie, 341
Affectlabiliteit, 87
Afhankelijke persoonlijkheid, 193
Afkicken, 308
Afonie, 163
Afreageren, 200

Afweermechanismen, 55
Ageren, 201, 205
Agitatie, 79, 266
Agnosie, 275
Agorafobie, 145
Agranulocytose, 366
Agressie, 92, 407
    verbale, 92
Agressief gedrag van een klant, 122
Agressieve gevoelens, 92
Akoestische hallucinaties, 73
Alcohol
    -intoxiatie, 302
    -probleem, 300
    -dementie, 303
Algemeen psychiatrisch ziekenhuis, 349
Allergische
    huidaandoeningen, 183
    aandoeningen van de luchtwegen, 183
Almachtsgevoel, 249
Ambulante GGZ, 30
American Psychiatric Association (APA), 103
Amfetamine, 312
Amnestische stoornis, 280
Amotivational syndrome, 309
Anaclitische depressie, 118
Anale lustbevrediging, 54
Angst
    voor de angst, 91, 147
    voor liefdesverlies, 193
    -hiërarchie, 390
    -stoornissen, 143
    -stoornissen bij ouderen, 291
Anonieme alcoholisten, 306

Anorexia nervosa, 128
Anterograde amnesie, 280
Anti
   -epilepticum, 370
   -depressiva, 367
   -histaminica, 364
   -psychatrie, 24
   -psychotica, 231, 364
   -sociale persoonlijkheid, 199
Apraxie, 274
APZ, 349
Arbeidsrehabilitatie, 336
Armoedewaan, 76, 246
Arntsz, W., 18
Asperger-syndroom, 126
Assertief gedrag leren, 392
Assertiever, 384
Assertivitiet, 43
Assumpties, 393
Astasie, 163
Attachment, 116
Autisme van het type Kanner, 126
Autistische stoornis, 124
Auto
   -destructief gedrag, 206
   -gene training van Schultz, 378
   -matismen, 283
   -mutilatie, 80, 206
   -mutilatief gedrag, 166

B
Basaglia, 41
Basisvertrouwen, 118
Bateson, 44
Beck, A., 393
Bed op recept, 360
Bedevaartplaatsen, 19
Beeldvormend onderzoek, 270
Beers, C., 23
Behandelingsplan, 400
Behaviourisme, 42
Bejaarde schizofrene mensen, 297
Bekrachtigd, 355
Beleid wonen, 345

Bemoeizorg, 336
Benzodiazepinen, 369
Berne, E., 46
Beschermende woonvormen, 345
Betrekkingsideeën, 75
Bevelshallucinaties, 212
Bewegings
   -armoede, 78
   -diagnose, 377
   -expressie, 376
   -therapie, 376
Bewindvoerder, 404
Bewustzijn
   -omneveling, 208
   -vernauwing, 68
Bezwering
   - van angstgevoelens, 149
   - van paniek, 81
Bezweringsrituelen, 56
Bijwerkingen van antipsychotica, 366
Biologisch-psychiatrische behandel-
   methoden, 363
Biologische klok, 123, 371
Black-outs, 302
Bleuler, E., 22
Bloedspiegel, 368, 369
Blowen, 309
Body-awareness-oefeningen, 377
BOPZ, 399
Borderline-persoonlijkheid, 204
Boston-Inn model, 360
Boulimia, nervosa, 129
Boze geest, 27
Boze oog, 27
Bowlby, J., 116

C
CAD, 300, 346
Cannabis, 309
Carcinofobie, 145
Carcinofobie, 165
Case-load, 105
Casemanager, 339
Catastrofaal gebeuren, 177

Catharisis, 387

Chronisch psychotisch, 217

Chronische psychiatrie, 343

Claimende gedrag, 292

Claustrofobie, 145

Cliëntgerichte
    psychotherapie, 383
    psychotherapiemethode, 57

Cliëntsystemen, 340

Cocaïne, 312

Coffeeshop, 299

Cognitieve
    stoornissen, 265
    therapie, 43, 393

Cognities, 43

Comatherapieën, 23

Communicatie, 44

Community-psychiatry, 40

Confabuleren, 85

Congruentie, 384

Contactprincipe, 52

Consensus, 33

Consultatiebureuas voor alcohol en drugs,
    300, 346

Consultatieve dienst, 359

Controle
    -dwang, 148
    -verlies, 26, 65, 208, 302

Conversie
    -stoornis, 162
    -verschijnselen, 96

Coping stijl, 183

Copralalie, 128

Creatieve therapie, 375

Crisis- en informatiecentrum, 340

Crisiscentrum, 343

Cullen, 137

Culturele invloeden, 27

Curator, 404

CVA, 276

Cybernetica, 46

Cyclothymie, 253

D

Dagbehandelingscentra, 374

Deconcentratieproject, 336

Deconditionering, 149

Decorumverlies, 272

Deïnstitutionalisering, 336

Delier, 265

Delirium, 265

Delusional disorder, 235

Dementia, praecox, 22, 218

Dementie, 269
    - bij de ziekte van Creutzfeldt-Jacob, 279
    - bij de ziekte van Parkinson, 279

Democratische psychiatrie, 41

Depersonalisatie, 70, 211

Depotmedicatie, 365

Depressie, 241
    - anaclitische, 118
    - deprivatie-, 118

Depressieve
    episode in het kraambed, 248
    episode, 241
    stemming in de overgang, 259
    stoornissen bij ouderen, 295
    verschijnselen bij kinderen, 123

Depressiviteit, 241

Deprivatie-depressie, 118

Derde levensfase, 287

Derealisatie, 70, 211

Depersonalisatiestoornis, 174

Desintegratie, 211
    -stoornis bij kinderen, 126

Desoriëntatie in tijd, plaats en persoon, 273

Destructief gedrag, 16, 58

Detox, 315

Detoxificatie, 306
    -centra, 315

Diagnostische criteria, 103

Directieve therapie, 394

DIS, 174

Disfunctionele cognities, 262

Dissociatief gedrag, 166

Dissociatieve
    amnesie, 171

fugue, 170
   identiteitsstoornis, 174
   stoornissen, 169
   symptomen, 69
Dolhuizen, 18
Dopamine-receptor, 364
Double-bind, 48
Dramatherapie, 386
Drugsgebruik, 299
Drugsvrije therapeutische gemeenschappen, 346
DSM-IV, 103
Dubbelganger, 71
Duuren, J. van, 20
Dwang
   -behandeling, 405
   -denken, 147
   -gedachten, 148
   -handelingen, 80, 148
   -matige persoonlijkheid, 194
   -opname, 205
   -ritueel, 149
Dysartrie, 69, 86
Dysforie, 88
Dysthyme stoornis, 256

E
Eating binges, 321
Eclectisch, 33, 381
ECT, 371
Eczeem, 181
EE theorie, 49
Eeg-onderzoek, 284, 300
Eetverslaving, 321
Elektroconvulsietherapie, 23, 371
Ellis, A., 391
Emotioneel verwaarloosden, 199
Empathie, 57, 383
Encefalitis, 114
Encopresis, 121
Encountergroepen, 387
Endogeen, 67
Endorfinen, 39
Enuresis, 120
Epilepsie, 283

Epileptische aanvallen, 283
Epileptische toeval, 303
Ergotherapie, 375
Erickson, M., 395
Erotische betrekkingwaan, 238
Erytrofobie, 146
Es, 51
Euforie, 88
Evaluaties, 205
Exhibitionisme, 328
Existentiële nood, 273
Exorcisme, 17
Experimenteerfase, 302
Expressed emotion theorie, 49
Expressie van gevoelend, 373
Expressieve taalontwikkelingsstoornis, 115

F
Faalangst, 121
Fata morgana, 71
Feedback, 46
Fenylketonurie, 111
Fetisjisme, 328
Fixatie, 405
Flash-effect, 311
Fobie, 144
Folie à deux, 240
Fragiele X-syndroom, 113
Freud, S., 22
Frontaalkwabdementie, 278
Frustratietolerantie, 49

G
Galenus, C., 17
Ganser-syndroom, 175
Gasthuis, 18
Geagiteerde depressie, 296
Geblokkeerd, 57
Gedachtevlucht, 85
Gedeelte psychotische stoornis, 239
Gedesorganiseerde type, 220
Gedoseerde aandacht, 155
Gedrag
   aandachtvragend, 154

acting-out, 200, 304
automutilatief, 166
claimende, 292
destructief, 206
dissociatief, 166
hysterisch, 158
katatoon, 81
neurotisch, 138
overspannen, 210
perfectionistisch, 150
pseudodement, 175
regressief, 120, 154, 294
stereotiepe, 81
theatraal, 84
Gedragsbeoordelingsschalen, 42
Gedragsgestoorde persoonlijkheid, 283
Gedragsmodel, 41
Gedragstherapeutische principes, 352
Gedragstherapie, 389
    voor fobieën, 147
Geestelijke Gezondheidszorg (GGZ), 13, 335
Geflipt, 309
Gegeneraliseerde angststoornis, 153
Gehoorshallucinaties, 73
Geïnternaliseerd, 51
Gek worden, 15
Gender identy disorder, 326
Gender-indentiteitsstoornissen, 326
Genderdysforie, 326
Genetische aanleg, 183
Geruststellingsritueel, 273
Gestalttherapie, 385
Gestoord interactiepatroon, 47
Gevoelsmatige contact, 34
Gevoelsstoornis, 163
Gevolgen van kindermishandeleing, 131
Gewenning, 302
Gezichtshallucinaties, gezichts-, 73
Gezichtsverlies, 28
Gezinstherapie, 396
Gezondheisregio, 338
GGZ, 13, 335
GLIAGG, 338
Gokverslaving, 300, 321

Goldstein-therapie, 395
Groepspsychotherapie, 382
Grootheidswaan, 76, 212, 239

H
Haley, J., 47, 395
Hallucinaties
    pseudo-, 74
    akoestische, 73
    gehoors-, 73
    gezichts-, 74
    haptische, 74
    imperatieve, 73
    visuele, 73
Hallucineren, 212
Hallucinogene middelen, 304
Harddrug, 299
Harlow, M., 49
Hart- en vaatziekten, 183
Hasjiesj, 309
Headshops, 314
Hechtgedrag, 116
Heroïne, 311
High, 88
Hippocrates, 16
Hoofdlocatie, van het APZ, 350
Hospitalisatieverschijnsel, 154
Hulpverlening aan drugsverslaafden, 315
Humanistische psychologie, 57
Hyperventilatie, 96, 144
Hypnotherapie, 387
Hypnotische toestand, 388
Hypochondrie, 96, 164
Hypochondrisch waanbeleven, 245
Hypoglykemie, 267
Hypomane episode, 253
Hysterisch gedrag, 158

I
ICD-10, 103
Identiteit, 325
Identiteitscrisis, 130
Ik, 51
Ik-vreemd, 65

Illusionaire vervalsingen, 71
IMC, 315
Imperatieve hallucinaties, 73
Impotentie, 331
Impulscontrole, 319
Inadequate gevoelsuitingen, 89
Inbewaringstelling, 401
Incest, 54, 256
Incoherent spreken, 84
Incoherentie, 225
Individuele psychotherapie, 382
Inductiepsychose, 239
Initiatiefverlies, 78
Inloopcentra, 315
Innerlijk conflict, 52
Inspecteur voor de Geestelijke gezondheidszorg, 401
Intake, 340
Interventies, 381
Intimiderend optreden, 202
Intoxicaties, 267
Intramuraal motivatiecentrum, 315
Intraveneus, 370
Inzagerecht, 400
Inzichtgevende therapie, 380
Isolering van het gevoel, 55

J
JAC, 341
Jaloersheidswaan, 237
Jeugdtrauma, 131
Joint, 299

K
Kanner, L., 124
Katatonie, 218
Katatoon gedrag, 81
Kernberg, O., 204
Kinderbescherming, 341
Kinderlijke seksualiteit, 54
Klachtencommissie, 401
Klamerende middelen, 304
Kledingapraxie, 274
Kleinschalige psychiatrische voorzieningen, 360

Kleptomanie, 322
Klinische psychotherapie, 351
Kluwengezin, 133
Koopziek, 79
Koppigheidsfase, 54
Kraambed, 248
Kraepelin, E., 22
Krankzinnigenwet, 21
Kwetsbaarheid-stress-model, 228

L
Largactil, 24
Leer
    -doelen, 352
    -opdrachten, 381
    -problemen, 115
    -theorie, 42, 389
Leesstoornis, 115
Levensfaseproblematiek, 214
Levensgevaar, 151
Levensstijl, 134
Libo-cliënten, 395
Lichttherapie, 371
Life-events, 214
Lijdelijk verzet, 194
Lithium
    -carbonaat, 255
    -medicatie, 369
Los-zandgezin, 133
Lou de palingboer, 30
LSD, 314

M
Maagdarmziekten, 183
Maatregelen, 405
Maatschappijkritische model, 40
Machtsspelletjes, 393
Machtsspelletjes, 45
Mailer, N., 202
Maligne neuroleptica-syndroom, 366
Manisch-depressief, 241
Manische
    episode, 249
    toestand, 85

Mantra, 81
MAO-remmers, 368
Marihuana, 309
Maslow, A., 57
Masochisme, 330
Masters en Johnson, 391
Meervoudige persoonlijkheidsstoornis, 174
Melancholische kenmerken, 244
Mental Health Movement, 23
Mentorschap, 404
Mentorsysteem, 357
Menuchin, S., 133
Methadonbus, 315
MFE, 360
Middelen, 405
Midlifecrisis, 259
Migraine, 185
Modeling, 390
Moral Treatment, 20
Motorische
    afasie, 274
    bijwerking, 366
    ontremming, 79
MPS, 174
Multic
    causale achtergrond, 215
    -displinair behandelteam, 354
    -displinaire teams, 339
    -functionele eenheden, 360
    -functionele eenheid (MFE), 360
Mutisme, 79, 82, 225
Muziektherapie, 376

N
Nagebootst ziek-zijn, 166
Narcisme, 51
Narcistische persoonlijkheid, 198
Narcose, 266
Negatief zelfbeeld, 51
Negatieve symptomen, 365
Neologismen, 84
Neurose, 137
Neurotisch gedrag, 138
Neurotische

levensstijl, 139
persoonlijkheidstypen, 192
problemen, 137
Neurotransmitter, 39, 364, 367
Nihilistische waan, 76, 245
No restraint-systeem, 21
Non-verbale
    expressie, 373
    signalen, 44

O
Objectrelaties, 52
Obsessief-compulsieve
    persoonlijkheidsstoornis, 194
    stoornis, 147
Obsessies, 147
Oedipale fase, 54
Onderhandelen, 47,
Ondertoezichtstelling, 201
One Flew over the Cuckoo's Nest, 371
Onecht gevoel, 89
Onthoudingsdelier, 267
Onthoudingsinsult, 283
Onthoudingsverschijnselen, 303, 370
Ontkenning, 55, 294
Ontremd praten, 85
Ontremming, 249
Ontspanningsoefeningen, 378
Ontwenningskuur, 306
Ontwijkende persoonlijkheid, 192
Ontwikkelingsstoornissen, 110
Onvrijwillige opname, 399
Opbranden, 34
Operante contionering, 389
Opiumpreparaten, 311
Opnamevervangende dagbehandeling, 336
Opvoedkundige verwaarlozing, 122
Orale behoeften, 53
Organische stoornis, 67, 265
Ouderenpsychiatrie, 287
Overcompensatie, 56
Overdosis medicijnen, 278
Overdracht, 55, 383
Overgangsjaren, 214

Overspannen gedrag, 210
Overspannenheid, 64

P
Paaz-psychiatrie, 358
Paniek
   -aanval, 143
   -stoornis, 143
Paracelsus, 17
Paradoxale
   benadering, 395
   communicatie, 47
Parafilieën, 326
Paranoïde, 236
   persoonlijkheid, 195
   waandenkbeelden, 225
Parkinson-syndroom, 366
Partner-relatietherapie, 396
Pathologische rouw, 294
Patiëntenvertrouwenspersoon, (PVP) 404
Paviljoenssysteem, 21
Pedofilie, 329
Pepmiddelen, 312
Perfectionistisch gedrag, 150
Periodieke explosieve stoornis, 320
Perls, F., 385
Persevereren, 148
Persoonlijkheid
   afhankelijke, 193
   antisociale, 199
   borderline, 204
   dwangmatige, 194
   narcistische, 198
   ontwijkende, 192
   paranoïde, 195
   psychopathische, 199
   schizoïde, 196
   schizotypische 196
   theatrale, 197
   zonderlinge 196
Persoonlijkheidsstoornissen, 191
Persoonlijkheidsveranderingen, 282
Pervasief, 123
Pervasive Developmental Disorders, 123

Pesso, A., 377
Pesso-psychotherapie, 377
Pijn
   -klachten, 95
   -stoornis, 165
Pinel, 19
PIT, Psychiatrische Intensieve Thuiszorg, 344
Pleinvrees, 145
Poetsdwang, 145
Polyneuritis, 303
Positief labelen, 394
Postnatale depressie, 91, 248
Posttraumatische stress-stoornis, 150
Prader-Willi-syndroom, 114
Preseniele dementie van Alzheimer, 270
Prion, 279
Projectie, 56
Pseudo-bulbaire paralyse, 277
Pseudodement gedrag, 175
Pseudologica phantastica, 85, 198
PSM, 355
Psoriasis, 181
Psychiatrische
   Intensieve Thuiszorg (PIT), 344
   woonvoorzieningen, 345
Psychisch
   afhankelijk, 309
Psychische
   decompensatie, 66
   shock, 68
Psycho
   -educatie, 49, 232, 255
   -sexual dyfunctions, 326
Psychoanalytische psychotherapie, 382
   -theorie, 50
Psychodynamische model, 50
Psychofarmaca, 24
Psychogeen, 67
Psychogeen geheugenverlies, 171
Psychologische dienst, 360
Psychomotore aanvallen, 283
   therapie, 377
Psychopathische persoonlijkheid, 199
Psychoseksuele stoornissen, 325

Psychosen, 65
Psychosociale moeilijkheden, 66
Psychosomatisch, 95, 181
Psychotherapeutische behandelingen, 340
Psychotherapie, 379
Psychotische kenmerken bij depressies, 245
Psychotrauma, 151
Psychotraumatische ervaringen, 66
    gebeurtnissen, 151
Pyromanie, 322

R
Randpsychotische toestand, 205
Rangorde, 46
Rationalisering, 56
Rationeel emotieve therapie (RET), 391
Re-educatieve therapeutssich milieu, 352
Re-uptake, 367
Reality testing, 211
Receptieve taalontwikkelingsstoornis, 115
Rechterlijke machtiging, 402
Rechtspositie van psychiatrische cliënten, 399
Reconstructieve model, 351
Regressie, 83
Regressief gedrag, 120, 154, 294
Rehabilitatie, 336, 374
    -projecten, 344
Rekenstoornis, 115
Relatietherapie, 382
Relaxatie
    -oefeningen, 388
    -therapie, 378
Retrograde amnesie, 68, 280
Rett-syndroom, 125
Revalidatie, 232, 336
RIAGG, 338
Rijdende psychiater, 343
Ritueel, 394
Rode hond, 114
Roesverwekkende middelen, 303
Rogers, C., 57
Rolpatronen en de sociale positie van
    vrouwen, 157
Rouwen, 187

Rouw
    -problemen, 66
    -therapie, 380
    -verwerking, 294

S
Sadisme, 330
Sadomasochistische seksuele relatie, 330
Schildklierlijden, 183
Schizoaffectieve stoornis, 233
Schizofrenie bij jongeren, 131
Schizofrenie, 217
    katatone type, 221
    paranoïde type, 220
Schizofreniforme stoornis, 233
Schizoïde persoonlijkheid, 196
Schizotypische persoonlijkheid, 196
Schroeder van der Kolk, 20
Schuldgevoel, 138, 193
Sederend, 365
Seizoengebonden depressieve episode, 247
Seksueel misbruik van kinderen, 332
Seksuele
    disfuncties, 326
    problemen, 132
Seligman, M., 160
Selye, H., 94
Sensorische afasie, 274
Sensory-deprivation, 72
Separatie, 405
    -individuatiefase, 117
SGA-problematiek, 202
Simon, H. 21
Simuleren, 95
Skinner, 42
Slaapmiddelen, 310, 370
    -onthoudingstherapie, 370
Smetvrees, 145
Sociaal
    interactiesysteem, 46
    Psychiatrisch Diensten Centrum (SPDC), 349
    systeem, 44, 337
    -therapeutische principes, 353
Sociale

fobie, 146
-rolpatronen, 40
systeem, 14
vaardigheden, 40, 375, 395
Softdrugs, 299
Somatisatiestoornis, 161
Somatoforme stoornissen, 157
Somnolent, 69
Soporeus, 69
Spastische verlammingen, 114
Spitz, R., 118
Splijting, 205
Splitsen van gevoelens, 53
Splitsing, 205
Staatstoezicht, 21
Status epilepticus, 370
Stemmen, 224
Stemmingslabiliteit, 87
Stemmingstoornis, 241
Stemmingsveranderingen, 87
Stereotiepe gedrag, 81
Steunende
    attitude, 28
    gesprekken, 380
Stigma, 320
Stimulerende middelen, 304
Stoned, 69
Stoornis
    der geestvermogens, 402
    in de impulscontrole, 79
    in de lichaamsbeweging, 165
    in het kortetermijngeheugen, 272
    van Aperger, 126
    van Rett, 125
Stotteren, 121
Strafontslag, 404
Stress, 94, 182
    -syndroom, 94
    -bestendigheid, 49
    -oren, 182
Structurerende en/of resocialiserende behande-
    ling, 350

Suïcide, 97, 247
-geste, 97
-poging, 97
-preventie, 98
Super-ego, 51
Supportief model, 355
Symbiose, 117
Symbiotische fase, 52
Syndroom, 64
    van Korsakoff, 88
    van Down, 113
    van Gilles de la Tourette, 127
Systeembehandeling, 338
Systematische desensitisatie, 390
Szasz, T., 40

T
Tardieve dyskinesie, 366
Tegenoverdracht, 55
Terbeschikkingstelling, 352
Testing the limits, 122, 201
Theatraal gedrag, 84
Theatrale persoonlijkheid, 197
Therapeutisch optimisme, 28
Tics, 127
Time-out, 29, 406
Toerekeningsvatbaar, 352
Token-economy, 390
Trance, 166
Tranquillizers, 310
Transactionele analyse, 393
Transmurale activiteiten, 336
Transseksualiteit, 326
Traumaslachtoffers, 153
Traumatische jeugd, 158
Travestie, 326
Trichotillomanie, 323
Trisomie-21, 114
Tuke, W., 20

U
Uitdroging, 278,
Über-ich, 51
Unita Sanitaria Locale, 41

V

Vaataccident, 276

Vaginisme, 331

Vakgerichte therapie, 375

Vasculaire dementie, 276

Veranderd bewustzijn, 67

Veranderde persoonlijkheid, 279

Verbale agressie, 92

Verdringing, 55

Verkeerde cognitie, 393

Verkrachting, 331

Verlatingsangst, 154

Vermijdingsgedrag, 134

Verminking, 187

Verpleegkundige
    consulenten, 359
    discipline, 357

Verslaafdenzorg, 346

Verslavingsproblematiek, 299

Verstandelijk gehandicapt, 110

Videohome-training, 47

Vitaliteit, 244

Voedselweigering, 83

Von Münchhausen-syndroom, 167

Voor- en nazorgdiensten, 23

Voyeurisme, 327

Vraatzucht, 321

Vrees voor opsluiting, 145

Vreetbuien, 130, 321

Vrekkigheid, 292

Vrijwillige opname, 399

Vrouwenhulpverlening, 40, 341

W

Waan,
    armoede-, 76, 246
    met een somatische inhoud, 239
    nihilistische, 76, 245
    zonde-, 76, 246
    -beleven, 75
    -ideeën, 211

waanstoornis, 208, 235, 238

Wanhoopsdaad, 14

Wasdwangritueel, 149

Watson, 42

Watzlawick, 44

Weerstanden, 138

Wegrakingen, 96

Wier, J., 17

Wijkverpleegkundige, 365

Wilsonbekwaam, 401

Winterdepressie, 247

X

XTC, 313

Z

Zelfbekrachtigingsopdracht, 392

Zelfbewustzijn, 51

Zelfdoding, 97

Zelfhulpgroepen, 25, 147

Zelfredzaamheid, 373

Zelfverminking, 206

Zelfverwerkelijking, 58

Zenuwziekte, 137

Zieke verslaafden, 187

Ziekenhuispsychiatrie, 358

Ziekte
    van Alzheimer, 270
    van Fölling, 111
    van Little, 114
    van Parkison, 279
    van Pick, 279
    van Tay-Sachs, 114

Zonderlinge persoonlijkheid, 196

Zondewaan, 246

Zondewaan, 76

Zorg
    -circuit, 315, 337, 339
    -coördinatoren, 339
    -plan, 345

Zweedse band, 406

Printed in the United States
By Bookmasters